Allgemeine und spezielle Operationslehre

Begründet von Martin Kirschner

Fortgeführt und herausgegeben von
R. Zenker · G. Heberer · R. Pichlmayr

Band V
3., völlig neubearbeitete und erweiterte Auflage

Teil 2

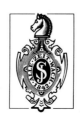

Die Operationen an den Nasennebenhöhlen und der angrenzenden Schädelbasis

von
H.-J. Denecke, M.-U. Denecke, W. Draf und W. Ey

Mit 156 überwiegend farbigen Abbildungen in 289 Einzeldarstellungen

Springer-Verlag
Berlin Heidelberg New York
London Paris Tokyo
Hong Kong Barcelona
Budapest

Professor Dr. HANS-JOACHIM DENECKE †
Dr. MARIA-URSULA DENECKE
Moltkestraße 20, W-6900 Heidelberg

Professor Dr. WOLFGANG DRAF
Klinik für HNO-Krankheiten
Kopf-, Hals- und Plastische Gesichts-Chirurgie
Kommunikationsstörungen, Städtisches Klinikum
Pacelliallee 4, W-6400 Fulda

Professor Dr. WERNER EY
In den Rödern 52
W-6100 Darmstadt

ISBN 3-540-18273-X Springer-Verlag Berlin Heidelberg New York

Dieser Band ist der 2. Teil der völlig neubearbeiteten und erweiterten 3. Auflage von Band V, zuletzt erschienen 1953 unter dem Titel: Die oto-rhino-laryngologischen Operationen und die allgemein chirurgischen Eingriffe am Halse, von H.-J. Denecke und N. Guleke

Die Deutsche Bibliothek − CIP-Einheitsaufnahme
Kirschnersche allgemeine und spezielle Operationslehre / begr. von Martin Kirschner. Hrsg. von G. Heberer und R. Pichlmayr. − Berlin; Heidelberg; New York; London; Paris; Tokyo; Hong Kong; Barcelona; Budapest: Springer
Früher u. d. T.: Allgemeine und spezielle Operationslehre
NE: Kirschner, Martin [Begr.]; Heberer, Georg [Hrsg.]
Bd. 5, Teil 2. Die Operationen an den Nasennebenhöhlen und der angrenzenden Schädelbasis. − 3., völlig neubearb. und erw. Aufl. − 1992
Die Operationen an den Nasennebenhöhlen und der angrenzenden Schädelbasis / von H.-J. Denecke... − 3., völlig neubearb. und erw. Aufl. − Berlin; Heidelberg; New York; London; Paris; Tokyo; Hong Kong; Barcelona; Budapest: Springer, 1992
(Kirschnersche allgemeine und spezielle Operationslehre; Bd. 5, Teil 2)
ISBN 3-540-18273-X
NE: Denecke, Hans-Joachim

Dieses Werk ist urheberrechtlich geschützt. Die dadurch begründeten Rechte, insbesondere die der Übersetzung, des Nachdrucks, des Vortrags, der Entnahme von Abbildungen und Tabellen, der Funksendung, der Mikroverfilmung oder der Vervielfältigung auf anderen Wegen und der Speicherung in Datenverarbeitungsanlagen, bleiben, auch bei nur auszugsweiser Verwertung, vorbehalten. Eine Vervielfältigung dieses Werkes oder von Teilen dieses Werkes ist auch im Einzelfall nur in den Grenzen der gesetzlichen Bestimmungen des Urheberrechtsgesetzes der Bundesrepublik Deutschland vom 9. September 1965 in der jeweils geltenden Fassung zulässig. Sie ist grundsätzlich vergütungspflichtig. Zuwiderhandlungen unterliegen den Strafbestimmungen des Urheberrechtsgesetzes.

© Springer-Verlag Berlin Heidelberg 1992
Printed in Germany

Die Wiedergabe von Gebrauchsnamen, Handelsnamen, Warenbezeichnungen usw. in diesem Werk berechtigt auch ohne besondere Kennzeichnung nicht zu der Annahme, daß solche Namen im Sinne der Warenzeichen- und Markenschutz-Gesetzgebung als frei zu betrachten wären und daher von jedermann benutzt werden dürften.

Produkthaftung: Für Angaben über Dosierungsanweisungen und Applikationsformen kann vom Verlag keine Gewähr übernommen werden. Derartige Angaben müssen vom jeweiligen Anwender im Einzelfall anhand anderer Literaturstellen auf ihre Richtigkeit überprüft werden.

Satz und Druck: Schneider-Druck GmbH, Rothenburg ob der Tauber
Bindearbeiten: J. Schäffer, Grünstadt
24/3130-5 4 3 2 1 0 − Gedruckt auf säurefreiem Papier

Vorwort

Nach der Vorstellung des von den Herausgebern der Allgemeinen und Speziellen Operationslehre für die dritte Auflage des V. Bandes beauftragten Hauptautors H.-J. DENECKE sollten die oto-rhino-laryngologischen Operationen in vier bzw. unter Einbeziehung der allgemein-chirurgischen Operationen am Hals (SCHWEMMLE 1980) in fünf Teilbänden abgehandelt werden. Band V/III mit der Darstellung der oto-rhino-laryngologischen Operationen im Mund- und Halsbereich (1980) und Band V/I „Die Operationen an der Nase und im Nasopharynx mit Berücksichtigung der transsphenoidalen Operationen an der Hypophyse und der Eingriffe am vegetativen Nervensystem des Kopfes" (1984 zusammen mit W. EY) sind erschienen. Band V/V „Die Operationen am Ohr und der zugehörigen Schädelbasis" steht noch aus. − Nach einem längeren Intervall, bedingt durch das Ableben des Hauptautors H.-J. DENECKE, ist es jetzt möglich geworden, den Band V/II „Die Operationen an den Nasennebenhöhlen und der angrenzenden Schädelbasis" fertigzustellen. Die weitgehende Vorbereitung dieses Werkes wie auch des Bandes V/V und die Auswahl und Koordinierung der Co-Autoren sind das Vermächtnis von H.-J. DENECKE.

Seit dem Erscheinen der 2. Auflage des V. Bandes (1953), für den H.-J. DENECKE noch allein als Autor verantwortlich zeichnete, sind fast 40 Jahre vergangen, eine Periode stürmischer Entwicklung der operativen Hals-Nasen-Ohrenheilkunde. Die Einführung mikrochirurgischer Operationstechniken und des endoskopischen Operierens, die ihre wesentlichen Impulse von der oto-rhino-laryngologischen Chirurgie erfahren haben, hat besonders auch die Operationstechniken im Bereich der Nasennebenhöhlen und der angrenzenden Schädelbasis entscheidend beeinflußt. Die dabei befolgten Prinzipien sind nicht eigentlich neu, vielmehr wurden sie schon von früheren Rhinologen vor fast 100 Jahren praktiziert. Der technische Fortschritt mit der Bereitstellung moderner Operationsmikroskope und Endoskope mit unterschiedlichen Winkeloptiken hat eine besonders funktionell orientierte Vergrößerungschirurgie möglich gemacht und die Risiken der technisch schwierigen Chirurgie durch die Nase erheblich verringert. Deshalb mußte die Entwicklung der endonasalen Nasennebenhöhlenchirurgie der letzten 10 bis 20 Jahre unbedingt aufgenommen werden. Diese Chirurgie sollte aber nur von solchen Operateuren durchgeführt werden, die auch die entsprechenden klassischen Eingriffe an den Nasennebenhöhlen mitsamt möglicher intra- wie postoperativer Komplikationen beherrschen. Es werden daher alle klassischen Standardoperationen an den Nasennebenhöhlen unter Einbeziehung moderner technischer Hilfsmittel ausführlich beschrieben, auch um dem Operateur im Einzelfall die individuelle Entscheidung seines Vorgehens sowohl im Hinblick auf mögliche intraoperative und postoperative Früh- und Spätkomplikationen als auch hinsichtlich möglicher forensischer Konsequenzen zu erleichtern.

Hinzugekommen ist eine detaillierte Darstellung der Chirurgie der an die Nasennebenhöhlen angrenzenden Schädelbasis bei Mißbildungen, Traumen, Entzündungen und Tumoren. Auch von neurochirurgischer Seite wird schon seit Jahren auf den fächerverbindenden Charakter der Schädelbasischirurgie hingewiesen. Den Autoren ist es daher ein Anliegen, die Bedeutung einer interdisziplinären Abstimmung und Zusammenarbeit, in die neben dem Neurochirurgen auch der Kieferchirurg, der Ophthalmologe sowie der Radiologe einzubeziehen sind, hervorzuheben, auch um mediko-legale Folgen abzuwenden. − Auch der modernen Chirurgie der ableitenden Tränenwege ist ein Kapitel gewidmet. Ein Teil dieser Eingriffe ist mit Mikroskop oder Endoskop wenig belastend und ohne äußere Schnittführung durch die Nase durchführbar.

Jeder Ausübung der Nasennebenhöhlenchirurgie hat ein gründliches Studium der Anatomie dieser Region und ihrer delikaten Nachbarschaft zur Augenhöhle und zur vorderen Schädelbasis vorauszugehen. Entsprechend sind jedem Kapitel wichtige anatomische Hinweise vorangestellt. Darüber hinaus ist ein spezielles mikroskopisch-endoskopisches Trainingsprogramm am geeigneten Phantom zu empfehlen.

Es muß betont werden, daß die moderne Nasennebenhöhlen- und Schädelbasischirurgie unabdingbar die Anwendung neuzeitlicher bildgebender Verfahren erforderlich macht.

Ein großer Teil der Abbildungen der Operationssituationen mußte neu angefertigt werden, einige konnten übernommen bzw. ergänzt oder umgestaltet werden. Dem Atelier Kühn mit seinen Mitarbeitern, die diese Aufgaben hervorragend gelöst haben, sind die Autoren zu großem Dank verpflichtet.

Mit dem vorliegenden Band möchten die Autoren dem in der Weiterbildung befindlichen Hals-Nasen-Ohren-Operateur die Möglichkeit zu einer gründlichen Einarbeitung in das anatomisch-chirurgisch schwierige Gebiet geben. Für den Hals-Nasen-Ohren-Facharzt ist er als ein Nachschlagewerk und eine Entscheidungshilfe für sein chirurgisch-technisches Vorgehen gedacht. Darüber hinaus soll dieser Band eine Informationsquelle und ein Wegweiser über die operativen Möglichkeiten der diffizilen Chirurgie der Nasennebenhöhlen und der angrenzenden Schädelbasis für alle an diesem Gebiet interessierten Nachbardisziplinen sein.

Den Herausgebern dieser Operationslehre ist für die Möglichkeit der eingehenden Darstellung dieses Operationsfeldes und für das abermals entgegengebrachte Vertrauen zu danken. Dem Verlag sei für die vorzügliche Ausstattung und die verständnisvolle Unterstützung in jeder Hinsicht gedankt.

Heidelberg, Fulda, Darmstadt 1992 H.-J. Denecke †
M.-U. Denecke
W. Draf
W. Ey

Inhaltsverzeichnis

A. Allgemeine Vorbemerkungen zur Chirurgie der Nasennebenhöhlen . . 1

I. Geschichtliche Vorbemerkungen 1

II. Anatomische Vorbemerkungen 7
    1. Entwicklung der Nasennebenhöhlen 7
    2. Schleimhautauskleidung der Nasennebenhöhlen 7
    3. Gefäßversorgung und Lymphabfluß der Nasennebenhöhlen 7
    4. Nervale Versorgung der Nasennebenhöhlen 9
    5. Anatomie der lateralen Nasenwand als Mündungsgebiet
       der Nasennebenhöhlen 11

**III. Allgemeines zur Anaesthesie bei den Operationen
an den Nasennebenhöhlen** 14

B. Standardoperationen an den Nasennebenhöhlen 22

I. Operative Eingriffe an der Kieferhöhle 22
    1. Anatomie der Kieferhöhle 22
    2. Sondierung, Punktion und Spülung der Kieferhöhle 25
       a) Allgemeine Vorbemerkung 25
       b) Sondierung und Spülung der Kieferhöhle
          vom mittleren Nasengang aus 25
       c) Punktion und Spülung der Kieferhöhle
          vom unteren Nasengang aus 28
       d) Punktion und Spülung der Kieferhöhle von der Fossa canina aus . 30
    3. Endoskopie der Kieferhöhle, sog. Antroskopie
       (REICHERT 1902, HIRSCHMANN 1903) 32
       a) Allgemeine Vorbemerkung 32
       b) Indikation zur Antroskopie 33
       c) Antroskopie von der Fossa canina aus 35
       d) Antroskopie vom unteren Nasengang aus 36
    4. Endonasale Fensterung der Kieferhöhle, sog. Antrostomie 37
       a) Allgemeine Vorbemerkung 37
       b) Indikation zur Antrostomie 37

c) Antrostomie vom unteren Nasengang aus,
sog. infraturbinale Antrostomie 38
d) Antrostomie vom mittleren Nasengang aus,
sog. supraturbinale Antrostomie 42
5. Operationen an der Kieferhöhle vom Mundvorhof aus 43
   a) Allgemeine Vorbemerkung 43
   b) Kieferhöhlenoperation nach CALDWELL-LUC 44
      α) Indikation zur Kieferhöhlenoperation nach CALDWELL-LUC .. 44
      β) Anaesthesie bei der Kieferhöhlenoperation
         nach CALDWELL-LUC 45
      γ) Operatives Vorgehen bei der Kieferhöhlenoperation
         nach CALDWELL-LUC 45
      δ) Modifikationen bei Anlage und Verschluß
         des fazialen Kieferhöhlenfensters 53
         aa) Osteoplastische Eröffnung der Kieferhöhle
            durch einen am Periost gestielten Knochendeckel,
            sog. Trap-door-Technik 53
         bb) Osteoplastische Eröffnung der Kieferhöhle
            durch temporäre Entnahme eines Knochendeckels 53
         cc) Abdecken des fazialen Kieferhöhlenfensters
            mit konservierter Dura oder Faszie 55
   c) Kieferhöhlenoperation nach DENKER 56
      α) Indikation zur Kieferhöhlenoperation nach DENKER 56
      β) Operatives Vorgehen bei der Kieferhöhlenoperation
         nach DENKER 57
6. Kombinierte endonasale faziale Kieferhöhlenoperation
   nach STURMANN-CANFIELD 59
   a) Allgemeine Vorbemerkung 59
   b) Anaesthesie bei der Kieferhöhlenoperation
      nach STURMANN-CANFIELD 59
   c) Operatives Vorgehen bei der Kieferhöhlenoperation
      nach STURMANN-CANFIELD 59
7. Operative Behandlung des postoperativen Schmerzsyndroms 61
   a) Allgemeine Vorbemerkung 61
   b) Operatives Vorgehen beim postoperativen Schmerzsyndrom ... 62
8. Operatives Vorgehen bei Rezidiven infolge Fensterverschlusses ... 64
9. Operative Behandlung odontogener Zysten des Oberkiefers 65
   a) Allgemeine Vorbemerkung 65
   b) Enukleation odontogener Zysten des Oberkiefers 66
   c) Transantrale Zystektomie bei odontogenen Zysten
      des Oberkiefers 67
   d) Marsupialisation odontogener Zysten des Oberkiefers 67
      α) Marsupialisation zur Mundhöhle 67
      β) Marsupialisation zur Kieferhöhle 68
      γ) Marsupialisation zum Nasenboden 69
10. Plastischer Verschluß von Kieferhöhlen-Mund-Fisteln 69
   a) Allgemeine Vorbemerkung 69

	b) Plastischer Verschluß von Vestibulum-Antrum-Fisteln	71
	c) Plastischer Verschluß von alveolären Mund-Antrum-Fisteln . . .	72
	d) Plastischer Verschluß von palatinalen Oberkiefer-Mund-Fisteln .	75

II. Operative Eingriffe am Siebbein 78
  1. Anatomie des Siebbeins 78
  2. Allgemeine Vorbemerkung 81
  3. Endoskopie des mittleren Nasengangs 83
  4. Endonasale Ausräumung des Infundibulum ethmoidale
    und des Recessus frontalis 84
  5. Endonasale Eröffnung und Ausräumung des Siebbeins 88
    a) Indikation zur endonasalen Eröffnung und Ausräumung
      des Siebbeins 88
    b) Anaesthesie bei der endonasalen Eröffnung und Ausräumung
      des Siebbeins 89
    c) Operatives Vorgehen bei der endonasalen Eröffnung
      und Ausräumung des Siebbeins 89
      α) Allgemeine Vorbemerkung 89
      β) Endonasale Ausräumung des Siebbeins unter Benutzung
        von Lupenlampe oder Operationsmikroskop 90
      γ) Endonasale Ausräumung des Siebbeins
        unter endoskopischer Kontrolle 93
  6. Operative Eröffnung und Ausräumung des Siebbeins von außen . . 96
    a) Indikation zur operativen Eröffnung und Ausräumung
      des Siebbeins von außen 96
    b) Anaesthesie bei der operativen Eröffnung und Ausräumung
      des Siebbeins von außen 97
    c) Operatives Vorgehen bei der Eröffnung und Ausräumung
      des Siebbeins von außen 99
  7. Transantrale Eröffnung und Ausräumung des Siebbeins 101
    a) Indikation zur transantralen Eröffnung und Ausräumung
      des Siebbeins 101
    b) Anaesthesie bei der transantralen Eröffnung und Ausräumung
      des Siebbeins 101
    c) Operatives Vorgehen bei der transantralen Eröffnung
      und Ausräumung des Siebbeins 101
  8. Komplikationsmöglichkeiten bei der Eröffnung und Ausräumung
    des Siebbeins 104

III. Operative Eingriffe an der Stirnhöhle 108
  1. Anatomie der Stirnhöhle 108
  2. Sondierung und Spülung der Stirnhöhle 110
    a) Indikation zur Sondierung und Spülung der Stirnhöhle 110
    b) Vorgehen bei der Sondierung und Spülung der Stirnhöhle 110
  3. Probepunktion der Stirnhöhle von außen 111
    a) Indikation zur Probepunktion der Stirnhöhle von außen 111
    b) Operatives Vorgehen bei der Probepunktion der Stirnhöhle
      von außen 112

4. Endoskopie der Stirnhöhle 114
   a) Indikation zur Endoskopie der Stirnhöhle 114
   b) Operatives Vorgehen bei der Endoskopie der Stirnhöhle
      vom äußeren Zugang 115
5. Endonasale Eröffnung der Stirnhöhle 116
   a) Allgemeine Vorbemerkung 116
   b) Indikation zur endonasalen Eröffnung der Stirnhöhle 116
   c) Endonasale Eröffnung der Stirnhöhle unter Benutzung
      von Lupenlampe oder Operationsmikroskop 117
   d) Endoskopische Technik bei der endonasalen Eröffnung
      der Stirnhöhle 121
6. Stirnhöhlenoperationen von außen 122
   a) Allgemeine Vorbemerkung 122
   b) Stirnhöhlenoperation nach JANSEN-RITTER 123
      α) Indikation zur Stirnhöhlenoperation nach JANSEN-RITTER ... 123
      β) Anaesthesie bei der Stirnhöhlenoperation
         nach JANSEN-RITTER 124
      γ) Operatives Vorgehen bei der Stirnhöhlenoperation
         nach JANSEN-RITTER 124
      δ) Gefahren und Komplikationen bei der Stirnhöhlenoperation
         nach JANSEN-RITTER 128
      ε) Plastische Verfahren am Stirnhöhlen-Nasen-Zugang 129
         aa) Mukoperiostlappen 130
         bb) Plastiken mit gestielten Hautinsellappen 133
         cc) Freie Spalthaut- und Schleimhauttransplantation 134
         dd) Median- und Kontralateraldrainage der Stirnhöhle 137
   c) Stirnhöhlenoperation nach RIEDEL-KUHNT 137
      α) Indikation zur Stirnhöhlenoperation nach RIEDEL-KUHNT ... 137
      β) Operatives Vorgehen bei der Stirnhöhlenoperation
         nach RIEDEL-KUHNT 138
      γ) Operative Verödung beider Stirnhöhlen 141
      δ) Operative Korrektur von Konturdefekten im Stirnbereich .. 141
         aa) Allgemeine Vorbemerkung 141
         bb) Korrektur von Stirndefekten mit Knorpelchips
             und mit Knorpel- oder Knochenspänen 142
         cc) Korrektur von Stirndefekten
             mit alloplastischen Implantaten 143
   d) Verschluß von Fisteln nach Operationen an der Stirnhöhle 146
   e) Osteoplastische Stirnhöhlenoperation 147
      α) Allgemeine Vorbemerkung 147
      β) Indikation zur osteoplastischen Stirnhöhlenoperation 148
      γ) Supraorbitale Inzision
         für die osteoplastische Stirnhöhlenoperation 150
      δ) Bitemporale koronare Inzision
         für die osteoplastische Stirnhöhlenoperation 150
      ε) Technik des osteoplastischen Vorgehens
         ohne Obliteration der Stirnhöhle 150

ζ) Obliteration der Stirnhöhle
bei osteoplastischer Stirnhöhlenoperation 153
f) Revision des Stirnhöhlen-Nasen-Zugangs bei Wiederverschluß
nach vorausgegangener Stirnhöhlenoperation 155
g) Korrektur des postoperativen Doppelsehens nach Eingriffen
an der Stirnhöhle von außen 156

IV. **Operative Eingriffe an der Keilbeinhöhle** 158
   1. Anatomie der Keilbeinhöhle 158
   2. Allgemeine Vorbemerkung 158
   3. Sondierung und Spülung der Keilbeinhöhle 159
      a) Indikation zur Sondierung und Spülung der Keilbeinhöhle 159
      b) Vorgehen bei der Sondierung und Spülung der Keilbeinhöhle . . 159
   4. Endoskopie der Keilbeinhöhle 162
      a) Indikation zur Endoskopie der Keilbeinhöhle 162
      b) Vorgehen bei der Endoskopie der Keilbeinhöhle 163
   5. Endonasale paraseptale Eröffnung und Ausräumung der Keilbeinhöhle 164
      a) Indikation zur endonasalen paraseptalen Eröffnung
und Ausräumung der Keilbeinhöhle 164
      b) Operatives Vorgehen bei der endonasalen paraseptalen Eröffnung
und Ausräumung der Keilbeinhöhle 165
   6. Transseptale Eröffnung und Ausräumung der Keilbeinhöhle 166
      a) Indikation zur transseptalen Eröffnung und Ausräumung
der Keilbeinhöhle 166
      b) Anaesthesie bei der transseptalen Eröffnung und Ausräumung
der Keilbeinhöhle 166
      c) Zugangswege zum Septum für die transseptale Eröffnung
und Ausräumung der Keilbeinhöhle 166
      d) Operatives Vorgehen bei der transseptalen Eröffnung
und Ausräumung der Keilbeinhöhle 168
   7. Transethmoidale Eröffnung und Ausräumung der Keilbeinhöhle
von außen 170
      a) Indikation zur transethmoidalen Eröffnung und Ausräumung
der Keilbeinhöhle von außen 170
      b) Operatives Vorgehen bei der transethmoidalen Eröffnung
und Ausräumung der Keilbeinhöhle von außen 170
   8. Transantrale transethmoidale Eröffnung und Ausräumung
der Keilbeinhöhle 171
      a) Indikation zur transantralen, transethmoidalen Eröffnung
und Ausräumung der Keilbeinhöhle 171
      b) Operatives Vorgehen bei der transantralen, transethmoidalen
Eröffnung und Ausräumung der Keilbeinhöhle 171

C. **Operative Eingriffe bei entzündlichen Erkrankungen
der Nasennebenhöhlen und ihren Komplikationen** 172

I. **Allgemeine Vorbemerkung** 172

II. Operative Eingriffe bei Entzündungen der Kieferhöhle 174
1. Operatives Vorgehen beim Empyem der Kieferhöhle 174
2. Operatives Vorgehen bei chronischen und rezidivierenden Entzündungen der Kieferhöhle 175
3. Operatives Vorgehen bei Schleimhautzysten, Mukozelen und Pyozelen der Kieferhöhle 176
4. Operatives Vorgehen bei dentogenen entzündlichen Erkrankungen der Kieferhöhle 177

III. Operative Eingriffe bei entzündlichen Erkrankungen des Siebbeins ... 178
1. Operatives Vorgehen beim Empyem des Siebbeins 178
2. Operatives Vorgehen bei chronischen und rezidivierenden Entzündungen des Siebbeins 179
3. Operatives Vorgehen bei Mukozelen und Pyozelen des Siebbeins .. 181

IV. Operative Eingriffe bei entzündlichen Erkrankungen der Stirnhöhle .. 181
1. Operatives Vorgehen beim Empyem der Stirnhöhle 181
2. Operatives Vorgehen bei chronischen und rezidivierenden Entzündungen der Stirnhöhle 182
3. Operatives Vorgehen bei Mukozelen und Pyozelen der Stirnhöhle . 183

V. Operative Eingriffe bei entzündlichen Erkrankungen der Keilbeinhöhle . 184
1. Operatives Vorgehen beim Empyem der Keilbeinhöhle 184
2. Operatives Vorgehen bei Mukozelen und Pyozelen der Keilbeinhöhle 185
3. Operatives Vorgehen bei chronischen und rezidivierenden Entzündungen der Keilbeinhöhle 185

VI. Operatives Vorgehen bei der chronischen Pansinusitis 186

VII. Operatives Vorgehen bei den von entzündlichen Nebenhöhlenerkrankungen ausgehenden endokraniellen und orbitalen Komplikationen 188
1. Operatives Vorgehen bei endokraniellen Komplikationen 188
   a) Allgemeine Vorbemerkung 188
   b) Operatives Vorgehen bei rhinogener Meningitis 189
   c) Operatives Vorgehen beim rhinogenen Extraduralabszeß und beim subduralen Empyem sowie beim Hirnabszeß 190
      α) Vorgehen beim Extraduralabszeß 190
      β) Vorgehen beim subduralen Empyem und beim Hirnabszeß .. 191
2. Operatives Vorgehen bei orbitalen Komplikationen 194
   a) Allgemeine Vorbemerkung 194
   b) Operatives Vorgehen bei von der Kieferhöhle ausgehenden orbitalen Komplikationen 195
   c) Operatives Vorgehen bei vom Siebbein ausgehenden orbitalen Komplikationen 196
   d) Operatives Vorgehen bei von der Stirnhöhle ausgehenden orbitalen Komplikationen 197
   e) Operatives Vorgehen bei von der Keilbeinhöhle ausgehenden orbitalen Komplikationen 198
3. Operatives Vorgehen beim Übergreifen von Entzündungen auf die Fossa pterygopalatina und die Fossa infratemporalis 198

VIII. Operatives Vorgehen bei Ostitis und Osteomyelitis im Bereich von Oberkiefer und Stirnbein 199
1. Operatives Vorgehen bei der Ostitis des Oberkiefers 199
2. Operatives Vorgehen bei der Oberkieferosteomyelitis 201
3. Operatives Vorgehen bei der Ostitis des Stirnbeins 202
4. Operatives Vorgehen bei der Stirnbeinosteomyelitis 203
5. Operatives Vorgehen bei Thrombophlebitis der Hirnsinūs 206
   a) Thrombophlebitis des Sinus sagittalis superior 206
   b) Thrombophlebitis des Sinus cavernosus, sog. Kavernosusthrombose 209

IX. Zephalozelen und Nebenhöhlenchirurgie 210
1. Allgemeine Vorbemerkung 210
2. Operatives Vorgehen bei direkter Kommunikation zwischen Zephalozele und Nasenhaupt- oder Nasennebenhöhlen .. 213

D. Operative Eingriffe bei Verletzungen der Nasennebenhöhlen und der angrenzenden Schädelbasis 215

I. Allgemeine Vorbemerkung 215

II. Operative Eingriffe bei Frakturen der Kieferhöhle und des Mittelgesichtsschädels 217
1. Allgemeine Vorbemerkung 217
2. Präoperative Diagnostik 219
3. Operatives Vorgehen bei Frakturen des lateralen Mittelgesichtsschädels 220
   a) Operatives Vorgehen bei Oberkiefer-Jochbein-Frakturen 220
      α) Indikation zum operativen Vorgehen bei Oberkiefer-Jochbein-Frakturen 220
      β) Transkutane Jochbeinreposition 221
      γ) Transantrale Jochbeinreposition mit endoantraler Stabilisierung 222
      δ) Reposition der Oberkiefer-Jochbein-Fraktur von außen mit Stabilisierung durch Osteosynthese 224
   b) Operatives Vorgehen bei der isolierten Jochbogenfraktur 226
      α) Indikation zum operativen Vorgehen bei der isolierten Jochbogenfraktur 226
      β) Transkutane Reposition der isolierten Jochbogenfraktur ... 227
      γ) Äußere temporale Reposition der isolierten Jochbogenfraktur 227
      δ) Transorale Reposition der isolierten Jochbogenfraktur 277
      ε) Osteosynthese bei der isolierten Jochbogenfraktur 227
4. Operatives Vorgehen bei Frakturen des zentralen und zentro-lateralen Mittelgesichtsschädels 228
   a) Allgemeine Vorbemerkung 228
   b) Operatives Vorgehen bei zentralen Mittelgesichtsschädelfrakturen 229
      α) Frakturen des Nasengerüstes 229
      β) Infrazygomatische Oberkieferfrakturen nach Le Fort I 229

γ) Zentrale Mittelgesichtsschädelfraktur mit Dislokation
des Oberkiefers, sog. Dish face 231
δ) Zentro-laterale Mittelgesichtsschädelfrakturen 232

III. Operative Eingriffe bei Frakturen der oberen Nasennebenhöhlen und der angrenzenden Schädelbasis, sog. frontobasale Frakturen 234
1. Allgemeine Vorbemerkung 234
2. Präoperative Diagnostik 238
3. Indikation zu operativen Eingriffen bei Frakturen der oberen Nasennebenhöhlen und der angrenzenden Schädelbasis . 238
4. Operative Zugangswege zur Versorgung von Frakturen der oberen Nasennebenhöhlen und der angrenzenden Schädelbasis . 240
   a) Allgemeine Vorbemerkung 240
   b) Fronto-orbitaler Zugang zur Versorgung frontobasaler Frakturen . 241
   c) Transfrontaler extraduraler Zugang zur Versorgung frontobasaler Frakturen 242
   d) Transfrontaler intraduraler Zugang zur Versorgung frontobasaler Frakturen 244
5. Operatives Vorgehen bei Stirnhöhlenimpressionsfrakturen 251
   a) Allgemeine Vorbemerkung 251
   b) Fronto-orbitales Vorgehen bei Stirnhöhlenimpressionsfrakturen . 251
   c) Transfrontales extradurales Vorgehen bei Stirnhöhlenimpressionsfrakturen 253
6. Operatives Vorgehen bei Frakturen des Siebbein- und des Nasendaches sowie der Keilbeinhöhle 256
   a) Allgemeine Vorbemerkung 256
   b) Fronto-orbitales Vorgehen bei umschriebenen Frakturen des Siebbeindaches und der Keilbeinhöhle 257
   c) Endonasales Vorgehen bei Frakturen des Siebbeindaches und der Keilbeinhöhle 259
   d) Transfrontales intradurales Vorgehen bei Frakturen des Nasendaches 259
   e) Fronto-orbitales Vorgehen bei Frakturen des Nasendaches 260
7. Operatives Vorgehen bei latero-orbitalen frontobasalen Frakturen . 261
   a) Allgemeine Vorbemerkung 261
   b) Fronto-orbitales Vorgehen bei latero-orbitalen frontobasalen Frakturen 262
   c) Transfrontales extradurales Vorgehen bei latero-orbitalen frontobasalen Frakturen 263
8. Operative Versorgung von Duraverletzungen und Liquorfisteln bei frontobasalen Frakturen 264
   a) Diagnostik bei frischen Duraverletzungen mit Rhinoliquorrhoe 264
   b) Diagnostik bei schwer auffindbaren Liquorfisteln 266
   c) Operatives Vorgehen bei Duraverletzungen und Liquorfisteln im Bereich der vorderen Schädelbasis 267
      α) Allgemeine Vorbemerkung 267

β) Vorgehen bei Duraverletzungen und Liquorfisteln
im Bereich der Stirnhöhlenhinterwand 269
γ) Vorgehen bei Duraverletzungen und Liquorfisteln
am Siebbeindach und im Bereich der Keilbeinhöhle 272
  aa) Versorgung von Duraverletzungen und Liquorfisteln
  am Siebbeindach 272
  bb) Versorgung von Duraverletzungen und Liquorfisteln
  im Bereich der Keilbeinhöhle 273
δ) Vorgehen bei Duraverletzungen und Liquorfisteln
im Bereich des Nasendaches und der Lamina cribrosa 274
  aa) Allgemeine Vorbemerkung 274
  bb) Transfrontales intradurales Vorgehen
  bei Duraverletzungen und Liquorfisteln im Bereich
  des Nasendaches und der Lamina cribrosa 275
  cc) Kombiniertes transfrontales intra- und
  extradurales Vorgehen bei Duraverletzungen
  und Liquorfisteln im Bereich des Nasendaches
  und der Lamina cribrosa 275
  dd) Fronto-orbitales Vorgehen bei Duraverletzungen
  und Liquorfisteln im Bereich des Nasendaches
  und der Lamina cribrosa 281
  ee) Intranasale Abstützung der Duraplastiken
  durch Mukoperiostlappen aus der Nasenhöhle 282

E. **Operationen im Bereich der Orbita und des Canalis opticus
auf rhinochirurgischen Zugangswegen** 286

I. **Allgemeine Vorbemerkung** 286

II. **Anatomische Vorbemerkung** 287

III. **Operative Eingriffe auf rhinochirurgischen Zugangswegen
bei pathologischen Prozessen in der Orbita** 295
  1. Zugangswege zur Orbita 295
  2. Operative Eingriffe zur Dekompression der Orbita
  bei endokriner Ophthalmopathie 297
    a) Allgemeine Vorbemerkung 297
    b) Transantrales Vorgehen zur Dekompression der Orbita
    bei endokriner Ophthalmopathie 298
    c) Transethmoidales Vorgehen zur Dekompression der Orbita
    bei endokriner Ophthalmopathie 301
    d) Transfrontales Vorgehen zur Dekompression der Orbita
    bei endokriner Ophthalmopathie 302
  3. Transantrales Vorgehen zur Entfernung
  benigner retrobulbärer Tumoren 304
    a) Allgemeine Vorbemerkung 304
    b) Transantrale Entfernung benigner retrobulbärer Tumoren 305

4. Transantrales Vorgehen bei entzündlichen Prozessen
      und Hämatomen im retrobulbären Raum 307
IV. **Operative Eingriffe bei Verletzungen im Bereich der Orbita
   und des Canalis opticus** 307
   1. Operatives Vorgehen bei der Blow-out-Fraktur 307
      a) Verletzungsmechanismus bei der Blow-out-Fraktur 307
      b) Operatives Vorgehen bei der Blow-out-Fraktur des Orbitabodens 308
         α) Allgemeine Vorbemerkung 308
         β) Indikation zum operativen Vorgehen bei der Blow-out-Fraktur
            des Orbitabodens 309
         γ) Orbitaler Zugang bei der Blow-out-Fraktur des Orbitabodens . 310
         δ) Transantraler Zugang bei der Blow-out-Fraktur
            des Orbitabodens 313
      c) Operatives Vorgehen bei den Blow-out-Frakturen
         der übrigen Wände der Orbita 315
         α) Vorgehen bei der Blow-out-Fraktur der medialen Orbitawand . 315
         β) Vorgehen bei der Blow-out-Fraktur des Orbitadaches 315
   2. Operatives Vorgehen bei Mitbeteiligung der Orbita an den Frakturen
      des Mittelgesichtsschädels und an den frontobasalen Frakturen . . . 317
      a) Allgemeine Vorbemerkung 317
      b) Operatives Vorgehen bei Beteiligung der Orbita
         an den Verletzungen des Mittelgesichtsschädels
         und an den frontobasalen Frakturen 318
   3. Operatives Vorgehen bei Frakturen und Knochenprozessen
      im Bereich des Canalis opticus 320
      a) Allgemeine Vorbemerkung 320
      b) Fronto-orbitales Vorgehen zur Dekompression des N. opticus . . 321
   4. Operatives Vorgehen bei perforierenden
      orbito-frontobasalen Verletzungen 324
      a) Allgemeine Vorbemerkung 324
      b) Operative Versorgung der perforierenden
         orbito-frontobasalen Verletzungen 325

F. **Operative Eingriffe bei Tumoren der Nasennebenhöhlen
   und der angrenzenden Schädelbasis** 327

I. **Pathologie und Diagnostik** 327

II. **Operatives Vorgehen bei Tumoren der Nasennebenhöhlen
    und der angrenzenden Schädelbasis** 329
    1. Operationsplanung und Anaesthesie 329
    2. Operative Zugangswege zu den Tumoren der Nasennebenhöhlen
       und der angrenzenden Schädelbasis 330
       a) Allgemeine Vorbemerkung 330
       b) Peroraler Zugang 331
       c) Transfazialer Zugang 332

α) Paranasale Inzision 332
β) Paranasale translabiale Inzision 334
γ) Paranasale Inzision mit subziliarer
   und translabialer Erweiterungsinzision 334
δ) Paranasale translabiale Inzision
   mit endobukkaler Erweiterungsinzision 335
ε) Paranasale Inzision mit vertikaler Erweiterungsinzision 336
d) Transfazialer Zugang mit Exenteratio orbitae 336
e) Laterale Zugangswege zu Fossa infratemporalis
   und Fossa pterygopalatina 336
f) Kombinierter transfazialer transfrontaler Zugang 337
3. Operatives Vorgehen bei benignen Tumoren der Nasennebenhöhlen
   und der benachbarten Regionen 338
   a) Vorbemerkung zu Pathologie und Operationsplanung 338
   b) Operatives Vorgehen bei Osteomen 338
      α) Allgemeine Vorbemerkung 338
      β) Operatives Vorgehen bei Osteomen der Stirnhöhle ... 339
   c) Operatives Vorgehen bei weiteren benignen Tumoren 340
4. Operatives Vorgehen bei malignen Tumoren der Nasennebenhöhlen
   und der benachbarten Regionen 342
   a) Teilresektionen des Oberkiefers 342
      α) Allgemeine Vorbemerkung 342
      β) Marginale Teilresektion im Bereich des Alveolarkamms
         und des harten Gaumens 342
      γ) Mediane Teilresektion des Alveolarfortsatzes
         und des harten Gaumens 343
      δ) Teilresektion des Kieferhöhlenbodens
         und der lateralen Nasenwand 344
         aa) Allgemeine Vorbemerkung 344
         bb) Perorales Vorgehen 344
         cc) Transfaziales Vorgehen 345
      ε) Teilresektion bei umschriebenen maxilloethmoidalen Tumoren
         und bei Tumoren der Nasenhaupthöhle 346
   b) Totale Resektion des Oberkiefers 348
   c) Erweiterte totale Oberkieferresektionen 352
      α) Erweiterte totale Oberkieferresektion mit Ausräumung
         des Siebbeins, der Keilbeinhöhle und der Stirnhöhle ... 352
      β) Erweiterte totale Oberkieferresektion mit Exenteratio orbitae 353
      γ) Erweiterte totale Oberkieferresektion mit Ausräumung
         von Fossa pterygopalatina und Fossa infratemporalis 356
         aa) Transfazialer Zugang zur Fossa pterygopalatina 356
         bb) Laterale Zugangswege zu Fossa infratemporalis
             und Fossa pterygopalatina 358
         cc) Erweiterter lateraler Zugang zur Ausräumung
             von Fossa infratemporalis und Fossa pterygopalatina ... 358
      δ) Erweiterte totale Oberkieferresektion bei Tumordurchbruch
         in die Wangenweichteile 360

ε) Erweiterte totale Oberkieferresektion bei Tumorausdehnung
auf die kontralaterale Seite 360
d) Maßnahmen zur Abstützung des Orbitabodens 362
α) Allgemeine Vorbemerkung 362
β) Raffnähte der Periorbita 362
γ) Abstützung mittels eines Muschellappens 362
δ) Abstützung mittels eines M.-temporalis-Lappens 362
ε) Abstützung mit alloplastischem Material 363
e) Rekonstruktion der Orbita 365
f) Kombiniertes transfaziales transfrontales Vorgehen
bei der Resektion von Tumoren der Nasennebenhöhlen
und der angrenzenden Schädelbasis 365

G. Operationen an den Tränenwegen 369

I. Anatomisch-topographische und allgemeine Vorbemerkungen 369
1. Sondierung und Spülung der Tränenwege 370
2. Mikrokatheterdakryozystographie 371

II. Rhinochirurgische Eingriffe an den Tränenwegen 371
1. Allgemeine Vorbemerkung 371
2. Mikrochirurgische endonasale Tränensackoperation 372
3. Modifikation der endonasalen Tränensackoperation 374
4. Trichterprothese nach endonasaler Tränensackoperation
   mit Stenose des horizontalen Tränenkanälchens 375
   a) Vorbemerkung 375
   b) Operative Technik 375
5. Extranasale Tränensackoperation 376
   a) Vorbemerkung 376
   b) Operative Technik 377
6. Konjunktivorhinostomie mit einem gestielten Septummukoperiost-
   Knorpel-Lappen 379
   a) Vorbemerkung 379
   b) Operative Technik 379

III. Versorgung frischer Verletzungen der Tränenkanälchen 381
1. Vorbemerkungen 381
2. Operative Technik der retrograden Sondierung mit der Pigtailsonde . 382

Literatur 385

Sachverzeichnis 403

A. Allgemeine Vorbemerkungen zur Chirurgie der Nasennebenhöhlen

I. Geschichtliche Vorbemerkungen

Hinweise auf die Nasenheilkunde finden sich bereits in ägyptischen Papyrusschriften. Sie betreffen hauptsächlich die Behandlung von Nasenbeinbrüchen, von Nasenbluten und beschreiben die Symptome der Ozaena. Mit GALEN nehmen im zweiten nachchristlichen Jahrhundert genauere *Forschungen über die Nase und ihre Höhlen* ihren Anfang. Er beschreibt die Lamina cribrosa des Siebbeins als Dach der Nasenhöhle sowie den Tränennasengang. Wie GALEN waren die meisten frühen Ärzte der Auffassung, *daß die Nasenhöhlen Flüssigkeiten aus dem Gehirn ausscheiden.* Von SANSOVINO wurden sie 1550 noch als Cloaca del cerebro bezeichnet. Im Französischen spricht man noch heute vom „rhume de cerveau", dem Katarrh des Gehirns, und meint damit den Schnupfen. Erst VICTOR SCHNEIDER (1614–1680) konnte durch sorgfältige Untersuchungen beweisen, daß die *Schleimdrüsen die Quelle der Ausscheidungen aus der Nase* sind. – Auch die *Nasenpolypen* sind den Ärzten des Altertums schon bekannt gewesen. Der byzantinische Chirurg PAULUS VON ÄGINA erwähnt im 7. Jahrhundert Behandlungsmethoden, die bereits GALEN empfohlen hatte. Die arabischen Mediziner entfernten die Polypen mit Hilfe von Skalpell und Schlingen.

LEONARDO DA VINCI (1452–1519) *erwähnt die verschiedenen Nebenhöhlen* einschließlich der Kieferhöhle, und auch VESAL (1514–1564) unterscheidet Kieferhöhle, Stirnhöhle und Keilbeinhöhle. Das vordere Siebbein wurde zuerst von dem Italiener INGRASSIA (1510–1580) beschrieben. 1651 gab HIGHMORE eine *eingehende Beschreibung der Kieferhöhle,* die auch nach ihm benannt ist.

Eine der ältesten bekanntgewordenen Veröffentlichungen über die *krankhaften Veränderungen im Bereich der Nasennebenhöhlen* stammt von MOLINETTI 1675. Einzelne Arbeiten folgten im 18. Jahrhundert, so die von COWPER 1707 in London und die von MEIBOM 1718 in Dresden. Erst zu Beginn des 19. Jahrhunderts veröffentlichte DESCHAMPS in Paris eine *ausführliche Abhandlung über die Krankheiten der Nasenhöhlen und ihrer Nebenhöhlen* (1804). CLOQUET faßte in seiner 1821 erschienenen Abhandlung, die *Osphresiologie,* die bisherigen Kenntnisse über die Nasenhöhlen, die Nasennebenhöhlen und deren Chirurgie zusammen. Er empfahl bei Nasennebenhöhlenentzündungen die *Kieferhöhle weit zu eröffnen,* um den Eiter abfließen zu lassen. Die Hauptindikation zur Eröffnung der Nasennebenhöhlen betraf offensichtlich die Eiterung, d.h. das Empyem, mit der Gefahr der lokalen oder allgemeinen Komplikation.

Erste Versuche, die *Kieferhöhle über die eröffnete Zahnalveole zu behandeln*, gehen nach G. BOENNINGHAUS auf COWPER (1707) und auf ZIEM (1886) zurück. Die *transnasale Eröffnung und Entleerung der Kieferhöhle über den mittleren Nasengang* beschrieben JOURDAIN (1761) sowie HARTMANN (1883). Beide gingen über das natürliche Ostium der Kieferhöhle ein. Die Anlage eines Kieferhöhlenfensters im mittleren Nasengang geht wohl auf SIEBENMANN (1899) zurück. M. SCHMIDT (1888) hat die *Kieferhöhle vom unteren Nasengang aus* mit Hilfe eines Trokart punktiert.

Nach GRÜNWALD (1893) hat GOOCH um 1780 die *transnasale Eröffnung der Kieferhöhle im unteren Nasengang* vorgenommen. G. BOENNINGHAUS konnte jedoch in den Originalarbeiten von GOOCH dazu keine Angaben finden, so daß diese Urheberschaft nicht gesichert ist (MANN u. C. BECK). Erst 1904 wurde der Eingriff von CLAOUE beschrieben. Auch v. MIKULICZ (1886) und LOTHROP (1897) haben bereits eine Fensterung der Kieferhöhle vom unteren Nasengang aus vorgenommen, aber nicht näher beschrieben. KASPARIANTZ (1900) und L. RÉTHI (1901) haben die gleichzeitige *Resektion der medialen Kieferhöhlenwand im unteren und im mittleren Nasengang* empfohlen.

Den *Zugang zur Kieferhöhle über die Fossa canina* hat KÜSTER 1889 angegeben. Dieser Weg ist offenbar schon 1743 von LAMORIER und 1789 von DESAULT beschrieben worden. Unabhängig voneinander haben dann CALDWELL (1893) und LUC (1897) die perorale Ausräumung der Kieferhöhle über die Fossa canina mit *gleichzeitiger Anlage einer Gegenöffnung zur Nase im unteren Nasengang* entwickelt. Durch diese Gegenöffnung sollte die postoperative Drainage der Kieferhöhle zur Nase sichergestellt werden. Als wichtiges Detail zu dieser auch heute noch als Standardeingriff geltenden Operation hat G. BOENNINGHAUS bereits 1896 die Bildung eines *basal gestielten nasalen Schleimhautlappens* zum Offenhalten des Fensters im unteren Nasengang angegeben. DENKER (1905) *erweiterte den Zugang zur Kieferhöhle* über die faziale Kieferhöhlenwand, indem er den Fuß des Processus frontalis des Oberkiefers im Bereich der Apertura piriformis mitentfernte. Auch hat er darauf hingewiesen, daß die Schleimhaut selbst bei hochgradigen Veränderungen im Stande ist, sich nach dem operativen Eingriff zu normalisieren.

In jüngster Zeit treten *schleimhautschonende und funktionserhaltende Operationsmethoden* wieder mehr in den Vordergrund (MESSERKLINGER, BUITER u. STRAATMAN, WIGAND u.a.). Sie wurden im Zusammenhang mit der *endoskopischen Diagnostik* der Nasenhöhlen- und der Nasennebenhöhlenerkrankungen weiterentwickelt. Als erste haben wohl schon REICHERT (1902) und HIRSCHMANN (1903) eine Nasennebenhöhlenendoskopie vorgenommen. Aber erst die *Einführung der feinen Winkeloptiken und des Kaltlichts* haben in den beiden letzten Dezennien die endoskopischen Techniken im Bereich der Nasen- und der Nasennebenhöhlen vorangetrieben (TIMM, MESSERKLINGER, HELLMICH u. HERBERHOLD, DRAF u. a.).

Die erste *Siebbeineröffnung auf endonasalem Weg* wird SCHÄFER in Bremen 1885 zugeschrieben (G. BOENNINGHAUS). Im angelsächsischen Schrifttum gilt MOSHER als Begründer der endonasalen Siebbeinchirurgie (EICHEL). BOSWORTH in New York hat 1894/95 die operative Verwandlung des Siebbeinlabyrinths in eine einzige Höhle ohne Zwischenwände gefordert. GRÜNWALD (1893), HAJEK (1899), G. KILLIAN (1900) und W. UFFENORDE (1907) haben die endonasale Siebbeinausräumung weiter ausgebaut. A. JANSEN hatte bereits 1894 die Eröffnung der Stirnhöhle im Bereich ihres Bodens mit *Ausräumung des Siebbeinzellsystems von außen* in 7 Fällen durchgeführt. 1897 gab er die *transmaxilläre Siebbeinausräumung* an.

Die *Keilbeinhöhle* wurde ebenfalls von SCHÄFER 1885 erstmals angegangen. G. KILLIAN (1900) wies darauf hin, daß die Keilbeinhöhle nach der Resektion des hinteren Siebbeinlabyrinths gut erreichbar sei, und HAJEK empfahl 1904 die Abtragung der gesamten Keilbeinhöhlenvorderwand zur Behandlung von Empyemen.

Die *Entwicklung der Stirnhöhlenchirurgie* ist durch die Schwierigkeit gekennzeichnet, die Stirnhöhle einerseits gut zugängig zu machen und ein Entzündungsrezidiv zu verhindern und andererseits ein ästhetisch zufriedenstellendes postoperatives Ergebnis zu erzielen. Dabei wurde die Stirnhöhle sowohl endonasal als auch von einer äußeren Schnittführung aus angegangen. Die *endonasale Technik* ist mit den Namen JURACZ (1883), G. KILLIAN (1894), INGALS (1905), HALLE (1906) u. a. verknüpft. Man darf wohl davon ausgehen, daß die *extranasale Stirnhöhlenchirurgie* zur Behandlung des Stirnhöhlenempyems von OGSTON begründet wurde (1884). Mit einem Kronentrepan hat er in der Stirnhöhlenvorderwand eine Öffnung angelegt.

1895 hat KUHNT als Ophthalmologe in Königsberg in einer Monographie die *Verödung der Stirnhöhle* durch Abtragen ihrer gesamten Vorderwand und ihres Bodens beschrieben. Er muß daher als Wegbereiter der Verödungstechnik angesehen werden. Als Schnittführung wählte er den Augenbrauenschnitt. Offensichtlich wurden die Patienten damals wegen der äußerlich sichtbaren Abszeßbildung mit orbitaler Komplikation zunächst den Chirurgen und den Ophthalmologen vorgestellt. – In einer Dissertation von SCHENKE (1898) hat RIEDEL über 12 Fälle von Stirnhöhlenoperation berichten lassen, bei denen er die Resektion sowohl der fazialen als auch der orbitalen Wand zur Verödung der Stirnhöhle durchgeführt hat, ein Eingriff, der mit einem Einsinken der Stirn im Stirnhöhlenbereich verbunden ist. A. JANSEN (1894) lehnte die Fortnahme der Stirnhöhlenvorderwand ab und empfahl statt dessen die *Abtragung des Stirnhöhlenbodens in toto mit Ausräumung des Siebbeins*. RITTER (1906) hat die Technik von A. JANSEN dahingehend ergänzt, daß er den Übergang von der orbitalen in die faziale Wand mit dem Meißel abschrägte ohne den Supraorbitalrand zu entfernen. Dadurch wurde die Übersicht über die Stirnhöhle verbessert. G. KILLIAN (1903) versuchte hinsichtlich der mit der Stirnhöhlenverödung verbundenen Entstellung einen Kompromiß zu finden, indem er die *supraorbitale Knochenspange erhielt*. Wegen der Gefahr von Entzündungsrezidiven wurde diese Technik aber allgemein wieder verlassen. – Die Kenntnis der Bedeutung der von BRESCHET (1784–1845) beschriebenen Vv. diploicae beeinflußte die Stirnhöhlenchirurgie in Richtung der radikalen Ausräumung und Verödung. Über diese Venen erfolgt die Ausbreitung der von der Stirnhöhle ausgehenden Osteomyelitis über die Grenzen des Stirnbeins hinaus (s. S. 9).

Schon früh wurde versucht, die äußere Entstellung nach Stirnhöhlenoperation durch *osteoplastische Methoden* zu vermeiden. Hierzu gehört die temporäre Entnahme eines Knochendeckels (BRIEGER 1894) oder die Bildung eines Haut-Periost-Knochen-Lappens (CZERNY 1895; GOLOWIN 1898; KOCHER 1897; A. JANSEN 1902; HAJEK 1908 u. a.). TATO und BERGAGLIO haben 1949 mit dem *Verschluß des Ductus nasofrontalis nach osteoplastischer Aufklappung der Stirnhöhle* einen neuen Weg beschritten. TATO überließ die Stirnhöhle nicht der spontanen Verödung, sondern *implantierte Fett zu ihrer Obliteration*. Während im deutschsprachigen Raum über Jahrzehnte der größte Teil der entzündlichen Stirnhöhlenaffektionen nach JANSEN-RITTER operiert wurde, trugen GOODALE (1957) und MONTGOMERY (1963) dazu bei, daß in den Vereinigten Staaten die osteoplastische Stirnhöhlenoperation bevorzugt wurde.

Die *gleichzeitige Operation aller Nebenhöhlen einer Seite* (W. UFFENORDE 1942; PORTMANN 1956; DAVISON 1967 u.a.) war auch früher schon angestrebt worden. Das Bemühen, bei der Stirnhöhlenoperation von außen eine weite Passage zur Nase zu schaffen, eröffnete die Möglichkeit, vom gleichen äußeren Zugang aus auch die Siebbeinzellen und die Keilbeinhöhle auf der betroffenen Seite auszuräumen (A. JANSEN 1884). Von A. JANSEN stammt auch der Vorschlag, Siebbein und Keilbeinhöhle von der Kieferhöhle aus mit zu eröffnen (1897). Auch W. UFFENORDE hat seit 1914 auf transmaxillärem Weg Siebbein und Keilbeinhöhle zusammen mit der Kieferhöhle operiert und 1928 sowie 1942 die vollständige Kieferhöhlen-Siebbein-Keilbeinhöhlen-Operation vom Mundvorhof aus in Kombination mit der Spaltung der Stirnbucht zur Sondierung der Stirnhöhle von der Nase aus als adäquate Therapie der chronischen Nasennebenhöhlenentzündung empfohlen. Die transmaxilläre Siebbein-Keilbeinhöhlen-Operation wurde von PIETRANTONI wieder aufgegriffen (1935) und von DE LIMA neuerlich um die Eröffnung der Stirnhöhle erweitert (1936). DE LIMA erwähnt, daß das Verfahren bereits 1889 von LAURENT ausgeführt worden sei. Die gleichzeitige Eröffnung von Stirnhöhle, Siebbein und Keilbeinhöhle einer Seite auf endonasalem Weg wurde 1915 von HALLE ausführlich dargestellt. Unter dem Aspekt einer verbesserten endoskopischen Kontrolle befürworten MESSERKLINGER, WIGAND u.a. die gleichzeitige endonasale Ausräumung des Siebbeins und der Keilbeinhöhle mit Eröffnung der Stirnhöhle und Fensterung der Kieferhöhle.

Die *Geschichte der Traumatologie des Gesichtsschädels* läßt sich weit bis in die vorchristliche Zeit zurückverfolgen. Im Papyrus Edwin Smith, wohl aus dem selben thebanischen Grab wie der bekanntere Papyrus Ebers stammend und der 17. ägyptischen Dynastie von 1650 bis 1552 v. Chr. zugeschrieben, finden sich bereits exakte Anweisungen für die Behandlung von Wunden und Frakturen des Schädels und des Gesichts-Hals-Bereichs. Von HIPPOKRATES (um 460 bis 380 v. Chr.) wird berichtet, daß er die *sofortige Korrektur von frischen Verletzungen des knöchernen oder knorpeligen Nasengerüstes* forderte (RODREGRA und PIRSIG). Auch hat er Behandlungsrichtlinien zur Reposition von Kieferfrakturen angegeben. Es handelt sich dabei aber mehr um die Frakturen des Unterkiefers. Offenbar wird die erste Beschreibung der *Behandlung einer Oberkieferfraktur mittels einer intermaxillären Ligatur* GUGLIELMO SALICETTI im 13. nachchristlichen Jahrhundert zugeschrieben (KESSLER). Ende des 18. Jahrhunderts wird von DESAULT und CHOPART eine Darstellung der Behandlung von Kieferfrakturen gegeben. Die *Drahtfixierung der Knochenfragmente* wird in Arbeiten von LAUDET und von RINGELMANN beschrieben. Die erste bekanntgewordene *experimentelle Arbeit über die Entstehung der Oberkieferfrakturen* wurde 1901 von LE FORT veröffentlicht. Bereits 1889 hat LANG die später als *Blow-out-Fraktur* bezeichnete Fraktur des Orbitabodens beschrieben. Kriegsverletzungen und vor allem die auch im Schädel- und Gesichtsschädelbereich zunehmenden Traumen durch Verkehrsunfälle haben für die *Methoden der Reposition und der Fixation durch Schienung und osteosynthetische Maßnahmen* in den letzten Dezennien grundlegende Fortschritte gebracht.

Die operative Versorgung von *Traumafolgen im Bereich der Schädelbasis* hat dagegen eine junge Geschichte. Sie reicht nur etwas mehr als ein halbes Jahrhundert zurück. CUSHING hatte 1908 die subtemporale Entlastungstrepanation bei Auftreten eines Hirnödems nach schweren Schädel-Hirn-Verletzungen angegeben. Aber noch bis zu Beginn des 2. Weltkrieges verhielt man sich den Schädelbasisverletzungen gegenüber passiv, da die hohe Mortalität der Entlastungstrepanation viele Chirurgen, darunter auch BÖHLER, einen konservativen Standpunkt den Schädelbasisverletzungen gegenüber einnehmen ließ. Man beschränkte sich im wesentlichen auf die operative Entlastung von epi- und gelegentlich auch von subduralen Hämatomen. GULEKE, RATHKE, HENSCHEN, PEIPER u. a. haben dagegen schon frühzeitig auf die *Bedeutung der verletzten Nasennebenhöhlen bei einem Schädelbasistrauma* hingewiesen. Besonders von HENSCHEN wurde die Gefährlichkeit des rhinogenen Infektionsweges erkannt. Von ihm stammt der Ausdruck „Todeswand" für die hirnnahen Wände der oberen Nasennebenhöhlen. Bereits 1910 hatte der Oto-Rhinologe VOSS sich mit großem Engagement für eine *aktive chirurgische Behandlung* auf dem direkten Weg zur Basis *bei frischen Schädelbasisfrakturen* zur Vermeidung von Meningitiden, Enzephalitiden und Hirnabszessen eingesetzt. Seither ist von hals-nasen-ohrenärztlicher Seite immer wieder auf die Bedeutung der *Prophylaxe lebensbedrohlicher Früh- und Spätkomplikationen von Schädelbasisbrüchen,* besonders der frontobasalen und laterobasalen Frakturen, hingewiesen worden. In den anglo-amerikanischen Ländern, wo sich in den 30er Jahren die Neurochirurgie zu einem eigenen Fachgebiet entwickelte, hat man auch bald die *Eigenart der Schädelbasisverletzungen als häufig indirekt offene Schädelfrakturen* mit all ihren Gefahren erkannt und Methoden zur operativen Behandlung entwickelt (CAIRNS, CALVERT, COLEMAN, DANDY, TEHCHENOR u. a.). Die Enttrümmerung der Schädelbasis mit der Schaffung von glatten übersichtlichen Wundverhältnissen und die Sorge für einen guten Abfluß des Wundsekrets aus den Nasennebenhöhlen zusammen mit der *Schaffung eines wasserdichten und möglichst infektionsdichten Verschlusses einer Duralücke,* wie er erstmals 1923 von GRANT und 1926 von DANDY ausgeführt worden war, blieb im wesentlichen das Anliegen der Otorhinologen und der Neurochirurgen. 1953 hat DENECKE die *otorhinochirurgischen Grundsätze der Versorgung von Schädelbasisfrakturen* dargestellt. UNTERBERGER (1959) hat die rhinochirurgischen Methoden zur Behandlung der frontobasalen Frakturen durch die Entwicklung des *transfrontalen extraduralen Zugangs über eine bitemporale koronare Inzision* erweitert. Die neurochirurgischen, meist *intraduralen Operationsmethoden* zur Versorgung der Schädelbasisfrakturen sind im deutschsprachigen Schrifttum mit den Autoren TÖNNIES, PEIPER, KUHLENDAHL, KRÜGER, BURMEISTER, DIETZ u. a. verknüpft. Heute stehen die Fragen der *interdisziplinären Zusammenarbeit* im Vordergrund, an der nicht nur Neurochirurgen und Rhinochirurgen, sondern auch Kieferchirurgen, Ophthalmologen und nicht zuletzt Anaesthesisten und Radiologen beteiligt sind.

Hinweise auf *Tumoren des Gesichts* finden sich schon in den Überlieferungen der altindischen Veda (MAZARS). Etwas eingehender beschäftigten sich ASKLEPIADES und seine Schule mit derartigen Geschwülsten. HIPPOKRATES warnte davor, die bösartigen Geschwülste im Gesicht chirurgisch anzugehen, da das Leben des Patienten dadurch nicht verlängert werden könnte. FABRICIUS AQUAPEDENTE, GALEN und VESAL machten die schwarze Galle ursächlich für die Tumoren des Gesichts verantwortlich und empfahlen Aderlässe und purgierende Maßnahmen.

Berichte über die *operative Behandlung eines Tumors im Bereich des Oberkiefers* sind aus der englischen Literatur aus dem Jahre 1671 bekannt geworden. Danach soll RICHARD WISEMANN mit dem Messer und dem Glüheisen eine sich stark in die Tiefe des Gesichts entwickelte Geschwulst entfernt haben. Wie Dieffenbach berichtet, soll im deutschsprachigen Raum bereits 1693 der Breslauer Arzt Johann Acoluthus eine *partielle Oberkieferresektion* durchgeführt haben. Von Dupuytren soll diese Operation öfter ausgeführt worden sein, weshalb dieser oft auch für den Erfinder derselben gehalten wird. Gensoul in Paris hat wohl 1827 zum ersten mal eine *totale Oberkieferresektion* wegen einer Geschwulst der Kieferhöhle durchgeführt. Dieffenbach (1848) hat die Operationstechnik der partiellen und auch der totalen Resektion des Oberkiefers eingehender beschrieben. Die Situation in der damaligen Zeit wird verdeutlicht, wenn man bei Dieffenbach liest: „Die Operation ist eine der größten, blutigsten, welche am menschlichen Körper vorgenommen werden und nimmt das ganze Talent des Chirurgen in Anspruch, und der Kranke sinkt wohl erschöpft unter der Operation zusammen und wird nur mit Mühe ins Leben zurückgebracht". Die Einführung der *Lokalanaesthesie* und besonders der *Leitungsanaesthesie* (s. S. 15) haben eine entscheidende Verbesserung vor allem für die unmittelbaren peri- und postoperativen gefürchteten Komplikationen gebracht. Die modernen Verfahren der *Intubationsnarkose* mit der Möglichkeit der kontrollierten Blutdrucksenkung sowie die Entwicklung der *plastischen Chirurgie* haben für Operateur und Patienten ganz wesentliche Fortschritte in der operativen Behandlung von malignen Nasennebenhöhlentumoren herbeigeführt.

Neben der transfazialen Oberkieferresektion, wie sie in ihren Grundzügen schon von Dieffenbach beschrieben wurde, sind zu Beginn dieses Jahrhunderts vor allem von Rhinochirurgen *transorale Techniken* über den Zugang nach Caldwell-Luc und Denker zur operativen Behandlung von Oberkiefertumoren angewendet worden. Einen grundsätzlichen Wandel erfuhr die operative Therapie der malignen Oberkiefertumoren durch die von Holmgren (1928) angegebene elektrochirurgische Technik, der sich auch Zange anschloß. Dabei erfolgt die Entfernung der Malignome durch Elektrokoagulation vom „Kern zur Schale" und die anschließende Abtragung von Knochenteilen mit der Stanze. Schädelbasis, Orbita und A. carotis interna waren im wesentlichen die Grenzen für das elektrochirurgische Vorgehen. Aber auch die schwierige intraoperative Beurteilung der Tumorgrenzen, Knochennekrosen, Sequestrierungen u. ä. haben dazu geführt, daß man die elektrochirurgische Tumorbehandlung weitgehend wieder verlassen hat. Die bereits erwähnten Fortschritte anaesthesiologischer Techniken, die Möglichkeit der *Wiederherstellung durch Anwendung geeigneter plastisch-chirurgischer Verfahren* und das in entsprechenden Fällen abzustimmende Zusammenwirken von Rhinochirurgen, Neurochirurgen, Kieferchirurgen und Ophthalmologen haben die Entfernung der Tumoren im Gesunden, möglichst in einem primär umfassenden Eingriff, wieder in den Vordergrund gerückt.

II. Anatomische Vorbemerkungen

An dieser Stelle sollen nur einige anatomische Hinweise gegeben werden, die mehrere oder auch alle Nasennebenhöhlen in gleicher Weise betreffen. Auf Anatomie und Topographie der einzelnen Nebenhöhlen wird jeweils vor der Darstellung der Standardoperationen ausführlicher eingegangen (s. S. 22 u. S. 78).

1. Entwicklung der Nasennebenhöhlen

Alle Nasennebenhöhlen stehen *in Kommunikation mit der Nasenhaupthöhle,* aus der sie sich im 2. bis 4. Fetalmonat als Schleimhautdivertikel in das benachbarte Mesenchym ausstülpen, um das sich Stützgewebe entwickelt. Wesentliche Impulse erhält die *Pneumatisation der Nebenhöhlen* erst nach der Geburt unter der Einwirkung von Aeration und Dentition. Die verschiedenen Nasennebenhöhlen weisen allerdings Entwicklungsunterschiede auf. Kieferhöhlen und Siebbeinzellen sind bei Neugeborenen fast immer vorhanden, die Keilbeinhöhle nur in etwa 10%. Die Stirnhöhlen sind bei der Geburt in der Regel noch nicht angelegt. – Die Entwicklung der Nebenhöhlen im Kindesalter geht aus Abb. 1a, b hervor.

2. Schleimhautauskleidung der Nasennebenhöhlen

Die Schleimhaut der Nasennebenhöhlen besteht aus einer Deckschicht von zilientragenden und zilienfreien Zylinderzellen, von Basalzellen und Becherzellen, die von Basalmembran und Tunica propria unterzogen sind. Neurovegetative und vaskuläre Steuerungsmechanismen sowie exogene Einflüsse können die Schleimhautfunktion, d.h. die Sekretion und die Resorption, verändern. Dabei können *reversible aber auch irreversible Schleimhautveränderungen* entstehen, eine Tatsache, die für die Chirurgie der entzündlichen Erkrankungen der Nasennebenhöhlen von Bedeutung ist.

3. Gefäßversorgung und Lymphabfluß der Nasennebenhöhlen

Die *arterielle Versorgung* der Nasennebenhöhlen erfolgt sowohl aus der A. carotis externa als auch aus der A. carotis interna. Kieferhöhle und Keilbeinhöhle werden ausschließlich von Ästen der A. carotis externa versorgt, Stirnhöhle und Siebbeinzellen dagegen aus beiden Gefäßgebieten.

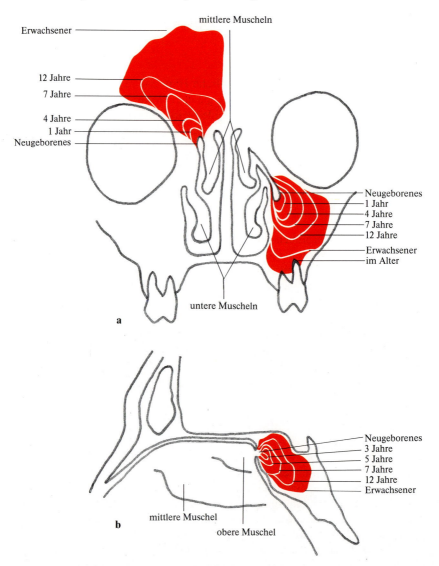

Abb. 1a, b. Entwicklung der Nasennebenhöhlen in Abhängigkeit vom Lebensalter. **a** Pneumatisation von Stirnhöhle und Kieferhöhle im Frontalschnitt. **b** Pneumatisation der Keilbeinhöhle im Sagittalschnitt. (In Anlehnung an K. PETER nach TORRIGIANI)

Die *Kieferhöhle* erhält ihre arterielle Zufuhr über die A. infraorbitalis und die A. alveolaris superior posterior, beide aus der A. maxillaris. Die *Keilbeinhöhle* wird über Äste der ebenfalls aus der A. maxillaris stammenden A. sphenopalatina, vor allem über die Aa. nasales posteriores versorgt. Die *Siebbeinzellen* erhalten ihre arterielle Zufuhr sowohl aus der A. carotis externa über die Aa. nasales posteriores aus der A. sphenopalatina als auch aus der A. carotis interna über die Aa. ethmoidales aus der A. ophthalmica. Die *Stirnhöhle* wird hauptsächlich von der A. supraorbitalis und der A. supratrochlearis, also aus Ästen der aus der A. carotis interna stammenden A. ophthalmica versorgt.

Der *venöse Abfluß* aus den Nasennebenhöhlen erfolgt vor allem durch die V. sphenopalatina über den Plexus pterygoideus. Daneben bestehen Abflüsse über die Vv. ethmoidales zur V. ophthalmica sowie über die Vv. maxillares zur V. retromandibularis und über die V. palatina zur V. facialis. − Die Vv. diploicae, die sog. Breschet-Venen, besonders die V. diploica frontalis, gehören zwar nicht zum unmittelbaren venösen Abfluß der Nasennebenhöhlen, können aber bei einer von einer Stirnhöhlenentzündung ausgehenden Osteomyelitis des Stirnbeins im Sinne einer Thrombophlebitis miterkranken und die Infektion über die Schädelkalotte und auf die Meningen ausbreiten. Diese Tatsache ist für das operative Vorgehen von Bedeutung.

Die *Lymphbahnen* aus dem Nasennebenhöhlengebiet schließen sich im wesentlichen dem Verlauf der Venen an. Die wichtigsten Lymphknotenstationen sind die retropharyngealen Lymphknoten und die tiefen Halslymphknoten entlang der Gefäßscheide.

4. Nervale Versorgung der Nasennebenhöhlen

Die nervale Versorgung der Nasennebenhöhlen erfolgt über den N. maxillaris und den N. ophthalmicus, beide aus dem N. trigeminus. Der *N. maxillaris* (V, 2) verläuft vom Ganglion trigeminale (Gasseri) (Abb. 5a) nach ventral caudal und tritt durch das Foramen rotundum in die Flügelgaumengrube ein. Hier teilt er sich in seine drei Hauptäste, den nach caudal ziehenden N. pterygopalatinus, den nach cranial ziehenden N. zygomaticus und den nach ventral ziehenden N. infraorbitalis. An der nervalen Versorgung der Nebenhöhlen sind davon nur der N. pterygopalatinus und der N. infraorbitalis beteiligt. Dem *N. pterygopalatinus*, der aus mehreren Faserbündeln besteht und deshalb auch die Bezeichnung Nn. pterygopalatini trägt, ist in der Flügelgaumengrube nach kurzem Verlauf das *Ganglion pterygopalatinum angelagert* (Abb. 5a). Es ist die *Umschaltstelle für parasympathische Fasern*, die das Ganglion über den N. intermedius, den N. petrosus major und den N. canalis pterygoidei sive Vidianus erreichen (s. auch Band V/1, S. 276 dieser Operationslehre). Das Ganglion wird auch *von sympathischen Fasern durchlaufen*. Sie kommen vom Ganglion zervikale superius des Grenzstrangs, wo ihre Umschaltstelle liegt, und ziehen als sympathisches Geflecht mit der A. carotis interna durch den Canalis caroticus. Zum Ganglion pterygopalatinum gelangen sie von hier aus über den N. petrosus profundus, der sich im Canalis pterygoideus mit den oben erwähnten parasympathischen Fasern zum N. canalis pterygoidei verbindet. Das Ganglion pterygopalatinum durchlaufen die sympathischen Fasern ohne umgeschaltet zu werden.

Sympathische und parasympathische Fasern benutzen die Bahnen der sensiblen Trigeminusäste, um zu ihren Erfolgsorganen, also auch zu den Nebenhöhlen, zu gelangen. Aus ursprünglich rein sensiblen werden auf diese Weise gemischte Nerven, die neben den sensiblen auch parasympathisch-sekretorische und sympathische Fasern führen.

Unmittelbar nach dem Durchtritt des *N. pterygopalatinus* durch das Ganglion pterygopalatinum erfolgt seine Aufzweigung in die Rr. orbitales, die Rr. nasales, die Rr. pharyngei und die Nn. palatini. An der Innervation der Nasennebenhöhlen sind davon nur die *Rr. orbitales* beteiligt, die durch die Fissura orbitalis inferior in die Orbita ziehen und von hier aus zusammen mit dem N. ethmoidalis posterior (s. unten) durch das gleichnamige Foramen zur Keilbeinhöhle und zu den hinteren Siebbeinzellen verlaufen.

Der *N. infraorbitalis* bildet als stärkster der drei Maxillarisäste die eigentliche Fortsetzung dieses Nervs. Von der Flügelgaumengrube aus gelangt er durch die Fissura orbitalis inferior an den Boden der Orbita, den er im Sulcus sowie später im Canalis infraorbitalis durchzieht. Durch das Foramen infraorbitale tritt er aus dem knöchernen Kanal aus. Zuvor gibt er drei Äste ab, die *Rr. alveolares superiores posterior, medius and anterior,* die den Oberkiefer und damit auch die Kieferhöhle versorgen.

Der *N. ophthalmicus* (V, 1) verläuft vom Ganglion trigeminale aus an der lateralen Wand des Sinus cavernosus nach ventral und tritt durch die Fissura orbitalis superior in die Orbita ein. Zuvor teilt er sich in seine drei Äste, den N. nasociliaris, den N. frontalis und den N. lacrimalis. An der nervalen Versorgung der Nebenhöhlen sind der N. nasociliaris und der N. frontalis beteiligt. Der *N. nasociliaris* überkreuzt in der Orbita den N. opticus (Abb. 44) und gelangt an die mediale Orbitawand. Hier gibt er neben den Ästen für den Augapfel die Nn. ethmoidales posterior und anterior ab, die durch die gleichnamigen Foramina zu den Nebenhöhlen ziehen (Abb. 44). Während der relativ dünne *N. ethmoidalis posterior* die hinteren Siebbeinzellen und die Keilbeinhöhle versorgt, verläuft der *N. ethmoidalis anterior* mit seinen Ästen zu den mittleren und vorderen Siebbeinzellen sowie zur Stirnhöhle. Zusätzlich versorgt er Teile der Nasenhöhle und der äußeren Nase.

Für die korrekte Anlage einer Leitungsanaesthesie (s. S. 15) ist die Kenntnis über die *Versorgung der einzelnen Nebenhöhlen durch die verschiedenen Trigeminusäste* von Bedeutung. Deshalb soll im folgenden eine kurze Übersicht über diese Versorgungsverhältnisse gegeben werden. *Die Kieferhöhle* wird von den Rr. alveolares superiores posterior, medius und anterior aus dem N. infraorbitalis versorgt, der aus dem N. maxillaris (V, 2) hervorgeht. Der N. infraorbitalis gibt diese Äste schon vor seinem Austritt aus dem Foramen infraorbitale ab. − *Die Stirnhöhle* erhält ihre Versorgung aus dem N. ethmoidalis anterior, einem Ast des N. nasociliaris, und aus dem N. supraorbitalis, einem Ast des N. frontalis. N. nasociliaris und N. frontalis stammen beide aus dem N. ophthalmicus (V, 1). − *Die vorderen und die mittleren Siebbeinzellen* werden durch den N. ethmoidalis anterior aus dem N. nasociliaris, einem Ast des N. ophthalmicus (V, 1) versorgt. *Die hinteren Siebbeinzellen sowie die Keilbeinhöhle* erhalten ihre Versorgung sowohl von einem Ast des N. ophthalmicus (V, 1) als auch von Ästen des N. maxillaris (V, 2). Dabei handelt es sich um den N. ethmoidalis posterior aus dem N. nasociliaris und die Rr. orbitales aus dem N. pterygopalatinus.

5. Anatomie der lateralen Nasenwand als Mündungsgebiet der Nasennebenhöhlen

An dem komplizierten *anatomischen Aufbau der knöchernen lateralen Nasenwand* sind die Maxilla, das Os lacrimale, das Os ethmoidale, das Os palatinum und das Os turbinale der unteren Muschel beteiligt (Abb. 2). Mittlere und obere Muschel, die ebenfalls Teile der lateralen Nasenwand sind, gehören zum Siebbein.

Zwischen Nasenboden und Concha inferior verläuft der *untere Nasengang*, in dessen anterioren Abschnitt in Höhe des Muschelansatzes der *Ductus nasolacrimalis* mündet (Abb. 10). Zwischen unterer und mittlerer Muschel liegt der *mittlere Nasengang*. Er stellt das Mündungsgebiet für Kieferhöhle, Stirnhöhle und vordere Siebbeinzellen dar (Abb. 3a). Die hinteren Siebbeinzellen sowie die Keilbeinhöhle münden in den *oberen Nasengang* (Abb. 3b), der durch die mittlere und die obere Muschel begrenzt wird.

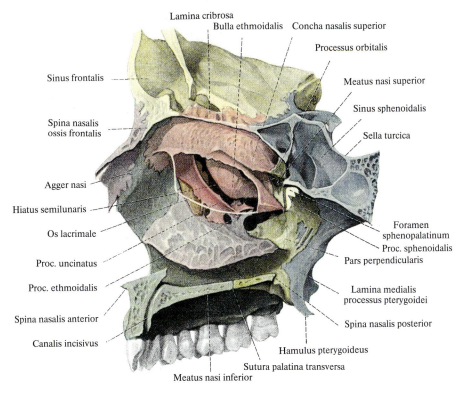

Abb. 2. Aufsicht auf die knöcherne laterale Nasenwand, schematisch. Die mittlere Muschel ist partiell abgetragen. Ihre Grenze ist durch eine weiße Linie markiert. Die unterschiedlichen Farben lassen die am Aufbau der lateralen Nasenwand beteiligten Knochen erkennen. *Gelb*, Os frontale; *Violett*, Os nasale; *Grün*, Maxilla; *Violett*, Concha inferior; *Orange*, Os lacrimale; *Rot*, Os ethmoidale; *Gelb*, Os palatinum; *Blau*, Os sphenoidale. (Aus Braus, fortgeführt von Elze 1954)

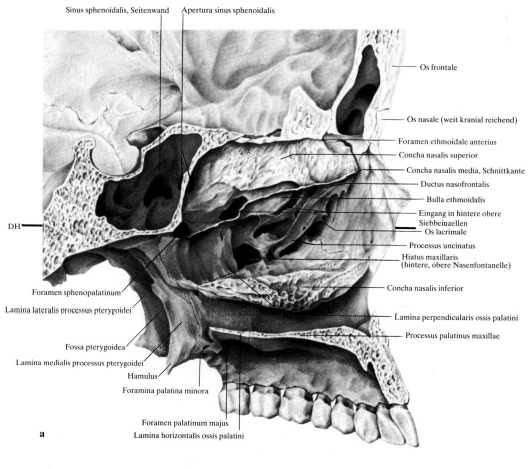
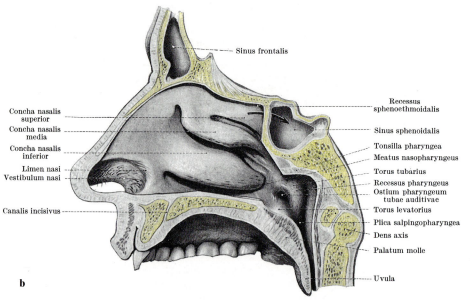

In den mittleren Nasengang wölbt sich eine Siebbeinzelle verschieden starken Ausmaßes vor, die sog. *Bulla ethmoidalis* (Abb. 3a, 4a–c, 43a). Ihre Konvexität zeigt nach kaudal und anterior. Sie stellt eine wichtige Orientierungshilfe für den Operateur dar. Ventro-kaudal, d. h. etwas vor und unterhalb der Bulla ethmoidalis verläuft in leichtem Bogen der Processus uncinatus des Siebbeins (Abb. 4b, c). Zwischen diesen beiden Gebilden bleibt ein feiner Spalt von 2 bis 4 mm Breite, in den sich die Schleimhaut des mittleren Nasengangs einsenkt. Er wird als *Hiatus semilunaris* bezeichnet (Abb. 4c). In seinem anterioren Abschnitt haben Stirnhöhle und

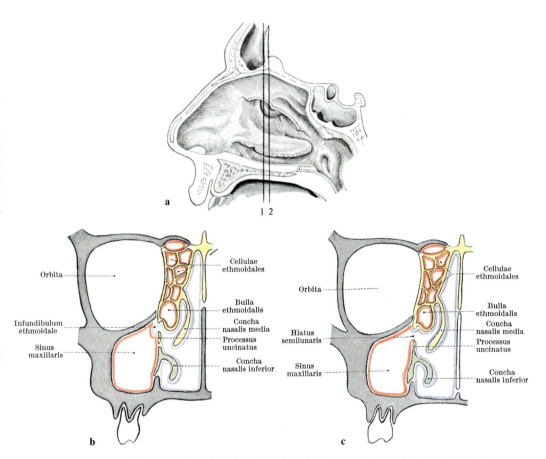

Abb. 4a–c. Laterale Nasenwand. **a** Aufsicht auf die laterale Nasenwand. Die Linien *1* und *2* durch die Bulla ethmoidalis geben die Lage der Frontalschnitte der folgenden Abbildungen an. **b** Frontalschnitt, schematisch. Der Schnitt trifft das Infundibulum ethmoidale entsprechend der Linie *1*. **c** Frontalschnitt, schematisch. Der Schnitt trifft den Hiatus semilunaris entsprechend der Linie *2*. (**a** Aus HAFFERL 1969; **b, c** aus TANDLER 1923)

Abb. 3a, b. Aufsicht auf die laterale Nasenwand. **a** Knöcherne laterale Nasenwand. Die mittlere Muschel ist reseziert. Man erkennt die anatomischen Strukturen des mittleren Nasengangs. **b** Die Nasenmuscheln sind erhalten. Der *Pfeil* liegt in der Apertura sinus sphenoidalis. (**a** Aus LANZ u. WACHSMUTH 1985; **b** aus HAFFERL 1969)

vordere Siebbeinzellen ihr Mündungsgebiet. Etwas mehr dorsal mündet die Kieferhöhle über das Ostium maxillare in den Hiatus semilunaris. Zwischen dem Processus uncinatus und den Fortsätzen des Os turbinale, nämlich dem Processus lacrimalis und dem Processus ethmoidalis, sowie dem kranialen Anteil der Lamina perpendicularis des Os palatinum fehlt der Knochen in verschiedenem Ausmaß (Abb. 3a). Hier ist die laterale Nasenwand also membranös, Nasen- und Kieferhöhlenmukosa liegen unmittelbar aneinander. Diese sog. *Fontanellen* (ZUCKERKANDL), die sich kaudal und dorsal des Processus uncinatus befinden, können bei fehlendem Schleimhautüberzug *akzessorische Ostien* zur Kieferhöhle darstellen.

Dringt man mit einer Sonde in den Hiatus semilunaris ein, so gelangt man in einen kleinen grabenförmigen Raum. Nach BOYER wird er *Infundibulum ethmoidale* (Abb. 4b) bezeichnet. Seine Tiefe ist im wesentlichen von der Breite des Processus uncinatus abhängig, der seine mediale Begrenzung bildet. Seine laterale Wand buchtet sich etwas in die Kieferhöhle aus. Von der Kieferhöhle aus betrachtet grenzt das Infundibulum an den maxilloethmoidalen Winkel und liegt dann dorsal des Tränensackes der medialen Orbitawand an. Anatomische Varianten und entzündliche Schleimhautveränderungen können den Hiatus semilunaris und das Infundibulum ethmoidale einengen und ungünstige Verhältnisse für den Sekretabfluß aus den hier einmündenden und damit nachgeordneten Nasennebenhöhlen schaffen.

Der Richtung des Hiatus semilunaris nach kranial und ventral folgend gelangt man in einen 3 bis 13 mm hohen Raum des vorderen Siebbeins, der bis an die Schädelbasis reicht und von dem aus eine Öffnung, das *Ostium frontale*, gelegentlich auch ein kurzer Kanal, der *Ductus nasofrontalis*, in die Stirnhöhle führt (Abb. 3a). G. KILLIAN bezeichnete diesen Raum als *Recessus frontalis*. Wie das Infundibulum ethmoidale kann auch der Recessus frontalis krankhafte Schleimhautveränderungen aufweisen und die ihm nachgeordnete Stirnhöhle in Mitleidenschaft ziehen.

III. Allgemeines zur Anaesthesie bei den Operationen an den Nasennebenhöhlen

Die meisten operativen Eingriffe an den Nasennebenhöhlen können sowohl in Lokal- beziehungsweise Leitungsanaesthesie als auch in Allgemeinanaesthesie durchgeführt werden. Für die *Allgemeinanaesthesie* ist in der Regel eine oro- oder nasotracheale Intubation erforderlich. Nach der heutigen medikolegalen Situation muß dazu ein Anaesthesist zur Verfügung stehen. Eine zusätzliche kontrollierte Hypotension kann das operative Vorgehen erleichtern. Zur Vermeidung der Aspiration von Blut oder Sekret in die unteren Luftwege empfiehlt es sich, eine *Hypopharynxtamponade* einzulegen, den Pharynx also vom Mund aus mit einem breiten Tamponadestreifen auszustopfen und sich nicht auf die Manschettenabdichtung zu verlassen. Die Tamponade soll der Rachenwand allseits fest anliegen und den Hypopharynx sowie den unteren Mesopharynx vollständig ausfüllen, ohne den Tubus zu komprimieren. Diese zusätzliche Abdichtung der unteren Luftwege gegen eine eventuelle

Aspiration ist erfahrungsgemäß zuverlässiger als die alleinige Manschettenabdichtung.

Wird die Nasennebenhöhlenoperation in *Lokalanaesthesie* durchgeführt, so ist eine *Sedierung des Patienten* durch entsprechende Prämedikation bei allen größeren Eingriffen zu empfehlen. Vor der Injektion des Lokalanaesthetikums wird die Schleimhaut mit einem *Oberflächenanaesthetikum* bestrichen, dem ein Vasokonstringens beigefügt ist. Dann erfolgt eine *lokale Infiltrationsanaesthesie des Operationsgebiets*. Während eines länger dauernden Eingriffs oder bei Erreichen einer zunächst unzugängigen Region wird *nachanaesthesiert*. Das gilt sowohl für die Oberflächenanaesthesie einer im Laufe der Operation eröffneten Nebenhöhle als auch für die Infiltrationsanaesthesie. So kann man z. B. bei der Kieferhöhlenoperation vom Mundvorhof nach Eröffnung der Kieferhöhle einen mit einem Oberflächenanaesthetikum getränkten Tupfer in die Höhle einlegen, ehe man das Lokalanaesthetikum in das Mukoperiost injiziert. Auch in das eröffnete Siebbein oder in die eröffnete Stirnhöhle kann man das Oberflächenanaesthetikum in dieser Weise einbringen. Für die Oberflächenanaesthesie des hinteren Siebbeins und der Keilbeinhöhle benutzt man dazu am besten einen langen Watteträger, muß aber darauf achten, daß die Watte besonders fest auf die Riffelung am Watteträger aufgedreht wird.

Entsprechend der nervalen sensiblen Versorgung der Nasennebenhöhlen (s. S. 9ff.) ist auch eine *Leitungsanaesthesie* des jeweiligen Operationsgebiets möglich. Von praktischer Bedeutung sind die Leitungsanaesthesie der Äste des N. maxillaris durch Injektion des Anaesthetikums in die Flügelgaumengrube (Abb. 5a–c, 6a, b) und die Leitungsanaesthesie der Nn. ethmoidales anterior und posterior (Abb. 8a, b) durch Infiltration der medialen kranialen Orbitaregion. *In der Flügelgaumengrube erreicht man* die die *Kieferhöhle* versorgenden Rr. alveolares superiores posterior, medius und anterior aus dem N. infraorbitalis sowie die Rr. orbitales aus dem N. pterygopalatinus, die das *hintere Siebbein* und die *Keilbeinhöhle* sensibel versorgen. *Im Bereich der medialen kranialen Orbitaregion* erreicht man die Nn. ethmoidales anterior und posterior. Durch die Leitungsanaesthesie des N. ethmoidalis anterior, der aus dem N. nasociliaris stammt, schaltet man die sensible Versorgung der *Stirnhöhle* sowie des *vorderen und mittleren Siebbeins* aus. Durch Leitungsanaesthesie des ebenfalls aus dem N. nasociliaris stammenden N. ethmoidalis posterior wird die Versorgung von *Keilbeinhöhle und hinterem Siebbein* ausgeschaltet. – Der die *Stirnhöhle* mitversorgende N. supraorbitalis aus dem N. frontalis wird durch die Infiltrationsanaesthesie bei der Stirnhöhlenoperation in der supraorbitalen Region anaesthesiert.

Die *Leitungsanaesthesie der Äste des N. maxillaris in der Flügelgaumengrube* (s. S. 9) zur Ausschaltung der sensiblen Versorgung von *Kieferhöhle, hinterem Siebbein und Keilbeinhöhle* kann auf verschiedene Weise erfolgen. Entweder kann man die Flügelgaumengrube durch Einstechen einer etwa 10 cm langen Injektionskanüle unterhalb (Abb. 5b, c) des Jochbogens (BRAUN, HÄRTEL, MATAS, SCHLÖSSER) oder durch Einstechen der Kanüle oberhalb (Abb. 6a, b) des Jochbogens (PAYR, IMMENKAMP) erreichen. Man kann aber auch durch Einstechen der Injektionskanüle in den Canalis palatinus major von der Mundhöhle aus (Abb. 7) eine Anaesthesie der entsprechenden Äste des N. maxillaris herbeiführen (SEIFFERT, W. UFFENORDE, SCHUCHARDT, SCHÖN, MATAS).

Am häufigsten wird der *Zugang von unterhalb des Jochbogens* benutzt. Dabei liegt die Einstichstelle 3 bis 4 cm lateral vom Mundwinkel im Schnittpunkt zweier ge-

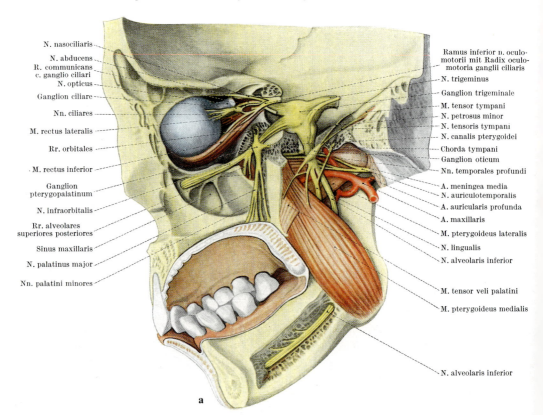

Abb. 5a–c. Leitungsanaesthesie des N. maxillaris und seiner Äste in der Fossa pterygopalatina. **a** Die Fossa pterygopalatina ist von medial freigelegt. Man erkennt die Verzweigung des N. trigeminus und die Lage des Ganglion pterygopalatinum. Die laterale Wand der Nasenhöhle, die mediale Wand der Orbita und ein Teil des Corpus ossis sphenoidalis sind entfernt. Der Canalis palatinus major, der Canalis mandibulae und der Canalis infraorbitalis sind eröffnet. **b** Lage der Injektionskanüle bei der infrazygomatikalen Leitungsanaesthesie des N. maxillaris und seiner Äste in der Fossa pterygopalatina. **c** Einstichstelle der Kanüle im Wangenbereich. (**a** Aus Hafferl, 1969; **b, c** aus Denecke 1953)

dachter Linien: Die Horizontale verläuft vom Mundwinkel zum äußeren Gehörgang, die Vertikale tangiert den lateralen Rand der knöchernen Orbita. Bei der Einführung der Injektionskanüle *zeigt die Nadelspitze schräg nach medial kranial in Richtung auf den Scheitel.* Die Kanüle gleitet am Tuber maxillae vorbei und dringt in etwa 5 bis 6 cm Tiefe in die Flügelgaumengrube ein (Abb. 5b, c). Wenn der 2. Trigeminusast erreicht wird, gibt der Patient in der Regel einen Schmerz in den Oberkieferzähnen an. Zunächst wird aspiriert, um sicher zu gehen, daß die Nadelspitze nicht in der A. maxillaris oder einem ihrer Äste liegt. Dann werden 2 ml des Lokalanaesthetikums in die Umgebung des Nervs und des Ganglion pterygopalatinum injiziert.

Hat man die A. maxillaris oder einen ihrer Äste angestochen, so kann sich ein *Hämatom in der Flügelgaumengrube* entwickeln. Es entsteht dann eine Kiefer-

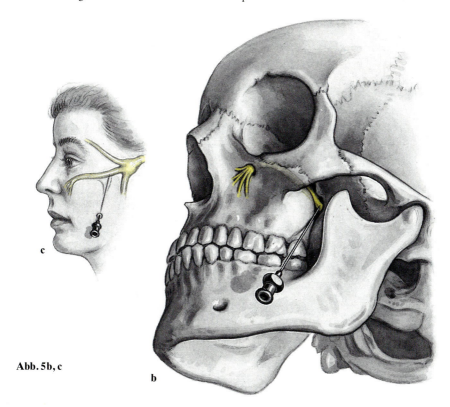

Abb. 5b, c

klemme mit Weichteilvorwölbung oberhalb des kranialen Randes des Jochbogens. Bilden sich Kieferklemme und Schwellung nicht in kurzer Zeit spontan zurück, ist die transantrale Eröffnung der Flügelgaumengrube angezeigt.

Wird die Lage der Kanülenspitze während der Injektion des Anaesthetikums beim Vorschieben nicht laufend durch Aspiration kontrolliert, ist die *Gefahr einer intraarteriellen Injektion* gegeben, die sich durch eine rasche Weißverfärbung des Wangen-Oberkiefer-Bereichs anzeigt. In diesem Fall empfiehlt es sich, den Eingriff zu unterbrechen und die spontane Rückbildung der Verfärbung abzuwarten. Bei Vorliegen von Gefäßanomalien besteht bei intraarterieller Injektion des Anaesthetikums die Möglichkeit einer intrakraniellen oder orbitalen Schädigung. Deshalb ist die laufende Kontrolle der Lage der Kanülenspitze während der Injektion unerläßlich.

Eine *Leitungsanaesthesie* durch Injektion des Anaesthetikums *in die Gegend des Foramen infraorbitale ist für die Kieferhöhlenchirurgie nicht effektiv,* da die drei die Kieferhöhle versorgenden Äste des N. infraorbitalis, die Rr. alveolares superiores posterior, medius und anterior, bereits vor dem Austritt des Nervs aus seinem knöchernen Kanal abzweigen und ihre Leitungsanaesthesie deshalb nur über die Flügelgaumengrube möglich ist.

Die *Leitungsanaesthesie der Nn. ethmoidales anterior und posterior* erfolgt durch Injektion des Anaesthetikums in die Gegend der Foramina ethmoidalia anterius und posterius an der medialen kranialen Orbitawand (Abb. 8a, b; 9; 44). Hier ziehen die

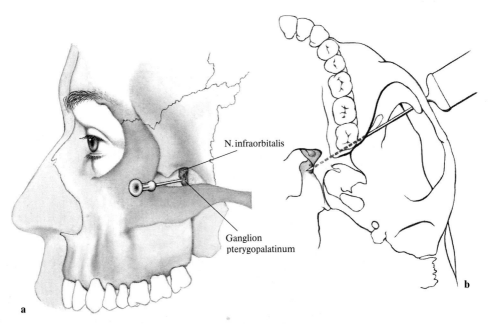

Abb. 6a, b. Suprazygomatikale Leitungsanaesthesie des N. maxillaris und seiner Äste in der Fossa pterygopalatina, schematisch. **a** Ansicht von lateral. **b** Teilaspekt der Schädelbasis von kaudal

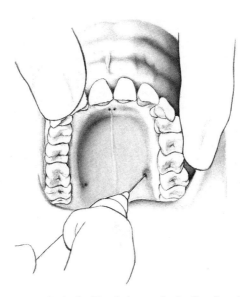

Abb. 7. Perorale Leitungsanaesthesie des N. palatinus major im Canalis palatinus major

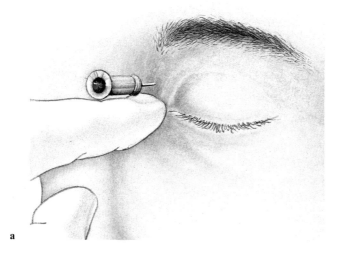

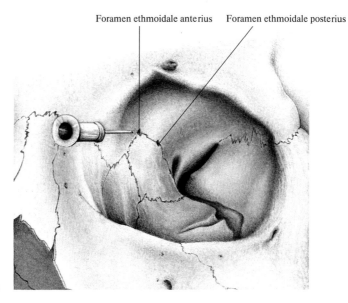

Abb. 8 a, b. Leitungsanaesthesie der Nn. ethmoidales anterior und posterior. **a** Der Finger palpiert den Winkel zwischen Infraorbitalspange und lateraler Nasenwand. Die Injektionskanüle ist entlang des Fingers parallel zur medialen Orbitawand eingestochen und etwa 2 cm in die Tiefe vorgedrungen. **b** Lage der Kanülenspitze zum Foramen ethmoidale anterius bei der Injektion des Anaesthetikums

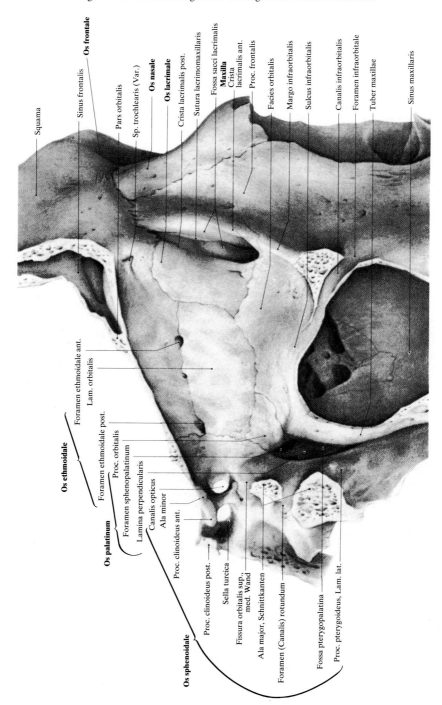

Abb. 9. Aufsicht auf die mediale Wand der Orbita. Man erkennt die Lage der Foramina ethmoidalia anterius und posterius und ihren Abstand von Schädelbasis und Nasenwurzel. (Aus Lanz u. Wachsmuth 1979)

vom N. nasociliaris aus dem N. ophthalmicus kommenden Nerven zum vorderen, mittleren und hinteren Siebbein sowie zur Keilbeinhöhle durch. Man erreicht sie von einem *Einstich dicht oberhalb des medialen Augenwinkels,* wenn man die Kanüle längs der medialen Orbitawand in die Tiefe führt. Da neben den Nerven auch die Aa. ethmoidales anterior und posterior verlaufen, besteht bei dieser Anaesthesie die *Gefahr einer intraarteriellen Injektion.* Man sollte deshalb vor der Injektion aspirieren. Bei einer Verletzung der Gefäße ist auch die Möglichkeit der *Ausbildung eines Orbitahaematoms* gegeben. Erblindung des betroffenen Auges ist dabei beschrieben worden. Bei den ersten Anzeichen für die Entwicklung eines Orbitahämatoms ist deshalb die *sofortige operative Entlastung der Orbita* auf transethmoidalem Zugangsweg (s. S. 105) und gegebenenfalls die *Ligatur des verletzten Gefäßes* (s. Band V/1, S. 195 dieser Operationslehre) indiziert.

Um ein Anstechen der Ethmoidalarterien vermeiden zu können, sollen hier einige Maße zur *Lage der Foramina ethmoidalia* angeführt werden (Abb. 9). Bezugspunkt ist die Sutur, an der Processus frontalis maxillae, Os frontale und Os nasale zusammentreffen. Das Foramen ethmoidale anterius liegt nach Lang und Schlehahn etwa 23 mm und das Foramen ethmoidale posterius etwa 36 mm dorsal dieses Punktes. Der Abstand der Foramina von der Schädelbasis beträgt etwa 8 beziehungsweise 6 mm. Wegen dieser anatomischen Gegebenheiten sollte das Anaesthetikum entweder mehrere Millimeter kranial oder entsprechend weit kaudal der Foramina appliziert werden. Da es sich rasch in der Umgebung verteilt, übt es seine anaesthesierende Wirkung auf die Nn. ethmoidales schon nach wenigen Minuten aus.

B. Standardoperationen an den Nasennebenhöhlen

I. Operative Eingriffe an der Kieferhöhle

1. Anatomie der Kieferhöhle

Die Kieferhöhle, der Sinus maxillaris sive Antrum Highmori, ist fast immer paarig angelegt. Die *faziale Kieferhöhlenwand* weist eine etwa daumennagelgroße leichte Eindellung auf, die *Fossa canina*. Bei der Kieferhöhlenoperation vom Mundvorhof aus wird hier das faziale Knochenfenster angelegt. An der kranialen Begrenzung der Fossa canina liegt das *Foramen infraorbitale,* aus dem A. und N. infraorbitalis austreten (Abb. 13). Bei der Anlage des fazialen Knochenfensters dürfen sie nicht verletzt werden.

Die *mediale Wand der Kieferhöhle* ist Teil der lateralen Nasenwand, der eine besondere funktionelle und pathologisch-anatomische Bedeutung zukommt (s. S. 11ff.). Bei der Kieferhöhlenpunktion sowie bei der Anlage des Fensters zwischen Nasenhaupthöhle und Kieferhöhle ist hier auf die Mündung des Tränennasengangs, des *Ductus nasolacrimalis,* zu achten, die sich dicht unter dem Ansatz der unteren Muschel im anterioren Anteil des unteren Nasengangs befindet (Abb. 10).

Im *mittleren Nasengang* liegt zwischen Bulla ethmoidalis und Processus uncinatus des Siebbeins der *Hiatus semilunaris* (Abb. 4c), in dessen dorsalem Abschnitt sich das natürliche *Ostium maxillare* befindet. Dorsal und kaudal des Processus uncinatus weist die mediale Kieferhöhlenwand knöcherne Lücken auf, die nur von einer Schleimhautduplikatur bedeckt sind. ZUCKERKANDL hat sie als *Fontanellen* bezeichnet. Weisen sie keine Schleimhautbedeckung auf und sind sie permanent offen, so bilden sie *akzessorische Öffnungen* zwischen Kieferhöhle und Nasenhöhle. Sondierung und Spülung der Kieferhöhle vom mittleren Nasengang aus kann daher entweder über das Ostium maxillare oder über eine dieser akzessorischen Öffnungen erfolgen. – Im anterioren Bereich des Hiatus semilunaris liegt zwischen Processus uncinatus und Bulla ethmoidalis das sog. *Infundibulum ethmoidale* (s. S. 14).

Das Dach der Kieferhöhle stellt gleichzeitig den Boden der Orbita dar. Es kann relativ dünn ausgebildet sein. Beim Ausräumen des Mukoperiosts aus der Kieferhöhle ist darauf zu achten, daß diese Wand nicht durchstoßen wird. Andererseits kann man hier bei bestimmten Erkrankungen der Orbita durch Resektion des Kieferhöhlendaches einen guten Zugang von der Kieferhöhle zur Orbita schaffen. Im Dach der

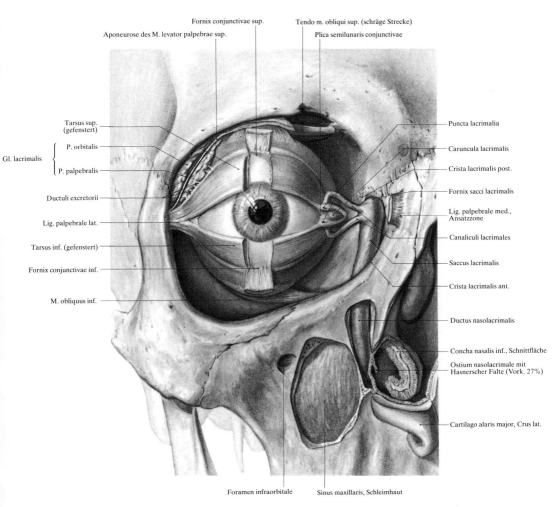

Abb. 10. Apparatus lacrimalis mit dem in den unteren Nasengang mündenden Ductus nasolacrimalis. (Aus Lanz u. Wachsmuth 1979)

Kieferhöhle verlaufen der *N. infraorbitalis und die A. infraorbitalis* in einem knöchernen Kanal, dem Canalis infraorbitalis. Dieser Kanal kann Dehiszenzen aufweisen. Eine Curettage des Kieferhöhlenmukoperiosts sollte hier vermieden werden. Relativ selten findet sich im Bereich des Kieferhöhlendaches eine Siebbeinzelle, die im klinischen Sprachgebrauch als *Haller Zelle* bezeichnet wird (GRÜNWALD 1925; STUPKA 1938; UFFENORDE 1942; MESSERKLINGER 1980 u.a.). Es handelt sich dabei um eine 1769 von HALLER beschriebene Zelle, die sich – vom Siebbein ausgehend – zwischen das Dach der Kieferhöhle und den vorderen Orbitaboden entwickelt hat und die auch gekammert sein kann. Operationstechnisch ist diese anatomische Besonderheit insofern von Bedeutung, als sie den Operateur sowohl bei der transantralen Eröffnung des Siebbeins (s. S. 101) als auch bei der transantralen Orbitachirurgie (s. S. 101) auf einen falschen Weg führen kann.

Die *dorsale Wand der Kieferhöhle* ist gegen die Flügelgaumengrube, die *Fossa pterygopalatina*, gerichtet (s. S. 9), in der wichtige anatomische Strukturen wie die A. maxillaris (s. S. 16), das Ganglion pterygopalatinum (s. S. 9) und der N. maxillaris mit seinen Ästen (s. S. 9) liegen. Bei bestimmten Erkrankungen werden diese Strukturen auf transantralem Weg durch Resektion der dorsalen Kieferhöhlenwand angegangen.

Bei stark pneumatisierten Kieferhöhlen sind *ausgeprägte Recessūs* vorhanden: nach kranial der Recessus frontalis, nach lateral der Recessus zygomaticus, nach medial-kaudal der Recessus palatinalis und nach kaudal der Recessus alveolaris. Die knöcherne Kieferhöhlenwand ist im Bereich dieser Recessūs oft sehr dünn. In den kaudal gelegenen Recessus alveolaris können die *Wurzelspitzen* besonders des ersten und zweiten Molaren des Oberkiefers hineinragen und unmittelbaren Kontakt mit der Mukoperiostauskleidung der Kieferhöhle haben, wenn die darüberliegende Knochenlamelle dehiszent wird. – Bei Kindern haben die *Zahnkeime* enge Beziehungen

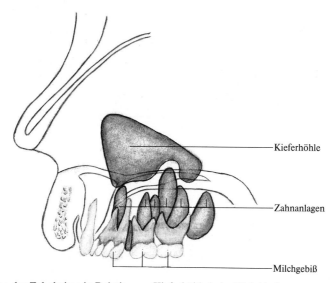

Abb. 11. Lage der Zahnkeime in Relation zur Kieferhöhle beim Kleinkind

zur Kiefernhöhle (Abb. 11). Eingriffe an der Kieferhöhle sollten deshalb im Kindesalter nach Möglichkeit über die mediale Kieferhöhlenwand, also endonasal, vorgenommen werden.

Nicht selten finden sich *Septen,* die in das Lumen der Kieferhöhle hineinragen und zu *Nischen* Veranlassung geben. Ein frontal stehendes Septum, durch das die Kieferhöhle in *zwei völlig getrennte Kammern,* eine vordere und eine hintere, geteilt wird, trifft man dagegen sehr selten an. Stößt man bei der Operation auf eine sehr flache Kieferhöhle, so ist an diese Besonderheit zu denken. Neben den frontal stehenden Septen gibt es auch schräg stehende, durch die die Kieferhöhle ebenfalls in zwei getrennte Kammern unterteilt werden kann. Auch sie kommen selten vor. – Alle diese anatomischen Besonderheiten lassen sich präoperativ röntgenologisch und mit modernen bildgebenden Verfahren nachweisen und können dann intra operationem entsprechend berücksichtigt werden.

2. Sondierung, Punktion und Spülung der Kieferhöhle

a) Allgemeine Vorbemerkung

Sondierung, Punktion und Spülung der Kieferhöhle werden in erster Linie aus diagnostischer Indikation durchgeführt. Die *Sondierung* erfolgt über den mittleren Nasengang. Besonders im *Kindesalter* ist das wegen der Lage der Zahnkeime (Abb. 11) und wegen der relativ hoch gelegenen Kieferhöhle der günstigste Weg. Die *Punktion* der Kieferhöhle kann sowohl vom unteren Nasengang aus als auch über die Fossa canina vorgenommen werden.

An die Sondierung beziehungsweise die Punktion der Kieferhöhle wird in der Regel eine *Spülung* angeschlossen. Beim Kieferhöhlenempyem sichern Absaugen und Ausspülen des Sekrets die Diagnose der vorliegenden Erkrankung. Gleichzeitig stellt das Ausspülen eine therapeutische Maßnahme dar, die man gegebenenfalls wiederholt. In diesen Fällen kann man bei der ersten Punktion ein Drainageröhrchen, z. B. aus Silikon, durch die liegende Trokarhülse in die Kieferhöhle einführen und für einige Zeit liegenlassen. Tägliche Spülungen sind dann ohne wesentliche Belästigung des Patienten möglich, was besonders bei Kindern von Bedeutung ist.

Bei akuten Entzündungen ist man mit der Kieferhöhlenpunktion und besonders mit der Spülung zurückhaltend. *Bei frischen Frakturen* im Bereich der Kieferhöhle sollten Spülungen völlig vermieden werden. Wegen der Möglichkeit des Eindringens von Spülflüssigkeit durch die Frakturspalten in das umliegende Gewebe besteht dabei die Gefahr der Ausbildung einer phlegmonösen Entzündung.

b) Sondierung und Spülung der Kieferhöhle vom mittleren Nasengang aus

Der Eingriff wird am sitzenden Patienten in gezielter *Schleimhautoberflächenanaesthesie* vorgenommen. Zunächst wird der untere Abschnitt der Nase mit Hilfe eines Watteträgers oder eines Wattebausches anaesthesiert, wobei dem Oberflächen-

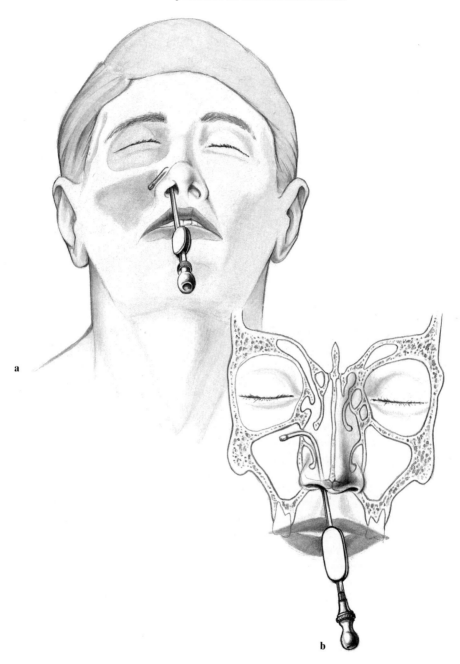

Abb. 12a–c. Sondierung und Punktion der Kieferhöhle. **a, b** Sondierung der Kieferhöhle über den mittleren Nasengang. Eine abgebogene, geknöpfte Sonde ist über die rechte Nasenhöhle durch das Ostium maxillare in die Kieferhöhle eingeführt. Ein Spülsystem kann angeschlossen werden. **c** Die Punktion der Kieferhöhle ist durch Perforation der lateralen Nasenwand etwa in der Mitte des unteren Nasengangs einige Millimeter kaudal des Ansatzes der unteren Muschel (*gestrichelte* Linie) erfolgt. (Aus Denecke 1953)

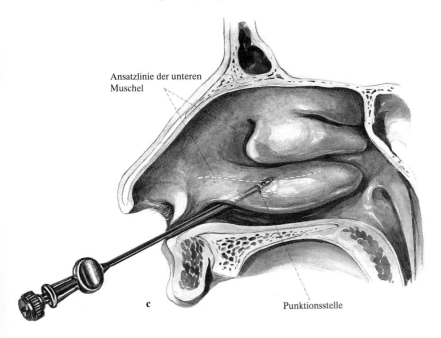

Abb. 12c

anaesthetikum ein Vasokonstringens zugesetzt werden kann. Anschließend wird der mit dem Oberflächenanaesthetikum getränkte Watteträger bis zum Ende der mittleren Muschel in den mittleren Nasengang vorgeschoben. Er liegt richtig, wenn sein Stiel fest dem oberen Rand des Nasenlochs anliegt. Es wird dadurch eine Anaesthesie der vom N. maxillaris kommenden Nervenfasern erzielt (s. S. 9).

Nach Aufspreizen des Nasenlochs mit einem schlanken mittellangen Nasenspekulum kann man mit Hilfe einer abgebogenen, am Ende geknöpften Sonde *das Ostium maxillare oder ein geeignetes akzessorisches Ostium* (s. S. 22) *sondieren* und anschließend ein stumpfes abgebogenes Spülröhrchen über den gleichen Weg in die Kieferhöhle einführen (Abb. 12a, b). Da der *Orbitaboden* bis in die Höhe des mittleren Nasengangs reicht, soll das abgebogene Ende des Röhrchens nach dem Eindringen in die Kieferhöhle *durch Drehung sofort nach kaudal* gerichtet werden, damit es keinesfalls in die Orbita gelangt.

Ist die Sondierung beziehungsweise das Einführen des Spülröhrchens in die Kieferhöhle gelungen, wird *nach entsprechender Aspiration das Spülsystem angeschlossen*. Das Vorgehen bei der Spülung ist das gleiche wie vom unteren Nasengang aus (s. S. 28).

Infolge *anatomischer Variationen* kann man trotz aller entsprechender Vorsichtsmaßnahmen bei der Sondierung der Kieferhöhle über den mittleren Nasengang doch einmal *in die Orbita gelangen*. Ist es zu dieser Komplikation gekommen und besteht z. B. bei einer Stenose des Ostium maxillare oder bei einem Kieferhöhlenempyem die Gefahr einer fortschreitenden Infektion in der Orbita, ist die *operative Kontrolle der Orbita* auf transantralem (s. S. 195) oder transethmoidalem Zugangsweg (s. S. 196) erforderlich. – Komplikationen, die sich bei der Spülung infolge von *Dehiszenzen im Bereich der Kieferhöhlenwandungen* ergeben, sind in gleicher Weise anzugehen wie bei der Spülung vom unteren Nasengang aus (s. S. 28).

c) Punktion und Spülung der Kieferhöhle vom unteren Nasengang aus

Punktion und Spülung der Kieferhöhle werden beim Erwachsenen in der Regel in *Schleimhautoberflächenanaesthesie* am sitzenden Patienten durchgeführt. Das Oberflächenanaesthetikum, dem ein Vasokonstringens zugesetzt sein sollte, wird mit Hilfe eines Watteträgers oder eines Wattebausches in den unteren Nasengang eingebracht, um die Schleimhaut der lateralen Nasenwand unterhalb der unteren Muschel gezielt zu anaesthesieren. – Im Kindesalter wird der Eingriff besser in *Allgemeinanaesthesie* vorgenommen. Zur Reduktion der Blutung legt man dann zusätzlich einen kleinen Spitztupfer in den unteren Nasengang ein, der mit einem Vasokonstringens getränkt ist.

Nach Einsetzen des Nasenspekulums führt man die mit einem Mandrin versehene Kieferhöhlenpunktionsnadel unter Leitung des Auges unter dem Kopf der Concha inferior in den unteren Nasengang ein. Die laterale Nasenwand ist *etwa in der Mitte des unteren Nasengangs und einige Millimeter unterhalb des knöchernen Ansatzes der unteren Muschel* am dünnsten und deshalb dort am leichtesten zu perforieren (Abb. 12c). Hier wird die Punktionsnadel unter Sicht auf die laterale Nasenwand aufgesetzt. Dann legt man das Nasenspekulum beiseite, faßt den Kopf des Patienten mit der freigewordenen Hand als Gegenstütze und durchstößt die Wand. Die die Punktionsnadel führende Hand wird dabei mit dem Handballen am Patienten abgestützt, damit man nach dem gelungenen Einstich die Hinterwand der Kieferhöhle oder den Orbitaboden nicht perforiert. Während der Punktion soll die *Spitze der Punktionsnadel auf den lateralen Augenwinkel* des Patienten gerichtet sein.

Ist die Punktionsnadel in die Kieferhöhle eingeführt, so wird der Mandrin entfernt. Fließt nach der Punktion spontan Flüssigkeit ab, wird diese zur mikroskopischen und bakteriologischen Untersuchung aufgefangen. Fließt spontan keine Flüssigkeit ab, so vergewissert man sich durch *Aspiration,* daß die Nadelspitze im Lumen der Kieferhöhle liegt, also Sekret oder Luft angesaugt werden kann. Ist das nicht der Fall, wird die Nadelspitze etwas verschoben, bis sie richtig plaziert ist.

Die nun folgende *Spülung* erfolgt mit physiologischer Kochsalzlösung. Der Patient hält den Kopf dabei nach vorn gebeugt. Eine Schale zum Auffangen der Spülflüssigkeit wird unter Nase und Mund des Patienten gehalten. – Vor Beginn der Spülung muß das Spülsystem vollständig mit Wasser gefüllt sein, damit man nicht das Risiko einer Luftembolie durch Einblasen von Luft in die Kieferhöhle eingeht. Durch Anschluß eines Spülschlauches mit Überdruckkontrolle läßt sich die Spülflüssigkeit dosiert in die Kieferhöhle einbringen. Man kann auch eine großvolumige Spritze auf die Punktionsnadel aufsetzen und mit dosiertem Kolbendruck spülen.

Läßt sich *keine Spülflüssigkeit in die Kieferhöhle einbringen,* sollte man keinesfalls Gewalt anwenden, sondern die Nadelspitze etwas verschieben und nach nochmaliger Aspiration wieder zu spülen versuchen. Ist die Kieferhöhle durch Tumoren, eine massive Polyposis oder durch käsig eingedickte Entzündungsprodukte angefüllt, so ist es möglich, daß man weder durch Aspiration noch durch Spülung ein befriedigendes Resultat erhält. Man führt dann bei entsprechendem klinischen Befund eine *Kieferhöhlenendoskopie* (s. S. 32) durch. Auch wenn sich trotz eines pathologischen Röntgenbefunds bei der Spülung klare Flüssigkeit entleert, ist die Kieferhöhlenendoskopie angezeigt. − Wird nach der Punktion der Kieferhöhle *Blut aspiriert,* sollte man auf die Kieferhöhlenspülung verzichten und ebenfalls eine Kieferhöhlenendoskopie vornehmen, durch die man die Diagnose sicherstellt.

Nach Abschluß der Spülung können die letzten Reste des Sekrets oder der Spülflüssigkeit dadurch aus der Kieferhöhle entfernt werden, daß der Patient das Nasenloch der Gegenseite mit dem Finger verschließt und ausschnaubt. Das instrumentelle Einblasen von Luft in die Kieferhöhle zur Entleerung der Restflüssigkeit birgt die Gefahr der Luftembolie in sich. − *Medikamente* sollten nach der Spülung nur dann installiert werden, wenn eine eitrige Sinusitis maxillaris vorliegt und der Abfluß aus der Kieferhöhle durch das Ostium maxillare sichergestellt ist.

Wird der Eingriff *bei Kindern in Allgemeinanaesthesie,* also am liegenden Patienten durchgeführt, so erfolgt die *Spülung in anderer Weise.* Mit einer Spritze wird dann nur so viel Spülflüssigkeit in die Höhle eingebracht wie diese aufnehmen kann, damit kein massiver Abfluß durch das natürliche Ostium in den Nasopharynx stattfindet. Die eingebrachte Flüssigkeit wird anschließend mit der Spritze wieder abgesaugt. Um auf jeden Fall eine Aspiration der Spülflüssigkeit zu vermeiden, empfiehlt sich zusätzlich die Einlage einer Hypopharynxtamponade (s. S. 14).

Blutungen nach der Kieferhöhlenpunktion sind selten. Sie kommen meistens durch das Einbringen eines mit einem Vasokonstringens getränkten Watteträgers in den unteren Nasengang zum Stillstand. Ist das nicht der Fall, muß man die Kieferhöhle über die Fossa canina eröffnen (s. S. 44), die Blutungsstelle aufsuchen und entsprechend durch Tamponade, Elektrokoagulation oder nötigenfalls durch eine Gefäßunterbindung, eventuell in der Flügelgaumengrube, versorgen (s. Band V/1, S. 192 dieser Operationslehre).

Eine *Schwellung der Wange und des Unterlids zu Beginn der Spülung* deutet auf die Infiltration der Wangenweichteile durch Spülflüssigkeit mit der Gefahr einer Keimverschleppung hin. Diese Komplikation ist bei anlagebedingten Dehiszenzen in der fazialen Kieferhöhlenwand oder im Orbitaboden möglich, kann sich aber auch bei falscher Lage der Punktionsnadel ergeben. Die Spülung muß sofort abgebrochen und der Patient antibiotisch abgeschirmt und beobachtet werden. Bei den ersten Zeichen einer *phlegmonösen Entzündung im Bereich von Wangenweichteilen oder Orbita* ist eine operative Entlastung vorzunehmen (s. S. 52).

Kann man wegen *abnormer Dicke der lateralen Nasenwand* mit der Punktionsnadel nicht in die Kieferhöhle gelangen, so empfiehlt es sich, mit Hilfe einer Fräse im unteren Nasengang eine feine Knochenöffnung für die Punktionsnadel anzulegen oder über die Fossa canina durch die faziale Kieferhöhlenwand einzugehen (s. S. 35). Will man beides umgehen, so kann man die Kieferhöhle auch über den mittleren Nasengang sondieren und das Spülröhrchen auf diesem Wege einführen (s. S. 27). Eine anschließende Endoskopie der Kieferhöhle läßt sich über den mittleren Nasengang allerdings nicht durchführen.

d) Punktion und Spülung der Kieferhöhle von der Fossa canina aus

In der Regel wird die Punktion der Kieferhöhle von der Fossa canina aus am liegenden Patienten in *Lokalanaesthesie* durchgeführt. Bei Kindern sollte man auf die *Allgemeinanaesthesie* zurückgreifen. Für die Lokalanaesthesie wird zunächst eine Schleimhautoberflächenanaesthesie im Mundvorhof angelegt. Dann werden Mukoperiost und Weichteile über der Fossa canina mit einem Lokalanaesthetikum infiltriert.

Danach sucht man die *kraniale Begrenzung der Fossa canina* palpatorisch mit dem Zeigefinger der linken Hand auf. Die Austrittsstelle des N. infraorbitalis aus dem Knochen (Abb. 13), die etwa 1 cm kranial und etwas lateral von der oberen Begrenzung der Fossa canina liegt, wird dadurch geschont. Der Dens caninus dient als Orientierungshilfe, da die Fossa canina stets kranial und etwas lateral von ihm gelegen ist.

Ein in die Trokarhülse eingeführter *Trokar* wird nun unmittelbar unter dem markierenden linken Zeigefinger in anterior-posteriorer Richtung und *streng parallel zur Medianebene unter Drehbewegungen* durch die faziale Kieferhöhlenwand in die Kieferhöhle eingeführt. Die Drehbewegungen mit dem Trokar vermindern den nötigen Kraftaufwand und verhindern in Verbindung mit dem Abstützen der den Trokar führenden Hand ein unkontrolliertes Durchstoßen in die Tiefe.

Ist die *Perforation des Knochens* mit dem Trokar infolge Verdickung der fazialen Kieferhöhlenwand *erschwert*, kann man durch einen dosierten Schlag mit einem Metallhammer Trokar und Hülse in das Lumen der Kieferhöhle vortreiben. Die linke Hand, die das Instrument hält, stützt sich dabei fest gegen den Oberkiefer des Patienten ab. Sicherer ist es jedoch, den Knochen in diesen Fällen *mit einer Fräse* zu

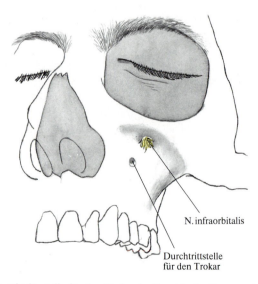

Abb. 13. Lage der Durchtrittsstelle für den Trokar im Bereich der Fossa canina im Verhältnis zum Foramen infraorbitale

perforieren. Auch dabei muß die das Instrument führende Hand zuverlässig abgestützt werden.

Ist die Perforation der fazialen Kieferhöhlenwand gelungen, wird nach entsprechender Aspiration das *Spülsystem angeschlossen* (s. S. 28). Es ist dabei darauf zu achten, daß der Oberkörper des Patienten aufgerichtet und der Kopf nach vorn geneigt wird, damit die Spülflüssigkeit aus der Nase abfließt und kontrolliert werden kann. — Wie bei der Kieferhöhlenspülung vom unteren Nasengang aus sind auch beim Zugang über die Fossa canina alle Maßnahmen zu unterlassen, die zu einer *Luftembolie* führen können, d.h., das Spülsystem ist vor Beginn der Spülung mit Flüssigkeit aufzufüllen und außerdem sollte nach Abschluß der Spülung die in der Kieferhöhle verbliebene Spülflüssigkeit nicht instrumentell mit Luft herausgeblasen werden.

Die kleine bei der Punktion entstandene Läsion in der fazialen Kieferhöhlenwand heilt normalerweise glatt ab. Hat sich das natürliche Ostium der Kieferhöhle aber nur unter dem Druck der Spülflüssigkeit geöffnet, kann es in den ersten Tagen nach der Spülung besonders bei Vorliegen eines Kieferhöhlenempyems zu einer *phlegmonösen Entzündung im Wangenbereich* kommen, zumal infolge der Dysfunktion des Ostiums keine spontane Entlastung zur Nase möglich ist. Tritt eine derartige Komplikation auf, sollte die Punktionsstelle im Mundvorhof freigelegt und drainiert werden. Anschließend ist zusätzlich eine Kieferhöhlenoperation indiziert, bei der ein bleibendes Fenster zur Nase angelegt wird (s. S. 44). Bei längerem Zuwarten besteht die Gefahr, daß die *Austrittstelle des N. infraorbitalis in den Entzündungsprozeß einbezogen* wird, was durch die sich später ausbildenden Narben zu unangenehmen Schmerzzuständen führen kann.

Wenn bei der Spülung unter Druck *keine Spülflüssigkeit* zur Nase abfließt, darf keinesfalls Gewalt angewendet werden. Das Ostium ist dann endoskopisch zu kontrollieren und gegebenenfalls durchgängig zu machen (s. S. 42). Gelingt das nicht, und ergibt sich aus klinischem Befund und Antroskopie eine entsprechende Indikation, dann ist die Kieferhöhle entweder auf endonasalem Wege (s. S. 37 ff.) oder vom Mundvorhof aus (s. S. 44) zu operieren und ein bleibendes Fenster zur Nase anzulegen.

Liegen *kongenitale Dehiszenzen* im Bereich des Kieferhöhlendaches oder der Kieferhöhlenhinterwand vor, so kann es unter dem Druck der Spülflüssigkeit zu einem Eindringen der Infektion in die die Kieferhöhle umgebenden Weichteile, d.h. in die Orbita beziehungsweise in die Flügelgaumengrube kommen. Es sind dann die auf S. 195 beschriebenen Maßnahmen zu ergreifen.

Bei einer *versehentlichen Perforation der gegenseitigen Kieferhöhlenwand* während der Punktion, ist die Spülung der Kieferhöhle zu unterlassen. Wird die Verletzung nicht bemerkt und durch die anschließende Spülung eine Keimverschleppung mit phlegmonöser Entzündung in Orbita oder Flügelgaumengrube ausgelöst, so sind ebenfalls die auf S. 199 beschriebenen Eingriffe durchzuführen.

3. Endoskopie der Kieferhöhle, sog. Antroskopie
(REICHERT 1902, HIRSCHMANN 1903)

a) Allgemeine Vorbemerkung

Infolge der Entwicklung moderner Optiken und der damit verbundenen diagnostischen und therapeutischen Möglichkeiten setzt sich die Endoskopie der Kieferhöhle immer mehr durch. *Diagnostisch* ist das Verfahren zur Erhärtung klinisch und radiologisch erhobener Befunde und der sich daraus ergebenden therapeutischen Entscheidungen von großem Wert. Darüber hinaus ist bei verschiedenen Erkrankungen der Kieferhöhle auch eine *Therapie auf endoskopischem Wege* möglich. – In der Regel wird der Eingriff am liegenden Patienten in Oberflächenanaesthesie und zusätzlicher *Lokalanaesthesie* durchgeführt. Bei *Kindern* sollte man auf die *Allgemeinanaesthesie* zurückgreifen.

Die Kieferhöhlenendoskopie kann transoral über die Fossa canina oder transnasal durch den unteren Nasengang erfolgen. Der *Zugangsweg über die Fossa canina* (Abb. 13, 14a, b) hat beim Erwachsenen verschiedene Vorzüge gegenüber dem transnasalen Vorgehen. Er gewährleistet eine bessere Übersicht über die gesamte

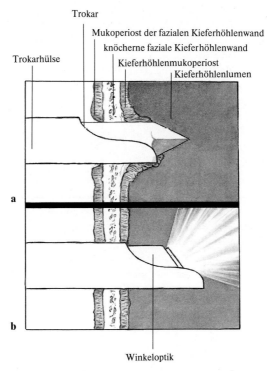

Abb. 14a, b. Antroskopie von der Fossa canina aus. **a** Trokar und Trokarhülse sind durch die vordere Kieferhöhlenwand ins Kieferhöhlenlumen vorgeschoben. **b** Die Öffnung der Trokarhülse hat die Schleimhaut der Kieferhöhlenvorderwand passiert. Zur Durchführung der Antroskopie ist eine Optik durch die Trokarhülse ins Kieferhöhlenlumen eingeführt

Kieferhöhle, insbesondere auf das Ostium maxillare, und erlaubt eine größere Bewegungsfreiheit für die Instrumente bei diagnostischen und therapeutischen Maßnahmen. Die Anaesthesie ist einfach durchzuführen und belästigt den Patienten kaum.

Beim *Vorgehen über den unteren Nasengang* ist die Bewegungsfreiheit für die Instrumente durch die engen Verhältnisse in der Nasenhöhle etwas eingeschränkt. Als nachteilig kann sich auch eine verdickte knöcherne Wand zwischen Nasenhöhle und Kieferhöhle auswirken. In diesem Fall bedient man sich am besten einer Fräse, mit der man die Perforation anlegt. Von Vorteil hat sich die Möglichkeit erwiesen, daß man im Anschluß an die Antroskopie gegebenenfalls einen *Silikonkatheter* über den unteren Nasengang in die Kieferhöhle einbringen und eine mehrtägige Spülbehandlung anschließen kann.

Will man mit Hilfe der Antroskopie einen gezielten Eingriff in der Kieferhöhle vornehmen, wie z. B. eine Probeexzision oder die Abtragung kleiner solitärer Polypen oder Zysten, so kann man eine *bimeatale Antroskopie* durchführen. Dabei wird sowohl über die Fossa canina als auch über den unteren Nasengang ein Trokar in die Kieferhöhle eingebracht. Die eine Trokarhülse dient dann der Einführung der Optik, die andere der des erforderlichen Instruments.

Als *spezielles Instrumentarium* für die Kieferhöhlenendoskopie benötigt man einen vierkantgeschliffenen Trokar mit Trokarhülse (Abb. 15a) sowie die entsprechenden Optiken und eine Saug-Spül-Vorrichtung. Als Optiken stehen zur Verfügung die 0°-Geradeausblickoptik, die 30°-Vorausblickoptik, die 70°-Steilblickoptik und die 120°-Rückblickoptik (Abb. 15b). Zusätzlich gibt es eine entsprechende Ausrüstung für Kinder. Für die *Biopsie* beziehungsweise die Therapie werden eine starre optische Biopsiezange in Kombination mit einer Miniatur-0°-Geradeausblickoptik und eine flexible optische Biopsiezange in Kombination mit einer Miniatur-30°-Vorausblickoptik benötigt (Abb. 15c). Zur photographischen Dokumentation stehen Spezialkameras zur Verfügung, die an die Optiken angeschlossen werden.

b) Indikation zur Antroskopie

Die Antroskopie ist indiziert, wenn Punktion und Spülung der Kieferhöhle ein negatives Ergebnis haben, sich *röntgenologisch aber ein pathologischer Prozeß* in der Kieferhöhle findet. Auch *bei negativem Röntgenbefund* und gleichzeitig vorliegenden Beschwerden im Kieferhöhlenbereich kann die Antroskopie eine Abklärung des Befunds herbeiführen. Desgleichen stellt die Antroskopie für die *Beurteilung der Schleimhautsituation in der Kieferhöhle* und für die Entscheidung über einen bei entzündlichen Prozessen erforderlichen Eingriff eine wichtige Hilfe dar. So läßt sich aufgrund des Schleimhautbefunds feststellen, ob noch eine endonasale Kieferhöhlenoperation durchgeführt werden kann, oder ob ein Vorgehen vom Mundvorhof aus indiziert ist. Darüber hinaus ist die Antroskopie *zur Durchführung von Probeexzisionen und zur Entfernung solitärer Zysten und kleiner Polypen* aus der Kieferhöhle geeignet. Auch *Fremdkörper* wie Zahnwurzelreste nach schwieriger Extraktion, Zahnfüllungen nach Wurzelbehandlung, Konkremente bei Mykosen oder eingetrocknete Medikamente u. a. lassen sich mit Hilfe der Antroskopie aus der Kieferhöhle entfernen.

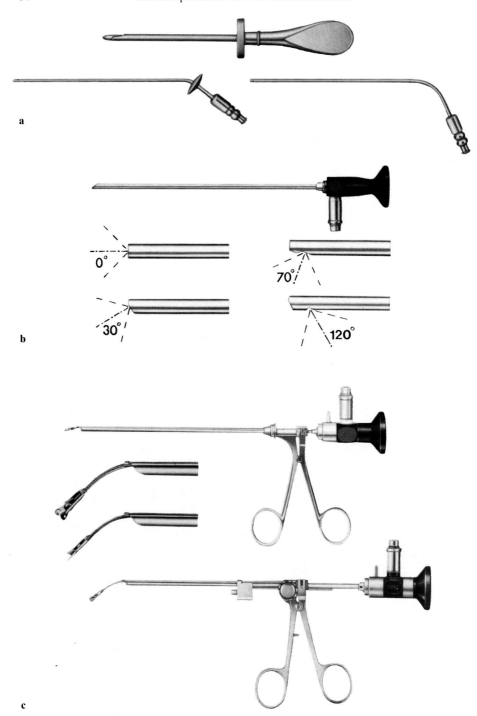

Abb. 15a–c. Instrumentarium für die Nebenhöhlenendoskopie. **a** Trokar mit Hülse, Metallsauger und Spülröhrchen. **b** Optiken. **c** Optische Biopsiezangen

Bei *Kindern bis zum 10. Lebensjahr* sollte man zur Vermeidung von Zahnschäden den Zugang zur Kieferhöhle immer durch den unteren Nasengang wählen. Bei Kleinkindern ist auf die Antroskopie wegen der Gefahr für die Zahnkeime nach Möglichkeit ganz zu verzichten.

c) Antroskopie von der Fossa canina aus

Beim Zugang über die Fossa canina wird nach Schleimhautoberflächenanaesthesie des Mundvorhofs und entsprechender Infiltrationsanaesthesie (s. S. 30) der *spezielle Trokar mit Hülse ohne Inzision der Schleimhaut durch die faziale Kieferhöhlenwand* in die Kieferhöhle eingestochen (Abb. 13, 16a). Das Vorgehen entspricht der Technik, wie sie für die Punktion der Kieferhöhle über die Fossa canina beschrieben ist (s. S. 30).

Nach der Perforation des Knochens wird der Trokar noch etwa 5 mm vorgeschoben, damit auch die Trokarhülse durch das oft verdickte Mukoperiost der fazialen Kieferhöhlenwand ins Kieferhöhlenlumen gelangt (Abb. 14a). Danach wird der Trokar zurückgezogen und die *Endoskopoptik* durch die Trokarhülse in die Kieferhöhle eingeführt (Abb. 14b). Zuvor muß die Optik mit einem Antibeschlagemittel benetzt oder in einem Wärmekasten beziehungsweise in heißem Wasser angewärmt werden.

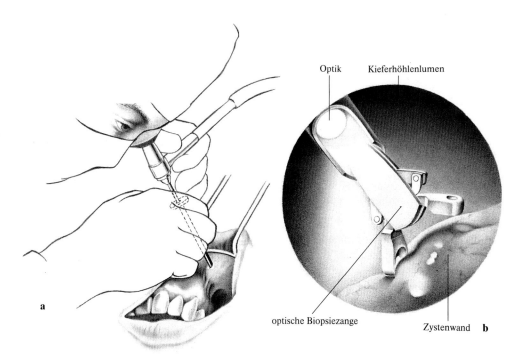

Abb. 16a, b. Antroskopie von der Fossa canina aus. **a** Operationssituation. **b** Endoskopische Biopsie mit Hilfe einer optischen Biopsiezange

Findet sich *Sekret in der Kieferhöhle,* so wird es abgesaugt, aufgefangen und zur bakteriologischen beziehungsweise zytologischen Untersuchung eingeschickt. Ist das Sekret eingedickt, so kann es notwendig werden, es durch mehrfaches Spülen und Saugen zu entfernen. Eingetrocknete Sekretbrocken und Konkremente, z.B. bei der Sinusitis caseosa oder bei Mykosen, werden mit dem Sauger zerstückelt und in kleinen Teilen abgesaugt. Wenn alles Sekret entfernt ist, erfolgt die *Kontrolle der Schleimhautverhältnisse und die Inspektion des Ostium maxillare.* Die Überprüfung der Durchgängigkeit des Ostiums erfolgt durch Spülung. Nach Einbringen der Spülflüssigkeit in die Kieferhöhle kann der Patient angeben, ob diese in den Rachen abläuft oder nicht. Bei *Blockierung des Ostium maxillare* muß der mittlere Nasengang durch Nasenendoskopie mit der 30°- und der 70°-Winkeloptik (Abb. 15b) inspiziert werden. Gegebenenfalls wird dabei gleich ein Hindernis, z.B. ein solitärer Polyp, abgetragen (Abb. 48a, b).

Finden sich bei der Antroskopie *solitäre Zysten oder Polypen* bei im übrigen normal erscheinender Schleimhaut, so können sie mit Hilfe der starren oder der flexiblen optischen Biopsiezange abgetragen werden (Abb. 15c, 16b). − Nach der Antroskopie über die Fossa canina sollte der Patient *für etwa 48 Stunden nicht schneuzen,* da sich sonst durch das Einblasen von Luft über die Mundvorhofwunde ein Wangenemphysem ausbilden kann. − Eine Naht der bei der Punktion entstandenen Mundvorhofläsion ist nicht erforderlich.

d) Antroskopie vom unteren Nasengang aus

Beim Vorgehen durch den unteren Nasengang wird eine *Schleimhautoberflächenanaesthesie* der Nasenhöhle und besonders des unteren Nasengangs herbeigeführt. Bei empfindlichen Patienten oder erschwertem Zugang zum unteren Nasengang empfiehlt sich zusätzlich eine *Infiltrationsanaesthesie* am Ansatz der unteren Muschel im Bereich der lateralen Nasenwand. Der Eingriff wird am liegenden Patienten durchgeführt.

Wie bei der Punktion der Kieferhöhle vom unteren Nasengang (Abb. 12c) wird der Trokar mit Hülse unter Zuhilfenahme eines Nasenspekulums unter dem Kopf der unteren Muschel *in den unteren Nasengang eingeführt* und etwa zwischen vorderem und mittlerem Drittel des Ganges unterhalb des Muschelansatzes *auf die dünnste Stelle der knöchernen* Wand (s. S. 28) aufgesetzt. Gelegentlich ist es erforderlich, die untere Muschel mit einem mittellangen Nasenspekulum etwas medialwärts abzuspreizen, um den Trokar besser in den unteren Nasengang einführen zu können. Beim Durchstoßen der lateralen Nasenwand ist *die Spitze des Trokars auf den äußeren Augenwinkel gerichtet.* Die das Instrument führende Hand stützt sich dabei am Kopf des Patienten ab. Sind Trokar und Hülse in die Kieferhöhle eingedrungen, kann die endoskopische Untersuchung mit der entsprechenden Optik (Abb. 15b) erfolgen. Zur Kontrolle des Ostium maxillare und der ventralen Kieferhöhlenwand benutzt man die 120°-Winkeloptik.

4. Endonasale Fensterung der Kieferhöhle, sog. Antrostomie

a) Allgemeine Vorbemerkung

Die Anlage eines permanenten Fensters von der Nase zur Kieferhöhle ist sowohl im unteren als auch im mittleren Nasengang möglich. Die *Fensterung im unteren Nasengang* (v. MIKULICZ 1886; LOTHROP 1897; CLAOUE 1902) hat den Vorteil, daß die Nase hier weiter und besser zugängig ist als im mittleren Nasengang. Außerdem kann man einen Mukoperiostlappen aus der lateralen Nasenwand bilden, den man zum Offenhalten des Fensters in die Kieferhöhle einschlägt. Zusätzlich ermöglicht dieser Zugang die instrumentelle Entfernung kleiner Polypen und Zysten aus der Kieferhöhle *unter endoskopischer Kontrolle.*

Die von ZUCKERKANDL 1892, SIEBENMANN 1899, HALLE 1906 angegebene Anlage einer vergrößerten *Daueröffnung über den mittleren Nasengang* wird in letzter Zeit wieder von LAVELLE und HARRISON, MESSERKLINGER, BUITER u. STRAATMAN, BARTOLOMÄ u. MEISSNER, KORTEKANGAS u. a. propagiert. Für die Anlage des Fensters im mittleren Nasengang spricht die Tatsache, daß es in der Nähe des natürlichen Ostiums gelegen ist und daß das Sekret durch den Zilienschlag in diese Richtung und kaum zum Fenster im unteren Nasengang befördert wird (MESSERKLINGER). Wird das Fenster im Bereich einer der Fontanellen im mittleren Nasengang angelegt, so ist eine günstige Voraussetzung für seine Epithelisierung und damit für sein Offenbleiben gegeben, da die mediale Kieferhöhlenwand hier nur aus zwei aufeinanderliegenden Schleimhautblättern besteht (s. S. 14).

Im Kindesalter kommt der endonasalen Fensterung der Kieferhöhle eine besondere Bedeutung zu, da sie im Gegensatz zur Kieferhöhlenoperation vom Mundvorhof unter Schonung der Zahnkeime vorgenommen werden kann. Der Eingriff wird dann in Allgemeinanaesthesie durchgeführt.

Liegt eine *Septumdeviation* vor oder finden sich *hyperplastische Nasenmuscheln,* die die Nasenatmung behindern und die Funktion des angelegten Fensters beeinträchtigen, wird die Antrostomie mit einer Septumkorrektur und/oder einem Muscheleingriff (s. Band V/1, S. 139 u. S. 167 dieser Operationslehre) verbunden.

b) Indikation zur Antrostomie

Die endonasale Fensterung der Kieferhöhle ist bei *entzündlichen Prozessen* indiziert, wenn eine konsequent durchgeführte konservative Therapie einschließlich der endoskopischen Kieferhöhlenbehandlung nicht zum Erfolg geführt hat. Das gleiche gilt für die Fälle, bei denen das *natürliche Ostium* der Kieferhöhle infolge entzündlicher oder posttraumatischer, narbiger Veränderungen *nicht ausreichend durchgängig oder ganz verschlossen* ist und bei denen, z.B. im Kindesalter vor der zweiten Dentition die Operation vom Mundvorhof vermieden werden soll. Auch bei *isolierten Schleimhautzysten und umschriebenen Polypen* empfiehlt es sich, eine Antrostomie vorzunehmen, um den pathologischen Prozeß unter endoskopischer Kontrolle über das Fenster aus der Kieferhöhle zu entfernen. Beim *Verschluß dentogener Kieferhöhlen-Mund-Fisteln* (s. S. 69ff.) kann sich eine zusätzlich durchgeführte Antrostomie zur Verbesserung der Ausheilungsbedingungen für die begleitende Schleimhaut-

c) Antrostomie vom unteren Nasengang aus, sog. infraturbinale Antrostomie

Bei Erwachsenen läßt sich der Eingriff nach *Oberflächenanaesthesie* der Schleimhaut in lokaler *Infiltrationsanaesthesie* (s. S. 28) durchführen. Eine entsprechende *Sedierung* ist zusätzlich empfehlenswert. Die Operation erfolgt am liegenden Patienten. Bei Kindern ist die *Allgemeinanaesthesie* mit orotrachealer Intubation und Hypopharynxtamponade sowie zusätzlicher lokaler Infiltrationsanaesthesie unter Zusatz eines Vasokonstringens zu empfehlen.

Den Zugang zum unteren Nasengang verschafft man sich mit Hilfe eines langen schlanken Nasenspekulums, mit dem man die *untere Muschel nach medial-kranial abspreizt beziehungsweise infrakturiert*. Bei Hypertrophie des knöchernen Gerüstes der unteren Muschel kann man vor der Antrostomie eine *subperiostale Konchekto-*

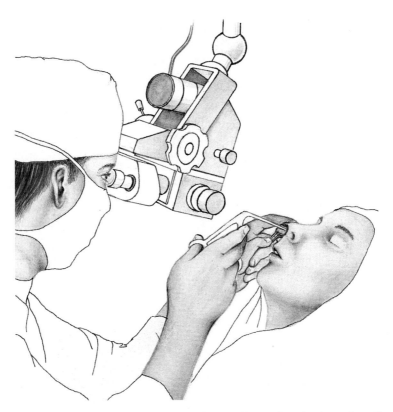

Abb. 17. Situation bei der endonasalen Antrostomie unter Verwendung des Operationsmikroskops

mie (s. Band V/1, S. 170 dieser Operationslehre) durchführen. Liegt eine Septumdeviation vor, die den Zugang behindert, so wird zunächst eine *Septumkorrektur* (s. Band V/1, S. 139 dieser Operationslehre) durchgeführt.

Die Anlage des Fensters erfolgt am besten *unter lupenchirurgischen Bedingungen bzw. mit dem Operationsmikroskop* oder endoskopisch mit Hilfe einer 0°- und 30°-Optik. Bei der Arbeit mit dem Mikroskop benutzt man ein Objektiv von 250 mm Brennweite, damit der nötige Arbeitsabstand gewährleistet ist (Abb. 17). Zunächst wird im Bereich des geplanten Fensters *ein am Nasenboden basierter Mukoperiostlappen* gebildet, der bei Abschluß der Operation in die Kieferhöhle eingeschlagen wird und der Epithelisierung und damit dem Offenbleiben des Fensters dient. Dieses Vorgehen wurde schon von KÜTTNER 1907, DAHMER 1908 und ROE 1909 empfohlen. Der Lappen ist etwa 2 cm lang und 1 cm hoch. Seine vordere Begrenzung liegt unter dem Kopf der unteren Muschel (Abb. 18). Er wird mit einem Teller- oder Rundstielmesser umschnitten und mit einem schlanken Raspatorium vom Knochen abgelöst. Vor der Anlage des Knochenfensters wird er nach medial auf den Nasenboden geschlagen (Abb. 19a–c).

Zur *Eröffnung der Kieferhöhle* durchstößt man die vom nasalen Mukoperiost entblößte laterale Nasenwand mit einem Trokar (Abb. 19a) oder man benutzt einen über die Fläche gebogenen Meißel. Die auf diese Weise geschaffene Öffnung wird mit Hilfe von Nasenzangen (Abb. 19b) und Stanzen oder mit einer Fräse erweitert, bis das knöcherne Fenster die Größe von 1 mal 2 cm aufweist (Abb. 19c). Dabei ist besonders darauf zu achten, daß die *Schwelle vom Nasenboden zur Kieferhöhle vollständig abgetragen* wird und hier ein glatter Übergang entsteht. Im Bereich des Kopfes der unteren Muschel sollte man bei der Vergrößerung des Fensters keinesfalls zu weit nach kranial vordringen, um die *Mündung des Tränennasengangs* (Abb. 10) nicht zu verletzen.

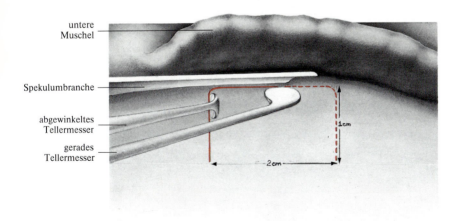

Abb. 18. Antrostomie vom unteren Nasengang. Umschneiden eines Mukoperiostlappens an der lateralen Nasenwand im unteren Nasengang. Die untere Muschel ist mit der Branche des eingeführten Nasenspekulums kranialwärts abgespreizt. Die *ausgezogene* und *gestrichelte rote Linie* zeigt die Inzision zur Bildung des Mukoperiostlappens an

Standardoperationen an den Nasennebenhöhlen

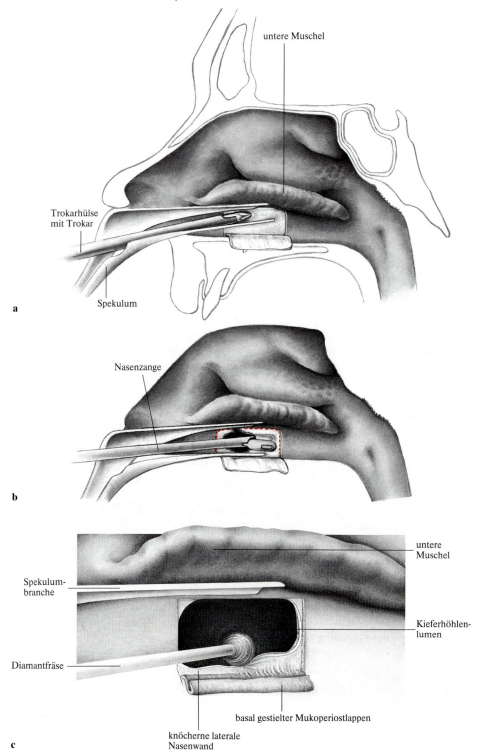

Antrostomie vom unteren Nasengang aus, sog. infraturbinale Antrostomie

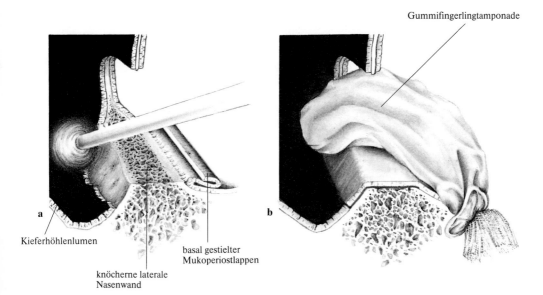

Abb. 20a, b. Antrostomie vom unteren Nasengang. **a** Glätten des Fensterbodens und Entfernen des angrenzenden Kieferhöhlenmukoperiosts mit der Fräse. **b** Der an der lateralen Nasenwand gebildete Mukoperiostlappen ist über den Boden des Fensters in die Kieferhöhle eingelegt und mit Hilfe von Fibrinkleber *(blau)* und einem ausgestopften Gummifingerling in seiner Lage fixiert

Je nach Befund und Notwendigkeit können nun *kleinere Polypen und Zysten* unter endoskopischer Kontrolle aus der Kieferhöhle entfernt werden. Dabei wird die gesunde Kieferhöhlenschleimhaut erhalten, was besonders in der Gegend des Ostium maxillare von Bedeutung ist.

Bevor man danach den Mukoperiostlappen über den Boden des Knochenfensters in die Kieferhöhle einschlägt, wird das angrenzende Mukoperiost in der Kieferhöhle mit scharfem Löffel oder Fräse entfernt, um *für den Lappen eine epithelfreie knöcherne Auflage* zu schaffen (Abb. 20a). Die Fixation des Lappens kann durch Fibrinkleber und mit Hilfe einer Gummifingerlingtamponade erfolgen (Abb. 20b). – Liegt eine *Hypertrophie des Schwellgewebes der unteren Muschel* vor, durch die das neu geschaffene Fenster verlegt werden könnte, so werden die störenden Muschelpartien durch Konchotomie (s. Band V/1, S. 168 dieser Operationslehre) abgetragen.

Bei der Anlage des knöchernen Fensters können *spritzende arterielle Blutungen* auftreten. Sie werden mit Hilfe eines Passow-Meißels oder mit einer Diamantfräse beziehungsweise mit Knochenwachs gestillt. *Nachblutungen am kaudalen Rand des Fensters* können dazu führen, daß der in die Kieferhöhle eingeschlagene Lappen durch ein Hämatom von seiner Unterlage abgehoben wird und es zu einer Lappen-

---

Abb. 19a–c. Antrostomie vom unteren Nasengang aus. **a** Durchstoßen der lateralen Nasenwand mit einem Trokar. Der Knochen ist nach Ablösen des Mukoperiostlappens entblöst. **b** Die Öffnung zur Kieferhöhle wird mit Hilfe einer Nasenzange zu einem Fenster im unteren Nasengang erweitert *(rot gestrichelte Linie)*. **c** Man kann sich dazu auch einer Fräse bedienen

nekrose kommt. *Nachblutungen im Bereich des posterioren Fensterrandes* können zu einem unbemerkten Abfließen des Bluts in den Pharynx führen und eventuell einen größeren Revisionseingriff notwendig machen. Zunächst wird man versuchen, mit einer *Tamponade der Nasenhöhle* (s. Band V/1, S. 187 dieser Operationslehre) auszukommen. Kommt die Blutung darauf nicht zum Stehen, so muß man die Kieferhöhle vom Mundvorhof aus eröffnen und kann dann eine *lokale Blutstillung* mit anschließender Tamponade durchführen. In besonderen Fällen kann es notwendig werden, *die A. sphenopalatina oder die A. maxillaris auf transantralem Weg zu unterbinden* (s. Band V/1, S. 192 dieser Operationslehre).

d) Antrostomie vom mittleren Nasengang aus, sog. supraturbinale Antrostomie

Der Eingriff wird am liegenden Patienten nach Oberflächenanaesthesie der Schleimhaut in *Lokalanaesthesie* (s. S. 25) mit entsprechender Sedierung durchgeführt. Am sichersten operiert man *unter Vergrößerung* mit Lupenlampe oder Operationsmikroskop beziehungsweise mit dem Endoskop (Abb. 21), unter Anwendung einer 30°- und einer 70°-Optik. Für das endoskopische Vorgehen steht ein spezielles Instrumentarium zur Verfügung, mit dem koaguliert, geschnitten, gespült und gesaugt werden kann (BUITER und STRAATMAN, MESSERKLINGER, WIGAND u. a.).

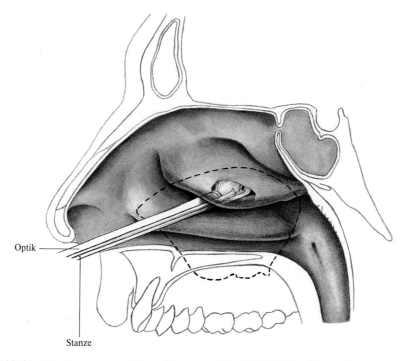

Abb. 21. Antrostomie vom mittleren Nasengang. Eine 30°-Winkeloptik ist in den mittleren Nasengang eingeführt und leuchtet das Operationsgebiet aus. Das Ostium maxillare wird mit Hilfe einer Stanze erweitert. Die *gestrichelte Linie* deutet die Ausdehnung der Kieferhöhle an

Finden sich Polypen oder Zysten im mittleren Nasengang, so müssen sie vor der Antrostomie entfernt werden (s. Band V/1, S. 171 dieser Operationslehre). Auch eine störende Septumdeviation oder eine das Nasenlumen einengende Muschelhyperplasie sollten vor der Antrostomie korrigiert werden (s. Band V/1, S. 139 u. S. 167 dieser Operationslehre).

Ist der Zugang frei, so führt man ein langes, schlankes Nasenspekulum in den mittleren Nasengang ein und spreizt die mittlere Muschel nach medial ab. Nach Sondierung des Zugangs zur Kieferhöhle wird mit Hilfe geeigneter Stanzen und horizontal abgebogener Blakesley-Zangen (Abb. 46b, c) *im Bereich der hinteren Fontanelle ein Fenster von 1 bis 1,5 cm Durchmesser zwischen Kieferhöhle und Nasenhöhle angelegt.* Die im dorsalen Abschnitt des Hiatus semilunaris hinter dem Processus uncinatus und dem Ostium maxillare gelegene hintere Fontanelle (s. S. 14) ist größer als die vordere und eignet sich deshalb besser für die Anlage des Fensters. Limitierende Strukturen, die dabei nicht verletzt werden dürfen, sind *dorsal* der Canalis palatinus major mit den Vasa palatina majora et minora und den begleitenden Nerven, *kranial* der Orbitaboden, *kaudal* die untere Muschel und *ventral* der Ductus nasolacrimalis. – Eine Epithelisierung des Fensters durch eine Lappenplastik ist nicht erforderlich, weil die Wand zwischen Kieferhöhle und Nasenhöhle in diesem Bereich außerordentlich dünn ist und sich das Fenster deshalb ohne wesentliche Granulations- oder Narbenbildung *aus seiner Umgebung epithelisiert.* – Die Einlage einer Tamponade ist in der Regel nicht notwendig.

Ist es während der Anlage des Fensters zu einer *Verletzung der A. palatina descendens* am posterioren Fensterrand gekommen, so kann die Blutstillung Probleme bereiten und unter Umständen die Unterbindung der A. maxillaris in der Flügelgaumengrube (s. Band V/1, S. 192 dieser Operationslehre) erforderlich machen. – Bei einer versehentlichen *Eröffnung des Orbitaraums* gelten die auf S. 105 dargelegten Grundsätze.

5. Operationen an der Kieferhöhle vom Mundvorhof aus

a) Allgemeine Vorbemerkung

Neben den endonasalen Zugangswegen zur Kieferhöhle, bei denen die Kieferhöhle von ihrer medialen Wand aus eröffnet wird, stehen die *Eingriffe über die faziale Kieferhöhlenwand* zur Verfügung, die vom Mundvorhof aus durchgeführt werden. Es handelt sich dabei um die Operation nach CALDWELL (1893) und LUC (1897) mit ihren Modifikationen und um die Operation nach DENKER (1907). Die Operation nach STURMANN (1908) und CANFIELD (1908) stellt eine Kombination von endonasalem und transfazialem Vorgehen dar (s. S. 59).

Zur postoperativen Drainage und zur permanenten Belüftung der Kieferhöhle wird bei allen diesen Operationen ein möglichst *weites Fenster von der Kieferhöhle zum unteren Nasengang* angelegt, das an seinem Boden durch eine Lappenplastik epithelisiert wird. Wenn die Funktion dieses Fensters durch eine *Septumdeviation* oder eine *Hypertrophie der unteren Muschel* beeinträchtigt wird, sollte in Verbindung mit der Kieferhöhlenoperation ein entsprechender Eingriff am Septum beziehungsweise an der Nasenmuschel durchgeführt werden. Die *Septumkorrektur* (s. Band V/1, S. 139 dieser Operationslehre) schickt man dem Kieferhöhleneingriff am besten in gleicher Sitzung voraus. Der erforderliche *Eingriff an der Nasenmuschel* (s. Band V/1, S. 168 dieser Operationslehre) kann auf einen späteren Zeitpunkt verschoben werden, wenn die Tamponade aus der Kieferhöhle gezogen und die Wundheilung weitgehend abgeschlossen ist. Das *Hinausschieben des Muscheleingriffs* empfiehlt sich aus zwei Gründen. Einerseits wird bei einer eventuellen Nachblutung das Auffinden der Blutungsstelle erleichtert, wenn keine zusätzliche Konchotomie durchgeführt wurde, andererseits kann es nach Ausheilung des entzündlichen Nebenhöhlenprozesses zu einem Abschwellen der Muschel kommen, so daß sich der Muscheleingriff erübrigt.

Im Kindesalter sollte man die Kieferhöhlenoperation zur Schonung der Zahnkeime (Abb. 11) in der Regel nicht vom Mundvorhof aus vornehmen, sondern endonasal vorgehen. In Ausnahmefällen z.B. einer ausgeprägten Polyposis nasi, bei der es schon zu einer Ausweitung der knöchernen Nasenpyramide gekommen ist, oder bei Tumoren kann auch bei Kindern die Operation vom Mundvorhof erforderlich werden.

b) Kieferhöhlenoperation nach CALDWELL-LUC

α) Indikation zur Kieferhöhlenoperation nach CALDWELL-LUC

Die Kieferhöhlenoperation nach CALDWELL-LUC ist von den Nebenhöhlenoperationen vom Mundvorhof der am häufigsten durchgeführte Eingriff. Er wird nicht nur *bei Erkrankungen der Kieferhöhle* selbst vorgenommen, sondern dient *auch als Zugangsoperation* zu benachbarten Regionen wie z.B. *zur Flügelgaumengrube oder zur Orbita.*

Bei entzündlichen Prozessen in der Kieferhöhle ist der Eingriff dann indiziert, wenn diese auch nach konsequent durchgeführter konservativer Therapie und nach den in Frage kommenden endonasalen Eingriffen (s.S. 37ff.) nicht zur Ausheilung kommen. Es handelt sich dann entweder um Kieferhöhlenempyeme (s.S. 174) oder es liegen hyperplastisch-polypöse beziehungsweise polypös-eitrige Schleimhautveränderungen oder rezidivierende Entzündungen vor (s.S. 175).

Radikuläre und follikuläre Zahnzysten sind dann eine Indikation für das Vorgehen nach CALDWELL-LUC, wenn sie sich in die Kieferhöhle entwickelt haben (s.S. 65ff.). *Kieferhöhlenschleimhautzysten sowie Kieferhöhlenmukozelen und begrenzte gutartige Tumoren* in der Kieferhöhle (s.S. 388ff.) können gleichfalls nach der Technik von CALDWELL-LUC operativ angegangen werden, wenn sie über den endonasalen Zugangsweg nicht oder nicht ausreichend zu entfernen sind. Desgleichen stellen die nach Zahnextraktion entstandenen *Kieferhöhlen-Alveolarkamm-Fisteln* (s.S. 72) dann eine Indikation zur Kieferhöhlenoperation nach CALDWELL-LUC dar, wenn gleichzeitig ein chronischer Entzündungsprozeß in der Kieferhöhle vorliegt.

Für eine Reihe anderer operativer Maßnahmen dient der Eingriff nach CALDWELL-LUC *als Zugangsoperation.* Es handelt sich dabei um den transantralen *Zugang zur Flügelgaumengrube* für die Unterbindung der A. maxillaris (s. Band V/1, S. 192 dieser Operationslehre) sowie für die Neurektomie des N. vidianus und die Exstirpation des Ganglion pterygopalatinum (s. Band V/1, S. 283 dieser Operationslehre).

Auch für die transantrale *Eröffnung von Abszessen in Flügelgaumengrube und Orbita* (s. S. 195), für die transantrale Entfernung von retrobulbären Tumoren, für die Entlastung von retrobulbären Hämatomen (s. S. 199) und für die transantrale Entfernung von retrobulbärem Fettgewebe bei endokriner Opthalmopathie (s. S. 298) dient die Kieferhöhlenoperation nach CALDWELL-LUC als Zugangsweg. — Die *Reposition der Fragmente nach Oberkiefer-Jochbein-Frakturen und Orbitaboden-Frakturen* kann ebenfalls transantral von der Kieferhöhlenoperation nach CALDWELL-LUC aus durchgeführt werden (s. S. 220 u. S. 307ff.).

Wenn die oben beschriebenen chronischen und rezidivierenden Entzündungen nicht nur in der Kieferhöhle, sondern auch im Siebbein und in der Keilbeinhöhle angetroffen werden, können im Anschluß an die Kieferhöhlenoperation nach CALDWELL-LUC auch *das mittlere und das hintere Siebbein* (s. S. 101) *sowie die Keilbeinhöhle* (s. S. 171) *transantral ausgeräumt werden*.

β) Anaesthesie bei der Kieferhöhlenoperation nach CALDWELL-LUC

Der Eingriff kann in Lokalanaesthesie mit entsprechender Sedierung oder in Allgemeinanaesthesie mit orotrachealer Intubation und Hypopharynxtamponade (s. S. 14) durchgeführt werden. Bei der Operation in *Allgemeinanaesthesie* empfiehlt sich die zusätzliche Anwendung einer lokalen Infiltrationsanaesthesie im Bereich des Mundvorhofs unter Zusatz eines Vasokonstringens.

Die Lokalanaesthesie wird mit einer *Oberflächenanaesthesie* der Schleimhaut im Bereich von Mundvorhof und Nasenhöhle eingeleitet. In der Nase wird das Oberflächenanaesthetikum mit Hilfe eines Watteträgers oder eines Wattebausches gezielt eingebracht. Im mittleren Nasengang wird der Watteträger bis zum Ende der mittleren Muschel vorgeschoben. Er liegt richtig, wenn sein Stiel fest dem oberen Rand des Nasenlochs anliegt. Die *Lokalanaesthesie* im Bereich der Kieferhöhlenvorderwand erfolgt durch Infiltration der Umschlagsfalte im Mundvorhof vom Frenulum bis zum letzten Molaren und anschließende fächerförmige Infiltration in die Fossa canina von der Umschlagsfalte aus. Zusätzlich wird die Schleimhaut des unteren Nasengangs mit dem Lokalanaesthetikum infiltriert und ein Depot am Agger nasi gesetzt, so daß sich die Anaesthesie in Richtung auf das Foramen maxillare ausbreitet.

Neben der Infiltrationsanaesthesie ist bei der Kieferhöhlenoperation auch eine *Leitungsanaesthesie* der die Kieferhöhle sensibel versorgenden Rr. alveolares superiores posterior, medius und anterior aus dem N. infraorbitalis (s. S. 10) möglich. Sie erfolgt durch Injektion des Anaesthetikums in die Flügelgaumengrube (s. S. 15).

γ) Operatives Vorgehen bei der Kieferhöhlenoperation nach CALDWELL-LUC

Das *Ziel der Kieferhöhlenoperation* nach CALDWELL-LUC ist je nach Krankheitsbild und Indikationsstellung unterschiedlich. *Bei entzündlichen Erkrankungen* soll die erkrankte Kieferhöhlenschleimhaut entfernt und ein ausreichend weites, permanent offenbleibendes Fenster zum unteren Nasengang für Drainage und Belüftung der Kieferhöhle angelegt werden. Dient der Eingriff *als Zugangsoperation* zu Flügelgaumengrube oder Orbita oder ist eine *Reposition der frakturierten Oberkiefer-Jochbein-Region* erforderlich, dann wird die gesunde Schleimhaut in der Kieferhöhle belassen. Das Fenster zum unteren Nasengang wird aber auch in diesen Fällen angelegt.

Der Eingriff wird am besten *am liegenden Patienten* durchgeführt, wobei der Oberkörper etwas aufgerichtet wird. Die Augen des Patienten sollten während der Operation nicht abgedeckt sein, damit jederzeit eine einwandfreie Orientierung über eventuelle orbitale Komplikationen gewährleistet ist. Der Operateur befindet sich auf der Seite der zu operierenden Kieferhöhle, die Assistenz am Kopfende des Operationstisches.

Für die *Inzision im Mundvorhof* wird die Oberlippe des Patienten durch den Assistenten mit zwei stumpfen Haken oder zwischen Daumen und Zeigefinger emporgehalten. Die Inzision, die bis auf den Knochen geführt wird, verläuft *unmittelbar kaudal der Umschlagsfalte* von lateral nach medial etwa vom ersten Molaren bis zum Dens caninus (Abb. 22). Diese Grenze sollte nach medial nicht überschritten werden, um die vom N. infraorbitalis kommenden und die Haut des Nasenflügels und der Oberlippe versorgenden Rami nasales et labiales nicht zu schädigen. Man kann die Inzision im Mundvorhof auch als etwa 2 cm langen *Vertikalschnitt* zwischen Eckzahn und erstem Prämolaren anlegen (Rudakow, Brusis). Da sie parallel zu den vorwiegend von kranial nach kaudal gerichteten sensiblen Nervenästen und den sie begleitenden Gefäßen verläuft, sind Blutungen und postoperative Sensibilitätsstörungen dabei reduziert. Der Nachteil der vertikalen Inzision liegt darin, daß sie im Gegensatz zur horizontalen nicht erweitert werden kann. – Um eventuellen Narbenbeschwerden *bei Protheseträgern* vorzubeugen, hat Härle eine Modifikation der üblichen Schnittführung vorgeschlagen. Bei größeren Zahnlücken im Oberkiefer wird eine türflügelartige Inzision gelegt, die im Bereich der Zahnlücke auf dem Alveolarkamm verläuft und dann beiderseits rechtwinkelig abbiegt. Sie endet beiderseits in der Umschlagsfalte im Mundvorhof (Abb. 23a). Bei zahnlosem Oberkiefer wird nur ein Türflügellappen gebildet (Abb. 23b).

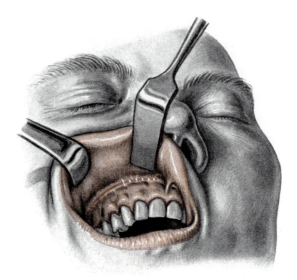

Abb. 22. Kieferhöhlenoperation vom Mundvorhof nach Caldwell-Luc. Mukoperiostinzision im Mundvorhof. Die *ausgezogene rote Linie* stellt die reguläre Inzision dar. Die *unterbrochene rote Linie* zeigt die Erweiterung der Inzision an, die bei transantralen Zugangsoperationen erforderlich werden kann. (Nach Denecke 1953)

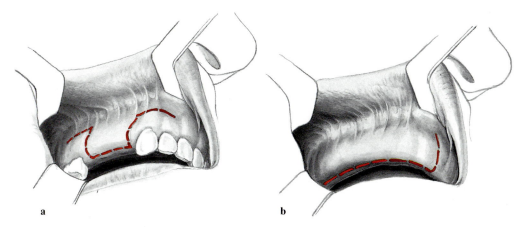

Abb. 23a, b. Variationen der Mukoperiostinzision nach HÄRLE für die Kieferhöhlenoperation nach CALDWELL-LUC. **a** Inzision bei Zahnlücke. **b** Inzision bei zahnlosem Oberkiefer

Von der Inzision aus werden Weichteile und Periost mit einem breiten Raspatorium vom Knochen gelöst und nach kranial abgeschoben (Abb. 24a). Dazu setzt man zwei stumpfe Haken ein, die von der am Kopfende des Patienten stehenden Assistenz übernommen werden. Das *Freilegen der fazialen Kieferhöhlenwand* erfolgt unter Schonung des durch das Foramen infraorbitale aus dem Knochen austretenden *N. infraorbitalis*. Um ihn nicht zu gefährden, empfiehlt es sich, den kaudalen, medialen und lateralen Rand seiner Austrittsstelle vorsichtig mit Hilfe eines Stieltupfers darzustellen, ohne ihn selbst zu tangieren. Auf diese Weise erleichtert man sich die Orientierung bei der Anlage des fazialen Kieferhöhlenfensters und vermeidet eine Traumatisierung des Nervs mit ihren oft unangenehmen Folgen.

Liegt die faziale Kieferhöhlenwand frei, so wird sie an ihrer dünnsten Stelle, das ist in der Regel *im Bereich der Fossa canina*, mit dem Raspatorium eingebrochen oder besser mit dem Meißel eröffnet. Dabei ummeißelt man zunächst eine kleine Knochenplatte und hebt sie heraus. Es empfiehlt sich, den ersten Meißelschlag etwa 1 cm kaudal des freigelegten unteren Randes der Austrittsstelle des N. infraorbitalis anzusetzen. Dadurch wird eine ausreichend breite Knochenbrücke zwischen Nerv und Kieferhöhlenfenster erhalten und ein unkontrolliertes Frakturieren des Canalis infraorbitalis oder des Infraorbitalrandes vermieden.

Die geschaffene *Knochenöffnung in der Fossa canina* wird mit Stanzen oder Fräsen besonders nach kranial *erweitert*. Dabei hält man sich mehr lateral als medial von der Austrittstelle des N. infraorbitalis. *Bei entzündlichen Erkrankungen* sollte das *faziale Kieferhöhlenfenster so groß wie nötig aber so klein wie möglich* angelegt werden. In der Regel genügt ein relativ kleines Fenster, um einen guten Überblick über die Kieferhöhle zu gewinnen und das Mukoperiost auch aus den Kieferhöhlenrecessüs ausräumen zu können (Abb. 24a). Handelt es sich bei dem Eingriff aber um eine *Zugangsoperation* zu Flügelgaumengrube oder Orbita oder soll die Reposition von Oberkiefer-Jochbein-Fragmenten vorgenommen werden, muß das *faziale Kieferhöhlenfenster größer* ausgebildet werden, um bei den Manipulationen in der Tiefe des Operationsgebiets ausreichende Bewegungsfreiheit für die Instrumente zu haben

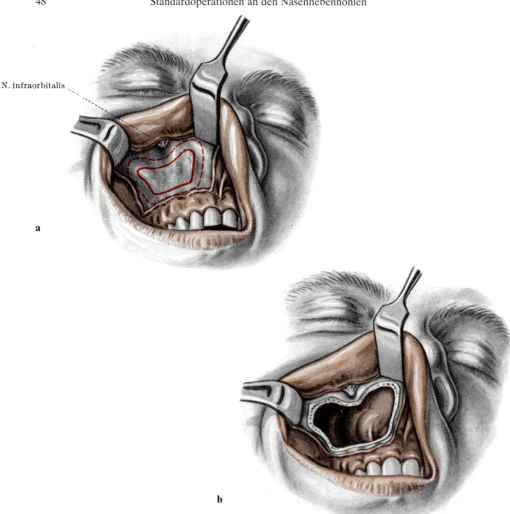

Abb. 24a, b. Kieferhöhlenoperation vom Mundvorhof nach CALDWELL-LUC. **a** Die knöcherne faziale Kieferhöhlenwand ist freigelegt. Die *ausgezogene rote Linie* zeigt den bei der Kieferhöhlenoperation nach CALDWELL-LUC zu resezierenden Knochenbezirk an. Die *gestrichelte rote Linie* zeigt die mögliche Erweiterung des Knochenfensters an, die bei transantralen Zugangsoperationen erforderlich werden kann. **b** Erweitertes Fenster in der fazialen Kieferhöhlenwand für transantrale Zugangsoperationen. (**a** Nach DENECKE 1953; **b** aus DENECKE 1953)

(Abb. 24a, b). Wenn möglich, sollte man sich aber lateral vom Eckzahn halten. – Kommt es bei der Anlage des Fensters zu *Blutungen aus kleinen Knochengefäßen,* so werden sie entweder durch einen gezielten Schlag mit dem Passow-Meißel oder mit der Diamantfräse zum Stehen gebracht (Abb. 25a, b). Man kann das blutende Gefäß auch durch Aufstreichen von Knochenwachs abdichten.

Nach Anlage des fazialen Kieferhöhlenfensters wird die Kieferhöhlenschleimhaut bei Operationen in Lokal- beziehungsweise in Leitungsanaesthesie zusätzlich

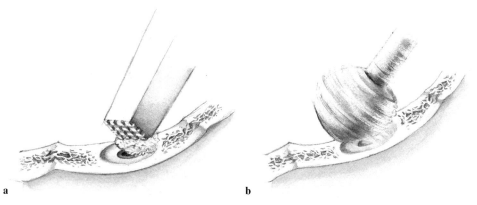

Abb. 25a, b. Techniken der Blutstillung bei Blutungen aus Knochengefäßen. **a** Blutstillung mit dem Passow-Meißel. **b** Blutstillung mit der Diamantfräse

mit einem Oberflächenanaesthetikum und durch Injektion eines Lokalanaesthetikum anaesthesiert. Wird der Eingriff wegen einer entzündlichen Erkrankung durchgeführt, so werden Schleim und Eiter durch Absaugen oder Austupfen aus der Kieferhöhle entfernt. Danach wendet man sich der *Auslösung des Mukoperiosts* zu. Wenn es der klinische Befund erlaubt, sollte man besonders im Bereich der noch vorhandenen Anteile der fazialen Kieferhöhlenwand *etwas Mukoperiost belassen*, um die postoperative Epithelisierung dieser Region zu ermöglichen beziehungsweise zu beschleunigen. Ist aber eine *vollkommene Entfernung des Mukoperiosts* aus der erkrankten Kieferhöhle indiziert (s. S. 44), so wird dieses von den Knochenrändern des Fensters aus mit einem stumpfen Raspatorium oder einem gebogenen Elevatorium vorsichtig von der lateralen Kieferhöhlenwand, vom Orbitaboden und zur Alveolarbucht abgehoben und dann auch von der medialen Kieferhöhlenwand abgelöst. Häufig läßt sich das Mukoperiost danach in einem Stück mit der Nasenzange entfernen. Falls erforderlich, sind die *Recessūs der Kieferhöhle* zusätzlich mit scharfem Löffel und abgebogenen Nasenzangen schonend auszuräumen. Besonders im Bereich des Recessus alveolaris ist zu beachten, daß unmittelbar unter dem Mukoperiost *Zahnwurzeln ohne Knochendeckung* liegen können. Kommt es zu einer Wurzelschädigung, ist eine zahnärztliche Behandlung zu veranlassen.

Bei der Ausräumung des Mukoperiosts muß man daran denken, daß die Kieferhöhle durch *knöcherne Septen* in zwei Höhlen unterteilt sein kann (s. S. 25), was sich durch eine scheinbar besonders kleine Kieferhöhle andeutet und präoperativ röntgenologisch beziehungsweise durch die bildgebenden Verfahren nachgewiesen werden kann. Diese Septen müssen reseziert werden, damit eine einheitliche Höhle entsteht und sicher keine Kammern mit der Gefahr einer Mukozelenbildung zurückbleiben.

Wird der Eingriff als *Zugangsoperation* zu Flügelgaumengrube oder Orbita (s. S. 195) oder zur Reposition von Oberkiefer-Jochbein-Frakturen und Orbitabodenfrakturen (s. S. 220 u. S. 307) durchgeführt, und *ist die Kieferhöhlenschleimhaut gesund, so wird sie belassen.* Bei entzündlich veränderter Kieferhöhlenschleimhaut sollte die transantrale Eröffnung von Flügelgaumengrube oder Orbita nach Möglichkeit nicht sofort durchgeführt sondern so lange aufgeschoben werden, bis der Entzündungsprozeß unter einer geeigneten Therapie zur Ausheilung gekommen ist. Eine Ausnahme bilden dringende Indikationen, wie sie sich z. B. bei arteriellen Blutungen aus der A. maxillaris und ihren Ästen oder bei phlegmonösen Prozessen stellen.

Nach der Versorgung der Kieferhöhle beziehungsweise nach Abschluß des transantralen Vorgehens in Flügelgaumengrube und Orbita oder nach Reposition der Oberkiefer-Jochbein-Fragmente wird ein *Fenster zum unteren Nasengang* angelegt. Es soll eine gute Belüftung der Kieferhöhle und ihre permanente Drainage gewährleisten. Aus Sicherheitsgründen wird es, unabhängig von der Indikationsstellung und dem vorliegenden Krankheitsbild, bei jeder Kieferhöhlenoperation nach CALDWELL-LUC ausgebildet und stellt eine wichtige Voraussetzung für eine komplikationslose Heilung dar. Zur Anlage des Fensters wird die *mediale knöcherne Kieferhöhlenwand von der Kieferhöhle aus* mit einigen Meißelschlägen unmittelbar hinter der Apertura piriformis *abgehoben* und das ausgemeißelte Knochenstück vorsichtig von dem noch anhaftenden Mukoperiost der Nasenhöhle abgelöst und entfernt. Die entstandene Knochenöffnung wird dann *unter Schonung des Nasenhöhlenmukoperiosts* mit Stanzen und schlanken Knochenzangen kranialwärts bis knapp unter den Ansatz der unteren Muschel und kaudalwärts bis zum Niveau des Nasenbodens *erweitert*. Auch nach anterior und posterior wird die Öffnung entsprechend vergrößert, wobei die posteriore Begrenzung nicht weiter als bis zur Mitte der unteren Muschel reichen sollte, um einer Verletzung der A. palatina descendens vorzubeugen. Eine Blutung aus diesem Gefäß kann Probleme bereiten und unter Umständen die Unterbindung der A. maxillaris in der Flügelgaumengrube (s. Band V/1, S. 192 dieser Operationslehre) erforderlich machen.

Das im Bereich des Knochenfensters erhaltene und von der Kieferhöhle aus *freigelegte Mukoperiost der Nasenhöhle* wird nun so umschnitten, daß ein *kaudal gestielter türflügelartiger Mukoperiostlappen* entsteht (G. BOENNINGHAUS 1896, 1923). Man erleichtert sich das Umschneiden des Lappens, wenn man das Mukoperiost vom unteren Nasengang aus mit einer Kieferhöhlensonde oder einem stumpfen Kieferhöhlenspülröhrchen zeltartig in die Kieferhöhle vordrängt. Nach Umschneiden des Lappens wird das Mukoperiost der Kieferhöhle im Bereich der späteren Auflagefläche des Lappens sorgfältig entfernt, falls es noch vorhanden ist. Der Lappen wird dann über die Schwelle zwischen Nasenboden und Kieferhöhle geschlagen und *dient der Epithelisierung dieser Schwelle und damit dem Offenbleiben des Fensters* (Abb. 26). Er kann durch Tamponade oder auch mit Fibrinkleber fixiert werden.

Wird das angelegte Fenster von einer *zu großen Nasenmuschel* verlegt, so trägt man den störenden Muschelanteil ab, indem man je nach Befund eine Konchotomie oder eine subperiostale Konchektomie durchführt (s. Band V/1, S. 168 u. S. 170 dieser Operationslehre). Es kann sich auch die Notwendigkeit einer *Septumkorrektur* ergeben (s. Band V/1, S. 139 dieser Operationslehre). Sie wird dem Kieferhöhleneingriff am besten vorausgeschickt.

Vor Abschluß der Kieferhöhlenoperation ist zu entscheiden, ob wegen der Gefahr einer postoperativen Blutung eine *Tamponade in die Kieferhöhle eingelegt* werden soll oder nicht. Häufig kann man durch kurzes Einlegen eines mit einer H_2O_2-Lösung getränkten Tupfers eine noch bestehende leichte Blutung stillen. Andernfalls wird eine Streifentamponade von der Nase aus durch das angelegte Kieferhöhlen-Nasen-Fenster in die Kieferhöhle eingeführt und vom fazialen Kieferhöhlenfen-

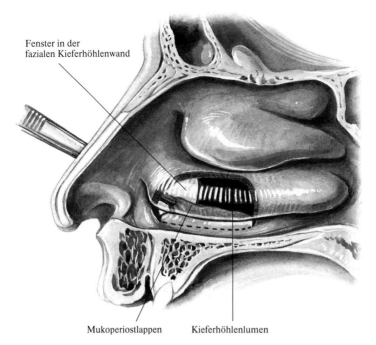

Abb. 26. Kieferhöhlenoperation vom Mundvorhof nach CALDWELL-LUC. Der kaudal basierte Mukoperiostlappen aus der lateralen Nasenwand wird in die Kieferhöhle eingeschlagen. Die den Lappen haltende Pinzette ist durch das Fenster in der fazialen Kieferhöhlenwand eingeführt. Die *rot gestrichelte Linie* deutet die kaudale Begrenzung des Knochenfensters in der medialen Kieferhöhlenwand an. – Der vordere Abschnitt der unteren Muschel ist durchscheinend dargestellt. (Nach LAUTENSCHLÄGER 1934)

ster aus in der Kieferhöhle ausgelegt. Bei Operationen in Allgemeinanaesthesie empfiehlt es sich, wegen der nach der Extubation gegebenen Aspirationsgefahr stets eine Kieferhöhlentamponade einzulegen. Die Tamponade kann am folgenden Tag oder nach täglichem Einträufeln einer H_2O_2-Lösung auch am 2. bis 4. postoperativen Tag durch die Nase entfernt werden.

Die *Naht der Mundvorhofinzision* kann mit resorbierbarem Nahtmaterial erfolgen. Einige Operateure verzichten auch auf die Naht, ohne daß sich Nachteile einstellen. Ein Druckverband, der mit zusammengefalteten Gazeplatten und Pflasterzügen über Oberlippen- und untere Wangenregion gelegt wird, verhindert eine stärkere postoperative Schwellung und eine mögliche Nachblutung aus der Mundvorhofinzision.

Schneuzen und Zähneputzen sollten bis zur Verklebung der Mundvorhofwunde unterlassen und *Gebißprothesen* bei Darreichung von passierter Kost nicht eingesetzt werden. Später kann sich die Notwendigkeit ergeben, die Prothesen in dem Bereich abschleifen zu lassen, der im Mundvorhof gelegen ist. *Ausspülungen der operierten Kieferhöhle* sind in der postoperativen Phase im allgemeinen nicht erforderlich. Nur bei starker Absonderung kann man stumpfe Spülungen durch das Fenster im unteren Nasengang durchführen (s. S. 28).

Eine eventuelle *Abszedierung im Wangenbereich* wird über die Mundvorhofinzision drainiert. Da der Patient in der postoperativen Phase strenges Schneuzverbot hat, ist das Auftreten eines *Wagenemphysems* sehr selten. Ist es durch Hustenstöße oder durch Pressen doch einmal zu einem Emphysem gekommen, so kann man seinen spontanen Rückgang abwarten. Bei weiterer Zunahme sollte das Operationsgebiet allerdings revidiert und die Kieferhöhle mit einer relativ festen Tamponade ausgelegt werden. − Wenn die Inzision im Mundvorhof z.B. nach Tumoroperationen relativ lange offengehalten werden muß, kann es zur Ausbildung einer *epithelisierten Mundvorhof-Antrum-Fistel* kommen. Solche Fisteln können auch bei ungünstiger Lage der Mundvorhofinzision entstehen. Der plastische Verschluß dieser Fisteln erfolgt nach den auf S. 69ff. dargelegten Verfahren.

Ist es bei der Ausräumung der Kieferhöhle zu einer *Verletzung des Orbitabodens* gekommen oder lagen Dehiszenzen in diesem Bereich vor, dann ist nach den Regeln der Orbitachirurgie zu verfahren, wie sie für die fortgeleiteten Infektionen (s. S. 286ff.) beziehungsweise für die Unfallschäden beschrieben sind. − Wurde die *Infraorbitalspange* versehentlich oder bei Vorliegen einer Ostitis beziehungsweise einer Osteomyelitis partiell zerstört, so sind zur Verhütung eines Absinkens des Bulbus sofort sichere Stützmaßnahmen in diesem Bereich zu ergreifen (s. S. 362).

Wenn Dehiszenzen der Kieferhöhlenwand zur Flügelgaumengrube hin vorliegen oder wenn es intraoperativ versehentlich zu einer *Eröffnung der Flügelgaumengrube* gekommen ist, sollte das vordringende Fettgewebe nach Möglichkeit nicht entfernt, sondern zurückgedrängt und der Ort der Perforation mit Faszie oder konservierter Dura abgedichtet werden. Faszie beziehungsweise Dura werden mit Fibrinkleber fixiert und zusätzlich mit einer lockeren Tamponade der Kieferhöhle in Position gehalten. Ist es zu einer *Verletzung der A. maxillaris oder einer ihrer Äste in der Flügelgaumengrube* gekommen, wird das blutende Gefäß transantral ligiert (s. Band V/1, S. 192 dieser Operationslehre).

Nach *Verletzung oder Durchtrennung des N. infraorbitalis* oder seiner Äste beim Abschieben der Wangenweichteile von der fazialen Kieferhöhlenwand kann es postoperativ außer zu Sensibilitätsstörungen auch zu unangenehmen Schmerzen im Versorgungsgebiet des Nervs kommen. Ursache für die Nervenverletzung kann unter anderem eine atypische Lage des Foramen infraorbitale sein. Bei der Präparation in diesem Bereich ist deshalb besondere Vorsicht geboten. Man kann den N. infraorbitalis *auch im Bereich seines knöchernen Kanals* verletzen, der zuweilen Dehiszenzen aufweist. Die Ablösung des Mukoperiosts vom Knochen sollte daher über dem Kanal nicht mit scharfen Instrumenten, sondern eher präparatorisch erfolgen.

Eine der unangenehmsten Komplikationen der Kieferhöhlenoperation vom Mundvorhof aus ist der *postoperative Dauerschmerz,* der durch die oben beschriebenen Nervenschädigungen oder durch postoperativ auftretende besonders starke Narbenbildung verursacht wird. Auch eine Ostitis des Oberkiefers kann postoperativ einen Dauerschmerz auslösen. Die Möglichkeiten einer operativen Behandlung dieser Schmerzen sind auf S. 61ff. dargelegt.

δ) Modifikationen bei Anlage und Verschluß des fazialen Kieferhöhlenfensters

Um die *Narbenbildung zu reduzieren,* die sich im Bereich des fazialen Kieferhöhlenfensters postoperativ einstellen und unter Einbeziehung des N. infraorbitalis zu erheblichen Schmerzen führen kann, wurden verschiedene Modifikationen bei Anlage und Verschluß des Fensters in der fazialen Kieferhöhlenwand ausgearbeitet.

aa) Osteoplastische Eröffnung der Kieferhöhle durch einen am Periost gestielten Knochendeckel, sog. Trap-door-Technik

Von ABELLO, HORAWITZ, AKUAMOA-BOATENG u. a. wurde eine plastische Anlage des Kieferhöhlenfensters in der Fossa canina mit Ausbildung eines *kranial am Periost gestielten Knochendeckels* angegeben, eine Methode, die sich vielfach bewährt hat und technisch einfach auszuführen ist.

Wie bei der Operation nach CALDWELL-LUC kann man sowohl in Lokalanaesthesie als auch in Allgemeinanaesthesie operieren. Bei der *Injektion des Lokalanaesthetikums* ist darauf zu achten, daß die Spitze der Injektionskanüle nicht subperiostal liegt, um ein Abheben des Periosts vom Knochen zu vermeiden. Die *Inzision im Mundvorhof* wird im Gegensatz zur Operation nach CALDWELL-LUC nur durch die Schleimhaut und etwas submukös, aber nicht bis auf den Knochen geführt.

Mit einem stumpfen Raspatorium oder einem Stieltupfer wird das Weichteilgewebe über der Fossa canina dann bis etwa in die Gegend des Foramen infraorbitale abgeschoben. *Das Periost wird dabei auf dem Knochen der fazialen Kieferhöhlenwand belassen.*

Danach wird das Periost am medialen und lateralen Rand der Fossa canina vertikal und an der kaudalen Begrenzung horizontal inzidiert. Im Bereich der Periostinzisionen wird dann mit Hilfe eines etwa 4 mm breiten Osteotoms ein *Knochendeckel ummeißelt, der kranial am Periost gestielt ist.* Das Kieferhöhlenmukoperiost kann am Knochendeckel verbleiben. Während des Vorgehens in der Kieferhöhle wird der Knochendeckel nach kranial luxiert und mit einem stumpfen Kieferhöhlenhaken in dieser Position gehalten. Bei Abschluß der Operation wird er in seine ursprüngliche Lage zurückgeschwenkt. Eine Fixation durch Draht- oder Katgutnähte ist in der Regel nicht erforderlich.

Um eine möglichst gute Ernährung für den Knochendeckel zu gewährleisten, kann man außer dem Periost *auch einen Teil des Weichteilgewebes auf seiner fazialen Wand belassen.* Auf diese Weise wird die Gefahr einer postoperativen Ostitis im Knochendeckel vermindert. – Ist die faziale Kieferhöhlenwand bereits im Sinne einer *Ostitis* erkrankt (s. S. 200), so ist die Ausbildung eines Knochendeckels kontraindiziert und die Resektion des gesamten veränderten Knochens erforderlich.

bb) Osteoplastische Eröffnung der Kieferhöhle durch temporäre Entnahme eines Knochendeckels

Eine weitergehende Modifikation der osteoplastischen Anlage des fazialen Kieferhöhlenfensters stellt die *temporäre Entnahme des Knochendeckels aus der fazialen Kieferhöhlenwand* dar (LINDORF, FELDMANN). Das Vorgehen im Mundvorhof entspricht zunächst der Operation nach CALDWELL-LUC. Nach Freilegung der knöchernen fazialen Kieferhöhlenwand und nach Bestimmung der Lage des Foramen infraorbitale werden mit Hilfe einer Fräse zwei Trepanationsöffnungen kranial-medial

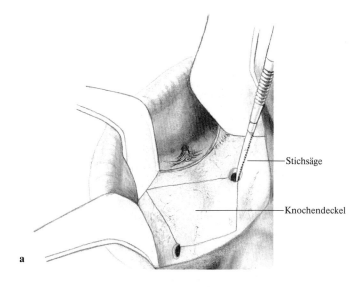

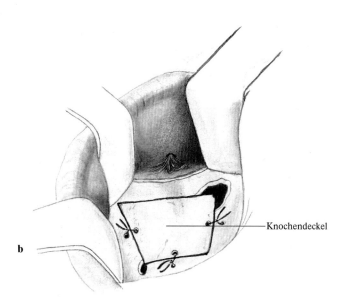

Abb. 27 a, b. Osteoplastische Eröffnung der Kieferhöhle durch temporäre Entnahme eines Knochendeckels. **a** Die faziale Kieferhöhlenwand ist freigelegt. Kranial-medial und kaudal-lateral sind Trepanationsöffnungen angelegt. Mit der eingeführten Stichsäge soll der Knochendeckel längs der eingezeichneten Linien ausgesägt werden. **b** Der Knochendeckel ist zum Verschluß der fazialen Kieferhöhlenwand reponiert und durch Drahtosteosynthese fixiert

und kaudal-lateral durch die faziale Kieferhöhlenwand gelegt. Danach wird mit einer Kreis- oder Stichsäge ein dem weiteren operativen Vorgehen entsprechend großer *Knochendeckel ausgesägt* (Abb. 27a) *und mit dem anhaftenden Kieferhöhlenmukoperiost entnommen.* Es empfiehlt sich, die Sägeschnitte so schräg wie möglich zur Knochenoberfläche auszuführen, damit bei der Reimplantation des Knochendeckels allseits eine gute Auflagefläche vorhanden ist. Für seine Wiedereinheilung ist von Bedeutung, daß der beim Aussägen entstehende *Knochenspalt nicht breiter als 0,2 mm* ist, so daß Spongiosa an Spongiosa zu liegen kommt. Man muß daher darauf achten, Sägeblätter von nur 0,1 mm zu verwenden. Am Ende der Operation wird der *Knochendeckel in den Fensterbereich reponiert.* Seine Fixation kann durch Draht- oder Dexonnähte gesichert werden (Abb. 27b). Abgelöstes Periost und Wangenweichteile werden über den Knochendeckel zurückverlagert. Die Mundvorhofinzision wird vernäht.

Die Methode ist aufwendiger als die Trap-door-Technik, ermöglicht aber die Anlage eines relativ großen Fensters in der fazialen Kieferhöhlenwand, wie es z.B. für die Zugangsoperationen zu Orbita oder Flügelgaumengrube benötigt wird. – *Postoperative Einheilungsstörungen des Knochendeckels* können auftreten. Bei mangelhafter Ernährung des Knochendeckels muß allerdings mit der Möglichkeit einer Ostitis gerechnet werden.

*cc) Abdecken des fazialen Kieferhöhlenfensters
mit konservierter Dura oder Faszie*

Eine weitere prophylaktische Maßnahme gegen mögliche unkontrollierte Narbenbildung ist die von PFEIFER vorgeschlagene *Abdeckung des fazialen Kieferhöhlenfensters mit konservierter Dura.* Im Anschluß an die Kieferhöhlenoperation nach CALDWELL-LUC wird ein Stück konservierter Dura so über dem Knochenfenster in der fazialen Kieferhöhlenwand ausgebreitet, daß die Knochenränder des Fensters allseits von der Dura überdeckt sind (Abb. 28). Das Duratransplantat muß deshalb entspre-

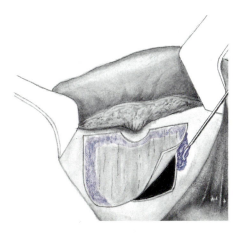

Abb. 28. Abdecken des fazialen Kieferhöhlenfensters mittels Faszie oder konservierter Dura. Das Transplantat überlappt den Rand des Knochenfensters. Die Fixation erfolgt mit Hilfe von Fibrinkleber *(blau)*

chend groß geschnitten werden. Für den N. infraorbitalis wird an seinem kranialen Rand eine Aussparung umschnitten, in die der Nerv zu liegen kommt. Eine zusätzliche Fixierung der Dura kann durch Fibrinkleber erfolgen.

Bei einigen Patienten führt die Einlage konservierter Dura erfahrungsgemäß zu unangenehmen Gewebereaktionen mit anschließender starker Narbenbildung. Außerdem kann es im infektionsgefährdeten Gebiet zu Nekrosen und zum Abstoßen der konservierten Dura kommen. Will man diese möglichen Komplikationen vermeiden, so empfiehlt es sich, anstelle der konservierten Dura ein *autogenes Transplantat* aus der Fascia lata oder der Faszie des M. temporalis zu benutzen, das in gleicher Weise eingelegt und fixiert wird wie die konservierte Dura.

c) Kieferhöhlenoperation nach DENKER

α) Indikation zur Kieferhöhlenoperation nach DENKER

Die Kieferhöhlenoperation nach DENKER (1905) unterscheidet sich von der Operation nach CALDWELL-LUC dadurch, daß der *zwischen dem fazialen und dem nasalen Fenster gelegene Knochen reseziert* wird und auf diese Weise eine große Öffnung zur Kieferhöhle entsteht. Bei dem zusätzlich zu resezierenden Knochen handelt es sich um den kaudalen Abschnitt des Processus frontalis des Oberkiefers und um die laterale Begrenzung der Crista piriformis (Abb. 29).

Wegen des weiten Zugangs ist die Kieferhöhlenoperation nach DENKER dann indiziert, *wenn eine besonders gute Übersicht erforderlich wird,* wie das z. B. bei großen

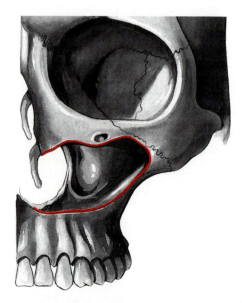

Abb. 29. Kieferhöhlenoperation nach DENKER. Darstellung des Knochenfensters im Bereich der fazialen und der medialen Kieferhöhlenwand. (Aus LAUTENSCHLÄGER 1934)

dentogenen Zysten und benignen sowie malignen Tumoren bestimmter Lage und Ausdehnung der Fall ist.

Als *Nachteil* kommen eine Denervation der Schneidezähne und der Oberlippe, eine gewisse Abflachung des Gesichtsprofils und der Verlust der Apertura piriformis als Stütze des Gaumens beim Kauakt in Betracht. Diese Störungen fallen bei beiderseitiger Operation besonders ins Gewicht. Bei entzündlichen Erkrankungen der Kieferhöhle wird die Operation nach DENKER deshalb heute kaum noch angewandt.

β) *Operatives Vorgehen bei der Kieferhöhlenoperation nach* DENKER

Die Anaesthesie ist die gleiche wie bei der Kieferhöhlenoperation nach CALDWELL-LUC (s. S. 45). Die *Inzision im Mundvorhof* wird vom 2. oder 3. Molaren bis zum Frenulum der Oberlippe geführt. Bei Zahnlücken und zahnlosem Oberkiefer kann man sich an die für die Caldwell-Luc-Operation angegebenen Richtlinien halten (s. S. 46). Das *Abheben der Weichteile und des Periosts im Bereich der Fossa canina* unter Schonung des N. infraorbitalis (s. S. 47) erfolgt nach medial bis zur Apertura piriformis. Von hier aus wird auch das *Mukoperiost der lateralen Nasenwand* im Bereich des unteren Nasengangs vom Knochen abgelöst.

Es folgt die *Eröffnung der Kieferhöhle* von der Fossa canina aus (s. S. 47) mit Resektion eines großen Teils der fazialen Kieferhöhlenwand. Der N. infraorbitalis wird dabei sorgfältig geschont (s. S. 47). Bei der Anlage des *Fensters zum unteren Nasengang* wird im Gegensatz zu der Operation nach CALDWELL-LUC der *kaudale Abschnitt des Processus frontalis des Oberkiefers und die laterale Begrenzung der Crista piriformis mitentfernt* (Abb. 29). Man bedient sich dabei der Stanze, der Fräse oder des Meißels und erhält einen weiten und übersichtlichen Zugang zur Kieferhöhle. Die kaudale, kraniale und dorsale Begrenzung des Fensters entspricht der Operation nach CALDWELL-LUC (s. S. 47). Bei der Knochenresektion wird das Mukoperiost der lateralen Nasenwand für die spätere Lappenbildung sorgfältig geschont.

Ist die Knochenresektion erfolgt, so wendet man sich der Entfernung des Tumors oder der Zyste aus der Kieferhöhle zu, wobei man gesunde Schleimhautanteile so weit wie möglich erhält. Zum Abschluß der Operation wird wie bei der Operation nach CALDWELL-LUC ein basal *gestielter Lappen aus dem zuvor erhaltenen Mukoperiost der lateralen Nasenwand* gebildet und *zur Kieferhöhle eingeschlagen* (Abb. 30). Auch das weitere Vorgehen, d. h. die Fixation des Mukoperiostlappens, die Naht im Mundvorhof, das Einlegen einer Tamponade und der Druckverband entsprechen der Operation nach CALDWELL-LUC (s. S. 50). Die *möglichen Komplikationen* des Eingriffs entsprechen ebenfalls denen der Caldwell-Luc-Operation. Bei beiderseitiger Durchführung der Operation nach DENKER kann es, wie oben erwähnt, durch das *beiderseitige Fehlen der Stützpfeiler* zu Schwierigkeiten beim Beißen kommen.

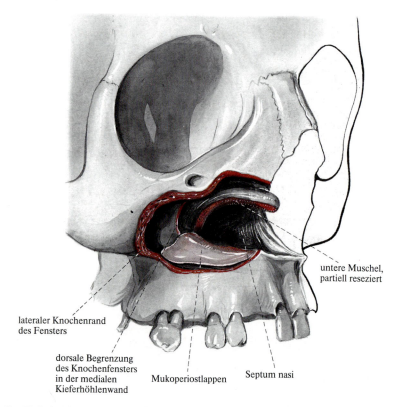

Abb. 30. Kieferhöhlenoperation nach DENKER. Der Mukoperiostlappen aus der lateralen Nasenwand ist in die Kieferhöhle eingeschlagen. Die untere Muschel ist partiell reseziert. (Aus LAUTENSCHLÄGER 1934)

6. Kombinierte endonasale faziale Kieferhöhlenoperation nach STURMANN-CANFIELD

a) Allgemeine Vorbemerkung

Die Kieferhöhlenoperation nach STURMANN (1908) und CANFIELD (1908) wird vom Nasenloch aus durchgeführt. Gegenüber den anderen endonasalen Operationen (s. S. 37ff.), durch den unteren oder den mittleren Nasengang hat sie den Vorteil, daß die *Eröffnung der Kieferhöhle von der Crista piriformis aus* erfolgt und deshalb wesentlich weiter gestaltet werden kann als durch einen Nasengang. Das ermöglicht eine bessere Übersicht und eine größere Bewegungsfreiheit für die Instrumente in der Kieferhöhle. Andererseits lassen sich bei der Abtragung der Crista piriformis und der Resektion von Knochen im medialen Bereich der fazialen Kieferhöhlenwand Schäden an den hier verlaufenden Nn. alveolares anteriores nicht vermeiden.

Da die Zahnanlagen bei der Kieferhöhlenoperation nach STURMANN-CANFIELD geschont werden, kann der Eingriff *im Kindesalter* indiziert sein, wenn ein weiter Zugang zur Kieferhöhle erforderlich erscheint und das endonasale Vorgehen über den unteren oder den mittleren Nasengang nicht ausreicht. – *Bei beiderseitiger Ausführung* des Eingriffs ist die vordere Gaumenplatte allerdings einer wesentlichen Stütze beraubt.

b) Anaesthesie bei der Kieferhöhlenoperation nach STURMANN-CANFIELD

Der Eingriff kann sowohl in Lokalanaesthesie mit entsprechender Sedierung als auch in *Allgemeinanaesthesie* mit orotrachealer Intubation und Hypopharynxtamponade (s. S. 14) durchgeführt werden. Bei der Operation in *Lokalanaesthesie* wird nach Oberflächenanaesthesie des Mundvorhofs und der Nasenhöhle, speziell des unteren Nasengangs, eine Infiltrationsanaesthesie des Operationsgebiets vorgenommen. Das erfolgt sowohl vom Mundvorhof als auch vom Nasenloch aus. Besonders das Vestibulum nasi, die Gegend der Apertura piriformis und der Kopf der unteren Muschel werden infiltriert. Die Anlage der *Leitungsanaesthesie* erfolgt durch Injektion des Anaesthetikums in die Flügelgaumengrube (s. S. 15).

c) Operatives Vorgehen bei der Kieferhöhlenoperation nach STURMANN-CANFIELD

Nach Aufspreizen des Nasenlochs mit einem Nasenspekulum legt man im Vestibulum nasi lateral der Crista piriformis eine *vertikale, etwas bogenförmig parallel zur Crista verlaufende Inzision* und löst Wangenweichteile und Periost im Bereich der geplanten Knochenresektion von der fazialen Kieferhöhlenwand ab. Man hält sich dabei in entsprechender Entfernung vom Foramen infraorbitale. Medial wird das *Mukoperiost von der knöchernen lateralen Nasenwand abgehoben*. Danach wird ein längeres Nasenspekulum so eingeführt, daß sein mediales Blatt zwischen Mukoperiost der lateralen Nasenwand und knöcherner medialer Kieferhöhlenwand und sein

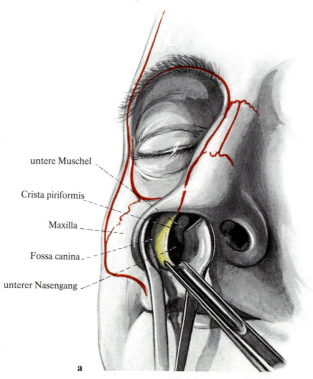
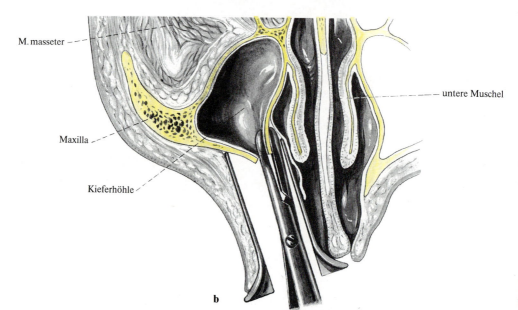

Abb. 31 a, b. Kieferhöhlenoperation nach Sturman-Canfield. **a** Von einer lateralen Vestibuluminzision sind die Kante der Crista piriformis und ein Teil der fazialen Kieferhöhlenwand freigelegt. Zur Abtragung des Knochens ist zwischen den Branchen eines Nasenspekulums ein Meißel eingeführt. **b** Knochenabtragung mit einer kräftigen Nasenzange. (Nach Lautenschläger 1934)

laterales Blatt zwischen knöcherner fazialer Kieferhöhlenwand und Wangenweichteilen zu liegen kommt (Abb. 31a). Dazwischen befindet sich die *freigelegte Crista piriformis*. Sie wird mit dem Meißel oder einer kräftigen Zange beziehungsweise mit der Fräse abgetragen und die *Kieferhöhle auf diese Weise eröffnet* (Abb. 31b). Bei der erforderlichen Resektion der knöchernen lateralen Nasenwand ist darauf zu achten, daß der *Tränennasengang nicht verletzt wird,* der hier mündet (Abb. 10, 43b). Mukoperiost, Zysten, Polypen und Eiter können nun aus der Kieferhöhle entfernt werden. – Aus dem Mukoperiost im Bereich des von der lateralen Nasenwand entfernten Knochens wird ein *kaudal gestielter Lappen* gebildet, in die Kieferhöhle eingeschlagen und durch eine Tamponade fixiert.

Hinsichtlich der *möglichen Komplikationen* des Eingriffs, ihrer Vermeidung und ihrer Beherrschung, gilt das für die Kieferhöhlenoperation nach CALDWELL-LUC Dargelegte (s. S. 52). Arterielle Blutungen an den Rändern des angelegten knöchernen Fensters sind auch bei der Operation nach STURMANN-CANFIELD präzise zu stillen (s. S. 48). Gegebenenfalls muß der Eingriff dabei im Sinne einer Kieferhöhlenoperation nach CALDWELL-LUC (s. S. 44ff.) erweitert werden.

7. Operative Behandlung des postoperativen Schmerzsyndroms

a) Allgemeine Vorbemerkung

Einige Patienten klagen nach transoraler Operation der Kieferhöhle über Schmerzen im Operationsgebiet, die verschiedene Ursachen haben können. Die häufigste Ursache dieser unangenehmen Komplikation ist eine *exzessive Narbenbildung* im Bereich der bei der Operation abgelösten Wangenweichteile und des Kieferhöhlenlumens unter Einbeziehung des N. infraorbitalis. Wurde der Nerv bei der Kieferhöhlenoperation durchtrennt, kann es zur Entwicklung eines äußerst schmerzhaften *Stumpfneuroms* kommen.

Eine weitere Ursache für das postoperative Schmerzsyndrom stellt die *Ostitis* dar, die sich makroskopisch als verfärbter, mit Blutpunkten durchsetzter, weicher Knochen manifestiert und die sich histologisch nachweisen läßt. In manchen Fällen ergreift sie auch den *Infraorbitalkanal* und kann zu Veränderungen des N. infraorbitalis mit außerordentlich starken Schmerzen in seinem Innervationsgebiet führen.

Als weitere Ursache postoperativer Schmerzen kann sich ein *narbig abgekapselter Recessus* z. B. in der Jochbeinregion finden, der keinen Abfluß zur Nase hat. Es kann auch ein *knöchernes Kieferhöhlenseptum* anlagebedingt vorliegen (s. S. 25), das bei der Kieferhöhlenoperation nicht gefunden wurde und hinter dem sich eine abgeschlossene Kammer mit entzündlich veränderter Schleimhaut und Eiter befindet. Auch ein *Wiederverschluß des Fensters zur Nasenhöhle* mit dem Rezidiv einer entzündlichen Kieferhöhlenerkrankung kommt als Ursache für postoperative Schmerzen in Frage. In einigen Fällen können sogar mehrere der hier aufgeführten den Schmerz auslösenden Veränderungen vorliegen.

Nach einwandfreier klinischer Untersuchung, gegebenenfalls mit Hilfe der bildgebenden Verfahren, und nach eventueller endoskopischer Diagnostik unter Ausschluß einer Trigeminusneuralgie oder eines Sluder- beziehungsweise Cluster-Syndroms (s. Band V/1, S. 277 dieser Operationslehre) hat eine *Revision des Operationsgebiets zu erfolgen.*

b) Operatives Vorgehen beim postoperativen Schmerzsyndrom

Der Eingriff kann sowohl in *Lokalanaesthesie* mit entsprechender Sedierung als auch in *Allgemeinanaesthesie* mit orotrachealer Intubation und Hypopharynxtamponade (s. S. 14) durchgeführt werden. Bei Anwendung der Lokalanaesthesie ist daran zu denken, daß die Operation in der Regel in einem stark vernarbten Gebiet vorgenommen wird, in dem sich das Lokalanaesthetikum nicht so gut verteilt. Es muß deshalb während der Operation öfter nachinjiziert werden.

Von der *Mundvorhofinzision* in der alten Narbe wird die faziale Kieferhöhlenwand unter *vergrößerungschirurgischen Bedingungen* dargestellt. Durch vorsichtige Präparation verschafft man sich von kaudal her einen Überblick über die *Ausdehnung der Narbenplatte* im Bereich der ehemaligen fazialen Kieferhöhlenwand, des Kieferhöhlenlumens und des N. infraorbitalis (Abb. 32a).

Die bei der Narbenlösung freigelegten *Knochenränder an der fazialen Kieferhöhlenwand* werden kontrolliert. Dunkel verfärbte, weiche Knochenanteile, die auf *Ostitis* verdächtig erscheinen (s. S. 200), werden entfernt und zur histologischen Untersuchung eingeschickt. Beim Auslösen der Narbenplatte aus dem restlichen Kieferhöhlenlumen von kaudal her wird die Kieferhöhle auf *vernarbte, abgekapselte Kammern* abgesucht. Finden sich solche Kammern, so werden sie durch Narbenresektion in das Kieferhöhlenlumen einbezogen. Desgleichen ist an *knöcherne Kieferhöhlensepten* zu denken, die zusammen mit der dahinter verborgenen entzündeten Schleimhaut entfernt werden müssen. Anschließend wird das *Fenster zur Nase* von der Kieferhöhle aus auf seine Durchgängigkeit kontrolliert, gegebenenfalls erweitert und mit einem geeigneten Mukoperiostlappen aus der lateralen Nasenwand versorgt.

Danach wendet man sich dem *N. infraorbitalis* zu. Wenn seine Fasern im Bereich der fazialen Kieferhöhlenwand in die Narbenplatte eingemauert sind, kann sein Auffinden im Bereich des Foramen infraorbitale sehr erschwert sein. Es empfiehlt sich in solchen Fällen, den Nerv zunächst *in seinem Knochenkanal am Dach der Kieferhöhle aufzusuchen* und von hier aus zum Foramen infraorbitale hin freizulegen. Die Nervenfasern sind auf diese Weise sicherer zu erhalten als beim tangentialen Vorgehen von der Narbenplatte aus.

Ist der Nerv am Kieferhöhlendach dunkel verfärbt und geschwollen, dann wird er auch in dorsaler Richtung im Sinne einer *Dekompression* aus dem Knochenkanal so weit befreit, bis er gesund erscheint. Das kann unter Umständen bis in die Fossa pterygopalatina erforderlich sein. *Ostitischer Knochen*, den man bei solchen Veränderungen nicht selten hier findet, wird so weit wie möglich im Gesunden entfernt. Danach wird der Nerv aus der fazialen Narbenplatte ausgelöst. Die Narbenplatte wird dabei unter Präparation der einzelnen Nervenäste und -verzweigungen nach und nach vom Nervenstamm aus zur Peripherie hin abgetragen (Abb. 32a, b) ein Vorgehen, das sehr zeitraubend sein kann und unter vergrößerungschirurgischen Bedingungen zu erfolgen hat. – Die vernarbte Auskleidung der Kieferhöhle wird je nach Befund erhalten oder entfernt.

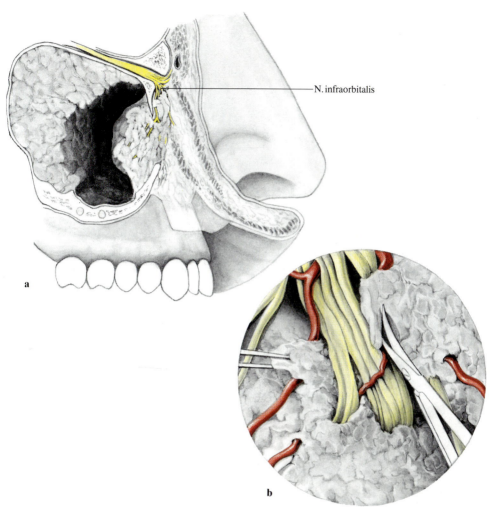

Abb. 32a, b. Neurolyse des N. infraorbitalis. **a** Im Bereich des Knochenfensters in der fazialen Kieferhöhlenwand ist der N. infraorbitalis in eine derbe Narbenplatte eingebettet und verzogen. **b** Mikrochirurgisches Freilegen der Nervenfasern durch Abtragen des Narbengewebes

Der *Verschluß der revidierten Kieferhöhle* kann zur Prophylaxe einer erneuten Vernarbung des Gebiets unter Anwendung der früher angegebenen Maßnahmen, z. B. eines *freien Faszientransplantats* (s. S. 55) erfolgen. Als sehr dienlich hat sich auch ein *Schleimhautinsellappen aus dem Mundvorhof im Wangenbereich* erwiesen (DENECKE), der oberhalb und anterior von der Papilla parotidea umschnitten wird. Die Schleimhautinsel dieses Lappens wird an ihrem epithelfreien Gewebestiel zur Innenauskleidung der fazialen Kieferhöhlenwand in die Kieferhöhle eingeschlagen und spannungsfrei mit den Weichteilen vernäht. Da es sich um einen *gestielten Lappen* handelt, ist bei spannungsfreier Naht eine gute Ernährung der Schleimhautinsel gewährleistet. Über der Plastik wird die Mundvorhofinzision in typischer Weise durch

Naht verschlossen. Die Entnahmestelle des Lappens kann mit einigen Situationsnähten versorgt werden. − LINDORF hat die Einheilung *freier Schleimhauttransplantate* empfohlen. Die Langzeitresultate dieser Technik müssen abgewartet werden.

8. Operatives Vorgehen bei Rezidiven infolge Fensterverschlusses

Für die endgültige Ausheilung einer chronischen Kieferhöhlenentzündung und ihrer Folgen ist nicht nur die Ausräumung der erkrankten Schleimhaut von Bedeutung. Auch das Offenbleiben des zwischen Kieferhöhle und Nasenhöhle angelegten Fensters, das sowohl den Abfluß des Sekrets als auch eine gute Belüftung der operierten Kieferhöhle sicherstellt, ist Voraussetzung für das Ausbleiben von Entzündungsrezidiven. Ist es zu *einer hochgradigen Einengung oder zu einem Verschluß des Fensters* mit einem Entzündungsrezidiv gekommen, so ist die operative Revision der Kieferhöhle mit Wiedereröffnung des verschlossenen Fensters und entsprechender Lappenplastik erforderlich.

Bei allen Eingriffen an der Kieferhöhle, sowohl den endonasalen als auch den vom Mundvorhof aus durchgeführten, kann es zu einer Stenosierung beziehungsweise zum Verschluß des angelegten Fensters kommen. Die *Ursachen* dafür sind vielfältig. Einerseits kann das Fenster von vornherein zu klein angelegt oder nicht ausreichend epithelisiert worden sein. Andererseits kann es sich durch eine häufig anlagemäßig bedingte ungewöhnlich starke Narbenbildung wieder verschließen. Den Verschluß begünstigende Faktoren sind dabei das Fortbestehen einer Entzündung in benachbarten, nicht gleichzeitig sanierten Nebenhöhlen sowie eine das Fenster verlegende hyperplastische untere Nasenmuschel, die bei dem Ersteingriff nicht verkleinert wurde. Auch eine Septumdeviation, die bei dem Ersteingriff nicht korrigiert wurde und die betreffende Nasenhöhle stärker einengt, kann sich auf die Funktion des Fensters und damit auf die Ausheilung des Kieferhöhlenprozesses negativ auswirken.

Am häufigsten kommt der Fensterverschluß beziehungsweise die Stenosierung des Fensters *nach der endonasalen Kieferhöhlenfensterung,* sei es vom unteren oder vom mittleren Nasengang aus, zustande. Das kann damit zusammenhängen, daß die Kieferhöhle bei diesen Eingriffen häufig nicht ausreichend saniert und ein miterkranktes Siebbein oft nicht mit ausgeräumt wird. Außerdem werden die endonasal angelegten Fenster in der Regel etwas kleiner ausgebildet als bei einer Operation vom Mundvorhof aus. Aber auch nach den Eingriffen vom Mundvorhof kann es zum narbigen Verschluß des Fensters und zum Entzündungsrezidiv kommen.

Um sicherzugehen, daß die Anlage eines ausreichend weiten Fensters gelingt und auch die Lappenplastik zu einem permanenten Offenbleiben des Fensters führt, empfiehlt es sich, die *operative Revision im Sinne einer Kieferhöhlenoperation nach* CALDWELL-LUC (s. S. 44) vorzunehmen. Da der für die plastische Versorgung des Fensters benötigte Mukoperiostbezirk bei Nachoperationen in der Regel vernarbt ist, weil er schon bei der Erstoperation zur Plastik herangezogen wurde, werden Mukoperiostlappen aus anderen Partien der lateralen Nasenwand und/oder vom Nasenboden in Anwendung gebracht. − Bei dem Eingriff wird gleichzeitig das in der Regel *mitbetroffene Siebbein operativ saniert* (s. S. 81). Liegt eine Septumdeviation vor, die beim Ersteingriff nicht berücksichtigt wurde, so wird den Eingriffen an Kieferhöhle und Siebbein eine *Septumkorrektur* (s. Band V/1, S. 135 dieser Operationslehre) vorausgeschickt. Auch das Fenster einengende *hyperplastische Muschelanteile werden reseziert* (s. Band V/1, S. 168 dieser Operationslehre). Die komplette Resektion einer Muschel sollte man aber vermeiden, damit es nicht zu postoperativer Borkenbildung mit ihren unangenehmen Begleiterscheinungen kommt.

9. Operative Behandlung odontogener Zysten des Oberkiefers

a) Allgemeine Vorbemerkung

Man unterscheidet zwei Formen von odontogenen Zysten: die radikulären Zysten und die follikulären Zysten. Die *radikuläre Zyste* entsteht aus einer chronischen apikalen Parodontitis und entwickelt sich aus apikalem Granulationsgewebe, dem sog. Zahnwurzelgranulom, in das Epithel einwächst. Durch den hydrostatischen Druck der Zystenflüssigkeit kommt es zu einem verdrängenden Wachstum in Richtung Kieferhöhle. In Extremfällen kann eine radikuläre Zyste die gesamte Kieferhöhle ausfüllen.

Die *follikuläre Zyste,* die sehr viel seltener ist, stellt das zystisch entartete Zahnsäckchen einer Zahnanlage dar und ist dadurch gekennzeichnet, daß der zugehörige, in der Regel verlagerte Zahn mit seiner Krone in den Zystenbalg hineinragt. Im Oberkiefer handelt es sich in erster Linie um den verlagerten Weisheitszahn, der mit seiner Krone in die Kieferhöhle ragt oder insgesamt in der Kieferhöhle gelegen ist. Die follikuläre Zyste entwickelt sich also ebenfalls in die Kieferhöhle hinein.

Diagnostisch ist die odontogene Zyste am besten *röntgenologisch* mit Hilfe der Panoramaaufnahme oder eines Orthopantomogramms und durch die Übersichtsaufnahme der Nasennebenhöhlen nachzuweisen. Bei der radikulären Zyste findet sich eine Aufhellung des Kieferknochens im Bereich der Wurzelspitze. Bei der follikulären Zyste ist der verlagerte Zahn zu erkennen. Gelegentlich kommt auch eine zwischen Zystenwand und Kieferhöhle liegende Knochenlamelle zur Darstellung.

Für die operative Behandlung der odontogenen Zysten kommen zwei unterschiedliche Techniken in Betracht: *die komplette Entfernung der Zyste und die Eröffnung der Zyste mit Erhaltung des Zystenepithels.* Die komplette Entfernung der Zyste wird *Zystektomie oder Enukleation* genannt, während die Eröffnung der Zyste mit Erhaltung ihres Epithels als *Marsupialisation* bezeichnet wird. Das Wort stammt von Marsupia = Beuteltiere. Die Zyste wird dabei zu einer Nebenbucht der Mundhöhle (SMITH, PARTSCH), der Kieferhöhle oder auch der Nasenhöhle gemacht. Die Extraktion des verursachenden Zahnes beziehungsweise der Zähne oder die Resektion der Wurzeln sind bei jeder Zystenoperation in die Behandlung einzuschließen. Die Entscheidung über die vorzunehmende Zahnbehandlung sollte der Zahnarzt treffen.

Im allgemeinen werden *kleinere Zysten* enukleiert. Bei *größeren Zysten,* die Kontakt mit der Kieferhöhle haben, kann eine Zystektomie auf transantralem Wege vorgenommen werden. *Große Zysten* sollten dann marsupialisiert werden, wenn bei der Zystektomie die Gefahr der Ausbildung einer Mund-Antrum-Fistel besteht oder

b) Enukleation odontogener Zysten des Oberkiefers

Bei *kleinen radikulären Zysten* wird der verursachende Zahn am besten in Lokalanaesthesie extrahiert. Kann man die Zyste danach *über die leere Alveole* gut erreichen, so wird sie auf diesem Wege *enukleiert*. Das ist vor allem bei mehrwurzeligen Zähnen der Fall. Ist die Alveole zu eng, so wird die *Enukleation unter Bildung eines Mukoperiostlappens vom Mundvorhof aus* durchgeführt. Der Mukoperiostlappen kann über der Gingiva propria liegen und zur Umschlagsfalte im Mundvorhof hin gestielt sein. Besser ist es jedoch, ihn nach kranial konvex oberhalb der Umschlagsfalte anzulegen, so daß seine Basis im Bereich der Gingiva liegt (Abb. 33a). Bei diesem Lappen liegt die Inzision im Bereich eines Polsters von submukösem Gewebe, was für die Heilung der Naht günstiger ist als die dünne, unverschiebliche Gingiva pro-

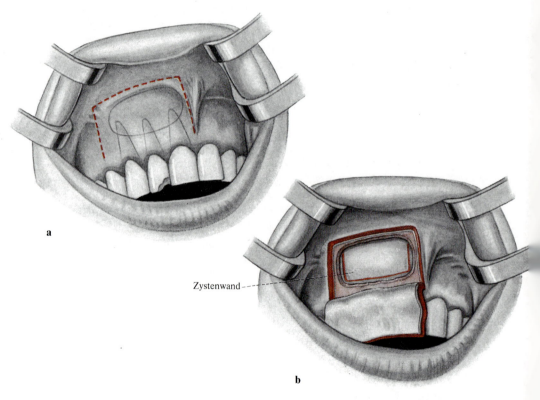

Abb. 33a, b. Enukleation einer odontogenen Zyste im Oberkiefer. **a** Inzision des Mukoperiosts im Mundvorhof zur Bildung eines kaudal basierten Lappens *(rot gestrichelte Linie)*. Die *ausgezogene Linie* deutet die Lage des Zystensackes an. **b** Der Mukoperiostlappen ist nach kaudal geschwenkt und der Knochen über der Zyste abgetragen. Der Zystensack liegt frei. (Aus Ritter 1956)

pria. Nach Abheben des Mukoperiostlappens wird der über der Zyste liegende meistens sehr dünne Knochen mit einer Knochenzange oder einer Stanze von der Alveole aus abgetragen. Hat man auf diese Weise genügend Übersicht über den Zystensack erlangt (Abb. 33b), wird dieser mit einem geeigneten Elevatorium oder mit einer Kürette ausgelöst und komplett entfernt. Abschließend wird der Mukoperiostlappen in die entstandene Lücke eingeschlagen und mit Nähten fixiert. Eine Tamponade des Hohlraums im Knochen ist nicht erforderlich.

c) Transantrale Zystektomie bei odontogenen Zysten des Oberkiefers

Zur operativen Entfernung *größerer odontogener Zysten,* die sich in die Kieferhöhle entwickelt haben, wird die *transantrale Zystektomie,* möglichst unter Erhaltung der Kieferhöhlenschleimhaut, empfohlen (Wassmund). Die Extraktion des verursachenden Zahnes ist dabei in jedem Fall erforderlich. Außerdem wird stets eine Fensterung der Kieferhöhle zum unteren Nasengang durchgeführt.

Der Eingriff kann in Lokalanaesthesie mit entsprechender Sedierung oder in Allgemeinanaesthesie mit oro- oder nasotrachealer Intubation und Hypopharynxtamponade (s. S. 14) vorgenommen werden. Die Anlage der Lokalanaesthesie entspricht dem Vorgehen, wie es für die Kieferhöhlenoperation vom Mundvorhof aus angegeben ist (s. S. 45).

Der Zugang erfolgt über eine *Inzision im Mundvorhof* wie bei der Kieferhöhlenoperation nach Caldwell-Luc (s. S. 46). Ist bei der erforderlichen Extraktion des verursachenden Zahnes mit einem Defekt im Bereich des Kieferhöhlenbodens zu rechnen, wird die Inzision so angelegt, daß nachfolgend der plastische Verschluß der entstandenen Mund-Antrum-Fistel möglich ist (s. S. 71). Bei der Anlage und beim Verschluß des *Fensters in der fazialen Kieferhöhlenwand* kann man nach der Technik von Caldwell-Luc (s. S. 51) oder nach einer Modifikation dieser Technik (s. S. 55) vorgehen. Die Zyste wird präparatorisch ausgelöst und die Kieferhöhlenschleimhaut dabei weitgehend belassen. Danach wird in der medialen Kieferhöhlenwand ein *Fenster zum unteren Nasengang* in typischer Weise angelegt (s. S. 50). Abschließend wird die entstandene Mund-Antrum-Fistel plastisch verschlossen (s. S. 71) und die Inzision im Mundvorhof vernäht.

d) Marsupialisation odontogener Zysten des Oberkiefers

α) Marsupialisation zur Mundhöhle

Bei *großen odontogenen Zysten,* bei denen nach der Extraktion der verursachenden Zähne beziehungsweise nach der Wurzelspitzenresektion der Kieferhöhlenboden intakt bleibt und keine Infektion der Kieferhöhlenschleimhaut vorliegt, kann die *Marsupialisation der Zyste vom Mundhof aus* zur Mundhöhle hin erfolgen (Partsch I). Dabei muß eine *ausreichend weite Öffnung der entstandenen Nebenbucht der Mundhöhle* gewährleistet sein.

Der Eingriff kann in Lokalanaesthesie mit entsprechender Sedierung ausgeführt werden. Nach der Extraktion der verursachenden Zähne beziehungsweise nach der

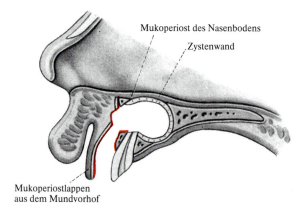

Abb. 34. Marsupialisation einer odontogenen Zyste des Oberkiefers. Über der Zystenwand ist ein Mukoperiostlappen abgelöst und der Knochen abgetragen. Der Zystensack ist eröffnet und die Zahnwurzelspitze reseziert. Die Zyste ist zum Mundvorhof marsupialisiert. Ihre Epithelauskleidung wurde belassen. (Aus Ritter 1956)

Wurzelspitzenresektion wird die Zyste, gegebenenfalls durch eine dünne Knochenlamelle hindurch, inzidiert. Danach werden das Mukoperiost mit der eventuell vorhandenen Knochenlamelle und die Zystenwand kreisförmig exzidiert, so daß eine ausreichend weite Öffnung der Zyste zum Mundvorhof hin entsteht (Abb. 34). Abschließend wird das Mukoperiost im Mundvorhof mit dem Exzisionsrand der Zystenwand vernäht. Die Höhle der Zyste wird mit einer lockeren Gazetamponade ausgelegt. Später kann ein Obturator aus Kunststoff verwendet werden. Ist die Zystenhöhle genügend geschrumpft, kann man ihre *Enukleation in einer zweiten Sitzung* ohne Gefahr einer Mund-Antrum-Fistel vornehmen.

β) Marsupialisation zur Kieferhöhle

Große, der Kieferhöhle anliegende oder sie verdrängende odontogene Zysten werden *zur Kieferhöhle hin marsupialisiert.* Der Eingriff kann in Lokalanaesthesie mit entsprechender Sedierung oder in Allgemeinanaesthesie mit oro- oder nasotrachealer Intubation und Hypopharynxtamponade (s. S. 14) durchgeführt werden. Die Inzision liegt im Mundvorhof und wird in gleicher Weise angelegt wie bei der Kieferhöhlenoperation nach Caldwell-Luc (s. S. 46). Danach wird das Mukoperiost oberhalb des Alveolarkamms vom Knochen abgelöst und vorsichtig von der Zystenwand abpräpariert. Findet sich über der Zyste noch eine dünne Knochenwand, so muß diese abgetragen werden. Danach wird die Zyste eröffnet und ihr Inhalt abgesaugt. Durch vorsichtiges Austasten der Zyste mit einer stumpfen Sonde läßt sich der Bereich ihrer dünnen Wandung zur Kieferhöhle hin auffinden. Diese Wand wird von der Zyste aus so weit abgetragen, bis beide Höhlen in breiter Verbindung miteinander stehen. Zum Abschluß des Eingriffs wird ein Fenster zum unteren Nasengang angelegt, was in gleicher Weise erfolgt wie bei der Kieferhöhlenoperation nach Caldwell-Luc (s. S. 50). Die Mundvorhofinzision wird vernäht.

γ) Marsupialisation zum Nasenboden

Eine *vom Schneidezahn ausgehende Zyste* kann sich *zum Nasenboden entwickeln* und wölbt diesen dann zur Nasenhöhle hin vor (Gerber-Wulst). Man kann diese Zysten vom Vestibulum nasi aus in Lokalanaesthesie operieren. Nach Inzision am Nasenboden wird die bedeckende Knochenschicht mit einem schmalen Meißel oder mit der Fräse abgetragen und die Zyste eröffnet. Durch Adaptation des Zystenepithels an das Mukoperiost der Nasenhöhle beziehungsweise an die Vestibulumhaut wird die Zyste zu *einer Nebenbucht der Nase gemacht*. Für einige Tage ist eine Tamponade erforderlich. – Da die Abflußverhältnisse aus der Zystenbucht bei dieser Operationsmethode nicht sehr günstig sind, ist der Masurpialisation zum Mundvorhof auch bei den vom Schneidezahn ausgehenden Zysten in der Regel der Vorzug zu geben.

10. Plastischer Verschluß von Kieferhöhlen-Mund-Fisteln

a) Allgemeine Vorbemerkung

Nach transmaxillären Eingriffen, in deren Folge der Zugang im Mundvorhof z.B. nach Tumoroperationen über längere Zeit offengehalten werden mußte, kann es zur Ausbildung einer Fistel von der Kieferhöhle zum Mundvorhof, einer sog. *Vestibulum-Antrum-Fistel* kommen. Nur sehr selten entwickeln sich derartige Fisteln im Anschluß an eine typische Kieferhöhlenoperation nach CALDWELL-LUC, wenn z.B. die Schleimhaut bei der Naht der Mundvorhofinzision nicht adaptiert, sondern eingestülpt wurde, oder wenn durch eine postoperative Wundinfektion eine Nekrose eintritt.

Von diesen Vestibulum-Antrumfisteln sind die nach Zahnextraktion auftretenden *alveolären Kieferhöhlen-Mund-Fisteln* zu unterscheiden, deren Verschluß auch ein anderes operatives Vorgehen erfordert. Die iatrogene Eröffnung der Kieferhöhle ist praktisch bei jeder Extraktion eines Prämolaren oder eines Molaren im Oberkiefer möglich. Am häufigsten ist der erste Molar Ursache solcher Fisteln, es folgt der zweite Prämolar und dann der erste Prämolar (WASSMUND, SCHUCHARDT u.a.). Die *klinische Diagnose einer Kieferhöhleneröffnung bei Zahnextraktion* ergibt sich aus dem positiven Nasenblasversuch. Dabei läßt man den Patienten mit zugehaltenen Nasenlöchern pressen. Wenn das Kieferhöhlenostium funktioniert, wird die Luft mit einem blasenden Geräusch durch die Fistel in die Mundhöhle gepreßt. Außerdem kann man den Alveolenfundus vorsichtig mit einer Sonde austasten. Bei Vorliegen einer Fistel gelangt die Sonde in die Kieferhöhle, was man röntgenologisch nachweisen kann.

Wird die Fistel nicht bemerkt, so besteht die *Gefahr einer Infektion der Kieferhöhle über die Fistel*. Wird die Fistel sofort nachgewiesen und ist die Kieferhöhle nicht infiziert, sollte man *bei funktionierendem Ostium maxillare* innerhalb von 24 Stunden eine plastische Versorgung der Fistel vornehmen. Bei bereits vorhandener oder nach der Extraktion eingetretener Infektion der Kieferhöhlenschleimhaut ist die Versorgung der Fistel mit einer Kieferhöhlenoperation unter Anlage eines Fensters zum unteren Nasengang (s. S. 50) zu kombinieren. Dies kann in geeigneten Fällen auch auf endonasalem Weg erfolgen (s. S. 37 ff.).

Sehr selten sind *palatinale Oberkiefer-Mund-Fisteln,* bei denen eine Verbindung von der Kieferhöhle oder der Nasenhöhle durch den harten Gaumen zur Mundhöhle vorliegt (s. Band V/3, S. 128 dieser Operationslehre). Diese Fisteln entstehen gewöhnlich nach der Resektion von Tumoren, gelegentlich nach Traumen und können sich in seltenen Fällen auch beim Granuloma gangraenescens einstellen. Ihre operative Behandlung ist in Band V/3, S. 128 dieser Operationslehre dargestellt.

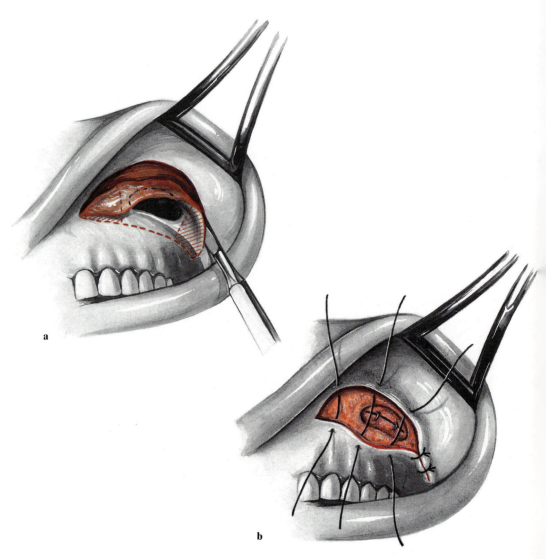

Abb. 35a, b. Plastischer Verschluß einer Mundvorhof-Antrum-Fistel. **a** Umschneiden der Fistel und Mobilisation des Mukoperiosts. Die *rot schraffierten* Mukoperiostanteile werden reseziert. **b** Das umschnittene und mobilisierte Mukoperiost ist zum Kieferhöhlenlumen hin eingeschlagen und vernäht. Die Knoten liegen lumenwärts. Die äußeren Inzisionsränder werden nach Mobilisation vernäht. (Aus LAUTENSCHLÄGER 1934)

b) Plastischer Verschluß von Vestibulum-Antrum-Fisteln

Der Eingriff kann in Lokalanaesthesie durchgeführt werden. Man umschneidet die Fistel elliptisch und mobilisiert die Schleimhaut vom Inzisionsrand aus in Richtung auf die Fistel (Abb. 35a). Dabei muß man eine ausreichend breite Basis für die Ernährung der zur Fistel hin gelegenen Schleimhautanteile belassen. Die beiderseits spitz zulaufenden Enden der umschnittenen Schleimhautpartie werden, soweit sie überflüssig sind, reseziert. Danach werden die *mobilisierten inneren Inzisionsränder* mit einem resorbierbaren Faden so *vernäht,* daß die Fistel verschlossen und zum Kieferhöhlenlumen hin mit Epithel ausgekleidet ist (Abb. 35b). Die Knoten der Einzelknopfnähte kommen zum Kieferhöhlenlumen hin zu liegen. Die äußeren Inzisionsränder werden anschließend mobilisiert und durch Naht vereinigt (SEIFFERT, LAUTENSCHLÄGER).

Liegt die Fistel im Mundvorhof zu dicht am Alveolarkamm des Oberkiefers, dann läßt sich kaudal der Fistel keine ausreichende Mobilisation des Mukoperiosts für die Naht erreichen. In einem solchen Fall ist es besser, den entstandenen Defekt nach Einstülpen der inneren Mukoperiostränder durch einen Schwenklappen aus der Wangenschleimhaut zu decken (Abb. 36a, b).

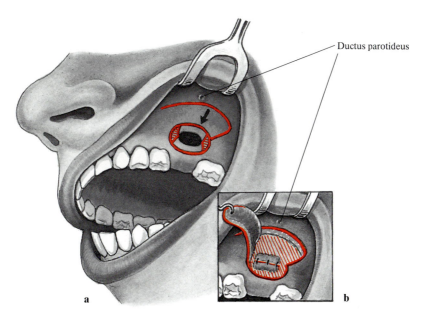

Abb. 36a, b. Plastischer Verschluß einer Mundvorhof-Antrum-Fistel durch einen Schwenklappen aus der Wangenschleimhaut. **a** Die Fistel ist umschnitten. Die *rot gestrichelten* Partien werden reseziert. Der Wangenschleimhautlappen ist unter Schonung des Ductus parotideus umschnitten. **b** Das Mukoperiost um die Fistel ist mobilisiert und kieferhöhlenwärts vernäht. Der aus dem *schraffierten* Gebiet entnommene Wangenschleimhautlappen ist abgehoben. Er soll die deckende Schicht zum Mundvorhof hin bilden

c) Plastischer Verschluß von alveolären Mund-Antrum-Fisteln

Der plastische Verschluß von alveolären Mund-Antrum-Fisteln, den sog. Alveolarkammfisteln, kann auf verschiedene Weise erfolgen. Liegt eine Infektion der Kieferhöhlenschleimhaut vor, so ist der Fistelverschluß mit einer *Kieferhöhlenoperation unter Anlage eines Fensters zum unteren Nasengang* zu verbinden (s. S. 50).

Bei günstiger, d. h. möglichst medialer Lage der Fistel kann man nach Eröffnung der Kieferhöhle vom Mundvorhof aus versuchen, den Fistelverschluß mit Hilfe eines *Mukoperiostlappens aus der lateralen Nasenwand von der Kieferhöhle aus* herbeizuführen. Dabei wird das knöcherne Fenster in der medialen Kieferhöhlenwand größer ausgebildet als üblich, so daß man einen breiten und hohen Mukoperiostlappen aus der lateralen Nasenwand gewinnen kann. Dieser wird dann über dem Fensterboden und über der Alveolarkammfistel ausgelegt (Abb. 37a) und hier durch Tamponade fixiert. Reicht der Lappen nicht ganz bis über die Fistel, so kann man ihn durch eine L-förmige Inzision verlängern (Abb. 37b).

Ist die Alveolarkammfistel für dieses Vorgehen zu weit lateral gelegen oder ist die Kieferhöhlenoperation vom Mundvorhof aus nicht erforderlich, so kann der Verschluß der Alveolarkammfistel auch *mit Hilfe von bukkalen oder palatinalen Lap-*

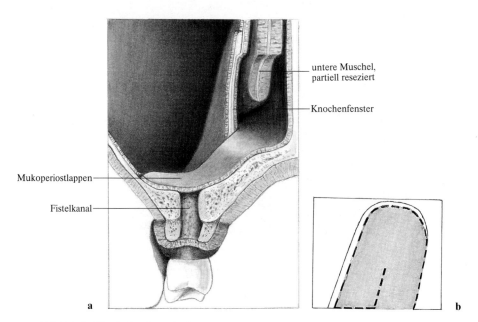

Abb. 37a, b. Plastischer Verschluß einer alveolären Mund-Antrum-Fistel von der Kieferhöhle aus. **a** Aufsicht auf die eröffnete Kieferhöhle mit der Alveolarkammfistel am Boden der Kieferhöhle im Frontalschnitt. Der im Bereich des Fensters zum unteren Nasengang gebildete Mukoperiostlappen aus der lateralen Nasenwand ist in die Kieferhöhle eingeschwenkt und auf den deepithelisierten Kieferhöhlenboden aufgelegt. Er deckt die Alveolarkammfistel von der Kieferhöhle aus ab. **b** Die Nebenskizze zeigt die Technik der Schnittführung zur Verlängerung des Lappens

penplastiken oder durch eine Kombination von beiden erfolgen. Bei diesem Vorgehen wird das Zahnfleisch um die Fistel zunächst so umschnitten, daß gerade noch ein schmaler Gingivastreifen zu den anterior und posterior der Fistel stehenden Zähnen erhalten bleibt. Danach werden bei länger bestehenden Fisteln Granulationen, Schleimhautpolypen, Narben und *das den Fistelgang auskleidende Epithel exzidiert*. Ein doppelschichtiger Fistelverschluß durch Einschlagen und Vernähen des Fistelepithels ist in der Regel nicht sinnvoll, da durch Stauchung des Epithels die Gefahr einer Infektion in der Tiefe besteht.

Hat man auf diese Weise saubere Wundverhältnisse in der Umgebung der Fistel und im Fistelkanal geschaffen, wird ein *Lappen zur Deckung der Fistel ausgebildet*. Nach AXHAUSEN kann man einen *gestielten Mukoperiostlappen aus der Mundvorhof-Wangen-Region* benutzen, dessen Basis in Höhe der Fistel gelegen ist (Abb. 38a, b). Er wird so groß umschnitten, daß er ohne jegliche Spannung in die Exzisionswunde hineingeschlagen werden kann. Dann wird er um 90° geschwenkt, über die Fistel gelegt und mit einigen Nähten fixiert. Der Schleimhautdefekt in der Wange wird nach Mobilisation der Wundränder durch einfache Naht verschlossen. Bei der Bildung des Lappens ist darauf zu achten, daß die Papille des Parotisausführungsgangs keinesfalls verletzt wird, um Komplikationen von Seiten der Parotis zu vermeiden. –

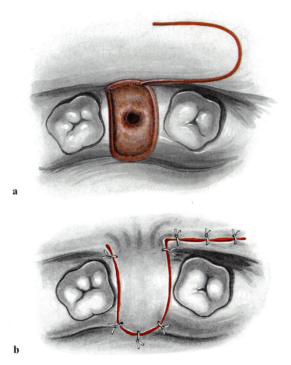

Abb. 38a, b. Plastischer Verschluß einer alveolären Mund-Antrum-Fistel nach AXHAUSEN. **a** Im Bereich der Fistel ist die Gingiva bis auf einen schmalen anterioren und posterioren Streifen reseziert. Im Mundvorhof ist ein Mukoperiostlappen umschnitten. **b** Der Mukoperiostlappen ist über die Fistel geschwenkt und in dieser Position vernäht. Die Entnahmestelle ist durch Nähte verschlossen. (Aus DENECKE 1953)

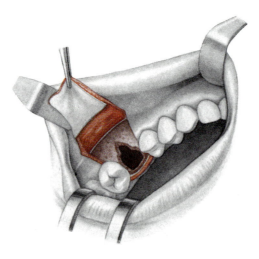

Abb. 39. Plastischer Verschluß einer alveolären Mund-Antrum-Fistel nach WASSMUND, REHRMANN mittels eines gestielten Gingiva-Wangenschleimhaut-Periost-Lappens. Die Fistel ist im Bereich des Alveolarkamms umschnitten. Ein trapezförmiger Gingiva-Wangenschleimhaut-Periost-Lappen ist abgehoben. Durch Querinzision des Periosts nahe der Lappenbasis wird der Lappen verlängert. (Aus RITTER 1956)

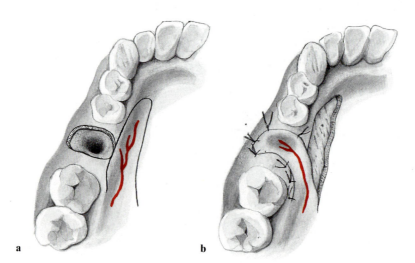

a b

Abb. 40 a, b. Plastischer Verschluß einer alveolären Mund-Antrum-Fistel mit einem gestielten palatinalen Mukoperiostlappen nach PICHLER. **a** Die Fistel am Alveolarkamm ist freigelegt und ein gestielter palatinaler Mukoperiostlappen umschnitten. Der Lappen wird von der A. palatina major versorgt. Seine Basis kann daher schmal gehalten werden. **b** Der Lappen ist auf die Fistel geschwenkt und allseits mit der Gingiva vernäht

Nach Schuchardt und Pfeifer kann man den Lappen etwa 3 mm länger ausbilden und an seiner Spitze deepithelisieren. Es ist dann möglich, das deepithelisierte Lappenende unter das angehobene palatinale Mucoperiost zu schieben und mit Matratzennähten zu fixieren. – Für eine spätere Prothesenanpassung ist es von Vorteil, wenn man den knöchernen Alveolarkamm bei dem Fistelverschluß nicht zu sehr abflacht.

Am häufigsten wird heute ein *trapezförmiger vestibulär gestielter Zahnfleisch-Wangenschleimhaut-Periost-Lappen* (Abb. 39) zur Deckung der entsprechend vorbereiteten Fistel benutzt (Rehrmann, Wassmund). Der Lappen wird vom Wundrand aus abgelöst und so umschnitten, daß er sich nach lateral in Richtung zum Mundvorhof hin verbreitert (Rehrmann). Er kann dann bis hoch in die Umschlagsfalte mit dem Periost vom Knochen abgelöst werden. Durch horizontale Periostinzision an seiner Basis (Wassmund) kann er verlängert und mit dem Periost spannungsfrei auf die Fistel geschlagen werden. Hier wird er mit dem palatinalen Inzisionsrand, bei großen Lücken auch mit den gingivalen Wundrändern, durch Einzelknopfnähte vernäht. Ein Abdecken des Lappens mit einer Kunststoffplatte kann hilfreich sein.

Bei großen Perforationen, insbesondere nach mißglückter plastischer Deckung durch vestibuläre Schleimhaut, kann man auch einen *gestielten palatinalen Mukoperiostlappen* verwenden, der die A. palatina major enthält. Der Lappen ist dorsal am weichen Gaumen basiert und wird nach entsprechender Vorbereitung des Alveolarkamms im Bereich der Fistel (s. oben) auf die hier entstandene Wundfläche geschlagen und vernäht (Abb. 40a, b). Es ist dabei zu beachten, daß dieser Lappen relativ wenig dehnbar ist, so daß bei seiner Anlage das spannungslose Einpassen besonders präzise auszuführen ist. Die Entnahmestelle am harten Gaumen läßt man sekundär epithelisieren. Dabei ist es empfehlenswert, eine Kunststoffplatte zum Schutz des Gaumens und des Lappens anzupassen. – Bei Sekundäroperationen hat sich auch die *Kombination zweier Lappen* bewährt. Dabei wird die Innenauskleidung zur Kieferhöhle durch Umschneiden der großen Fistel im Bereich der Wangenschleimhaut und des Alveolarkamms gebildet. Die Deckung der so entstandenen Wundfläche erfolgt durch einen palatinalen Schwenklappen (Abb. 41a–c).

d) Plastischer Verschluß von palatinalen Oberkiefer-Mund-Fisteln

Fisteln im Bereich des harten Gaumens zwischen Nasenhöhle oder Kieferhöhle einerseits und Mundhöhle andererseits lassen sich, wenn sie nicht zu groß sind, *aus dem angrenzenden Mukoperiost des harten Gaumens* decken. Der Eingriff wird in Lokalanaesthesie mit entsprechender Sedierung durchgeführt. Er kann auch in Allgemeinanaesthesie mit orotrachealer Intubation vorgenommen werden, wobei es zweckmäßig ist, den Patienten, ähnlich wie bei der Tonsillektomie, in Kopftieflage zu operieren. Es wird dabei ein Boyle-Davis-Spatel oder eine seiner Variationen verwandt (s. Band V/3, S. 23 dieser Operationslehre).

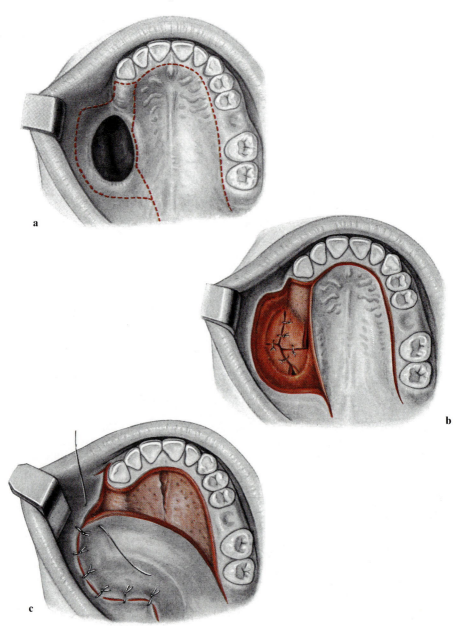

Abb. 41 a–c. Plastischer Verschluß einer großen alveolären Mund-Antrum-Fistel mittels kombinierter zweischichtiger bukko-palatinaler Lappenplastik nach Wassmund. **a** Die geplanten Inzisionen zur Lappenbildung sind durch *rot gestrichelte Linien* markiert. **b** Das mobilisierte palatinale, gingivale und Mundvorhofperiost ist kieferhöhlenwärts eingeschlagen und gegeneinander vernäht. Der palatinale Lappen ist inzidiert. **c** Der durch die Einstülpung des Mukoperiosts im Fistelbereich entstandene Defekt ist durch den palatinalen Schwenklappen gedeckt. Ein Teil der palatinalen Entnahmestelle bleibt unversorgt. (Aus Ritter 1956)

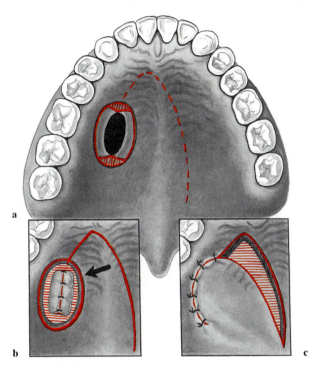

Abb. 42a–c. Plastischer Verschluß einer palatinalen Mund-Antrum-Fistel. **a** Die Fistel im Bereich des harten Gaumens ist umschnitten. Die *rot schraffierten Gebiete* werden reseziert. Der zu bildende palatinale Verschiebelappen ist durch die *rot gestrichelte Linie* markiert. **b** Das umschnittene und mobilisierte Mukoperiost ist kieferhöhlenwärts eingestülpt und vernäht. Der palatinale Verschiebelappen ist inzidiert und soll in Pfeilrichtung verschoben werden. **c** Der Verschiebelappen ist auf den Defekt im Fistelbereich aufgelegt und vernäht. Ein Teil der Entnahmestelle bleibt ungedeckt

Zunächst wird die *Fistel so umschnitten,* daß das fistelwärts gelegene Mukoperiost nach innen geschlagen und zur Epithelisierung des Nasen- oder Kieferhöhlenbodens vernäht werden kann (Abb. 42a, b). Danach wird medial von der entstandenen Wundfläche ein *Mukoperiostlappen* gebildet, auf die Wundfläche geschwenkt und mit den Inzisionsrändern spannungsfrei vernäht (Abb. 42c). Eine abdeckende Kunststoffplatte ist empfehlenswert. – Man kann auch beiderseits der Fistel gelegene *Brückenlappen* aus dem Gaumen benutzen, die fistelwärts verlagert und zur Deckung der Wundfläche miteinander vernäht werden (s. Band V/3, S. 128 dieser Operationslehre).

Größere palatinale Oberkieferperforationen werden entweder durch eine Prothese versorgt oder mit Hilfe von *Fernlappen* von der Stirn, vom Hals oder vom Thorax plastisch-chirurgisch verschlossen (s. Band V/3, S. 751 dieser Operationslehre). Wählt man die Stirn als Entnahmebereich, so muß man die Patienten vor dem Eingriff darauf aufmerksam machen, daß eine erhebliche Entstellung im Gesicht resultiert.

II. Operative Eingriffe am Siebbein

1. Anatomie des Siebbeins

Das Siebbein, Os ethmoidale, ist *sehr stark pneumatisiert* und durch Knochenlamellen in eine Vielzahl von Zellen, die sog. Siebbeinzellen septiert. Nach ihrer Lage unterscheidet man vordere, mittlere und hintere Siebbeinzellen. *Die vorderen und die mittleren Siebbeinzellen* münden in den mittleren Nasengang. Zu ihnen gehört auch die *Bulla ethmoidalis,* eine größere, in den mittleren Nasengang vorgewölbte Siebbeinzelle (Abb. 43a, b). *Die hinteren Siebbeinzellen* öffnen sich in den oberen Nasengang.

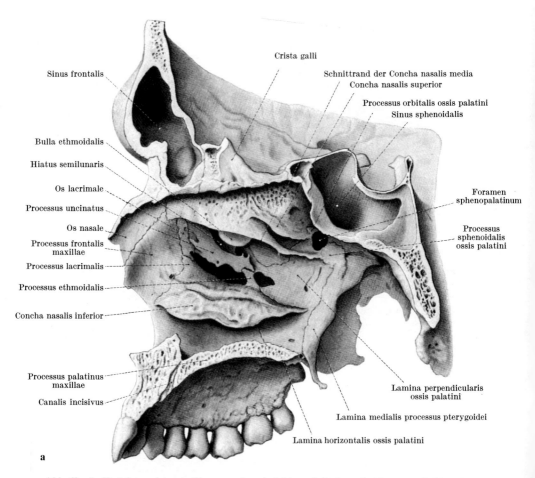

Abb. 43 a, b. Knöcherne laterale Nasenwand. **a** Aufsicht auf die laterale Nasenwand. Die mittlere Muschel ist teilweise reseziert. **b** Ansicht von vorn. Der Kopf der mittleren Muschel ist abgetragen. (**a** Aus HAFFERL 1969; **b** aus KRMPOTIC-NEMANIC 1985)

Das *Infundibulum ethmoidale* (BOYER, ZUCKERKANDL) ist ein schmaler trichterförmiger Raum des vorderen Siebbeins im Bereich des Hiatus semilunaris, der vom Processus uncinatus begrenzt wird (Abb. 4b, c, 43a, b). Unmittelbar kranial vom Infundibulum ethmoidale liegt der *Recessus frontalis*, das Mündungsgebiet der Stirnhöhle, während sich das *Ostium maxillare*, die Mündung der Kieferhöhle, direkt kaudal und dorsal vom Infundibulum ethmoidale in den mittleren Nasengang öffnet. Durch diese anatomischen Gegebenheiten *stellen Stirnhöhle und Kieferhöhle dem Infundibulum ethmoidale nachgeordnete Nebenhöhlen dar (MESSERKLINGER), was für die entzündlichen Erkrankungen dieser Nebenhöhlen von Bedeutung ist.*

Vordere Siebbeinzellen, die sich in die Stirnhöhle vorwölben, bilden die *Bulla frontalis*. Siebbeinzellen, die sich am Boden der Stirnhöhle beziehungsweise am Dach der Orbita entwickelt haben, werden als *fronto-orbitale oder supraorbitale Recessūs* bezeichnet. In seltenen Fällen (KAINZ, STAMMBERGER) kann eine hintere Sieb-

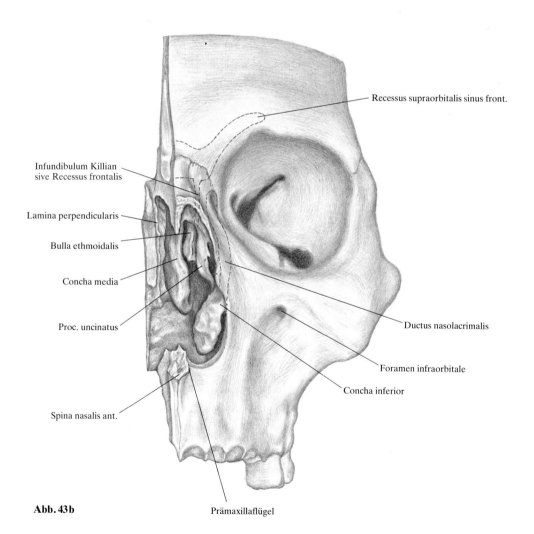

Abb. 43b

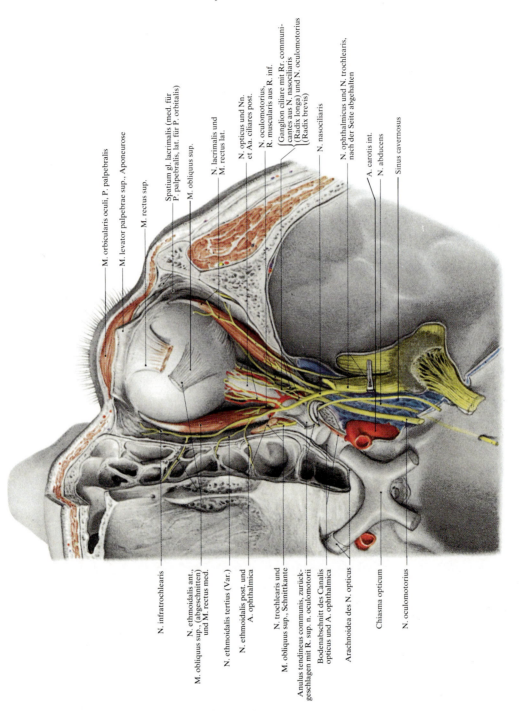

Abb. 44. Aufsicht auf die vordere Schädelbasis. Man erkennt die Lagebeziehung des Siebbeins zu Orbita und N. opticus und den Verlauf der Nn. ethmoidales. (Aus Lanz u. Wachsmuth 1979)

beinzelle (ONODI-Zelle) *bis an den Canalis opticus heranreichen* (Abb. 87b). Ebenfalls relativ selten kommt eine zwischen Kieferhöhlendach und vorderem Orbitaboden eingelagerte Zelle vor, die vom Siebbein ausgeht und auch gekammert sein kann. Im klinischen Sprachgebrauch wird sie als *Haller-Zelle* bezeichnet (GRÜNWALD 1925; STUPKA 1938; UFFENORDE 1942; MESSERKLINGER 1980; LANG 1988 u. a.), weil sie zuerst von HALLER (1769) beschrieben wurde. Die Kenntnis dieser anatomischen Besonderheit ist sowohl bei der transantralen Eröffnung des Siebbeins (s. S. 101) als auch bei der transantralen Orbitachirurgie (s. S. 195) von Bedeutung.

Die *Lamina orbitalis sive papyracea* stellt die Begrenzung des Siebbeins zur Augenhöhle dar. Da der Knochen hier sehr dünn ist und gelegentlich Dehiszenzen aufweist, können sich entzündliche Prozesse relativ rasch vom Siebbein in die Orbita ausbreiten. Das *Dach des Siebbeins* ist ein Teil der vorderen Schädelbasis. Bei Verletzungen des Siebbeindaches, seien sie iatrogen-intraoperativ oder durch Frakturen der vorderen Schädelbasis bedingt, kommt es leicht zum Einreißen der hier fest anhaftenden Dura und zum Liquorabfluß, der sog. Rhinoliquorrhoe.

Die *Lamina cribrosa*, die ebenfalls zum Siebbein gehört, bildet einen Teil des Nasendaches (Abb. 2, 44). Hier treten die Riechfäden des N. olfactorius in die Nasenhöhle ein. Bei Schädelbasistraumen kann es zu einem Abriß der *Fila olfactoria* mit nachfolgender Störung des Geruchssinnes und Rhinoliquorrhoe kommen. Die Rhinoliquorrhoe wird in diesen Fällen dadurch verursacht, daß die Fila olfactoria eine Strecke weit von hülsenförmigen Ausstülpungen der Dura mater begleitet werden (Abb. 47).

Zum Siebbein gehören auch die *Concha nasalis media* und die *Concha nasalis superior* sowie die *Lamina perpendicularis,* die den kranialen Abschnitt des Septum nasi bildet. Mittlere Muschel und Septum nasi können pneumatisiert sein. In seltenen Fällen ist auch der *Agger nasi pneumatisiert,* was bei der Ausräumung der vorderen Siebbeinzellen und bei der endonasalen Chirurgie der abführenden Tränenwege (s. S. 369ff.) zu berücksichtigen ist.

2. Allgemeine Vorbemerkung

Die anatomische Besonderheit des Siebbeins mit seinem ausgedehnten pneumatischen Zellsystem (s. oben) und der engen Nachbarschaft zu Kieferhöhle, Stirnhöhle und Keilbeinhöhle ermöglicht es, die erkrankten Siebbeinzellen auf drei verschiedenen rhinochirurgischen Zugangswegen zu erreichen. Es handelt sich um *den endonasalen Zugangsweg, den Zugang von außen und den transantralen Zugangsweg* (Abb. 45). Häufig werden auch zwei dieser Zugangswege miteinander kombiniert. Welchen der Zugangswege man im Einzelfall wählt, hängt sowohl von der Art der Erkrankung des Siebbeins als auch von einer eventuellen Mitbeteiligung benachbarter Nebenhöhlen, der Orbita oder der Schädelbasis am Krankheitsgeschehen ab. Gelegentlich findet sich eine *isolierte entzündliche Erkrankung im Bereich des Infundibulum ethmoidale* (s. S. 84), die sekundär die benachbarten großen Nebenhöhlen, d. h. die Kieferhöhle und die Stirnhöhle, beeinflussen kann. Die Diagnose erfolgt über eine Endoskopie des mittleren Nasengangs (s. S. 83), der sich gegebenenfalls

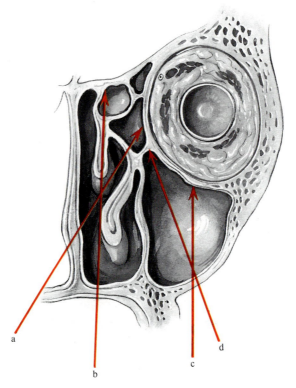

Abb. 45. Frontalschnitt durch Nasenhöhle, Nasennebenhöhlen und Orbita. Die *roten Pfeile* zeigen die Zugangswege an. *a* Endonasaler, transethmoidaler Zugangsweg zur Orbita. *b* Endonasaler Zugangsweg zu Siebbein und Schädelbasis. *c* Transantraler Zugangsweg zur Orbita. *d* Transantraler Zugangsweg zum Siebbein. (Aus Lautenschläger 1934)

die endonasale Ausräumung des Infundibulum ethmoidale (s. S. 84) anschließt. Es ist zweckmäßig, eine Röntgentomographie oder eine Computertomographie im axialen und koronaren Strahlengang vorauszuschicken.

Liegt eine *Septumdeviation* vor, die die Nasenhöhle auf der zu operierenden Seite einengt, so kann das die Siebbeinoperation erheblich behindern. *Bei der endonasalen Ausräumung des Siebbeins* wird dadurch nicht nur der Einblick in das Operationsgebiet, sondern auch die Bewegungsfreiheit für die Instrumente eingeschränkt, was die *Sicherheit beim Vorgehen in der Tiefe gefährdet.* Das trifft besonders für die an Orbita und Schädelbasis angrenzenden Zellen zu. In solchen Fällen ist es deshalb erforderlich, vor dem Eingriff am Siebbein eine *Korrektur des deviierten Septums* vorzunehmen (s. Band V/1, S. 135 dieser Operationslehre). Auch *bei der Siebbeinoperation von außen* kann sich ein in seinem kranialen Abschnitt deviiertes Septum negativ auswirken, während des Eingriffs die Sicht behindern und postoperativ Abfluß und Ventilation stören. Vor der Siebbeinoperation sollte es daher ebenfalls korrigiert werden.

An den *Nasenmuscheln* braucht man in der Regel keine Gewebeabtragung vorzunehmen. Liegt aber eine stark hyperplastische oder besonders groß ausgebildete mittlere Muschel vor, so kann sie sowohl beim endonasalen als auch beim äußeren Zugang die Sicht behindern. Durch eine *Resektion der störenden Muschelanteile* (s. Band V/1, S. 168 dieser Operationslehre) verschafft man sich in solchen Fällen eine ausreichende Übersicht über das Operationsgebiet in der Tiefe. Auf jeden Fall sollte man sich aber bemühen, die *totale Resektion der mittleren Muschel zu vermeiden,* da dieses Vorgehen zu unangenehmer postoperativer Borkenbildung und, wenn auch selten, zu einer Rhinoliquorrhoe (s. S. 107) Anlaß geben kann. — Die *vielfältigen Komplikationsmöglichkeiten bei den Eingriffen am Siebbein,* die sich aus der Anatomie des Siebbeinzellzystems und seiner topographischen Lage ergeben, sowie die Beherrschung eingetretener Komplikationen sind auf S. 104 im einzelnen dargestellt.

3. Endoskopie des mittleren Nasengangs

Die Endoskopie des mittleren Nasengangs dient dem *Aufdecken von Engstellen,* die eine Störung der Ventilation von Sinus maxillaris, Sinus frontalis und Siebbeinzellsystem bedingen und damit *Ursache für entzündliche Erkrankungen* dieser Nasennebenhöhlen werden können. Infektionen, die von der Nasenhöhle in das Nebenhöhlensystem gelangen, müssen die Spalten des Siebbeins, d. h. vor allem den Hiatus semilunaris mit dem Infundibulum ethmoidale und dem Recessus frontalis oder auch einen Muschelsinus passieren, und können hier über kürzere oder längere Zeit lokalisiert bleiben. Umgekehrt können auch auf hämatogenem oder dentogenem Weg entstandene Entzündungen der großen Sinūs zu einer permanenten Infektionsquelle für das Infundibulum ethmoidale oder den Recessus frontalis mit ihrer Umgebung werden.

Um eine entzündliche Erkrankung im Bereich des mittleren Nasengangs *frühzeitig zu erkennen* oder einen primären Herd in dieser Region auszuräumen, ist es notwendig, einen möglichst direkten Einblick zu gewinnen. Mit Hilfe von geeigneten Optiken wie der Geradeausblick-Optik und der 30°- beziehungsweise 70°-Winkeloptik (Abb. 15b) ist die *Untersuchung des mittleren Nasengangs* in Oberflächenanaesthesie in der Regel gut möglich. Dabei werden von der Nasenhaupthöhle aus zuerst die sichtbaren Wände des mittleren Nasengangs nach Veränderungen abgesucht. Danach dringt man über den posterioren oder den anterioren Zugang in den mittleren Nasengang ein. Allerdings *können verschiedene anatomische Varianten das Einführen der Optik behindern,* so daß zunächst ein den Zugang erweiternder Eingriff erforderlich wird. Je nach Befund ist dann entweder eine submuköse Septumresektion beziehungsweise eine Septumplastik zur Behebung einer Septumdeviation (s. Band V/1, S. 135 u. S. 139 dieser Operationslehre) oder auch ein Eingriff an der mittleren Muschel, am Processus uncinatus oder an der Bulla ethmoidalis notwendig. Diese Eingriffe können unter Führung des Endoskops in Lokalanaesthesie vorgenommen werden.

Da der mittlere Nasengang dorsal deutlich weiter ist als ventral, bietet sich in der Regel zunächst der *posteriore Zugang* an. Dazu wird die 30°-Winkeloptik, über die die Hülse des Kieferhöhlentrokars geschoben ist, durch die Nasenhaupthöhle bis in die Choane eingeführt und dann tangential zur unteren Muschel über die Mukosa in den mittleren Nasengang gelenkt. Die mittlere Muschel wird dabei mit der Trokarhülse vorsichtig medialwärts verdrängt und der *mittlere Nasengang von posterior nach anterior inspiziert.* Ein Wechsel der Optik, z.B. zu der 70°-Winkeloptik ist leicht möglich, wenn man die Trokarhülse liegenläßt und die ausgewechselte Optik durch die Hülse hindurch in den mittleren Nasengang einführt. Auf diese Weise kann man den mittleren Nasengang mit der Bulla ethmoidalis, dem Hiatus semilunaris, dem Muschelsinus, dem Infundibulum ethmoidale und dem Kieferhöhlenostium untersuchen und schließlich nach ventral-kranial auch in den Recessus frontalis hineinblicken.

Ein zweiter Weg führt *von anterior direkt in den mittleren Nasengang,* d.h. durch eine enge Spalte zwischen Agger nasi und Kopf der mittleren Muschel. Dieser Zugang ist oft auch von lateral durch den Processus uncinatus eingeengt, so daß man mit der Optik nur schwierig eindringen kann ohne störende Schleimhautläsionen mit entsprechender Blutung zu setzen. Benutzt man aber die Hülse des Kieferhöhlentrokars, die über den Optikschaft geschoben ist, so gelingt es, mit dem auf der einen Seite verlängerten Hülsenende die mittlere Muschel nach medial abzudrängen. Man muß dabei darauf achten, daß die Optik nicht zu weit vorgeschoben wird und das verlängerte Hülsenende durch die Optik gerade noch zu sehen ist. Nachdem die Hülse mit der Optik in den mittleren Nasengang eingedrungen ist, können die verschiedenen Gebilde des mittleren Nasengangs unter Auswechseln der Optik untersucht werden.

Hat man ein *Abflußhindernis* oder eine *umschriebene entzündliche Region im Bereich des mittleren Nasengangs oder des Recessus frontalis* nachgewiesen, so können diese Veränderungen mit geeigneten Nasenzangen, Stanzen und abgebogenen Löffeln (Abb. 46b,c) unter Führung der Optik in Lokalanaesthesie *operativ beseitigt* werden.

4. Endonasale Ausräumung des Infundibulum ethmoidale und des Recessus frontalis

Entzündliche Erkrankungen des Infundibulum ethmoidale (s. S. 83) lassen sich mit Hilfe der *Endoskopie des mittleren Nasengangs* (s. oben) diagnostizieren. Eine zusätzliche Computertomographie ist zu empfehlen, da sie nicht nur über Lokalisation und Ausdehnung des Entzündungsprozesses, sondern auch über eventuelle anatomische Variationen in diesem Bereich weitere Erkenntnisse vermittelt.

Wenn es durch konservative Maßnahmen nicht gelingt, eine entzündliche Erkrankung des Infundibulum ethmoidale zur Ausheilung zu bringen, muß chirurgisch vorgegangen werden, zumal die *Entzündungen des Infundibulum* aufgrund der engen anatomischen Nachbarschaft (s. S. 79) *leicht auf Stirnhöhle und Kieferhöhle sowie auf weitere Siebbeinzellen übergreifen* und dort chronische oder rezidivierende Entzündungen unterhalten. – Liegt eine störende *Septumdeviation* oder eine *stärkere Hypertrophie der unteren Muschel* vor, die Sicht und Zugang bei der Ausräumung des Infundibulums behindern, werden vor dem Eingriff am Infundibulum eine Septumkorrektur beziehungsweise ein entsprechender Muscheleingriff vorgenommen (s. Band V/1, S. 139 u. S. 167 dieser Operationslehre).

Die *Ausräumung des Infundibulum ethmoidale* wurde schon von N. F. SIEBENMANN (1899), G. KILLIAN (1900), L. KATZ (1913), W. UFFENORDE (1913) und M. HAJEK (1926) empfohlen. Aber erst jetzt kann der Eingriff unter Anwendung der modernen Endoskopoptiken beziehungsweise des Operationsmikroskops und entsprechender Spezialinstrumente (Abb. 46b, c) exakt ausgeführt werden. MESSERKLINGER kommt das Verdienst zu, die *endoskopische Technik* ausgearbeitet und ihr eine klinisch begründete Indikation gegeben zu haben.

Der Eingriff wird am liegenden Patienten entweder in Allgemeinanästhesie mit orotrachealer Intubation oder in Lokalanästhesie mit entsprechender Sedierung durchgeführt. Dazu wird eine Oberflächenanaesthesie der Schleimhaut des unteren und des mittleren Nasengangs vorgenommen. Zusätzlich wird im Bereich des Agger nasi und des Kopfes der mittleren Muschel sowie über der medialen Infundibulum-

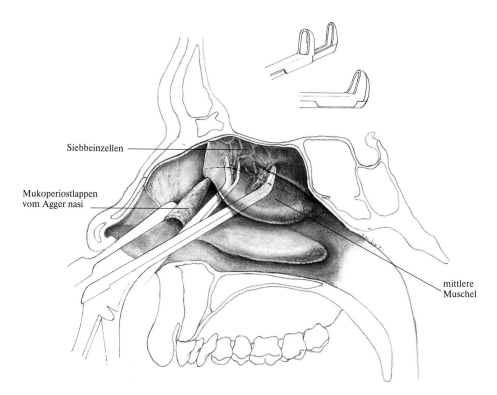

Abb. 46a. Endonasale Siebbeinausräumung nach HALLE. Der Mukoperiostlappen am Agger nasi ist umschnitten und kaudo-dorsalwärts abgelöst. Mit abgewinkelten Nasenzangen und -stanzen wird das Siebbein über den mittleren Nasengang unter Sicht ausgeräumt. Die *gestrichelte Linie* zeigt die Gegend an, in der die mittlere Muschel nach medial abgedrängt oder infrakturiert werden kann

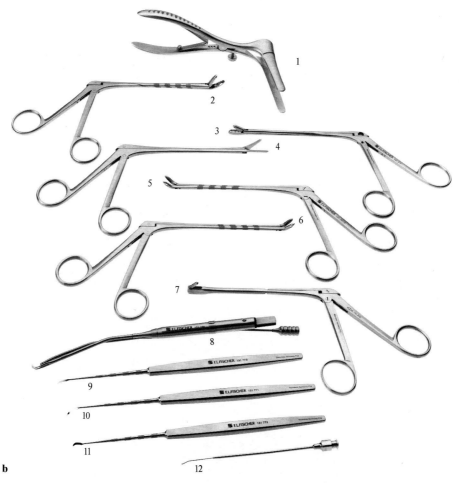

Abb. 46b, c. Orthogrip®-Instrumentarium für die endonasale Nebenhöhlenchirurgie nach SCHEDLER u. EY. **b:** *1,* Nasenspekulum mit Stellschraube (Blatt rechts oder links gekürzt); *2,* Schleimhautfaßzange, aufwärtsgebogen; *3,* Infundibulotom, links schneidend; *4,* Konchotomieschere; *5,* Blakesley-Siebbeinzange, links gebogen; *6,* Blakesley-Siebbeinzange, rechts gebogen; *7,* Nebenhöhlenstanze, links rückwärts schneidend; *8,* Saug-Koagulations-Sonde, bipolar; *9,* Sichelmesser, gerade, spitz; *10,* Sichelmesser, rechts gebogen, spitz; *11,* Sichelmesser, links gebogen, spitz; *12,* Kanüle, abgewinkelt zur endonasalen Injektion. ® (Leibinger-Fischer, Freiburg i. Br.)

wand eine Infiltrationsanaesthesie gesetzt. Mit einem schlanken langen Nasenspekulum wird die mittlere Muschel nach medial abgespreizt. Dann wird die *mediale Infundibulumwand* unter *endoskopischer Kontrolle* beziehungsweise unter dem *Operationsmikroskop* vom Ansatz der mittleren Muschel bis zum dorsalen Ende des Processus uncinatus mit einem abgewinkelten Sichelmesser umschnitten und mit einem horizontalen nach rechts oder nach links schneidenden Infundibulotom (Abb. 46b) abgetragen, d.h., es wird eine *Infundibulotomie* durchgeführt. Anschließend wird mit feinen Stanzen und Nasenzangen das Mukoperiost auch im Bereich der lateralen Wand des Infundibulums mit dem Processus uncinatus entfernt. Der *Zugang zum*

Endonasale Ausräumung des Infundibulum ethmoidale und des Recessus frontalis

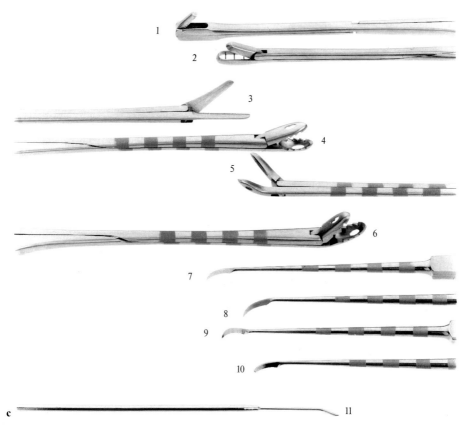

Abb. 46c: *1*, Nebenhöhlenstanze, rückwärts schneidend; *2*, Infundibulotom, links schneidend; *3*, Konchotomieschere; *4*, Schleimhautfaßzange; *5*, Blakesley-Siebbeinzange, links gebogen; *6*, Schleimhautfaßzange, aufwärtsgebogen; *7*, Sichelmesser, gerade, spitz; *8*, Sichelmesser, links gebogen, spitz; *9*, Sichelmesser, rechts gebogen, spitz; *10*, Sichelmesser, gerade, stumpf; *11*, Kanüle, abgewinkelt zur endonasalen Injektion

Ostium maxillare ist nun übersichtlich. Dieses kann nach Abtragung der Bulla ethmoidalis mit einer horizontal abgebogenen Blakesley-Siebbeinzange (Abb. 46b, c) *zur unteren Fontanelle hin erweitert* werden. – Eine Nasentamponade ist in der Regel nicht erforderlich.

An den folgenden Tagen werden *Blutkoagel und eventuelles Sekret endoskopisch abgesaugt,* um den Abfluß aus den Nasennebenhöhlen sicherzustellen und eventuelle Verwachsungen zu verhüten. Der mittlere Nasengang wird mit einer Nasensalbe behandelt. Das nach ventral erweiterte Kieferhöhlenostium epithelisiert von der Kieferhöhle aus und erscheint bei richtiger Indikationsstellung nach einigen Wochen normal.

Ist der *Recessus frontalis miterkrankt,* so kann es durch die Ausräumung des Infundibulum ethmoidale und gegebenenfalls die Entfernung eines behindernden Processus uncinatus, einer Agger-nasi-Zelle oder die Ausräumung einer großen Bulla ethmoidalis gelingen, seine Schleimhaut zur Ausheilung zu bringen. Ist die entzündete Schleimhaut im Recessus frontalis dagegen polypös-hyperplastisch verändert oder hat sich hier eine Mukozele gebildet, so sollte man den *Recessus frontalis in gleicher Sitzung unter Führung geeigneter Optiken ausräumen.* Dazu werden vom ausgeräumten Infundibulum aus die vorderen Siebbeinzellen entfernt. Gelegentlich muß der Agger nasi mit Stanzen oder Diamantfräsen abgetragen werden. Danach gleitet die Sonde meistens widerstandslos in den kaudalen Trichter des Recessus frontalis. Anschließend kann die erkrankte Schleimhaut beziehungsweise die Mukozele ausgeräumt und das *Stirnhöhlenostium mit der Optik eingesehen* werden.

5. Endonasale Eröffnung und Ausräumung des Siebbeins

a) Indikation zur endonasalen Eröffnung und Ausräumung des Siebbeins

Der endonasale Zugangsweg zum Siebbein ist bei *entzündlichen Erkrankungen* angezeigt, die sich *vorwiegend im Siebbein* abspielen. So ist die *endonasale Eröffnung* des Siebbeins *beim akuten Siebbeinempyem* indiziert, um dem Eiter Abfluß zur Nasenhöhle zu verschaffen. Der Eingriff wird besonders dann erforderlich, wenn nach Versagen der konservativen Therapie die Gefahr eines Durchbruchs durch die Lamina papyracea zur Orbita besteht.

Auch *bei chronischen, besonders polypösen und rezidivierenden Siebbeinentzündungen,* bei denen die übrigen Nasennebenhöhlen nur mäßig am Entzündungsprozeß beteiligt sind, kann man häufig mit der *endonasalen Ausräumung des Siebbeins* auskommen. Da bei dem Eingriff auch die Bulla ethmoidalis und das Infundibulum ethmoidale ausgeräumt werden, ist besonders nach zusätzlicher Erweiterung der Zugänge zu Kieferhöhle (s. S. 42) und Stirnhöhle (s. S. 116ff.) die Möglichkeit für eine Ausheilung nicht nur des Siebbeins, sondern auch der miterkrankten benachbarten Nebenhöhlen gegeben.

Die endonasale Eröffnung des Siebbeins ist auch dann angezeigt, wenn eine endonasale Stirnhöhlenoperation erforderlich ist, da der endonasale Zugangsweg zur Stirnhöhle durch die vorderen Siebbeinzellen führt (s. S. 116). Wenn gleichzeitig *mit der Siebbeinausräumung eine Kieferhöhlenoperation angezeigt* ist, so kann diese ebenfalls endonasal mit Fensterung im unteren Nasengang (s. S. 38) und gegebenenfalls mit endonasaler Erweiterung des Kieferhöhlenostiums im mittleren Nasengang durchgeführt werden.

Ist mit der Siebbeinausräumung eine Kieferhöhlenoperation vom Mundvorhof indiziert, wird die *endonasale Siebbeinoperation mit der transantralen kombiniert.* Die mittleren und die hinteren Siebbeinzellen werden dann transantral (s. S. 101), die vorderen endonasal ausgeräumt. Ist die *Keilbeinhöhle* am Entzündungsprozeß beteiligt, so kann diese im Anschluß an die endonasale Siebbeinausräumung *transethmoidal angegangen* werden (s. S. 170).

b) Anaesthesie bei der endonasalen Eröffnung und Ausräumung des Siebbeins

Der Eingriff kann in Lokalanaesthesie mit entsprechender Sedierung oder in Allgemeinanaesthesie mit orotrachealer Intubation und Hypopharynxtamponade (s. S. 14) durchgeführt werden. Will man in *Lokalanaesthesie* operieren, so wird nach der *Schleimhautoberflächenanaesthesie* der Nasenhöhle (s. S. 25) eine *Infiltrationsanaesthesie* der Schleimhaut im Bereich des Agger nasi und der medialen Infundibulumwand vorgenommen. Zusätzlich ist eine *Leitungsanaesthesie* im Bereich der Flügelgaumengrube (s. S. 15) für die durch das Ganglion pterygopalatinum ziehenden *Rr. orbitales* aus dem N. maxillaris möglich, die das hintere Siebbein sensibel versorgen (s. S. 10). Eine weitere Leitungsanaesthesie kann man durch Injektion des Anaesthetikums in die Gegend der Foramina ethmoidalia anterius und posterius an der medialen Orbitawand setzen (s. S. 17), wo die vom N. nasociliaris aus dem N. ophthalmicus kommenden *Nn. ethmoidales anterior und posterior* zum vorderen, mittleren und hinteren Siebbein durchtreten (s. S. 10).

c) Operatives Vorgehen bei der endonasalen Eröffnung und Ausräumung des Siebbeins

α) Allgemeine Vorbemerkung

Der endonasale Siebbeineingriff sollte *nur unter vergrößerungschirurgischen Bedingungen* durchgeführt werden. Man kann dazu entweder eine Lupenbrille beziehungsweise eine *Lupenlampe* mit parallelstrahligem Licht verwenden, oder man benutzt das *Operationsmikroskop*, das mit einem 250 mm- oder 300 mm-Objektiv ausgestattet ist. Eine weitere Möglichkeit für die endonasale Siebbeinausräumung stellt die *endoskopische Technik* dar, die infolge der Fortentwicklung des Spezialinstrumentariums dem Operateur eine ausgezeichnete Sicht in der Tiefe des Operationsgebiets vermittelt.

Bei vergrößerungschirurgischer Technik benötigt man zum Offenhalten des Zugangsweges ein Nasenspekulum. Man kann dazu ein *selbsthaltendes Nasenspekulum* (MASING) verwenden und hat dadurch beide Hände zum Führen der Instrumente frei. Man kann sich aber auch *langbranchiger Killian-Spekula* (Abb. 46b) bedienen und ist dann bei der Einstellung der verschiedenen Abschnitte des Operationsgebiets beweglicher. Für die endoskopische und die mikrochirurgische endonasale Nebenhöhlenchirurgie ist das sog. *Orthogrip-Instrumentarium* nach SCHEDLER und EY (Abb. 46b, c) geeignet.

Neben der Vergrößerungschirurgie ist bei den endonasalen Eingriffen am Siebbein eine *genaue Kenntnis der Anatomie des Siebbeinzellsystems und ihrer Variationen* (s. S. 78) sowie die erforderliche Routine unbedingte Voraussetzung für ein komplikationsfreies Operieren. Dabei stellt die *mittlere Muschel eine wichtige Orientierungshilfe* dar. Die vorderen ¾ ihres Ansatzes markieren die Grenzlinie zwischen der Lamina cribrosa, die medial und kranial vom Muschelansatz liegt, und dem Siebbeindach, das lateral davon gelegen ist. Lamina cribrosa und Siebbeindach sind Teile der vorderen Schädelbasis. Zu beachten ist, daß die Lamina cribrosa den am weitesten nach kaudal reichende Abschnitt der vorderen Schädelbasis bildet. Sie ist 3 bis 4 mm weiter kaudal gelegen als das Siebbeindach, und es liegt dabei häufig ein Rechts-links-Unterschied vor (Abb. 55, 56a–c).

Ist der endonasale Zugang zum mittleren Nasengang und damit zum Siebbein durch eine Septumdeviation erschwert, so ist vor dem Eingriff am Siebbein *eine Septumplastik* (s. Band V/1, S. 139 dieser Operationslehre) erforderlich. Desgleichen müssen störende *hyperplastische Muschelanteile reseziert* werden (s. Band V/1, S. 168 dieser Operationslehre). – Auf die *Komplikationsmöglichkeiten* bei den Eingriffen am Siebbein und auf das operative Vorgehen bei eingetretenen Komplikationen wird auf S. 104 ausführlich eingegangen.

*β) Endonasale Ausräumung des Siebbeins
unter Benutzung von Lupenlampe oder Operationsmikroskop*

Im wesentlichen sind für die endonasale Siebbeinchirurgie zwei unterschiedliche Zugangswege vorgegeben. Der eine, von HALLE (1915) ausgearbeitete Weg eröffnet das Siebbein über den Agger nasi; der andere, in jüngerer Zeit vor allem von MESSERKLINGER (1979) und von WIGAND (1981d) empfohlene Zugang geht primär über das Infundibulum ethmoidale. Dabei wird heute immer unter vergrößerungschirurgischen Voraussetzungen operiert.

Bei dem Vorgehen nach HALLE (Abb. 46a) wird im Bereich des Agger nasi ein Mukoperiostlappen gebildet. Die dafür erforderliche Inzision zieht vom vorderen Ansatz der unteren Muschel nach ventral, dann unter dem Nasenrücken kranial-dorsalwärts und vor der mittleren Muschel nach kaudal. Die Basis des Lappens liegt also ventral vom Kopf der unteren Muschel. Der umschnittene Mucoperiostlappen wird mit einem Raspatorium vom Agger nasi abgelöst und caudalwärts umgeklappt (Abb. 46a). Findet sich eine ausgedehnte Polyposis nasi, so werden vorher die den Überblick störenden Polypen abgetragen (s. Band V/1, S. 171 dieser Operationslehre).

Die mittlere Muschel wird dann vorsichtig nach medial abgedrängt. Den Ansatz der mittleren Muschel sollte man auf einer größeren Strecke nicht abtrennen, wie dies von einigen Autoren empfohlen wird (RABISCHONG u. BAGATELLE, WIGAND), da hier die Fila olfactoria verlaufen, die nach dem Durchtritt durch die Schädelbasis noch eine Strecke weit von Duraausstülpungen begleitet sind (Abb. 47). Deshalb besteht bei ihrer Durchtrennung die Gefahr der Rhinoliquorrhoe. Die Erhaltung der medialen Schleimhaut-Knochen-Lamelle der mittleren Muschel dient daher der Schonung der Riechspalte und hilft, Komplikationen zu vermeiden. Für den Zugang zu den dorsalen Siebbeinzellen kann man das dorsale Viertel der mittleren Muschel durchaus mit einem Scherenschlag abtrennen, ohne hier Gefahr zu laufen, die Fila olfactoria zu schädigen. Nach dem Abspreizen der mittleren Muschel nach medial wird der *Knochen des Agger nasi* mit Hilfe eines schmalen, über die Fläche gebogenen Meißels oder besser mit einer Diamantfräse abgetragen, wodurch der Zugang zu den vorderen Siebbeinzellen frei wird. Die Vorderwand des Siebbeins, d.h. der in der Gegend des Ansatzes der nach medial abgedrängten Muschel befindliche Knochen der lateralen Nasenwand, muß bisweilen mit einer schlanken Siebbeinstanze entfernt werden. Danach gelangt man in die vorderen Siebbeinzellen, die mit schlanken Siebbeinstanzen und geraden sowie abgebogenen Blakesley-Siebbeinzangen *von*

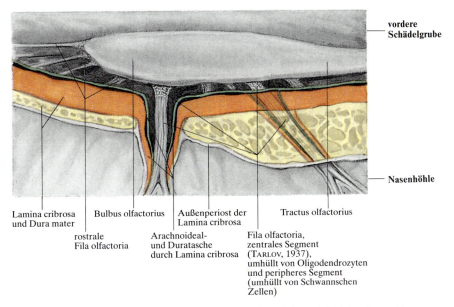

Abb. 47. Lamina cribrosa mit Durchtritt der Fila olfactoria von der vorderen Schädelgrube zur Nasenhöhle. Die Fila werden dabei eine Strecke weit von hülsenförmigen Ausstülpungen der Dura mater begleitet. (Aus LANZ u. WACHSMUTH 1985)

anterior nach posterior ausgeräumt werden. Dabei werden die an die Schädelbasis angrenzenden Zellen zunächst stehengelassen.

Unter Vergrößerungschirurgie lassen sich die Gebilde der lateralen Nasenwand, besonders die *mediale Wand des Infundibulum ethmoidale und die Bulla ethmoidalis* (Abb. 3a, 4a–c, 43a, b) gut darstellen. Nach Durchstoßen der häufig etwas stärker entwickelten Bulla ethmoidalis und nach Eröffnung des Infundibulum ethmoidale durch Wegnahme seiner medialen Wand erfolgt die Ausräumung der *Zellräume des mittleren und des hinteren Siebbeins*. Auch die mit polypöser Schleimhaut angefüllten Zellen der *medialen Siebbeinwand* werden unter Schonung der medialen Knochenlamelle der mittleren Muschel entfernt. Auf diese Weise entsteht eine bleibende weite Öffnung zwischen dem ausgeräumten Siebbein und der Nasenhöhle. Bei der Ausräumung der *an die Orbita angrenzenden Siebbeinzellen* werden die Instrumente möglichst in sagittaler Richtung und nicht nach lateral geführt, um eine Verletzung der Lamina papyracea beziehungsweise der Periorbita zu vermeiden. – In der beschriebenen Weise kann man kontrolliert bis an die Vorderwand der *Keilbeinhöhle* vordringen und nötigenfalls nach Erweiterung ihres Ostiums auch das Mukoperiost aus der Keilbeinhöhle entfernen. Auf die bei eventuellen Knochendehiszenzen dabei bestehenden Gefahren ist auf S. 158 hingewiesen.

Zur Ausräumung des *an die Schädelbasis angrenzenden Siebbeinzellsystems* ist es erforderlich, die Position des Kopfes des Patienten beziehungsweise die Achse des Operationsmikroskops etwas zu verändern, um die Blickrichtung auf die Schädelbasis auszurichten. Die Ausräumung der Zellen erfolgt mit einer nach oben abgebogenen Blakesley-Siebbeinzange (Abb. 46b, c) und mit einem stumpfen abgebogenen

Doppellöffel *von posterior nach anterior*. Diese Richtung hat sich als zweckmäßig erwiesen, weil dabei die Blutung aus den bereits ausgeräumten hinteren Siebbeinzellen die Sicht bei der Ausräumung der vorderen nicht stört. Um eine Verletzung der knöchernen Schädelbasis und einen eventuellen Duraeinriß zu vermeiden, ist bei der Arbeit in dieser Region besondere Vorsicht geboten. Auch sollte man daran denken, daß *kleine präoperativ nicht diagnostizierte Zephalozelen* vorliegen können, die polypöser Siebbeinschleimhaut auch unter dem Mikroskop täuschend ähnlich sehen (s. S. 213). Bei der Ausräumung der an die Schädelbasis angrenzenden Siebbeinzellen ist ihre Verletzung und damit die *Eröffnung des Liquorraums sehr leicht möglich*. Erkennt man eine derartige Komplikation, so ist die sofortige Versorgung des Duradefekts (s. S. 272) erforderlich. Übersieht man die Duraverletzung, muß mit endokraniellen Komplikationen gerechnet werden.

Nach Ausräumung der Siebbeinzellen an der Schädelbasis und nach entsprechender Blutstillung, gegenenfalls durch temporäre Einlage eines mit einem Vasokonstringens getränkten Tupfers beziehungsweise durch die Einlage einer H_2O_2-Tamponade, erkennt man die *Schädelbasis* an dem *weiß aufleuchtenden Knochen*. Auch freiliegende Dura wäre bei Vorliegen einer Knochendehiszenz oder versehentlicher Abtragung der knöchernen Schädelbasis an ihrer Farbe und an der Pulsation hier unschwer zu identifizieren.

Ist die *Kieferhöhle am Entzündungsprozeß beteiligt,* kann man im Anschluß an die Ausräumung des vorderen Siebbeins mit einem horizontal abgebogenen Blakesley (Abb. 46b, c) in das am Boden des Infundibulum ethmoidale gelegene Ostium maxillare beziehungsweise in die hintere Fontanelle eingehen und das Ostium durch Fortnahme des ventral davon gelegenen Knochens etwas erweitern (s. S. 43).

Nach Beendigung des Eingriffs wird der *Mukoperiostlappen aus dem Bereich des Agger nasi zurückverlagert* und durch Fibrinkleber sowie eine lockere Tamponade fixiert. Gelegentlich kann es wegen einer intraoperativ aufgetretenen Blutung notwendig werden, eine die gesamte Nasenhöhle ausfüllende Tamponade zu legen (s. Band V/1, S. 187 dieser Operationslehre).

Man kann das *Siebbein auch über die Infundibulotomie eröffnen*. Auch dabei sollte immer vergrößerungschirurgisch vorgegangen werden. Mit einem entsprechend abgewinkelten Sichelmesser (Abb. 46c, d) wird die Schleimhaut der lateralen Nasenwand zwischen Bulla ethmoidalis und dem vorspringenden Processus uncinatus inzidiert. Danach reseziert man die mediale Infundibulumwand und den Processus uncinatus mit einem horizontal greifenden Infundibulotom (Abb. 46b, c). Hierdurch ist das *vordere Siebbein eröffnet*. Man geht nun in horizontaler Richtung *von anterior nach posterior* vor. Die Bulla wird abgetragen und die mittlere Muschel gegebenenfalls bis auf die Grundlamelle mit ausgeräumt. Bei der *Ausräumung des lateralen Zellzuges* ist darauf zu achten, daß die Lamina papyracea möglichst nicht verletzt wird. Bricht sie doch einmal ein, so drängt man das bei gleichzeitiger Verletzung der Periorbita vorquellende Orbitafett mit einem stumpfen Elevatorium zurück. Nach Beendigung des Eingriffs läßt es sich durch Tamponade leicht bis zur beginnenden Vernarbung zurückhalten.

Anschließend dringt man in das *hintere Siebbein* vor und orientiert sich dabei am besten am Oberrand der Choane, um der Gefahr zu begegnen, die Schädelbasis zu perforieren. Man stößt auf die *Vorderwand der Keilbeinhöhle*. Mit sanftem Druck mit der Blakesley-Siebbeinzange oder dem Absauger bricht meist die Keilbeinhöhlenwand ein. Sicherer ist es, die Keilbeinhöhlenvorderwand mit einer Diamantfräse zu öffnen, um die Verletzung einer eventuell an der lateralen Keilbeinhöhlenwand frei liegenden A. carotis int. zu vermeiden. Die so geschaffene Öffnung kann man mit schlanken Siebbeinstanzen oder einem abgewinkelten Doppellöffel erweitern und gegebenenfalls die *Keilbeinhöhle ausräumen*. Jetzt kann man das Siebbein entlang der Schädelbasis *in posterior-anteriorer Richtung* ausräumen. Die Verlaufsrichtung des Keilbeinhöhlendaches zeigt die Fortsetzung der Schädelbasis nach anterior an.

Die Ausräumung der *vordersten Siebbeinzellen* und des *Recessus frontalis* macht in der Regel eine Abtragung des Agger nasi erforderlich, wozu man nach Abschieben des Mucoperiosts geeignete feine Siebbeinstanzen oder Diamantfräsen benutzt. Nach Ausräumung der vordersten Siebbeinzellen und Entfernung der hier meist vorhandenen polypösen Schleimhaut öffnet sich der *Recessus frontalis*. Mit einer gebogenen Knopfsonde läßt sich das *Stirnhöhlenostium sondieren*. Am besten orientiert man sich über die Situation des Stirnhöhlenostiums durch endoskopische Kontrolle mit der 70°-Winkeloptik.

Wird die endonasale Siebbeinausräumung *unter dem Operationsmikroskop* durchgeführt, so ist die *Benutzung des CO_2-Lasers* möglich. Bei solitären Polypen kann man den Polypenstiel mit dem Laserstrahl durchtrennen und den Polypen anschließend mit der Nasenzange extrahieren. Nach Abspreizen der mittleren Muschel nach medial läßt sich auch die polypös veränderte Schleimhaut unter Zuhilfenahme des Laserstrahls bei deutlich verminderter Blutung successive aus dem Siebbein entfernen. Eine totale Siebbeinausräumung mit dem Laserstrahl erscheint allerdings praktisch nicht möglich und wäre auch *äußerst zeitaufwendig*.

γ) Endonasale Ausräumung des Siebbeins unter endoskopischer Kontrolle

Bei Anwendung der endoskopischen Technik wird die operative Sanierung der entzündlichen Erkrankungen der Nasennebenhöhlen *unter Zuhilfenahme geeigneter Optiken* durchgeführt. Nach MESSERKLINGER erfolgt das unter weitgehender Schonung der Schleimhaut. Dabei wird versucht, nur den *ursächlichen Krankheitsherd*, wie z.B. eine Engstelle des Abflußweges oder einen isolierten Krankheitsherd im Siebbeinbereich, zu beseitigen und die *Drainage der erkrankten Nebenhöhle wieder zu normalisieren*. Wie die Erfahrung zeigt, heilen die nachgeordneten Nasennebenhöhlen danach häufig ab. Bei dem Eingriff wird nach entsprechender röntgen- beziehungsweise computertomographischer Abklärung schrittweise und unter individueller Anpassung an die anatomischen und pathologisch-anatomischen Befunde des Einzelfalles sowie unter ständiger Kontrolle mit der Optik vorgegangen. Dies verfolgt den Zweck, *so viel erhaltungswürdige Schleimhaut wie möglich zu belassen*, um die postoperative Regeneration der Schleimhautdecke über den durch die Operation entblößten Nebenhöhlenwänden zu ermöglichen.

Der Eingriff wird in Lokalanästhesie oder in Allgemeinanästhesie mit orotrachealer Intubation und zusätzlicher Hypopharynxtamponade (s. S. 14) durchgeführt. Bei *Lokalanaesthesie* wird eine Schleimhautoberflächenanaesthesie des unteren und des mittleren Nasengangs angelegt und zusätzlich im Bereich des Agger nasi und des Kopfes der mittleren Muschel sowie an der medialen Infundibulumwand eine Infiltrationsanaesthesie gesetzt. – Man benutzt *Hopkins- oder Lumina-Optiken* von 2,8 und 4 mm Durchmesser. Die Optiken haben eine Ablenkung von 30° und von 70° (Abb. 15b). Gelegentlich kommen auch Optiken mit einer Ablenkung von 120° sowie die sog. Geradeausblickoptik von 0° zur Anwendung (Abb. 15b).

WIGAND hat für die endonasale, endoskopisch kontrollierte Siebbeinausräumung einen *starren Saug-Spül-Handgriff* entwickelt. Durch das starre Rohr dieses Instruments können Optiken mit verschiedener Ablenkung des Blickwinkels eingeführt werden. Die Irrigation mit Kochsalzlösung an der Spitze des Instruments hält das Blickfeld bei gleichzeitigem permanenten Absaugen frei. Die Saug-Spül-Einrichtung wird vom Operateur mit einem pistolenförmig gestalteten Handgriff gesteuert. Die andere Hand des Operateurs ist frei für das Arbeiten mit entsprechenden Nasenzangen und -stanzen, die im Sichtfeld des Endoskops zufassen. Um das beidhändige Arbeiten des Operateurs zu ermöglichen, kann ein selbsthaltendes Nasenspekulum (MASING) eingesetzt werden.

Falls erforderlich, erfolgt zunächst die Entfernung größerer Polypen aus der Nasenhöhle beziehungsweise aus dem mittleren Nasengang (Abb. 48a, b). Nach Abspreizen der mittleren Muschel nach medial wird eine *Infundibulotomie* vorgenommen (s. S. 86). Das weitere Vorgehen richtet sich nach dem vorliegenden Befund. Man kann sich unter Umständen auf die *Ausräumung des Infundibulum ethmoidale* (s. S. 84ff.) mit Erweiterung des Kieferhöhlenostiums und Kontrolle des Recessus frontalis beschränken. Um das *Ostium maxillare* gut erreichen zu können, muß zunächst die Bulla ethmoidalis ausgeräumt werden. Danach kann man es mit Hilfe einer abgewinkelten Blakesley-Siebbeinzange (Abb. 46b, c) zur unteren Fontanelle hin erweitern.

Soll der *Recessus frontalis* ausgeräumt werden, weil der Ductus nasofrontalis durch Polypen oder durch eine Mukozele verlegt ist, muß man den anterioren Abschnitt des Siebbeins und die Bulla ethmoidalis ausräumen. Da, wo die Vorderkante des Ansatzes der mittleren Muschel in den Agger nasi übergeht, wird mit einer feinen Siebbeinstanze oder einer Diamantfräse der knöcherne Überhang des Agger nasi abgetragen. Dazu ist die Hilfe der 30°- und der 70°-Winkeloptik erforderlich. Hat man auf diese Weise den Recessus frontalis eröffnet, kann eine polypöse Schleimhaut oder eine Mukozele hier entfernt werden. Danach ist das Ostium zur Stirnhöhle mit den Winkeloptiken einsehbar. Ist der Zugang leicht durchgängig, kann man auf weitergehende Maßnahmen verzichten.

Sind auch die *dorsalen Siebbeinabschnitte* erkrankt und ist noch keine Muschelinfraktion erfolgt, wird nun die Grundlamelle der mittleren Muschel unter endoskopischer Kontrolle medialwärts eingedrückt. Anschließend werden die Knochensepten des hinteren Siebbeins einschließlich der erkrankten Schleimhaut mit Stanzen und abgebogenen Nasenzangen entfernt. Wenn auch die *Keilbeinhöhle* an dem entzündlichen Schleimhautprozeß beteiligt ist, kann man jetzt versuchen, das Ostium unter Sicht mit der Geradeausblickoptik successive zu erweitern, oder man drückt die Vorderwand der Keilbeinhöhle nach Ausräumung der hinteren Siebbeinzellen mit Hilfe einer geeigneten Nasenzange ein. Die Öffnung kann mit Stanzen erweitert und das Mukoperiost dann auch aus der Keilbeinhöhle ausgeräumt werden. Auf die Gefahren, die sich bei Knochendehiszenzen zum N. opticus, zur A. carotis interna und zur Dura ergeben können, ist auf S. 158 hingewiesen. Eine Tamponade ist in der Regel nicht erforderlich. Die *Nachbehandlung* beschränkt sich auf ein Absaugen und ein Salben der betroffenen Nasenhöhle.

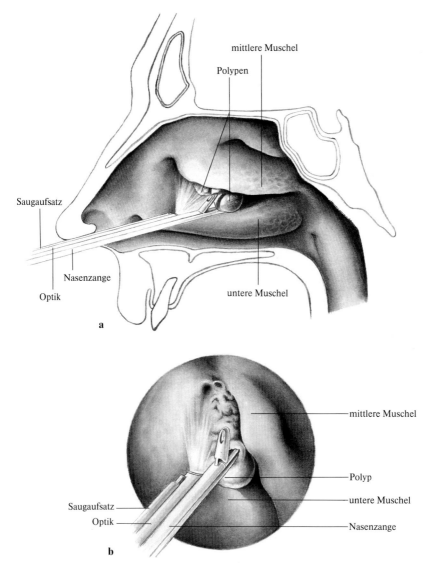

Abb. 48a, b. Endoskopische Abtragung von Polypen im mittleren Nasengang. **a** Aufsicht auf die laterale Nasenwand während des Eingriffs. **b** Endoskopisches Bild

Ist röntgen- oder computertomographisch eine *Beteiligung sämtlicher Nebenhöhlen einer oder auch beider Seiten an dem entzündlichen Prozeß* nachgewiesen, so ist die vollständige Aufdeckung sämtlicher Siebbeinräume mit Eröffnung der Keilbeinhöhle (s. S. 164) sowie mit Freilegung und Ausräumung des Recessus frontalis zur Schaffung eines ausreichend weiten Zugangs zur Stirnhöhle (s. S. 118) und eine breite Fensterung der Kieferhöhle im mittleren Nasengang, gegebenenfalls auch eine Fensterung der Kieferhöhle im unteren Nasengang (s. S. 38), indiziert, *sog. Pansinusoperation* (Wigand, Draf).

Die endoskopische Siebbeinausräumung wird, falls erforderlich, mit einer Nasentamponade beendet, die für 1 bis 2 Tage liegenbleibt. Eine *Nachbehandlung* mit Absaugen des verkrusteten Wundsekrets oder der Blutkrusten und die Behandlung mit Nasensalben ist für längere Zeit erforderlich. − Für die endoskopische Kontrolle der ausoperierten Höhlen eignen sich die 30°- und die 70°-Winkeloptik sowie eine kleine flexible Optik (STEINER).

6. Operative Eröffnung und Ausräumung des Siebbeins von außen

a) Indikation zur operativen Eröffnung und Ausräumung des Siebbeins von außen

Die Siebbeinoperation von außen bietet dem in der endonasalen Technik mit Mikroskop und Endoskop weniger Erfahrenen eine *bessere Übersicht* über das Operationsfeld als das endonasale Vorgehen. Da der Operateur außerdem *parallel zur Schädelbasis und tangential zur medialen Orbitawand* arbeitet, ist der Eingriff hinsichtlich einer Verletzung von Dura und Periorbita weniger risikoreich.

Aus diesen Gründen ist die Siebbeinoperation von außen bei all den Erkrankungen indiziert, bei denen eine gute Übersicht erforderlich, auf endonasalem Weg aber nicht oder nicht ausreichend zu gewinnen ist, oder bei denen Dura oder Orbita infolge von pathologisch-anatomischen Besonderheiten beim endonasalen Vorgehen gefährdet wären. Liegen z.B. *bei entzündlichen Erkrankungen knöcherne Dehiszenzen oder Destruktionen am Siebbeindach* vor oder läßt sich präoperativ eine mehr oder weniger ausgeprägte *Zephalozele* in diesem Bereich diagnostizieren, so ist der Zugang von außen angezeigt. Das gleiche gilt für die *Frakturen der vorderen Schädelbasis*, bei denen die Frakturstellen am Siebbeindach freigelegt und unter guter Sicht versorgt werden müssen. Auch die vom Siebbein ausgehenden *entzündlichen endokraniellen und orbitalen Komplikationen* machen teilweise den Siebbeineingriff von außen erforderlich. Die *Muko- und Pyozelen des Siebbeins*, die sich nach einer Siebbeinoperation oder nach Siebbeinfrakturen einstellen können, sind wegen der besseren Übersicht über das Operationsgebiet und in Abhängigkeit von der Erfahrung des Operateurs des öfteren ebenfalls von außen anzugehen (s. S. 99). Auch für die *Stirnhöhlenoperation von außen* (s. S. 170) und für die Eröffnung und Ausräumung der *Keilbeinhöhle von außen* (s. S. 122) wird das Siebbein vom äußeren Zugang eröffnet beziehungsweise ausgeräumt. Bei diesem Zugang muß die starke arterielle und venöse Versorgung der Regio orbitalis berücksichtigt werden (Abb. 49).

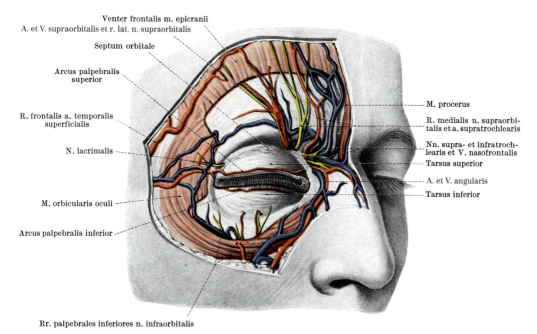

Abb. 49. Arterielle und venöse Versorgung der Regio orbitalis. Die Pars palpebralis und Teile der Pars orbitalis des M. orbicularis oculi sind entfernt. Man erkennt die auf dem Zugangsweg zu den oberen Nasennebenhöhlen zu berücksichtigenden Gefäße. (Aus HAFFERL 1969)

b) Anaesthesie bei der operativen Eröffnung und Ausräumung des Siebbeins von außen

Die Siebbeinoperation von außen kann in Lokalanaesthesie mit entsprechender Sedierung oder in Allgemeinanaesthesie mit orotrachealer Intubation und Hypopharynxtamponade (s. S. 14) durchgeführt werden. Will man in *Lokalanaesthesie* operieren, so setzt man eine *Infiltrationsanaesthesie* in der Gegend des medialen Augenwinkels, am seitlichen Nasenabhang und supraorbital am Unterrand der Augenbraue. Zusätzlich kann man eine *Leitungsanaesthesie der Nn. ethmoidales anterior und posterior* (s. S. 17ff.) und, falls auch die Ausräumung des hinteren Siebbeins erforderlich ist, eine *Leitungsanaesthesie der Rr. orbitales* in der Flügelgaumengrube (s. S. 15) anlegen. Außerdem wird eine *Schleimhautoberflächenanaesthesie in der Nasenhöhle* vorgenommen (s. S. 45). Während der Eröffnung der Siebbeinzellen kann man wiederholt kleine, mit einem Oberflächenanaesthetikum getränkte Gazetupfer einlegen und für kurze Zeit liegenlassen, um die Schleimhaut der weiter dorsal gelegenen Zellen zusätzlich zu anaesthesieren.

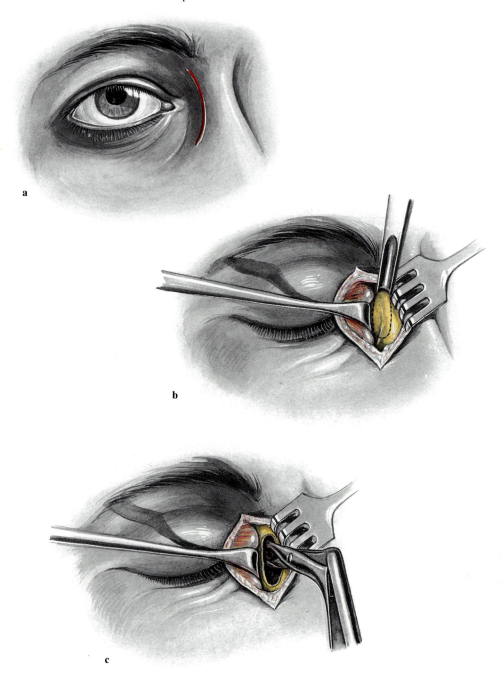

Abb. 50a–c. Siebbeinoperation von außen. **a** Inzision. **b** Eröffnung des Siebbeins von außen. Die *gestrichelte Linie* umreißt den abzutragenden Knochenbezirk. **c** Mit einer Nasenzange werden die Siebbeinzellen längs der Schädelbasis und der medialen knöchernen Orbitawand entfernt. (Aus LAUTENSCHLÄGER 1934)

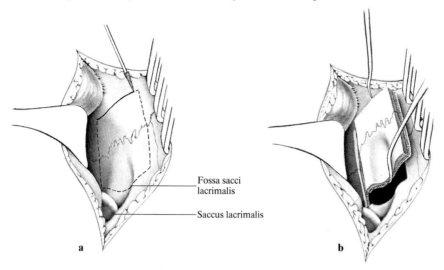

Abb. 51a, b. Osteoplastische Siebbeinoperation von außen. **a** Mit einer spitzkonischen Diamantfräse wird im Bereich von Processus frontalis des Oberkiefers, Os nasale und Os lacrimale ein Knochendeckel umschnitten. Die *ausgezogene Linie* stellt den durchgeführten Sägeschnitt dar, die *gestrichelte Linie* umreißt den noch auszuschneidenden Knochenbezirk. **b** Der Knochendeckel wird herausluxiert

c) Operatives Vorgehen bei der Eröffnung und Ausräumung des Siebbeins von außen

Bei der Siebbeinoperation von außen (JANSEN 1894; KUHNT 1895) verläuft die *Inzision* vom inneren unteren Rand der Augenbraue kaudalwärts entlang dem seitlichen Nasenabhang bis in Höhe der unteren knöchernen Begrenzung der Orbita (Abb. 50a). Sie wird bis auf den Knochen geführt. Bei der ausgedehnten Vaskulariation dieser Region (Abb. 49) ist eine sorgfältige Blutstillung erforderlich. Auch sollte man den Ramus medialis des N. supraorbitalis schonen.

Das durchtrennte Periost wird mit einem Raspatorium in Richtung zum Nasenrücken und zur medialen Orbitawand vom Knochen abgeschoben. Danach wird der *Tränensack* aus der Fossa lacrimalis ausgelöst und die *Periorbita* im Bereich der lateralen knöchernen Siebbeinwand mit einem Elevatorium vom Knochen abpräpariert. Tränensack und Periorbita sind sorgfältig zu schonen. Die *A. ethmoidalis anterior*, die an der medialen knöchernen Orbitawand in etwa 1½ cm Tiefe und ¾ bis 1 cm kaudal von der Schädelbasis durch das Foramen ethmoidale anterius zum Siebbein und zur Nasenhöhle zieht (Abb. 8b, 9, 44), sollte dabei ebenfalls nicht verletzt werden. Kommt es doch einmal zum Abreißen des Gefäßes, so muß es unterbunden beziehungsweise durch bipolare Koagulation versorgt werden (s. Band V/1, S. 194 dieser Operationslehre).

Durch *teilweises Abtragen des Processus frontalis maxillae und des Os nasale* wird das Siebbein dann eröffnet (Abb. 50b). Man kann dazu einen Hohlmeißel oder Knochenstanzen benutzen oder den Knochen mit einer Fräse abschleifen. − Ist die Siebbeinoperation von außen ausnahmsweise *bei Kindern* erforderlich, so kann man auch eine *osteoplastische Eröffnung des Siebbeins* vornehmen (Abb. 51a, b). Dazu wird ein etwa rechteckiger Knochendeckel im Bereich des Processus frontalis maxillae mit einer spitzkonischen Diamantfräse umschnitten und abgehoben. Der Knochendeckel wird am Ende des Eingriffs wieder in den Knochendefekt eingesetzt und durch Drahtosteosynthese beziehungsweise mit langsam resorbierbarem Nahtmaterial fixiert. Allerdings kann sich einmal in dem replantierten Knochendeckel infolge Ernährungsstörung eine Ostitis entwickeln.

Hat man das Siebbein eröffnet, so kann man den Zugang durch vorsichtiges Abtragen von Knochen am Nasenbein und durch Entfernen der Lamina papyracea in ihrem ventralen und mittleren Anteil erweitern. Die *Siebbeinzellen werden ausgeräumt* (Abb. 50c). Man benutzt dazu gerade und abgebogene Nasenzangen sowie Siebbeinstanzen. Die Instrumente können im Gegensatz zu dem endonasalen (s. S. 89) und dem transantralen Vorgehen (s. S. 101) bei der Siebbeinausräumung von außen *nahezu parallel zur Schädelbasis und tangenital zur medialen Orbitawand* geführt werden. Dadurch wird das Risiko einer Verletzung von Dura und Periorbita deutlich verringert. − Die Blutstillung während der Operation erfolgt durch die wiederholte Einlage von kleinen Gazetupfern, die mit einem Vasokonstringens getränkt sind.

Nach Ausräumung aller Siebbeinzellen kann auch die *Keilbeinhöhle transethmoidal eröffnet* und unter entsprechender Erweiterung ihres Ostiums ausgeräumt werden (s. S. 171). Das gleiche gilt für die *Stirnhöhle,* die vom vorderen Siebbein aus eröffnet und ausgeräumt wird (s. S. 122ff.). Durch die gründliche Ausräumung der anterioren und kaudalen Siebbeinzellen ist die laterale Nasenwand im Bereich des mittleren Nasengangs weitgehend abgetragen und auf diese Weise eine *bleibende Öffnung vom Siebbein zur Nasenhöhle* hergestellt. Bei sehr großer mittlerer Muschel kann man eine *partielle Muschelresektion* vornehmen, wodurch dieser Zugang sichergestellt wird.

Bei Abschluß der Operation empfiehlt es sich, eine *Tamponade ins Siebbein* einzulegen. Man benutzt dazu entweder einen in Kochsalzlösung getränkten 2 cm breiten Gazestreifen oder einen mit einem Gazestreifen ausgestopften Gummifingerling. Die Tamponade wird zur Nase herausgeleitet. Danach erfolgt die *Naht der Inzision.* Eine sog. Intrakutannaht kann das aesthetische Ergebnis verbessern. Ein besonderer Verband ist in der Regel nicht erforderlich. Die Tamponade kann nach 2 bis 3 Tagen vom Nasenloch aus entfernt werden.

7. Transantrale Eröffnung und Ausräumung des Siebbeins

a) Indikation zur transantralen Eröffnung und Ausräumung des Siebbeins

Die transantrale Eröffnung und Ausräumung des Siebbeins ist angezeigt, wenn *gleichzeitig eine Kieferhöhlenoperation vom Mundvorhof aus* (s. S. 44) vorgenommen werden muß. Da auf transantralem Wege nur die mittleren und hinteren Siebbeinzellen sicher auszuräumen sind, wird der transantrale Zugang *mit dem endonasalen* (s. S. 89) *kombiniert*, wenn die vorderen Siebbeinzellen ebenfalls ausgeräumt werden sollen. – In der Regel sind es chronische *polypöse und polypös-eitrige oder häufig rezidivierende Entzündungsprozesse der Kieferhöhle und des Siebbeins*, die die transantrale Ausräumung des Siebbeins erforderlich machen, wenn endonasale Eingriffe nicht zum Erfolg geführt haben.

b) Anaesthesie bei der transantralen Eröffnung und Ausräumung des Siebbeins

Der Eingriff kann, *wie die vorausgehende Kieferhöhlenoperation* (s. S. 44), in Lokalanaesthesie mit entsprechender Sedierung oder in Allgemeinanaesthesie mit orotrachealer Intubation und Hypopharynxtamponade (s. S. 14) erfolgen. Für diese ineinander übergehenden Operationen wird natürlich die gleiche Anaesthesieform angewandt. Soll in *Lokalanaesthesie* operiert werden, so empfiehlt es sich, zusätzlich zu der für die Kieferhöhlenoperation durchgeführten Oberflächen-, Infiltrations- und Leitungsanaesthesie (s. S. 15) eine *endonasale Infiltrationsanaesthesie der Schleimhaut des Agger nasi* zu setzen, wie sie für die endonasale Siebbeinausräumung erforderlich ist (s. S. 89). Außerdem kann man eine *Leitungsanaesthesie der das Siebbein versorgenden Nn. ethmoidales anterior und posterior* an der medialen Orbitawand vornehmen (s. S. 17ff.). – Nach der Eröffnung des Siebbeins kann man wiederholt kleine mit einem *Schleimhautoberflächenanaesthetikum* getränkte Gazetupfer von der Kieferhöhle aus *in die eröffneten Siebbeinzellen* einbringen und für kurze Zeit liegenlassen.

c) Operatives Vorgehen bei der transantralen Eröffnung und Ausräumung des Siebbeins

Zur transantralen Eröffnung des Siebbeins wird im Anschluß an die Kieferhöhlenoperation vom Mundvorhof aus (s. S. 44) unter vergrößerungschirurgischen Bedingungen die *knöcherne Wand der Kieferhöhle medial oben* in Richtung auf den mittleren Nasengang zwischen Ansatz der unteren Muschel und Orbitaboden (Abb. 52) mit einer stumpfen Nasenzange vorsichtig durchstoßen. Man erkennt diese Stelle bei Erkrankungen des Siebbeins an einer Dunkelfärbung der häufig papierdünnen Knochenlamelle. Beim Aufspreizen der Nasenzange zeigt ein knisterndes Geräusch der frakturierenden Siebbeinzellsepten an, daß sich das Instrument im Siebbein befindet. Mit entsprechend abgebogenen Stanzen können nun die *mittleren und hinteren*

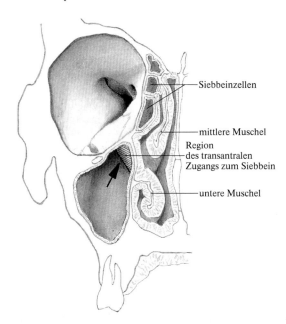

Abb. 52. Transantrale Siebbeinausräumung im Frontalschnitt. Die Eintrittsebene zum Siebbein im Winkel zwischen dorsaler und medialer Kieferhöhlenwand in Höhe des Orbitabodens ist schraffiert dargestellt. Der *Pfeil* zeigt die Richtung des instrumentellen Vorgehens an

Siebbeinzellen ausgeräumt werden. Es empfiehlt sich, die Instrumente dabei etwas *mehr nach medial und von posterior nach anterior* zu führen, um möglichst tangential zu Schädelbasis und medialer Orbitawand vorzugehen. Bei der Ausräumung des hinteren Siebbeins sollte man nicht zu weit nach kaudal in Richtung Flügelgaumengrube gelangen, um die *A. sphenopalatina nicht zu verletzen,* die hier durch das Foramen sphenopalatinum in die Nasenhöhle tritt.

Wenn man die Siebbeinzellen in oben beschriebener Weise gründlich ausgeräumt hat, wird automatisch die laterale Nasenwand im Bereich des mittleren Nasengangs mit abgetragen und auf diese Weise eine *weite bleibende Öffnung von den Siebbeinräumen zur Nasenhöhle* geschaffen (Abb. 54). Ist das Siebbein ausgeräumt und der Zugang zum mittleren Nasengang frei, so läßt sich ein Gazespitztupfer von der Kieferhöhle aus in das Siebbein einlegen und relativ leicht von der Nase durch den mittleren Nasengang wieder herausziehen. Desgleichen können auf diesem Weg eventuell zurückgelassene verborgene Polypen oder Schleimhautreste sichtbar gemacht und entfernt werden.

Die *Ausräumung der vorderen Siebbeinzellen,* die transantral nicht unter Sicht zu erreichen sind, erfolgt anschließend auf endonasalem Wege (s. S. 89). Soll auch die *Keilbeinhöhle eröffnet und ausgeräumt* werden, so kann das transantral im Anschluß an die Ausräumung der hinteren Siebbeinzellen erfolgen (s. S. 171). Man kann die Keilbeinhöhle aber auch auf endonasalem Wege angehen (s. S. 164ff.).

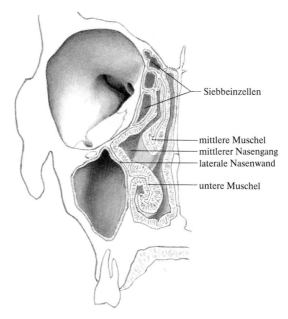

Abb. 53. Erschwerter transantraler Zugang zum Siebbein. Die laterale Nasenwand reicht weit nach lateral bis unter den Orbitaboden. Dadurch besteht die Gefahr einer Orbitaverletzung

Zum Abschluß der Operation empfiehlt es sich, das ausgeräumte Siebbein transantral mit einem Gazestreifen *auszutamponieren*. Die Tamponade wird durch das Kieferhöhlenfenster zum unteren Nasengang in die Nasenhöhle herausgeführt und kann am nächsten oder übernächsten Tag durch die Nase entfernt werden. Man kann die Tamponade auch direkt transnasal in das weit eröffnete Siebbein einlegen. Dann wird die Kieferhöhle getrennt transnasal tamponiert. – Der Eingriff wird mit der *Naht der Mundvorhofinzision* beendet. Ein *Druckverband* sollte wegen der zusätzlich durchgeführten Kieferhöhlenoperation angelegt werden (s. S. 51).

Einige anatomische Besonderheiten können den transantralen Zugangsweg zum Siebbein erschweren. Relativ selten ist zwischen dem Dach der Kieferhöhle und dem Orbitaboden eine vom Siebbein ausgehende sog. *Haller-Zelle* anzutreffen (s. S. 81), die auch gekammert sein kann. Sie kann den Ablauf der Operation insofern stören, als sie dem Operateur das Erreichen der normalen Siebbeinzellen vortäuscht. Beim weiteren Vordringen in die Tiefe ist dann die Gefahr der Eröffnung des Orbitabodens gegeben. Trifft man auf eine derartige Variation, dann hält man sich beim Vorgehen auf das Siebbein am besten dicht an die mediale obere Kieferhöhlenwand, über die man das Siebbein erreicht. – Zuweilen beobachtet man auch, daß der an die Kieferhöhle angrenzende *knöcherne Siebbeinboden,* den man normalerweise leicht mit einem stumpfen Instrument perforieren kann, *besonders kräftig ausgebildet* ist. Auch in diesen Fällen muß man längs der medialen oberen Kieferhöhlenwand kranialwärts vordringen, um die Orbita nicht zu eröffnen. – Eine weitere relativ seltene anatomische Besonderheit, die den transantralen Zugang zum Siebbein erschwert, stellt eine

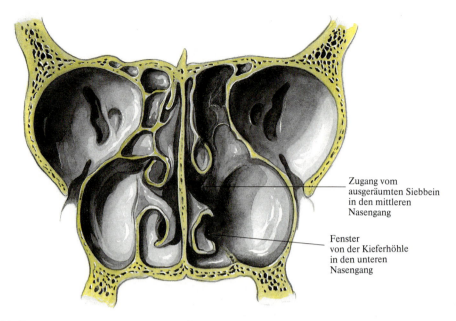

Abb. 54. Zustand nach Nebenhöhlenoperation der linken Seite. Frontalschnitt. Kieferhöhle und Siebbeinzellsystem sind ausgeräumt. Im Bereich des unteren und des mittleren Nasengangs ist ein weiter Zugang zur Nasenhöhle angelegt. (Nach LAUTENSCHLÄGER 1934)

sehr weit nach lateral unter den Orbitaboden reichende laterale Nasenwand dar (Abb. 53). In einem solchen Fall empfiehlt es sich, das Siebbein auf endonasalem Weg anzugehen.

8. Komplikationsmöglichkeiten bei der Eröffnung und Ausräumung des Siebbeins

Da die Komplikationsmöglichkeiten bei der Ausräumung des Siebbeinzellsystems vielfältig und außerdem weitgehend unabhängig von dem jeweiligen Zugangsweg sind, werden sie als gesondertes Kapitel abgehandelt. Die im folgenden beschriebenen Komplikationen und anatomischen Besonderheiten sowie das dabei erforderliche operative Vorgehen *betreffen also alle drei Zugangswege zum Siebbein,* den endonasalen (s. S. 89), den Zugang von außen (s. S. 99) und den transantralen (s. S. 101). Die Komplikationsmöglichkeiten ergeben sich aus der anatomischen Lage der in der Nähe der Siebbeinwandungen verlaufenden arteriellen Gefäße und Nerven sowie aus der engen Nachbarschaft des Siebbeinzellsystems zu Orbita und Schädelbasis. Es muß hier aber betont werden, daß die *Verletzungsgefahr von Orbita und Schädelbasis besonders für den weniger erfahrenen Operateur bei dem Zugangsweg von au-*

ßen wesentlich geringer ist als bei den beiden anderen Zugangswegen. Das liegt zum Teil daran, daß die Übersicht über das Operationsfeld besser ist. Das kann allerdings durch die Benutzung des Operationsmikroskops und des Endoskops beim endonasalen Vorgehen weitgehend ausgeglichen werden. Vor allem aber hängt es damit zusammen, daß die Instrumente beim Zugang von außen *tangential zur medialen Wand der Orbita* und bis in die Tiefe *fast parallel zur Schädelbasis* geführt werden können.

Bei der Ausräumung der an das Siebbeindach angrenzenden Siebbeinzellen kann es *zum Abriß oder zur Verletzung einer Ethmoidalarterie* (s. S. 99) kommen. Die Blutung ist dann sofort zu stillen. *Bei der endonasalen Siebbeinausräumung* kann man sie häufig durch Einlage eines mit einem Vasokonstringens getränkten Gazetampons oder durch bipolare Koagulation zum Stillstand bringen. Ist das nicht der Fall, muß die Arterie von einer zusätzlichen äußeren Inzision aufgesucht und versorgt werden (s. Band V/1, S. 194 dieser Operationslehre). Bei der Siebbeinoperation von außen empfiehlt es sich, die Blutungsquelle vom äußeren Zugang aus aufzusuchen und durch bipolare Koagulation beziehungsweise durch Unterbindung zu versorgen. Liegt die *Verletzungsstelle intraorbital* oder hat sich der blutende Gefäßstumpf beim Abriß des Gefäßes in die Orbita retrahiert, so bildet sich bei stärkerer Blutung ein intraorbitales Hämatom aus, das zu einer Schädigung des N. opticus führen kann. Das blutende Gefäß ist nach Schlitzung der Periorbita durch vorsichtiges Aufspreizen des periorbitalen Gewebes unter Benutzung eines langbranchigen Nasenspekulums sofort in der Orbita aufzusuchen. Nach Absaugen des Hämatoms wird das Gefäß unterbunden oder durch vorsichtige bipolare Koagulation verschlossen.

Bei der Ausräumung der hinteren Siebbeinzellen ist zu beachten, daß man nicht zu weit nach kaudal gelangt, um die *A. sphenopalatina* nicht zu verletzen, die in dieser Gegend durch das Foramen sphenopalatinum tritt und zur Nasenhöhle zieht. Ist es zu einer Verletzung des Gefäßes gekommen, und ist die Blutung durch bipolare Koagulation oder durch eine passagere Tamponade mittels eines mit einem Vasokonstringens getränkten Gazetupfers nicht zu stillen, so nimmt man die *Blutstillung am sichersten durch eine transantrale Unterbindung der A. maxillaris in der Flügelgaumengrube* vor (s. Band V/1, S. 192 dieser Operationslehre).

Sehr selten tangiert eine weit nach dorsal reichende Siebbeinzelle (ONODI-Zelle) den Canalis opticus (Abb. 87b), der dann sogar dehiszent sein kann (J. LANG). In solchen Fällen ist bei der Ausräumung der Schleimhaut eine *Schädigung des N. opticus* möglich, die man an einer weiten, starren Pupille erkennt. Es ist ratsam, den Optikus dann an seiner Austrittstelle aus dem knöchernen Kanal von einem äußeren Zugangsweg aufzusuchen, die Optikusscheide durch Schlitzen auf ein Hämatom zu kontrollieren und den Nerv gegebenenfalls zu entlasten (s. S. 320ff.).

Der in der endonasalen Mikrochirurgie sehr erfahrene Operateur kann die Entlastung des N. opticus auch auf endonasalem Weg unter dem Operationsmikroskop und mit Hilfe der Winkeloptiken vornehmen, besonders, wenn die Schädigung des Nervs bei einem endonasalen Siebbeineingriff entstanden ist.

Wenn bei der Abtragung der Siebbeinzellen die *Lamina papyracea einbricht* und die *Periorbita durch die scharfen Knochensplitter einreißt,* kommt es in der Regel zum Austritt von orbitalem Fettgewebe. Bei kleinen Einrissen kann man die Ausheilung sich selbst überlassen. Bei größeren Einrissen von mehr als 1 cm Länge sollte man unter *Zurückdrängen des hervorquellenden Fettgewebes* versuchen, die Periorbita durch Naht zu verschließen. Gelingt das nicht, so steht Temporalisfaszie zur

Verfügung, die man unter Zurückdrängen des Fettgewebes auf die Periorbita aufsteppt und gegebenenfalls zusätzlich mit Fibrinkleber fixiert, was auch auf endonasalem Weg möglich ist. Das in das Operationsgebiet vordrängende und die Sicht des Operateurs störende Fettgewebe sollte nicht reseziert werden, da es sonst je nach dem Ausmaß der Resektion postoperativ zu einem mehr oder weniger ausgeprägten Enophthalmus beziehungsweise zu Funktionsstörungen kommen kann. — Auch ein *Luftemphysem* der Augenlider kann sich beim Einbrechen der Lamina papyracea entwickeln. In der Regel wird es jedoch innerhalb weniger Tage resorbiert.

Bei *Dehiszenzen an der Schädelbasis* oder nach einer versehntlichen Abtragung von Anteilen der knöchernen Schädelbasis kann die dann freiliegende Dura von einer scharfen Siebbeinlamelle angerissen werden. Die Dura kann versehentlich auch mit einem Instrument perforiert werden. Man erkennt die *Duraverletzung* an dem Austritt von Liquor beziehungsweise an den Liquorschlieren in dem angesammelten Blut. Die Verletzungsstelle zum Endokranium ist in solchen Fällen unverzüglich freizulegen und entsprechend zu versorgen (s. S. 264).

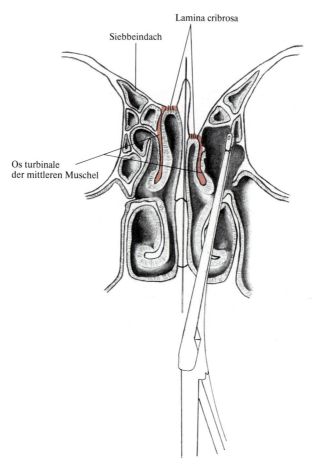

Abb. 55. Tiefstand der Lamina cribrosa links im Frontalschnitt. Der tiefliegende Ansatz der mittleren Muschel deutet diese anatomische Variation an

Auch bei der *Abtragung der mittleren Muschel,* die einige Autoren beim endonasalen Vorgehen empfehlen, um eine bessere Übersicht über das Siebbein zu gewinnen, kann es durch die Resektion der hier verlaufenden Fila olfactoria (s. S. 90) zu einer *Eröffnung des Subarachnoidalraums mit Liquorfluß* kommen (WIGAND). In selteneren Fällen kann die Muschelresektion zur Frakturierung der vorderen Schädelbasis und der angrenzenden Lamina cribrosa mit Liquorrhoe führen. Um diese Komplikationen zu vermeiden, sollte man von der mittleren Muschel nur die unbedingt notwendigen Anteile abtragen.

Liegt eine Liquorfistel vor, so ist der Duradefekt baldmöglichst zu versorgen (s. S. 213). Das gleiche gilt für *Verletzungen der Lamina cribrosa,* zu denen es bei bestimmten Krankheitsbildern bei der Siebbeinausräumung auch aus anderen Gründen kommen kann (s. S. 213). Besonders bei einem Tiefstand der Lamina cribrosa (Abb. 55) ist die Gefahr einer Duraverletzung groß. Auch sollte man auf den Rechts-links-Unterschied der Ausbildung der Fossa olfactoria achten (Abb. 56a–c), der immerhin in über 80% vorliegt.

Zephalozelen im Bereich des Siebbeindaches (s. S. 210) sind, wenn sie präoperativ mit den bildgebenden Verfahren *nicht erkannt* wurden, außerordentlich gefährlich. Da sie der Operateur wegen ihres polypenähnlichen Aussehens auch unter mikrochirurgischen Bedingungen in der Regel nicht erkennen kann, kommt es bei der Abtragung des vermeintlichen Polypen zwangsläufig zu einer *Eröffnung des Endokraniums.* Bei Erkennen dieser Komplikation ist eine sofortige fronto-orbitale oder transfrontale Versorgung der Verletzungsstelle herbeizuführen (s. S. 241 ff.).

Liegen *supraorbitale Recessūs* vor, die wegen ihrer starken Ausdehnung nicht ohne Erweiterung des Eingriffs von der sie auskleidenden Schleimhaut befreit werden können, ist dafür Sorge zu tragen, daß postoperativ ein sicherer Abfluß aus den Recessūs in das ausgeräumte und zur Nasenhöhle offene Siebbein bestehenbleibt. Verlangt der pathologisch-anatomische Prozeß in diesen Recessūs eine saubere Entfernung des Mukoperiosts, dann muß die Siebbeinoperation von außen durchgeführt und der *Eingriff an der Schädelbasis nach lateral erweitert* werden. Man löst dazu die Periorbita so weit wie nötig von der Schädelbasis ab, um den Krankheitsprozeß beziehungsweise das Mucoperiost unter Sicht zuverlässig entfernen zu können. Diese Erweiterung des Eingriffs trägt außerdem dazu bei, daß man bei weit ausladenden *Recessūs in Richtung zum Optikus* ohne Gefährdung des Nervs arbeiten kann.

Trifft man bei der Siebbeinausräumung auf eine sog. *Haller-Zelle* (s. S. 81), so wird sie sauber ausgeräumt. Wenn das wegen ihrer Lage zwischen Kieferhöhlendach und vorderem Orbitaboden vom endonasalen Zugang und vom Zugangsweg von außen nicht sicher gelingt, geht man sie *transantral* an und macht sie durch Abtragung

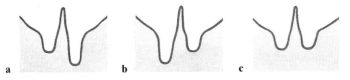

Abb. 56 a–c. Rechts-links-Unterschied der Fossa olfactoria in Frontalschnitten schematisch dargestellt (Ansicht von dorsal). **a** Die linke Lamina cribrosa steht höher (52,9%). **b** Die rechte Lamina cribrosa steht höher (29,9%). **c** Beide Laminae cribrosae stehen in einer Ebene (17,2%). (Aus LANZ u. WACHSMUTH 1979)

ihres Bodens *zu einer Bucht der Kieferhöhle*. Ein Kieferhöhlenfenster zur Nase ist danach in typischer Weise anzulegen (s. S. 44).

Auf die Komplikationsmöglichkeiten, die sich bei *anatomischen Besonderheiten im Bereich des medialen Kieferhöhlendaches* für den transantralen Zugangsweg ergeben, wurde auf S. 103 hingewiesen. Es handelt sich dabei um ein in seinem medialen Anteil besonders kräftig ausgebildetes knöchernes Kieferhöhlendach und um eine weit nach lateral unter den Orbitaboden reichende laterale Nasenwand (Abb. 53).

Hat man in einem derartigen Fall oder auch ohne Vorliegen einer dieser anatomischen Besonderheiten den *Orbitaboden versehentlich perforiert und eventuell auch die Periorbita eröffnet,* dann muß man die Verletzungsstelle am knöchernen Orbitaboden erweitern beziehungsweise entsplittern. Ist auch die Periorbita beteiligt, so muß man die Verletzungsstelle vorsichtig etwas weiter öffnen, um durch die Einlage einer Gummilasche der Ausbreitung einer Infektion vorzubeugen beziehungsweise einem eventuell entstandenen Hämatom Abfluß zu verschaffen. Das vordringende orbitale Fettgewebe sollte nicht abgetragen werden, damit postoperativ kein Enophthalmus zurückbleibt. Die Kieferhöhle wird locker austamponiert und die Tamponade durch das Fenster herausgeleitet.

III. Operative Eingriffe an der Stirnhöhle

1. Anatomie der Stirnhöhle

Die Stirnhöhle, Sinus frontalis, ist in der Regel paarig angelegt und geht aus einer dem Siebbein zugehörigen Anlage, dem Recessus frontalis, hervor. Sie entwickelt sich im Os frontale zwischen Lamina externa und Lamina interna. Der *knöchernen Stirnhöhlenhinterwand,* der Paries cerebralis, legt sich die Dura mater des Stirnhirns an. Der *Boden der Stirnhöhle* ist ein Teil des Orbitadaches, der Pars orbitalis ossis frontalis.

Die Kommunikation der Stirnhöhle mit der Nasenhöhle stellt eine Öffnung, das *Ostium frontale,* oder ein Kanal, der *Ductus nasofrontalis,* dar, der über einen mehr oder weniger ausgeprägten Trichter, den sog. *Recessus frontalis,* in den mittleren Nasengang mündet (Abb. 43 b, 64 a–c). Das Mündungsgebiet liegt im Bereich des Infundibulum ethmoidale (s. S. 79). Vordere Siebbeinzellen können den Verlauf des Ductus nasofrontalis in dieser Gegend in verschiedenem Ausmaß beeinflussen. Dabei handelt es sich besonders um Zellen, die an den Agger nasi angrenzen und um Zellen des Processus uncinatus sowie der Bulla ethmoidalis. Die endonasale Sondierung der Stirnhöhle über den natürlichen Ausführungsgang kann dadurch äußerst erschwert werden oder sogar unmöglich sein.

Die Stirnhöhle kann anatomisch sehr unterschiedlich angelegt sein. Je nach ihrem *Pneumatisationsgrad* hat sie sowohl in kranio-kaudaler als auch in anterior-posteriorer sowie in lateraler Richtung unterschiedliche Ausmaße. Desgleichen bestehen zwischen den Stirnhöhlen beider Seiten häufig erhebliche Differenzen. Das die Stirnhöhlen trennende *Septum interfrontale* kann in der Mittellinie liegen oder auch mehr oder weniger stark von dieser nach lateral abweichen. Gelegentlich findet

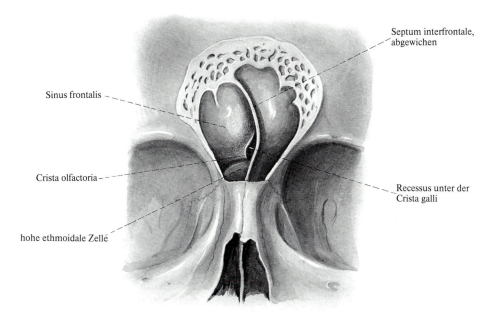

Abb. 57. Sogenanntes gefährliches Stirnbein nach G. BOENNINGHAUS. Frontalschnitt durch beide Stirnhöhlen. Das Septum interfrontale ist in seinem kaudalen Abschnitt nach links deviiert. Rechts ragt die Crista olfactoria in das Stirnhöhlenlumen vor. Dadurch entsteht unter der Crista galli ein Recessus. (Nach LAUTENSCHLÄGER 1934)

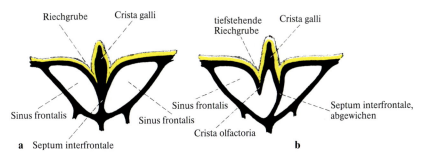

Abb. 58a, b. Sogenanntes gefährliches Stirnbein nach G. BOENNINGHAUS. Frontalschnitte, schematisch. **a** Septum interfrontale in Mittelstellung. **b** Deviation des Septum interfrontale nach links mit Tiefstand der Crista olfactoria rechts. (Nach LAUTENSCHLÄGER 1934)

man bei einer Deviation des Septum interfrontale eine Riechgrube, die auf der konkaven Seite der Deviation des Septums als schmaler leistenartiger Vorsprung, Crista olfactoria genannt, in die Stirnhöhle hineinragt. Dahinter liegt, nur von einer dünnen Knochenschicht bedeckt, die Dura. Diese anatomische Besonderheit wird nach G. BOENNINGHAUS als *gefährliches Stirnbein* bezeichnet (Abb. 57, 58a, b), weil eine derartige tiefstehende Crista olfactoria mit der ihr anhaftenden Dura bei der Eröffnung der Stirnhöhle von außen beziehungsweise beim Abtragen des Stirnhöhlenbodens leicht verletzt werden kann.

2. Sondierung und Spülung der Stirnhöhle

a) Indikation zur Sondierung und Spülung der Stirnhöhle

Gelingt es z.B. beim Ex-vakuo-Kopfschmerz oder bei einem Stirnhöhlenempyem nicht, den Ausführungsgang der Stirnhöhle durch abschwellende Medikamente zu öffnen, so kann man die *Sondierung des Ductus nasofrontalis* versuchen, um auf diese Weise den Druckausgleich wiederherzustellen oder dem Sekret Abfluß zu verschaffen. Nach gelungener Sondierung kann die *Spülung der Stirnhöhle* angeschlossen werden. − Es muß darauf hingewiesen werden, daß die endonasale *Sondierung der Stirnhöhle nicht ungefährlich* ist. Sie sollte keinesfalls erzwungen werden.

b) Vorgehen bei der Sondierung und Spülung der Stirnhöhle

Der Eingriff wird in *Schleimhautoberflächenanaesthesie* ausgeführt. Dabei werden der mittlere Nasengang und die Gegend vor dem Kopf der mittleren Muschel mit einem Anaesthetikum bestrichen, dem ein Vasokonstringens beigesetzt ist. Den Zugang zur Stirnhöhle findet man im anterioren Teil des mittleren Nasengangs (Abb. 59) im Bereich des Recessus frontalis. Zur Sondierung benutzt man eine feine biegsame Stirnhöhlensonde, die an ihrem geknöpften Ende etwas abgebogen wird. Mit Hilfe eines mittellangen, schlanken Nasenspekulums *führt man den Sondenknopf in den Recessus frontalis ein* und hält sich dabei lateral vom Kopf der mittleren Muschel. Um diese Region möglichst gut ausleuchten zu können, bedient man sich einer Stirnlampe mit parallelstrahligem Licht oder des Operationsmikroskops beziehungsweise einer 30°- und 70°-Winkeloptik. Ist man mit dem Sondenknopf in den Recessus gelangt, so *tastet man ihn vorsichtig in sagittaler Richtung nach dem Ostium frontale ab*. Hat man das Ostium gefunden, läßt sich die Sonde *ohne Widerstand weiter einführen* und der Sondengriff bis an den unteren Rand der Apertura piriformis senken. Er liegt dann der Oberlippe an (Abb. 59b). Um sich zu vergewissern, daß man die Stirnhöhle sicher erreicht hat, markiert man bei liegender Sonde die Sondenstelle, die sich am Naseneingang befindet, mit dem Finger. Dann entfernt man die Sonde wieder aus der Stirnhöhle und legt sie außen an die Nase an. Die Sonde reicht dabei deutlich über den Stirnhöhlenboden hinaus nach kranial, wenn sie zuvor transnasal in der Stirnhöhle gelegen hat.

Es gibt Fälle, in denen man den Stirnhöhlenausführungsgang mit der Sonde nicht auffinden kann, weil er an abnormer Stelle mündet, abnorm lang oder besonders gebogen ist (Abb. 64a−c). Man darf dann *keinesfalls Gewalt anwenden*, da sonst die Gefahr einer Perforation der Schädelbasis beziehungsweise der Lamina papyracea besteht.

Hat man unglücklicherweise eine *Perforation der Schädelbasis* gesetzt und es gleich bemerkt, so ist die sofortige operative Versorgung der Verletzungsstelle an der Schädelbasis vorzunehmen. Nach einer *Perforation der Lamina papyracea zur Orbita hin* darf der Patient für mehrere Tage nicht schneuzen und wird unter Beobachtung mit einer hochdosierten antibiotischen Therapie gestellt. Bleibt die Verletzung von Schädelbasis oder Lamina papyracea *zunächst unbemerkt,* ist bei den ersten Zeichen einer endokraniellen oder orbitalen Komplikation sofort operativ ein-

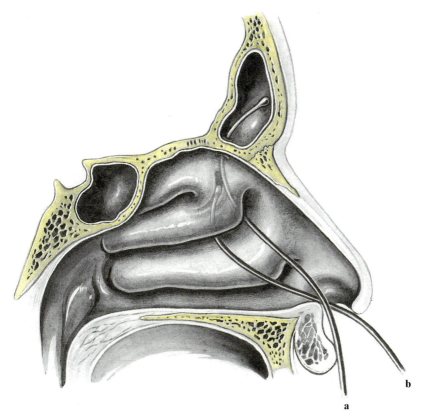

Abb. 59a, b. Sondierung der Stirnhöhle von der Nase aus. **a** Lage der Sonde bei Einführung in den mittleren Nasengang. **b** Lage der Sonde nach Einführung durch den Ductus nasofrontalis in die Stirnhöhle. Der Sondengriff liegt der Oberlippe an. (Nach LAUTENSCHLÄGER 1934)

zugreifen (s. S. 188ff. u. S. 197). Der Versuch einer konservativen Therapie ist dann zwecklos und eher gefährlich.

Ist die Sondierung der Stirnhöhle gelungen, kann die *Spülung* angeschlossen werden. Man führt dazu ein biegsames Killian-Spülröhrchen in gleicher Weise wie die Sonde in den Ductus nasofrontalis ein. Die technische Durchführung der Spülung entspricht dem Vorgehen bei der Kieferhöhlenspülung (s. S. 28).

3. Probepunktion der Stirnhöhle von außen

a) Indikation zur Probepunktion der Stirnhöhle von außen

Ist der *Ductus nasofrontalis* im Verlauf einer akuten oder einer akut rezidivierenden Stirnhöhlenentzündung *verschlossen* und gelingt es durch lokale Anwendung schleimhautadstringierender Medikamente sowie durch das Abspreizen der mittleren Muschel nach medial nicht, ihn durchgängig zu machen, und ist auch seine *Sondierung von der Nase aus nicht möglich,* so kann man die Stirnhöhlenpunktion von außen (KÜMMEL, BECK) vornehmen. Sie ist dann nicht nur eine diagnostische Maßnahme, sondern kann nach Einlegen eines Silikonkatheters auch zur Therapie herangezogen werden. Gegebenenfalls kann das Bohrloch für eine Endoskopie der Stirnhöhle erweitert werden (s. S. 114).

b) Operatives Vorgehen bei der Probepunktion der Stirnhöhle von außen

Der Eingriff wird am liegenden Patienten in *Lokalanaesthesie* vorgenommen. Dabei ist in der Regel eine Infiltrationsanaesthesie im Bereich des medialen Drittels der Augenbraue der betroffenen Seite ausreichend. Bei Kindern empfiehlt es sich, in *Allgemeinanaesthesie* zu operieren. – Vor dem Eingriff sind *Röntgenaufnahmen im transversalen und okzipitofrontalen Strahlengang* oder ein entsprechendes Computertomogramm zur Bestimmung von Tiefe und Ausdehnung der Stirnhöhle anzufertigen und während des Eingriffs zur Orientierung bereitzustellen. Der Einsatz eines Röntgenbildwandlers kann zusätzlich hilfreich sein. Zur Einarbeitung und auch in problematischen Fällen kann das neu entwickelte CAS-System (computer assisted surgery) nützlich sein (SCHLÖNDORF et al.). Dabei ist auf präoperativ gespeicherten Computertomogrammen in 3 Ebenen intraoperativ mit Hilfe eines Taststabes jederzeit eine topographische Orientierung möglich.

Die Stirnhöhlenpunktion wird möglichst weit medial im Bereich der Stirnhöhlenvorderwand angelegt. Die *Inzision* liegt etwa 0,5 cm oberhalb des kranialen knöchernen Orbitarandes und 1 bis 1½ cm von der Glabellamitte entfernt (Abb. 60a). Sie durchtrennt Haut und Periost, wird also bis auf das Os frontale geführt. Man kann die Inzision auch am unteren Augenbrauenrand etwa 1 bis 1½ cm lateral der Nasenwurzel legen und die Inzisionsränder durch Hakenzug so weit nach kranial verlagern, daß die Stirnhöhlenvorderwand freiliegt. Die Narbe liegt dann kosmetisch günstiger.

Nach Freilegung des Knochens unter Schonung des N. supraorbitalis wird ein Spiralbohrer aufgesetzt und ein *Bohrloch von 2 bis 3 mm Durchmesser* angelegt. Die Bohrung erfolgt ohne Druck und senkrecht zur Ebene der Stirnhöhlenvorderwand. Die den Bohrer führende Hand wird dabei durch die andere Hand abgestützt, um ein unkontrolliertes Durchstoßen in die Tiefe mit der Möglichkeit einer Verletzung von Stirnhöhlenhinterwand und Dura zu vermeiden. Bevor man den Bohrer zurückzieht, legt man eine Metallschlitzplatte um den Bohrerschaft, damit sich die Hautweichteile nicht gegen das Bohrloch verschieben können (Abb. 60b).

Danach wird eine stumpfe Kanüle mit Metallplatte (Abb. 60c) oder ein Silikonröhrchen durch das Bohrloch in die Stirnhöhle eingeführt. Durch Aspiration mit einer Spritze kann man nun *Stirnhöhlensekret zur bakteriologischen oder zytologischen Untersuchung* gewinnen. Die anschließende Spülung gibt Auskunft über die *Durchgängigkeit des Ductus nasofrontalis.* Ist er durch Schleimhautschwellung verschlossen, kann man ihn häufig durch Einbringen eines abschwellenden Medikaments durchgängig machen. – Zum Abschluß des Eingriffs wird die Hautinzision durch Einzelknopfnähte verschlossen. Will man weitere Spülungen durchführen, bleibt das in die Stirnhöhle eingelegte Silikonröhrchen oder die Metallkanüle liegen und wird durch eine der Hautinzisionsnähte fixiert.

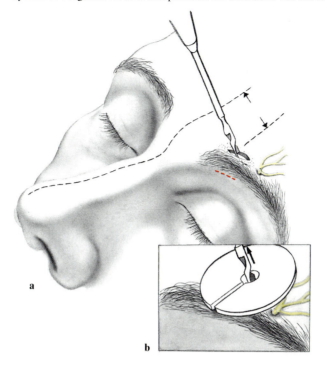

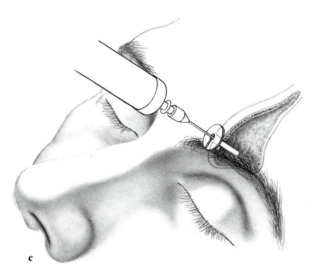

Abb. 60 a–c. Probepunktion der Stirnhöhle von außen. **a** Die Inzision liegt entweder supraorbital 0,5 cm oberhalb des kranialen knöchernen Orbitarandes und etwa 1,5 cm von der Glabellamitte entfernt *(Pfeile)* oder am Unterrand der Augenbraue *(rot gestrichelte Linie)*. **a, b** Die Stirnhöhlenvorderwand wird mit einem Spiralbohrer durchbohrt. **b, c** Vor dem Zurückziehen der Fräse kann man eine Metallschlitzplatte zur Erleichterung der Stirnhöhlenspülung in das Bohrloch einführen

An den folgenden Tagen sind *therapeutische Spülungen* durch das liegende Silikonröhrchen oder über die Metallkanüle möglich. Sie sollten aber nicht länger als 8 bis 10 Tage durchgeführt werden. Ist der Ausführungsgang dann noch nicht spontan durchgängig oder wird noch immer entzündliches Sekret ausgespült, ist eine Stirnhöhlenoperation angezeigt (s. S. 117).

Ist man nicht sicher, ob man *bei der Anlage des Bohrlochs die Stirnhöhlenhinterwand perforiert* und eventuell eine Duraverletzung gesetzt hat, sollte man das Bohrloch sofort entsprechend erweitern und eine *Endoskopie* durchführen (s. S. 115). Findet sich dabei eine Verletzung im Bereich der Stirnhöhlenhinterwand mit eventuellem oder eindeutigem Duradefekt, ist die *Stirnhöhle unverzüglich von außen zu eröffnen* (s. S. 132ff.) und die Versorgung des Duradefekts vorzunehmen (s. S. 269).

Tritt nach einer Stirnhöhlenpunktion eine zunehmende druckempfindliche Schwellung im Bereich der Weichteile um das Bohrloch und im Stirnbereich auf, so ist an die seltene Komplikation einer *Stirnbeinosteomyelitis* zu denken. Bei Vorliegen dieses Krankheitsbildes ist nach erfolgloser konservativer Therapie die Stirnhöhlenoperation von außen mit breiter Freilegung der Diploe und Abtragung des gesamten erkrankten Knochens erforderlich (s. S. 203).

Man kann die *Stirnhöhlenbohrung* auch *vom Stirnhöhlenboden aus* durchführen. Das technische Vorgehen entspricht dem oben Gesagten. Bei diesem Zugang läßt sich die Komplikation der Stirnbeinosteomyelitis eher vermeiden. Allerdings kann es bei eitrigen Entzündungen in der Stirnhöhle zu einer phlegmonösen Ausbreitung der Entzündung kommen, die auch die Trochlea miterfaßt. Nach Ausheilung kann es dann zu einer *narbigen Verziehung der Trochlea* nach ventral kommen, was zu Doppelbildern führt (s. S. 129 u. S. 156). Eine Verletzung der Stirnhöhlenhinterwand ist bei der Bohrung über den Stirnhöhlenboden praktisch nicht möglich.

4. Endoskopie der Stirnhöhle

a) Indikation zur Endoskopie der Stirnhöhle

Die Endoskopie der Stirnhöhle (H.-G. BOENNINGHAUS, DRAF u. a.) ist in allen den Fällen angezeigt, in denen unklare klinische und röntgenologische Befunde vorliegen und auch die bildgebenden Verfahren keine Abklärung herbeiführen können. Bei entzündlichen Prozessen ermöglicht sie durch direkte Betrachtung der Schleimhaut und des Ostium frontale eine *Abklärung der Diagnose und der im Einzelfall erforderlichen Therapie*. Außerdem können mit Hilfe der Endoskopie *kleine Eingriffe in der Stirnhöhle* wie eine Biopsie oder die Entfernung kleiner Schleimhautpolypen und Zysten durchgeführt werden.

Bei frontobasalen Frakturen ist die Stirnhöhlenendoskopie dann indiziert, wenn sich klinisch und röntgenologisch sowie mit Hilfe der bildgebenden Verfahren eine Beteiligung der Stirnhöhlenhinterwand an der Fraktur beziehungsweise eine Duraverletzung nicht sicher ausschließen oder nachweisen läßt. Die direkte Betrachtung mit der Optik kann in diesen Fällen den Befund aufklären helfen.

b) Operatives Vorgehen bei der Endoskopie der Stirnhöhle vom äußeren Zugang

Der Zugang zur Stirnhöhle entspricht dem bei der Probepunktion (s. S. 112). Das *Bohrloch,* durch welches Trokar und Optik eingeführt werden, ist allerdings etwas größer. Es hat einen *Durchmesser von 6 mm.* Zur endoskopischen Untersuchung werden die 30°- und die 70°-Winkeloptik benutzt.

Bei entzündlichen Prozessen kann man mit ihrer Hilfe den Zustand der Schleimhaut und den Eingangstrichter des Ductus nasofrontalis gut beurteilen, was für die weitere Therapie von Bedeutung ist (Abb. 61). Zunächst wird ein *Abstrich* entnommen und die Stirnhöhle dann durch *Absaugen und Spülen* gereinigt. Dabei versucht man, den in diesen Fällen meistens verschlossenen *Ductus nasofrontalis wieder durchgängig zu machen.* Schleimhautabschwellende Medikamente können dabei hilfreich sein. Gelingt es nicht, die Durchgängigkeit des Ductus wiederherzustellen, wird wie bei der Probepunktion ein *Silikonröhrchen* zur weiteren Spülbehandlung in das Bohrloch eingeschoben und mit Naht fixiert. Finden sich *solitäre Zysten oder kleine Polypen* in der Stirnhöhle, so können sie mit Hilfe einer optischen Biopsiezange abgetragen werden. Bei verdächtigen Schleimhautbefunden kann man eine *Probeexzision* entnehmen.

Bei frontobasalen Frakturen und besonderen klinischen und röntgenologischen Befunden ist die endoskopische Kontrolle der Stirnhöhle ebenfalls von großer Bedeutung. Vor allem die *Stirnhöhlenhinterwand* ist dann auf Splitterung oder eine Duraverletzung sorgfältig abzusuchen. Eine Stirnhöhlenspülung ist bei Frakturverdacht auf jeden Fall zu unterlassen. – Zum Abschluß des Eingriffs sollte man das zu Beginn abgeschobene Periost gut adaptieren, um postoperativ ästhetisch störende Einziehungen zu vermeiden. Dann wird die Inzision mit Einzelknopfnähten vernäht. Hat man bei entzündlichen Prozessen ein Silikonröhrchen eingelegt, so wird eine *Spülbehandlung* durchgeführt. Für sie gelten die gleichen Kriterien wie bei der Stirnhöhlenpunktion (s. S. 112).

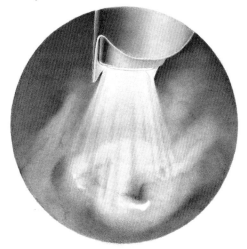

Abb. 61. Endoskopie der Stirnhöhle. Endoskopisches Bild mit Blick auf den Trichter des Ductus nasofrontalis, der eine ödematöse Schwellung aufweist

Wird durch die endoskopische Untersuchung festgestellt, daß *der Ductus nasofrontalis nicht durchgängig* ist und seine Durchgängigkeit endoskopisch von der Stirnhöhle aus auch nicht wiederhergestellt werden kann, so empfiehlt sich die endoskopische Kontrolle der lateralen Nasenwand auf endonasalem Weg (s. S. 83ff.). Dabei kann es bei entsprechendem Befund gelingen, das Abflußhindernis zu beseitigen (s. S. 84). Ist die Durchgängigkeit des Ductus nasofrontalis aber weder von der Stirnhöhle aus noch durch endonasales Vorgehen herbeizuführen, ist eine Stirnhöhlenoperation von außen angezeigt (s. S. 122ff.). − Findet sich bei einer frontobasalen Fraktur eine *Verletzung der Stirnhöhlenhinterwand mit Splitterung und fraglicher Duraverletzung,* ist in den meisten Fällen eine Stirnhöhlenoperation von außen mit Versorgung von Stirnhöhlenhinterwand und Dura (s. S. 269) erforderlich. − Hinsichtlich der möglichen intra- oder postoperativen Komplikationen der Stirnhöhlenendoskopie gilt das für die Stirnhöhlenpunktion Dargelegte (s. S. 112).

5. Endonasale Eröffnung der Stirnhöhle

a) Allgemeine Vorbemerkung

Technisch gesehen gibt es zwei Möglichkeiten der endonasalen Eröffnung der Stirnhöhle: das Vorgehen mit Lupenlampe oder Operationsmikroskop und das endoskopische Vorgehen. Beide Verfahren haben das Ziel, einen zu engen oder verlegten nasofrontalen Zugang zu erweitern beziehungsweise wieder durchgängig zu machen, wenn ein Abflußhindernis besteht. Der Operateur benötigt für beide Verfahren neben einer speziellen instrumentellen Ausrüstung eine hervorragende Kenntnis der Anatomie und insbesondere auch der anatomischen Variationen in diesem Bereich (Abb. 64a–c). Die Anwendung des CAS-Systems (d. h. computer assisted surgery) erleichtert die topografisch-anatomische Orientierung.

b) Indikation zur endonasalen Eröffnung der Stirnhöhle

Eine präoperative *Röntgentomographie* der Nasennebenhöhlen oder eine *Hochauflösungscomputertomographie* mit multiplaner Rekonstruktion ermöglicht eine dreidimensionale Orientierung. Dadurch kann die Stärke des Knochens am medialen Stirnhöhlenboden ermittelt werden. Das ist von Bedeutung, da das endonasale Vorgehen nur bei normal starkem Knochen in dieser Region anzuraten ist. Zeigt das Tomogramm *im Bereich des medialen Stirnhöhlenbodens ein ausgeprägtes Knochenmassiv,* sollte die Stirnhöhle nicht endonasal, sondern *von vornherein von außen* angegangen werden (s. S. 122ff.).

Die *endonasale Eröffnung der Stirnhöhle* ist in erster Linie beim *Stirnhöhlenempyem* indiziert, wenn es durch konservative Maßnahmen nicht zur Ausheilung kommt und Sondierung und Spülung der Stirnhöhle (s. S. 112) aus anatomischen Gründen (Abb. 64a–c) schwierig beziehungsweise unmöglich sind. Außerdem ist der Eingriff beim Vorliegen kleiner, *den Ductus nasofrontalis verlegender Polypen* mit reaktiver Schleimhautschwellung angezeigt. Durch endonasale Abtragung der Polypen und operative Erweiterung des Ausführungsgangs kann man in derartigen Fällen versuchen, die Stirnhöhlenerkrankung zur Ausheilung zu bringen.

c) Endonasale Eröffnung der Stirnhöhle unter Benutzung von Lupenlampe oder Operationsmikroskop

Die Eröffnung der Stirnhöhle auf endonasalem Wege wurde von INGALS (1905) und von HALLE (1906) zuerst beschrieben. Die technische Durchführung des Eingriffs wurde vor allem von HALLE systematisch ausgearbeitet. Heute sollte stets unter vergrößerungschirurgischen Bedingungen vorgegangen werden. Der Eingriff wird in *Lokalanaesthesie* mit entsprechender Sedierung oder in *Allgemeinanaesthesie* mit orotrachealer Intubation und Hypopharynxtamponade (s. S. 14) ausgeführt. Die Anlage der Lokalanaesthesie entspricht dem Vorgehen bei der endonasalen Ausräumung der vorderen Siebbeinzellen (s. S. 85).

Zur endonasalen Stirnhöhlenoperation wird, wie bei der Eröffnung des vorderen Siebbeins (s. S. 85), zunächst ein *Mukoperiostlappen im Bereich des Agger nasi* gebildet, dessen Basis zwischen dem Ansatz der mittleren und dem der unteren Muschel liegt (Abb. 62). Nach Ablösen und Herunterschlagen dieses basal gestielten Lappens

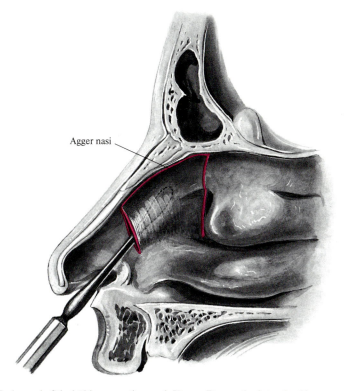

Abb. 62. Endonasale Stirnhöhlenoperation nach HALLE. Der an der lateralen Nasenwand umschnittene Mukoperiostlappen *(rote Linie)* wird zur Freilegung des Agger nasi abgelöst. (Nach LAUTENSCHLÄGER 1934)

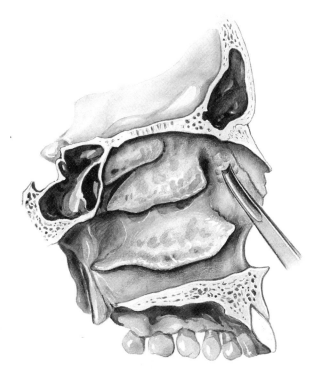

Abb. 63. Endonasale Stirnhöhlenoperation nach HALLE. Abtragen des Agger nasi mit einem über die Fläche gebogenen Meißel. (Nach LAUTENSCHLÄGER 1934)

wird mit einem über die Fläche gebogenen Meißel oder einer Fräse so viel vom Knochen im Bereich des Agger nasi abgetragen (Abb. 63), bis genügend Raum zur *Ausräumung des vorderen Siebbeins* vorhanden ist. Liegt eine Deviation des oberen Septumanteils vor, die Einblick und Bewegungsfreiheit einschränkt, so ist das *Septum zu begradigen* (s. Band V/1, S. 139 dieser Operationslehre).

Das vordere Siebbein wird dann in typischer Weise ausgeräumt (s. S. 85 ff.). Danach gelangt man über den Recessus frontalis zum Ostium und *in die Stirnhöhle,* wenn der Stirnhöhlenboden in seinem medialen Bereich normal stark ausgebildet ist und keine den Ductus nasofrontalis verengenden anatomische Variationen vorliegen (Abb. 64a–c). Mit einem über die Fläche gebogenen Meißel, einer Stanze oder einer Fräse kann man den *Knochen im Bereich des medialen Stirnhöhlenbodens ventral vom Ductus nasofrontalis schrittweise abtragen* (Abb. 65a, b) und den Ausführungsgang auf diese Weise erweitern. Es ist wichtig, daß man sich dabei deutlich nach ventral und nicht nach dorsal orientiert, um die Schädelbasis nicht zu verletzen.

Findet sich *im Bereich des Ausführungsgangs und des medialen Stirnhöhlenbodens ein dickes Knochenmassiv,* das vor dem Eingriff röntgenologisch nicht ausgeschlossen wurde (s. S. 116), ist der Zugang zur Stirnhöhle auf endonasalem Wege erheblich erschwert, zumal der Knochen hier bis zu 10 mm stark sein kann. Man sollte den endonasalen Eingriff dann besser abbrechen und die *Stirnhöhle von außen eröffnen.*

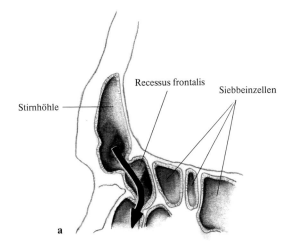
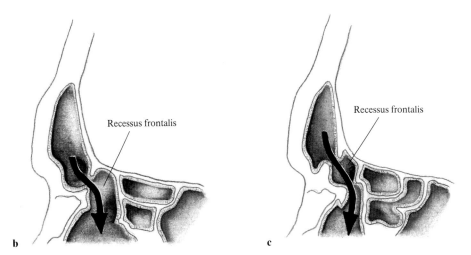

Abb. 64a–c. Anatomische Variationen des Ductus nasofrontalis mit verschieden starkem Knochen am Stirnhöhlenboden und unterschiedlicher Ausbildung des Recessus frontalis. Die *Pfeile* liegen jeweils im nasofrontalen Zugang

Dafür gibt es im wesentlichen zwei Gründe. Einmal ist bei dickem Stirnhöhlenboden die Gefahr einer *Perforation der Schädelbasis* gegeben. Zum andern läßt sich der neu geschaffene *Stirnhöhlen-Nasen-Zugang* beim endonasalen Vorgehen nicht durch plastische Maßnahmen epithelisieren. Da er aber bei dickem Stirnhöhlenboden relativ lang ist, ist die Wahrscheinlichkeit sehr groß, daß er sich postoperativ *durch Granulationen und spätere Narben wieder verschließt*. Die Folgen sind dann Rezidive der Stirnhöhlenentzündung. Bei dünnem Stirnhöhlenboden ist der Stirnhöhlen-Nasen-Zugang dagegen kurz, und seine Epithelisierung kann in kurzer Zeit vor sich gehen,

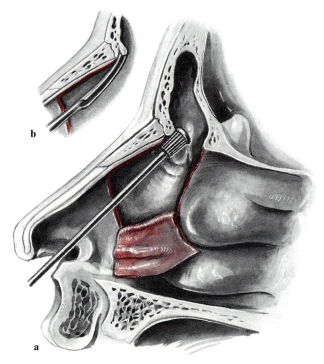

Abb. 65a, b. Endonasale Stirnhöhlenoperation nach HALLE. **a** Der Mukoperiostlappen ist dorsokaudalwärts umgeschlagen. Die Agger-nasi-Zellen sind entfernt. Mit der Fräse wird der Knochen am medialen Stirnhöhlenboden abgetragen und der nasofrontale Zugang erweitert. **b** Die Knochenabtragung erfolgt mit einem über die Fläche gebogenen Meißel. (Nach LAUTENSCHLÄGER 1934)

wenn man die angrenzende Nasenschleimhaut beziehungsweise die Schleimhaut am angrenzenden Stirnhöhlenboden beläßt.

Ist es beim Aufsuchen des Zugangs zur Stirnhöhle versehentlich oder durch anatomische Besonderheiten zu einer *Perforation der Schädelbasis im Bereich des Siebbeindaches oder der Lamina cribrosa* gekommen, was sich durch Liquorfluß bemerkbar machen kann, ist die Verletzungsstelle sofort von außen aufzusuchen und zu versorgen (s. S. 272). Besonders unangenehm sind die allerdings sehr selten vorkommenden *intranasalen oder transethmoidalen Zephalozelen* (s. S. 213), wenn sie präoperativ nicht diagnostiziert wurden. Da sie den häufig gleichzeitig vorhandenen Nasenpolypen sehr ähnlich sehen, ist die Gefahr groß, daß man sie bei dem endonasalen Vorgehen mit abträgt. Man erkennt diese Komplikation in der Regel an dem einsetzenden Liquorfluß und muß die Verletzungsstelle unverzüglich von außen versorgen (s. S. 99).

Eine weitere mögliche Komplikation, die sich bei der endonasalen Ausräumung des vorderen Siebbeins auf dem Zugangsweg zur Stirnhöhle einstellen kann, stellt die *Verletzung der A. ethmoidalis anterior oder ihrer Äste* (Abb. 44) dar. Die Blutung aus der Ethmoidalarterie selbst kann erheblich sein. Ihre Versorgung ist in Band V/1, S. 194 dieser Operationslehre ausführlich dargestellt. Blutungen aus den Ethmoidalisästen können durch bipolare Koagulation oder Tamponade zum Stehen gebracht werden.

Wenn man bei der Anlage des Zugangs zur Stirnhöhle zu weit nach lateral vordringt, besteht die Gefahr einer *Perforation der Lamina papyracea und der Periorbita*. Wird diese Verletzung durch das Hervorquellen von Orbitafett sofort bemerkt, kann man unter strengem Schneuzverbot, antibiotischer Abschirmung und klinischer Beobachtung zunächst abwarten. Treten aber die *ersten Zeichen einer orbitalen Infektion* auf, d.h. eine Protrusio Bulbi oder Zeichen einer Störung der äußeren Augenmuskeln mit Doppelbildern, so ist die sofortige operative Entlastung der Orbita angezeigt (s. S. 197).

d) Endoskopische Technik bei der endonasalen Eröffnung der Stirnhöhle

Wird die endonasale Eröffnung der Stirnhöhle unter Anwendung der endoskopischen Technik durchgeführt, dann wird zunächst der *Recessus frontalis aufgesucht und ausgeräumt*, um den Ductus nasofrontalis kontrollieren und gegebenenfalls erweitern zu können. Der operative Zugangsweg führt wie bei der oben beschriebenen Technik mit Lupenlampe oder Operationsmikroskop *über die vorderen Siebbeinzellen*. Liegt eine Septumdeviation vor, durch die Sicht und Bewegungsfreiheit für die Instrumente behindert sind, wird auch beim endoskopischen Vorgehen eine präliminare Septumoperation (s. Band V/1, S. 135 u. S. 139 dieser Operationslehre) durchgeführt.

Für die Ausräumung der vorderen Siebbeinzellen und das Vorgehen zum Recessus frontalis benutzt man Hopkins- oder Lumina-Optiken von 2,8 mm und 4 mm Durchmesser und einer Ablenkung von 30° bis 120° sowie eine Geradeausblickoptik von 0°. Der Eingriff wird in *Lokalanaesthesie* (s. S. 85) mit entsprechender Sedierung oder in *Allgemeinanaesthesie mit orotrachealer Intubation* durchgeführt. Es empfiehlt sich dann die zusätzliche Verwendung eines Lokalanaesthetikums, dem ein Vasokonstringens beigegeben ist. Die Injektion erfolgt in den Bereich der lateralen Wand des Infundibulum ethmoidale und in die Gegend des Agger nasi sowie in den Kopf der mittleren Muschel.

Um in den Recessus frontalis zu gelangen, wird zunächst die *mittlere Muschel* nach medial gedrängt. Danach reseziert man mit Hilfe von Sichelmesser, Elevatorium und Infundibulotom die *laterale Wand des Infundibulum ethmoidale* (s. S. 85), räumt dieses sowie die vorderen Siebbeinzellen aus und kann nun den *Recessus frontalis eröffnen und ebenfalls ausräumen*. Falls erforderlich, muß man die den Zugang zum Recessus frontalis noch behindernden Anteile des Agger-nasi-Knochens mit geeigneten Stanzen und Doppellöffeln abtragen. Nach Absaugen von Blut und Sekret und nach lokaler Blutstillung durch Einlage von mehreren kleinen mit einem Vasokonstringens getränkten Spitztupfern *erkennt man mit der 70°-Winkeloptik den Stirnhöhlen-Nasen-Zugang,* der unter optischer Kontrolle sondiert wird. Gegebenenfalls wird er anschließend mit einem abgebogenen Löffel oder mit der Diamantfräse am gewinkelten Handstück erweitert. Dabei sollte man sich möglichst weit nach ventral halten, um die Schädelbasis nicht zu perforieren. Eine besondere Tamponade ist in der Regel nicht notwendig. Die *Nachbehandlung* erfolgt durch Absaugen des Wundsekrets und durch Entfernen der Borken mittels einer weichen Nasensalbe.

Wenn neben der endonasalen Eröffnung der Stirnhöhle die *endonasale Ausräumung des gesamten Siebbeinzellsystems und der Keilbeinhöhle* indiziert ist (s. S. 170), wird die Eröffnung der Stirnhöhle im Anschluß an die Ausräumung von Siebbein und Keilbeinhöhle (s. S. 89) vom vorderen Siebbein aus in oben beschriebener Weise durchgeführt. Die Nasenhöhle wird danach für zwei Tage locker austamponiert. Eine Nachbehandlung mit weicher Nasensalbe und der Entfernung von Sekret und Borken ist für einige Zeit vorzusehen.

Die Schwierigkeiten, die sich beim endonasalen Zugang zur Stirnhöhle durch das Vorliegen eines *dicken Knochenmassivs am Stirnhöhlenboden* ergeben können, sind auf S. 118 beschrieben. Auch auf andere Komplikationsmöglichkeiten und auf das Vorgehen bei eingetretenen intraoperativen Komplikationen wurde auf S. 120 eingegangen.

6. Stirnhöhlenoperationen von außen

a) Allgemeine Vorbemerkung

Es ist eine Reihe von Operationsmethoden für die Stirnhöhle von außen entwickelt worden, die im wesentlichen drei unterschiedliche Prinzipien verfolgen. – Bei den Eingriffen der einen Gruppe wird der *Stirnhöhlenboden weitgehend abgetragen,* während die faziale Stirnhöhlenwand nach Jansen gar nicht (Abb. 66a) oder nach Ritter nur in geringem Ausmaß (Abb. 66b) entfernt wird. Der in den USA nach Lynch benannte Eingriff unterscheidet sich von der Operation nach Jansen kaum. Bei diesen Eingriffen mit Erhaltung des Stirnhöhlenlumens ist immer eine Plastik am neu geschaffenen beziehungsweise erweiterten Stirnhöhlen-Nasen-Zugang erforderlich, die das Ziel hat, die postoperative Stenosierung dieses Zugangs zu verhüten (s. S. 130).

Die Eingriffe der anderen Gruppe führen eine *teilweise* (Killian (Abb. 66c) *oder völlige* (Riedel, Kuhnt) (Abb. 66d) *Verödung der Stirnhöhle* herbei. Dabei wird nach Abtragen der knöchernen Stirnhöhlenvorderwand und des Stirnhöhlenbodens (Riedel, Kuhnt) oder doch zumindest großer Teile dieser Stirnhöhlenwandungen (Killian) das Periost mit den Stirnweichteilen der knöchernen Hinterwand der Stirnhöhle aufgelegt. Der dadurch entstehende Defekt des Stirnprofils kann in einem späteren Eingriff korrigiert werden (s. S. 141).

Eine dritte Möglichkeit stellen die *osteoplastischen Stirnhöhlenoperationen* von außen dar, deren Prinzip auf Brieger, Czerny und Golovine Ende des letzten Jahrhunderts zurückgeht (s. S. 147 ff.). Man versteht unter der osteoplastischen Stirnhöhlenoperation einen Eingriff, bei dem die Stirnhöhlenvorderwand durch Abheben des Periost-Knochen-Deckels temporär entfernt wird. Nach Ausräumung der krankhaften Veränderungen aus der Stirnhöhle wird diese durch Rückverlagerung des Periost-Knochen-Deckels wieder verschlossen. Auch eine *Obliteration der Stirnhöhle* durch Auffüllen des Hohlraums zwischen Vorder- und Hinterwand mit körpereigenem Gewebe ist bei Anwendung dieser Technik möglich. Ein sichtbarer Stirndefekt bleibt danach nicht zurück.

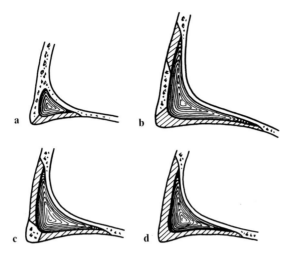

Abb. 66a–d. Prinzipien der Stirnhöhlenoperationen von außen an Sagittalschnitten schematisch dargestellt. Der zu entfernende Knochen ist schraffiert. **a** Stirnhöhlenoperation nach JANSEN-RITTER. **b** Stirnhöhlenoperation nach JANSEN-RITTER bei weit nach kranial reichender Stirnhöhle. **c** Verödung der Stirnhöhle mit Erhaltung der supraorbitalen Knochenspange nach KILLIAN. **d** Verödung der Stirnhöhle nach RIEDEL-KUHNT. (Aus DENECKE 1953)

Die Entscheidung darüber, welche der angeführten Methoden im Einzelfall angewandt werden soll, hängt vom vorliegenden Krankheitsbild und der Erfahrung des Operateurs ab. Die Indikation zu einem osteoplastischen Stirnhöhleneingriff beziehungsweise zur Stirnhöhlenverödung nach RIEDEL-KUHNT ist auf einigen Gebieten unterschiedlich zu stellen. Bei *Verdacht auf einen ostitischen oder osteomyelitischen Prozeß im Stirnbereich* z.B. sollte man den osteoplastischen Eingriff auf jeden Fall vermeiden und der Stirnhöhlenverödung aus Sicherheitsgründen den Vorzug geben. Der spätere Wiederaufbau des Stirnprofils stellt für den in der rekonstruktiven Chirurgie geschulten Operateur kein Problem dar, und er wird sich zur Ausheilung dieses schweren, manchmal lebensbedrohenden Leidens deshalb für den sicheren Weg entscheiden.

b) Stirnhöhlenoperation nach JANSEN-RITTER

α) Indikation zur Stirnhöhlenoperation nach JANSEN-RITTER

Bei entzündlichen Nebenhöhlenerkrankungen wird die Indikation zur Stirnhöhlenoperation nach JANSEN-RITTER im letzten Jahrzehnt vor allem durch die Weiterentwicklung lupenchirurgischer und endoskopischer Techniken zurückhaltender gestellt. Kommt jedoch eine entzündliche Schleimhauterkrankung der Stirnhöhle trotz durchgeführter Spülbehandlung über eine Stirnhöhlenbohrung (s. S. 122) oder trotz endonasaler lupenchirurgischer oder endoskopischer Eingriffe im Bereich des Stirnhöhlen-Nasen-Zugangs (s. S. 116ff.) nicht zur Ausheilung, so ist die Stirnhöhlenoperation nach JANSEN-RITTER oder eine osteoplastische Technik (s. S. 147ff.) angezeigt. Das gleiche gilt für rezidivierende und chronische, polypös-eitrige Stirnhöhlenentzündungen, bei denen man annehmen muß, daß bereits irreversible Schleimhautschäden vorliegen. Ist es im Verlauf einer Stirnhöhlenentzündung zu einem Durchbruch durch den Stirnhöhlenboden, d. h. zu einer *orbitalen Komplikation* gekommen, ist ebenfalls die Stirnhöhlenoperation nach JANSEN-RITTER bzw. eine osteoplastische Technik (s. S. 147) indiziert.

Kleine Osteome in der Stirnhöhle, die nicht an der Vorderwand inserieren, lassen sich gleichfalls mit Hilfe der Operation nach JANSEN-RITTER entfernen. Auch *isolierte Impressionsfrakturen* der Stirnhöhlenvorderwand und des Stirnhöhlenbodens können nach dieser Technik versorgt werden.

Es muß aber deutlich darauf hingewiesen werden, daß die Indikation zur Stirnhöhlenoperation nach JANSEN-RITTER bei den oben angeführten Erkrankungen nur dann gegeben ist, wenn *anschließend eine zuverlässige Plastik im Bereich des Stirnhöhlen-Nasen-Zugangs* durchgeführt wird (s. S. 130), da sonst mit dem Auftreten von Muko- und Pyozelen beziehungsweise mit Rezidiven der entzündlichen Erkrankungen zu rechnen ist. Andernfalls ist eine osteoplastische Technik mit Stirnhöhlenobliteration (s. S. 153) auf lange Sicht erfolgversprechender.

β) Anaesthesie bei der Stirnhöhlenoperation nach JANSEN-RITTER

Der Eingriff kann in *Lokalanaesthesie* mit entsprechender Sedierung oder in *Allgemeinanaesthesie* mit orotrachealer Intubation und Hypopharynxtamponade (s. S. 14) durchgeführt werden. Bei Operation in Lokalanaesthesie wird eine Infiltrationsanaesthesie im Bereich der Augenbraue und am seitlichen Nasenabhang der betroffenen Seite gelegt. Zusätzlich kann man eine Leitungsanaesthesie des N. ethmoidalis anterior setzen (s. S. 17ff.), der die Stirnhöhle und die vorderen Siebbeinzellen sensibel versorgt. Eine Schleimhautoberflächenanaesthesie im vorderen Abschnitt der Nasenhöhle (s. S. 83) ist ebenfalls erforderlich.

γ) Operatives Vorgehen bei der Stirnhöhlenoperation nach JANSEN-RITTER

Bei der Stirnhöhlenoperation nach JANSEN-RITTER wird der Stirnhöhlenboden nach Ausräumung der vorderen Siebbeinzellen von einem äußeren Schnitt aus entfernt und der erkrankte Inhalt der Stirnhöhle anschließend ausgeräumt. Die bogenförmige *Inzision verläuft unter dem medialen Anteil der Augenbraue*, zieht dann zwischen Nasenrücken und medialem Augenwinkel kaudalwärts und endet in Höhe der Infraorbitalspange (Abb. 67). Gleichzeitig mit der Haut wird auch das Periost durchtrennt. Die Blutung kann bei dieser Inzision recht stark sein (Abb. 49) und ist vor dem Fortgang der Operation exakt zu stillen. Um später bei der Hautnaht korrespondierende Stellen genau miteinander vernähen zu können, wird vor dem Durchtrennen der Haut ein feiner, oberflächlicher, senkrecht zum Hautschnitt verlaufender *Markierungsschnitt* gesetzt (G. KILLIAN). Bei großen nach lateral ausladenden Stirnhöhlen oder bei ausgedehnten supraorbitalen Recessūs kann man den Hautschnitt unter Schonung des N. supraorbitalis *nach Bedarf lateralwärts verlängern.*

Nach Anlage des Hautschnittes werden *Weichteile und Periost* über der fazialen Stirnhöhlenwand, am Stirnhöhlenboden, am Nasenbein und am Processus frontalis des Oberkiefers vom Knochen abgeschoben. Der Tränensack wird aus der Fossa lacrimalis herausluxiert und beim weiteren Vorgehen geschont (Abb. 68). Danach

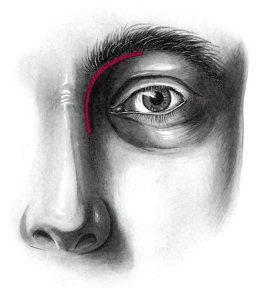

Abb. 67. Supraorbitale Inzision für die Stirnhöhlenoperation von außen nach JANSEN-RITTER. Sie verläuft unter dem medialen Anteil der Augenbraue zwischen Nasenrücken und medialem Augenwinkel kaudalwärts und endet in Höhe der Infraorbitalspange. (Aus LAUTENSCHLÄGER 1934)

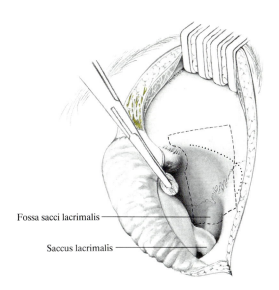

Abb. 68. Stirnhöhlenoperation nach JANSEN-RITTER. Von der supraorbitalen Inzision aus sind knöcherne Vorderwand und Boden der rechten Stirnhöhle sowie ein Teil des Processus frontalis des Oberkiefers und der Lamina papyracea des Siebbeins freigelegt. Der Tränensack ist aus der Fossa lacrimalis ausgelöst. Im Bereich der *punktierten Linie* wird die Stirnhöhle durch Abtragen des Stirnhöhlenbodens eröffnet. Die *gestrichelte Linie* zeigt die mögliche Erweiterung der Knochenabtragung auf die faziale Stirnhöhlenwand und den Stirnhöhlenboden an

wird die Periorbita in ihrem vorderen Bereich atraumatisch und unter Schonung von A. und N. ethmoidalis anterior *von der medialen knöchernen Orbitawand abgelöst*. Mit einem stumpfen Haken oder mit einem biegsamen Metallspatel beziehungsweise einem Duraschützerspatel werden die Weichteile unter Schonung der Periorbita und des Bulbus beiseite gehalten. Das Instrument wird dabei etwas in die Orbita hineingeführt. Nach oben wird ein scharfer Haken eingesetzt, der den N. supraorbitalis nicht tangieren sollte. Durch Blutstillung mit bipolarer Koagulation ist vor der Eröffnung der Stirnhöhle für eine gute Übersicht zu sorgen.

Die *Eröffnung der Stirnhöhle* erfolgt durch Abtragung des medialen Anteils des Stirnhöhlenbodens mit Meißel und Stanze oder besser mit der Fräse (Abb. 69a, b). Dabei wird der Knochen bis an das Septum interfrontale abgetragen. Die *Trochlea* sollte, wenn möglich, immer *in ihrer Lage belassen* werden, um postoperative Doppelbilder zu vermeiden. Eine Ausnahme ist nur dann zu machen, wenn der Knochen in diesem Bereich pathologisch verändert ist oder wenn man einen weit nach lateral reichenden supraorbitalen Recessus ausräumen muß. – Will man den Einblick und das Einführen von Instrumenten in die Stirnhöhle weiter verbessern, kann man nach RITTER die Knochenkante im Bereich der Übergangszone von der Stirnhöhlenvorderwand zum Stirnhöhlenboden mit Meißel oder Fräse entsprechend abflachen (Abb. 70).

Um den *Zugang von der Stirnhöhle zur Nase möglichst weit* zu gestalten, werden anschließend ein Teil des Processus frontalis maxillae, des Os nasale und des Tränenbeins, der vordere Anteil der Lamina papyracea und, soweit notwendig, auch die vorderen Siebbeinzellen entfernt, die bei Entzündungsprozessen fast immer miterkrankt sind. Im Bereich der lateralen Nasenwand sowie unter dem Nasenbein und dem Processus frontalis maxillae wird das *Mukoperiost dabei sorgfältig geschont*, da aus ihm die Mukoperiostlappen für die spätere Plastik am Stirnhöhlen-Nasen-Zugang gebildet werden.

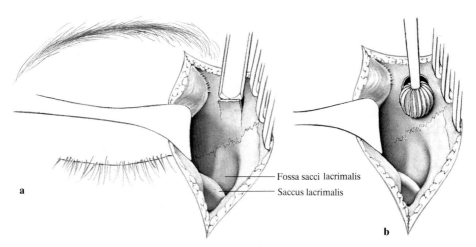

Abb. 69a, b. Stirnhöhlenoperation nach JANSEN-RITTER. **a** Abtragen des knöchernen Stirnhöhlenbodens mit dem Hohlmeißel. **b** Eröffnen der Stirnhöhle durch Abtragen des Stirnhöhlenbodens mit der Fräse

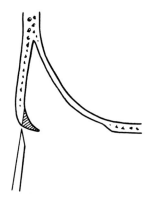

Abb. 70. Stirnhöhlenoperation nach JANSEN-RITTER. Abtragen der Knochenkante im Bereich der Übergangszone von Stirnhöhlenvorderwand zu Stirnhöhlenboden mit dem Meißel im Sagittalschnitt schematisch dargestellt. (Aus DENECKE 1953)

Wird der Eingriff wegen einer entzündlichen Stirnhöhlenerkrankung ausgeführt, so wendet man sich nun dem *Stirnhöhlenmucoperiost* zu. Inwieweit dieses zu erhalten ist oder entfernt werden muß, sollte vom pathologischen Befund abhängig gemacht werden. Bei großen Stirnhöhlen kann die *Kontrolle der ausgedehnten und zum Teil abgekammerten Buchten mit Hilfe von Optiken* erfolgen. Auf die im Bereich des Orbitadaches gelegenen *supraorbitalen Recessūs*, die bis in die Gegend des Canalis opticus reichen können, ist dabei besonders zu achten.

Die *Ausräumung des erkrankten Mukoperiosts* aus der Stirnhöhle erfolgt mit einem biegsamen scharfen Löffel oder einer biegsamen Kürette. Erscheint es wegen der Art des pathologischen Prozesses erforderlich, das *gesamte Mukoperiost* auszuräumen, so kann das bei ausgedehnten Buchten vom Zugang am Stirnhöhlenboden aus schwierig sein. Man kann dann nach RITTER eine *zusätzliche Öffnung an der Stirnhöhlenvorderwand* anlegen (Abb. 66b). Nachdem man die kraniale Begrenzung der Stirnhöhle mit der Sonde und an Hand des Röntgenbildes bestimmt hat, bildet man im Bereich der von unten nicht zugängigen oberen Stirnbucht einen *möglichst flach gehaltenen horizontalen Knochenschlitz aus*, durch den sich die restlichen Mukoperiostanteile vollständig ausräumen lassen. Ein entsprechendes Vorgehen bewährt sich auch bei extrem großen und weit nach lateral ausladenden Stirnhöhlen, bei denen man die *flache Knochenabtragung mit Eröffnung der lateralen Stirnbucht* über dem lateralen Anteil der Augenbraue vornimmt. Zuvor muß auch dabei die Begrenzung der Stirnhöhle genau bestimmt werden. Ein ästhetisch störender Defekt wird durch dieses Vorgehen kaum herbeigeführt, da man keine scharfen Knochenkanten erzeugt, sondern den Spalt durch entsprechendes Abflachen seiner Ränder und ihrer Umgebung der knöchernen Stirnkontur anpaßt.

Sind auch das mittlere und das hintere Siebbein sowie die Keilbeinhöhle am Entzündungsprozeß beteiligt, so kann *die Ausräumung der Siebbeinräume und die Eröffnung der Keilbeinhöhle* im Anschluß an die Stirnhöhlenoperation vom gleichen äußeren Zugang erfolgen (s. S. 99ff.). – Vor Beendigung des Eingriffs wird die plastische Versorgung des Stirnhöhlen-Nasen-Zugangs (s. S. 130) vorgenommen.

Ist bei entzündlichen Erkrankungen die *Ausräumung der gesamten Stirnhöhlenschleimhaut nicht erforderlich* und die endonasale Stirnhöhlenoperation wegen eines im Bereich des Ausführungsgangs zu massiv ausgebildeten Stirnhöhlenbodens nicht durchführbar (s. S. 118), so kann man mit einem *kleineren äußeren Eingriff* auskommen. Man reseziert dann von der bogenförmigen supraorbitalen Inzision aus nur den medialen Anteil des Stirnhöhlenbodens bis zum Septum interfrontale und den übrigen Knochen des Processus frontalis maxillae, des Os lacrimale und der Lamina papyracea in oben beschriebener Weise (s. S. 126) so weit, bis eine ausreichend große Öffnung zwischen Stirnhöhle und Nasenhöhle geschaffen ist und man das Mukoperiost der lateralen Nasenwand zur Lappenbildung erreichen kann. Danach führt man die Plastik des Ausführungsgangs durch (s. S. 130). – In entsprechender Weise wird bei der *Entfernung kleiner Osteome* aus der Stirnhöhle und bei der *Versorgung isolierter Frakturen* der Stirnhöhlenvorderwand und des Stirnhöhlenbodens (s. S. 339) verfahren.

δ) Gefahren und Komplikationen bei der Stirnhöhlenoperation nach JANSEN-RITTER

Bei der Ausräumung des Mukoperiosts und der Abtragung der in die Stirnhöhle vorspringenden Septen kann ein *sog. gefährliches Stirnbein* (s. S. 109) *Anlaß zu einer Duraverletzung* geben. Diese nach G. BOENNINGHAUS gelegentlich vorkommende anatomische Besonderheit findet sich, wenn das Septum interfrontale von der Medianebene abweicht und die immer in der Medianebene liegende Crista galli deshalb nicht an das Septum interfrontale angrenzt, sondern über der Stirnhöhle selbst gelegen ist (Abb. 57, 58a, b). Die direkt an die Crista galli von lateral angrenzende Riechgrube springt dann auf der konkaven Seite der Deviation am Übergang zwischen Boden und Hinterwand der Stirnhöhle dicht neben der Medianebene in den Recessus nasalis der Stirnhöhle vor. Sie stellt sich hier als eine schmale, vertikale Leiste dar, die als Crista olfactoria bezeichnet wird. Unter ihr liegt, nur von einer dünnen Knochenschicht bedeckt, die Dura. Man kann diese anatomische Besonderheit präoperativ mittels bildgebender Verfahren erfassen. Wurde sie aber vor dem Eingriff nicht entdeckt, so kommt es bei der Abtragung der Leiste automatisch zu einer Verletzung der Dura. Erkennt man die Komplikation, so ist die *Verletzungsstelle sofort freizulegen und zu versorgen* (s. S. 269). Erkennt man sie während der Operation nicht, dann ist bei der anschließend auftretenden Rhinoliquorrhoe beziehungsweise bei den ersten Anzeichen einer endokraniellen Komplikation an die Möglichkeit einer intraoperativen Verletzung der Dura bei Vorliegen eines gefährlichen Stirnbeins zu denken und die Verletzungsstelle sofort entsprechend zu versorgen. – Ist es an anderer Stelle, oft bedingt durch den pathologisch-anatomischen Prozeß, zu einem *Einriß der Dura* gekommen, ist die Verletzungsstelle ebenfalls intra operationem freizulegen und abzudichten (s. S. 274).

Bei der Resektion des Stirnhöhlenbodens kann es zum *Einreißen der Periorbita* kommen. Man erkennt das an dem Heraustreten von Fettgewebe. In solchen Fällen wird der Einriß mit feinen Nähten verschlossen, wobei man das Fettgewebe hinter die Periorbita zurückdrängt. Gelingt das bei größeren Einrissen nicht, kann man unter Zurückdrängen des Fettgewebes Temporalisfaszie oder Stirnbeinperiost auf die Periorbita aufnähen beziehungsweise mit Fibrinkleber fixieren. Eine Resektion des hervorquellenden orbitalen Fettgewebes sollte nicht erfolgen, damit postoperativ kein Enophthalmus resultiert (s. S. 309).

Bei der Ausräumung eines supraorbitalen Recessus kann es zu einer *Verletzung der Periorbita und der ihr zum Teil anliegenden A. supraorbitalis* kommen. Die Blutstillung ist dann sofort vorzunehmen, damit es durch ein retrobulbäres Hämatom nicht zu einer Optikusschädigung kommt. Hat sich bereits ein Hämatom ausgebildet, so wird es vorsichtig abgesaugt und das blutende Gefäß anschließend entsprechend versorgt. Die Verletzungsstelle in der Periorbita wird in oben beschriebener Weise verschlossen.

Als eine weitere mögliche Komplikation der Stirnhöhlenoperation nach JANSEN-RITTER ist das *postoperative Doppelsehen* zu nennen, das besonders nach der Operation großer Stirnhöhlen auftreten kann. Da der Stirnhöhlenboden dann in ventraldorsaler Richtung sehr ausgedehnt ist, kann bei seiner Resektion die *Verankerung der Trochlea ihren Halt verlieren*. Bei kleinen Stirnhöhlen kann das Doppelsehen dagegen nur dann entstehen, wenn die Trochlea wegen der Lokalisation des Krankheitsprozesses oder auch versehentlich *aus ihrem Lager ausgelöst* wurde.

Um das Auftreten postoperativer Doppelbilder in solchen Fällen nach Möglichkeit zu verhindern, sollte man die ihrer Fixation beraubte *Trochlea durch Nähte wieder in ihre ursprüngliche Position zurückverlagern*. Das erfolgt am besten im Anschluß an die Knochenresektion und die Ausräumung des pathologischen Prozesses aber vor der Plastik am Stirnhöhlen-Nasen-Zugang. Wenn der Knochen im Bereich des Trochlealagers reseziert wurde, kann die Fixation der Trochlea auch am Periost oder nach Anlegen von Bohrlöchern an dem in dieser Region noch vorhandenen Knochen erfolgen. Gelingt die Fixation intra operationem nicht oder nicht ausreichend und stellen sich postoperativ Doppelbilder ein, so sollte die Korrektur der Doppelbilder *nicht kurzfristig nach der Stirnhöhlenoperation,* sondern erst 2 bis 3 Monate später vorgenommen werden, da ein spontanes Abklingen möglich ist. Die Korrektur erfolgt in der auf S. 156 beschriebenen Weise.

ε) *Plastische Verfahren am Stirnhöhlen-Nasen-Zugang*

Bei der Stirnhöhlenoperation von außen ohne Verödung der Höhle ist das *Offenhalten des operativ erweiterten Stirnhöhlen-Nasen-Zugangs* das zentrale Problem. Da dieser Gang häufig relativ lang ist, hat er eine starke Tendenz, sich durch Granulationsbildung und spätere Narbenentwicklung zu verengen oder ganz zu verschließen, wenn seine *Epithelisierung* nicht bei der Stirnhöhlenoperation vorbereitet wird. Hierfür sind *verschiedene plastische Verfahren* entwickelt worden, bei denen gestielte Mukoperiostlappen, gestielte Hautinsellappen und frei transplantierte Spalthautlappen benutzt werden. Besonders *bei Rezidivoperationen* fehlt in der Umgebung des Stirnhöhlen-Nasen-Zugangs häufig Epithel. Man muß dann die im folgenden beschriebenen plastischen Verfahren je nach Lage des Falles in Anwendung bringen, um trotzdem eine Epithelisierung zu ermöglichen, zumal der Erfolg der Stirnhöhlenoperation weitgehend vom Offenbleiben dieses Zugangs abhängt.

aa) Mukoperiostlappen

W. UFFENORDE (1923) hat den bereits von G. KILLIAN (1903) geäußerten Vorschlag, einen *Mukoperiostlappen von der lateralen Nasenwand* für die Epithelisierung des Stirnhöhlen-Nasen-Zugangs zu verwenden, aufgegriffen und die *Technik der Doppellappenplastik* entwickelt. Dazu muß der knöcherne Boden der Stirnhöhle nach medial bis zum Septum interfrontale so entfernt werden, daß das Septum nasi ohne Absatz in das Septum interfrontale übergeht. Auch der Processus frontalis maxillae, das Os nasale und der ventrale Anteil der Lamina papyracea sind in oben beschriebener Weise (s. S. 126) unter Schonung der Mukoperiostauskleidung ausreichend weit abzutragen. Die vorderen Siebbeinzellen werden ausgeräumt. Wird der Stirnhöhlen-Nasen-Zugang durch ein in seinem oberen Anteil *deviiertes Nasenseptum* eingeengt, sollte stets auch eine submuköse Septumresektion beziehungsweise eine Septumplastik durchgeführt werden (s. Band V/1, S. 135 u. S. 139 dieser Operationslehre). Gegebenenfalls muß auch eine den Abflußkanal behindernde *große mittlere Muschel* entsprechend verkleinert werden (s. Band V/1, S. 170 dieser Operationslehre).

Das bei der Abtragung des Knochens sorgfältig geschonte Mukoperiost der lateralen Nasenwand (s. S. 126) wird nun H-förmig inzidiert. Dadurch entstehen *zwei Mukoperiostlappen, ein größerer inferiorer und ein kleinerer superiorer* (Abb. 71). Der erste Schnitt der H-förmigen Inzision verläuft in kranio-kaudaler Richtung dicht am Rande des knöchernen Defekts im Bereich des Processus frontalis maxillae beziehungsweise des Os nasale parallel zum Nasenrücken bis hinauf zur Nasenwurzel. Die ventro-dorsale Inzision liegt etwa in Höhe des Ansatzes der mittleren Muschel. Die zweite kranio-kaudale Inzision ist weiter dorsal in der Tiefe vor dem Ansatz der mittleren Muschel gelegen. Der größere inferiore Lappen, der seine Basis am unteren Rand des knöchernen Defekts hat, wird *auf die vom Knochen entblößte Periorbita geschlagen,* während der kleinere superiore Lappen mit Basis am oberen Rand des Septum nasi *in die eröffnete Stirnhöhle hineingelegt* wird (Abb. 71). Das Stirnhöhlenmukoperiost, falls noch vorhanden, wird zuvor im Bereich der Auflagefläche des Lappens entfernt. Auf diese Weise *setzt sich das Mukoperiost des Nasenseptums direkt in die Stirnhöhle hinein fort.* Beide Mukoperiostlappen können mit Fibrinkleber fixiert werden.

Das Siebbein wird mit einem feuchten Gazestreifen austamponiert, der zur Nase herausgeführt wird. Zur zusätzlichen Fixation der Mukoperiostlappen empfiehlt es sich, einen *mit einem Gazestreifen ausgefüllten Gummifingerling in den Bereich der Plastik einzulegen.* Er wird durch die Nase herausgeleitet und mit Hilfe eines an ihm befestigten Fadens fixiert. Nach Entfernung der ihn ausfüllenden Tamponade kann er nach 8 bis 10 Tagen in der Regel glatt zum Nasenloch herausgezogen werden. Neben dem Gummifingerling kann zusätzlich ein Drainröhrchen in die Stirnhöhle eingelegt werden, das ebenfalls zur Nase herausgeführt wird. – Der Eingriff wird mit einer sorgfältigen Naht der Haut-Periost-Inzision und mit einem Monokulusverband beendet.

Auch BOYDEN (1952) hat für die plastische Versorgung des Stirnhöhlen-Nasen-Zugangs nach der Jansen-Ritter-Lynch-Operation einen *Mukoperiostlappen aus der lateralen Nasenwand* empfohlen. Ihm hat sich der von SEWALL (1935) beschriebene Lappen vielfältig bewährt. Zur Bildung dieses Lappens wird das Mukoperiost der lateralen Nasenwand bis in Höhe der medialen Fläche des Kopfes der unteren Muschel von der äußeren Inzision aus mit einem Elevatorium abgelöst. Dann wird bei

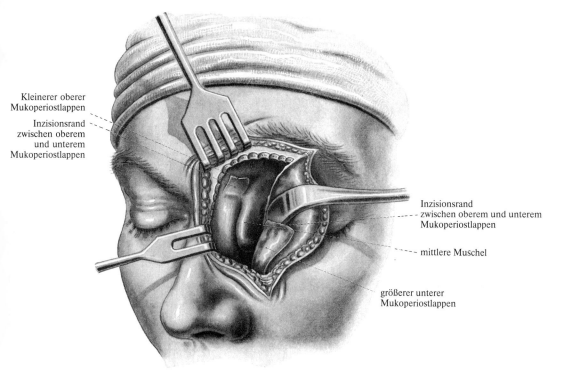

Abb. 71. Stirnhöhlenoperation mit Plastik des Ausführungsgangs nach UFFENRODE. Der größere untere Lappen ist gegen die Periorbita gelagert. Er stammt aus dem Mukoperiost, das den Processus frontalis vor dem Ansatz der mittleren Muschel deckt. Der kleinere obere Lappen ist die Fortsetzung des Mukoperiosts der lateralen Nasenwand nach kranial. Er wird nach Abtragen des medialen Anteils des Stirnhöhlenbodens nach oben geschlagen. (Aus GULEKE 1950)

liegendem Elevatorium vom Nasenloch aus am kaudalen Ende des geplanten Lappens eine 1 bis 2 cm lange ventro-dorsale Inzision über dem Kopf der unteren Muschel gelegt. Die kranio-kaudalen Inzisionen zur Umschneidung des Lappens werden sowohl vom Nasenloch als auch vom kaudalen Abschnitt der äußeren Inzision aus vorgenommen. Sie beginnen beiderseits an den Enden der ventro-dorsalen Inzision über der unteren Muschel und enden im Bereich des vorderen Nasendaches am Septum. Auf diese Weise entsteht ein *rechteckiger Lappen, der 1 bis 2 cm breit und 3 bis 6 cm lang ist.* Sein freies Ende liegt über dem Kopf der unteren Muschel, seine Basis medial am vorderen Nasendach. Zum Abschluß der Stirnhöhlenoperation wird er nach kranial geschlagen und im Bereich seiner Basis so um 180° gedreht, daß er dann die mediale Wand des Stirnhöhlen-Nasen-Zugangs und den deepithelisierten angrenzenden Teil der Stirnhöhle auskleidet. Er wird mit Fibrinkleber und feinen Nähten fixiert. Eine Tamponade sollte nicht in den Stirnhöhlen-Nasen-Zugang eingelegt werden, damit keine Ernährungsstörung in dem relativ langen Lappen durch Druck auf seine gedrehte Basis erzeugt wird.

Eine weitere Möglichkeit zur plastischen Versorgung des Stirnhöhlen-Nasen-Zugangs stellt ein *aus dem Septum nasi gebildeter Mukoperiostlappen* dar. Er wird in

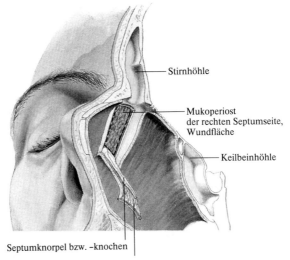
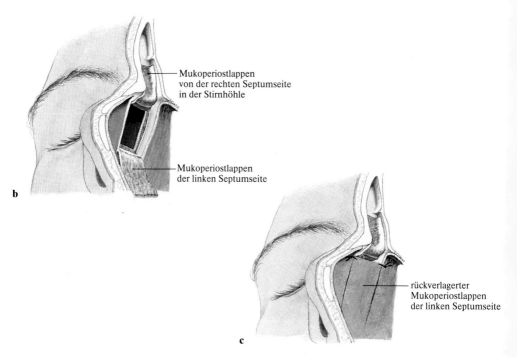

Abb. 72 a–c. Plastik am Stirnhöhlen-Nasen-Zugang durch einen gestielten Mukoperiostlappen aus dem Septum nasi nach Roos. **a** Auf der linken Nasenseite ist ein Mukoperiostlappen gebildet, der Septumknochen beziehungsweise Septumknorpel enthält. Die *schwarz gestrichelte Linie* deutet die Lappenbildung aus dem rechten Mukoperiostblatt des Septums an. **b** Der Mukoperiostlappen der rechten Seite ist in die linke Stirnhöhle geschlagen. Der Mukoperiostlappen der linken Seite ist vom Knochen beziehungsweise vom Knorpel befreit. **c** Der Mukoperiostlappen der linken Seite ist in den Septumdefekt zurückverlagert und vernäht

gleicher Weise angelegt, wie der von HERRMANN und SCHREINER für die Abdichtung von Liquorfisteln am Nasendach beschriebene Lappen (s. S. 285). Auch der gestielte Mukoperiostlappen von der kontralateralen Septumseite nach ROOS dient der Epithelisierung des Stirnhöhlen-Nasen-Zugangs (Abb. 72a–c).

Mit diesen Mukoperiostlappen gelingt es selbstverständlich nicht, den gesamten Verbindungskanal zwischen Nase und Stirnhöhle mit Epithel auszukleiden. Besonders nach lateral zur Orbita hin bleibt eine nicht epithelisierte Fläche zurück. Trotzdem reichen die Plastiken in den meisten Fällen aus, den narbigen Verschluß des Stirnhöhlen-Nasen-Zugangs zu verhindern. – Bei Nachoperationen steht das Mukoperiost der lateralen Nasenwand in der Regel nicht für die Plastik zur Verfügung. Man muß dann auf eine der im folgenden beschriebenen Techniken zurückgreifen.

bb) Plastiken mit gestielten Hautinsellappen

Ist es nach einer Stirnhöhlenoperation zu einer *Restenosierung des angelegten nasofrontalen Zugangs* gekommen, kann die Epithelisierung des Abflußkanals bei einem nochmals erforderlichen Stirnhöhleneingriff mit Hilfe von *gestielten Hautlappen* erfolgen. HESSE hat dafür einen *subkutan gestielten Insellappen* aus *dem Bereich des lateralen Nasenabhangs* angegeben. Die Basis des Lappens liegt oberhalb des Nasenflügels, sein distales Ende unmittelbar am Augenbrauenrand (Abb. 73a). Der Lappen muß um 180° in seiner Längsachse gedreht werden, damit seine Epithelfläche zum Lumen des Stirnhöhlen-Nasen-Zugangs zeigt (Abb. 73b). Der Entnahmedefekt am seitlichen Nasenabhang wird zusammen mit der Zugangsinzision zur Stirnhöhle durch primäre Naht verschlossen.

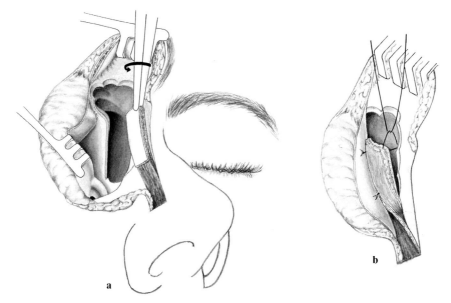

Abb. 73a, b. Plastik am Stirnhöhlen-Nasen-Zugang durch einen gestielten Hautinsellappen nach HESSE. **a** Ein 0,6 bis 0,8 cm breiter und 1,5 bis 2,5 cm langer subkutan gestielter Hautinsellappen ist am lateralen Nasenabhang gebildet. **b** Der Lappen ist in seiner Längsachse um 180° gedreht und in den Bereich des Stirnhöhlen-Nasen-Zugangs verlagert. Er wird mit Nähten fixiert. Die Entnahmestelle wird durch primäre Hautnaht verschlossen

Man kann zur zusätzlichen Deckung kleinerer Bezirke im Stirnhöhlen-Nasen-Zugang auch einen *gestielten Hautinsellappen* benutzen, der *medial unter der Augenbraue entnommen* wird (DENECKE). Die Haut in dieser Region ist besonders bei älteren Patienten an dem entsprechend ausgebildeten Stiel gut zu verlagern. Der kraniale Rand der Hautinsel entspricht der für die Stirnhöhlenoperation angelegten Hautinzision. Die Hautinsel reicht bis etwa zur Mitte der Augenbraue und endet an deren medialen Rand. In ihrer Breite wird sie so angelegt, daß Augenbraue und Lidrand beim Vernähen nicht verzogen werden. Nach Umschneiden und Auslösen der Hautinsel von lateral her bildet man an ihrem medialen Ende einen ausreichend langen Gewebestiel aus, schlägt sie mit der Epithelseite zum Lumen in den Stirnhöhlen-Nasen-Zugang hinein und fixiert sie hier mit Fibrinkleber und einer feinen Naht an der Periorbita. Die Entnahmestelle der Hautinsel wird zusammen mit der Zugangsinzision zur Stirnhöhle durch Nähte verschlossen.

Diese gestielten Hautinsellappen haben gegenüber den frei transplantierten Spalthautlappen den Vorteil, daß sie bei der hier erforderlichen Größe *keinen fötiden Geruch auslösen*. Nur wenn man bei sehr großen Defekten, wie sie z.B. in der Unfallchirurgie vorkommen, gestielte Hautlappen von anderen Körperregionen zur Deckung von Defekten in der Nasenhöhle einheilen muß, kann zuweilen ein foetider Geruch resultieren.

cc) Freie Spalthaut- und Schleimhauttransplantation

Wenn bei Nachoperationen oder nach Verletzungen nicht mehr genügend Schleimhaut zur Ausführung einer Mukoperiostplastik zur Verfügung steht, kann man nach A. SEIFFERT (1924) außer dem restlichen Mukoperiost von der lateralen Nasenwand *zur Epithelisierung einen Spalthautlappen benutzen,* den man auf dem nicht mit Mukoperiost bedeckten Areal des bei der Stirnhöhlenoperation geschaffenen Stirnhöhlen-Nasen-Zugangs zur Einheilung bringt. Diese Plastik bewirkt zwar eine annähernd vollständige Epithelisierung des Stirnhöhlen-Nasen-Zugangs und verhindert damit einen Wiederverschluß mit großer Wahrscheinlichkeit, kann aber postoperativ auch zu *fötidem Nasengeruch* führen, da ein relativ großes Gebiet mit äußerer Haut ausgekleidet wird.

Zunächst wird das vordere Siebbein, das bei der Anlage des knöchernen Stirnhöhlen-Nasen-Zugangs ausgeräumt wurde, mit einer lockeren Streifentamponade ausgelegt, die man zur Nase herausführt. Danach versucht man, *aus dem restlichen Mukoperiost der lateralen Nasenwand einen Lappen* zu bilden, schlägt ihn auf die vom Knochen entblößte Periorbita und fixiert ihn mit Fibrinkleber. Nun führt man ein dünnes Gummidrain in die Stirnhöhle ein, das bis zum Nasenloch reicht. In den übrigen Raum zwischen vorderer Periorbita sowie lateraler Nasenwand einerseits und Septum andererseits legt man einen mit Streifentamponade ausgefüllten Gummifingerling ein. Das offene Ende des Fingerlings liegt im Bereich des Nasenlochs, das geschlossene in der Stirnhöhle. Ein *entsprechend großer Spalthautlappen* wird dann in der Weise auf dem in Nase und Stirnhöhle liegenden Fingerling ausgebreitet, daß er *den ventralen und lateralen Umfang des neu geschaffenen Stirnhöhlen-Nasen-Zugangs auskleidet* (Abb. 74). Die Epithelfläche des Transplantats liegt dabei dem Gummi an, während die Wundfläche nach außen, d.h. zur nicht epithelisierten Fläche des Stirnhöhlen-Nasen-Zugangs hin zu liegen kommt. Die Fixation des Fingerlings kann mit einem Seidenfaden vorgenommen werden. Es folgen Hautnaht und

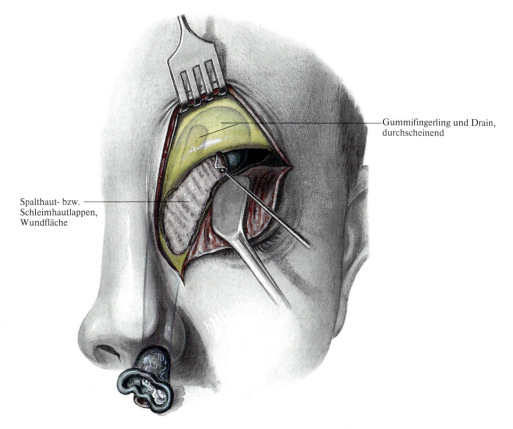

Abb. 74. Plastik am Stirnhöhlen-Nasen-Zugang durch frei transplantierte Spalthaut nach A. SEIFFERT. In der Stirnhöhle liegen Drain und austamponierter Gummifingerling (durchscheinend). Auf den Gummifingerling ist nach ventral und nach lateral ein Spalthautlappen so aufgelegt, daß seine Wundfläche gegen die Weichteile zu liegen kommt. (Nach LAUTENSCHLÄGER 1934)

Verband. Fingerling, Drain und Siebbeintamponade können nach etwa 8 Tagen entfernt werden. – Ein Wiederverschluß des auf diese Weise plastisch versorgten Stirnhöhlen-Nasen-Zugangs ist bei unvollständiger Einheilung der Spalthaut auch noch nach Jahren beobachtet worden.

Will man den postoperativ auftretenden Fötor aus der Nase vermeiden, dann empfiehlt es sich, an Stelle der Spalthaut ein *freies Schleimhauttransplantat entsprechender Größe* zu verwenden. Es wird am besten aus der Mundhöhle entnommen, wobei Wange und Mundboden als Entnahmestellen geeignet sind. Auf die Ausführungsgänge der Speicheldrüsen ist dabei Rücksicht zu nehmen. Soweit es möglich ist, wird das Schleimhauttransplantat an das verbliebene Mukoperiost der lateralen Nasenwand angenäht und auf die freiliegende Periorbita aufgesteppt. Die zusätzliche Anwendung von Fibrinkleber ist dabei empfehlenswert. Das Einlegen der Tamponade einschließlich des Drains und des Gummifingerlings entspricht dem oben beschriebenen Vorgehen.

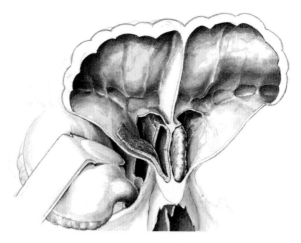

Abb. 75. Plastik am Stirnhöhlen-Nasen-Zugang bei Mediandrainage nach TATO, OGURA halbschematisch im Frontalschnitt dargestellt. Spina nasalis superior und Septum interfrontale sind teilweise entfernt. Das knöcherne Nasendach ist eröffnet. Auf der linken Seite ist der aus der lateralen Nasenwand, dem Nasendach und dem Septum zu bildende Mukoperiostlappen markiert *(rot gestrichelte Linie)*. Auf der rechten Seite ist ein solcher Mukoperiostlappen in die Stirnhöhle geschlagen

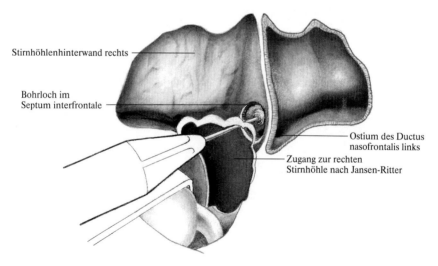

Abb. 76. Kontralateraldrainage der Stirnhöhle halbschematisch im Frontalschnitt dargestellt. Die rechte Stirnhöhle ist nach JANSEN-RITTER operiert. Aus didaktischen Gründen ist die Stirnhöhlenvorderwand beiderseits entfernt. Das Septum interfrontale wird ventral mit der Fräse abgetragen. Schleimhaut und Ductus nasofrontalis der linken Stirnhöhle sind dabei zu schonen

dd) Median- und Kontralateraldrainage der Stirnhöhle

Wurde bei beiderseitiger Stirnhöhlenerkrankung eine *bilaterale Stirnhöhlenoperation nach JANSEN-RITTER erforderlich, so sollte man zusätzlich zu der am Stirnhöhlen-Nasen-Zugang durchgeführten Plastik* (s. S. 130ff.) noch eine sog. *Mediandrainage* (CHAPUT 1905; LAURENS 1907) *zur Verbesserung der Abflußverhältnisse* anlegen. Dabei werden im Anschluß an die Abtragung des Stirnhöhlenbodens auch das Septum interfrontale und die Spina nasalis superior vorsichtig mit Meißel oder Fräse abgetragen. Die Crista galli wird geschont. Zur zusätzlichen Erweiterung des Zugangs wird anschließend noch die Innenfläche der Stirnhöhlenvorderwand dort, wo das Septum ansetzte, mit Meißel oder Fräse ausgedünnt. Danach wendet man sich dem Septum nasi zu, dessen kranialer Anteil im angrenzenden Bereich subperiostal reseziert wird. Die Mukoperiostblätter beider Seiten werden geschont und für die nun folgende *Plastik am Stirnhöhlen-Nasen-Zugang* (TATO, OGURA) zur Epithelisierung mit herangezogen (Abb. 75).

Eine *Kontralateraldrainage* (SEBILEAU 1906; LOTHROP 1914) kann bei der *einseitigen Stirnhöhlenoperation nach JANSEN-RITTER zur Verbesserung der Abflußverhältnisse* aus der operierten Stirnhöhle angelegt werden. Diese Technik kommt vor allem für die Fälle in Frage, bei denen infolge mäßiger Entwicklung der Siebbeinzellen besonders enge Verhältnisse im Bereich des zu schaffenden nasofrontalen Zugangs bestehen. Sie beruht darauf, daß die *operierte Stirnhöhle zusätzlich durch die gesunde und deren intakten Ausführungsgang drainiert* wird. Dazu muß das Septum interfrontale besonders in seinem ventralen Anteil reseziert werden (Abb. 76). Die Schleimhaut am Stirnhöhlenboden und um den Ductus nasofrontalis der gesunden Seite ist dabei sorgfältig zu schonen, damit nicht nachträglich ein narbiger Verschluß resultiert.

c) Stirnhöhlenoperation nach RIEDEL-KUHNT

Bei der Stirnhöhlenoperation nach RIEDEL-KUHNT wird die *komplette Verödung der betroffenen Stirnhöhle* herbeigeführt. Der dabei entstehende Defekt im Stirnbereich wird entweder sofort oder zu einem späteren Zeitpunkt durch Einbringen eines geeigneten, dem Defekt angepaßten Implantats ausgeglichen (s. S. 141). Der Eingriff kann auch beiderseits durchgeführt werden.

α) Indikation zur Stirnhöhlenoperation nach RIEDEL-KUHNT

Ist bei einer chronischen hyperplastisch-polypösen oder polypös-eitrigen Schleimhauterkrankung der Stirnhöhle ein *funktionstüchtiger Stirnhöhlen-Nasen-Zugang auch mit Hilfe der oben angeführten Plastiken* (s. S. 130ff.) *nicht sicherzustellen*, so kann die Verödung der Stirnhöhle nach RIEDEL-KUHNT indiziert sein. Das gilt besonders für die Patienten mit kleinen Stirnhöhlen, bei denen ein vorangegangener Stirnhöhleneingriff erfolglos war. Auch bei einer *ostitischen Veränderung des Knochens* (s. S. 202) oder einer *Stirnbeinosteomyelitis* (s. S. 203) sowie bei drohenden oder eingetretenen endokraniellen Komplikationen mit *Durchbruch des Entzündungsprozesses durch die Stirnhöhlenhinterwand* (s. S. 190ff.) kann die Indikation zur kompletten Verödung der Stirnhöhle gegeben sein. Das gleiche gilt für Schädelbasistraumen, bei denen es zu einer *Frakturierung der Stirnhöhlenhinterwand* (s. S. 269) mit Duraverletzung gekommen ist. Die Verödung der Stirnhöhle bietet bei diesen Verletzungen hinsichtlich der Verhütung von endokraniellen Komplikationen in der Regel die größtmögliche Sicherheit. Zur Vermeidung entstellender Defekte, die für ein halbes oder ein Jahr hingenommen werden müssen, wird der Operateur jedoch abwägen, ob nicht eine osteoplastische Stirnhöhlenoperation in Betracht kommen kann. Die modernen bildgebenden Verfahren, die präoperativ eine detaillierte Information über die vorliegenden strukturellen Veränderungen liefern, sind bei der Entscheidungsfindung äußerst hilfreich.

β) Operatives Vorgehen bei der Stirnhöhlenoperation nach RIEDEL-KUHNT

Der Eingriff kann in *Lokalanaesthesie* (s. S. 124) mit entsprechender Sedierung oder in *Allgemeinanaesthesie* mit orotrachealer Intubation und zusätzlicher Hypopharynxtamponade (s. S. 14) durchgeführt werden.

Die *Hautinzision* (Abb. 67) verläuft bogenförmig unter dem medialen Anteil der Augenbraue und zieht zwischen Nasenrücken und medialem Augenwinkel kaudalwärts. Sie endet in Höhe der Infraorbitalspange. Mit der Haut wird auch das Periost durchtrennt. Weichteile und Periost werden dann im Bereich von Stirnhöhlenboden und Stirnhöhlenvorderwand mit einem Raspatorium vom Knochen abgelöst. Danach wird die *Stirnhöhle am Boden eröffnet*.

Ausgehend von dieser Öffnung wird der *Knochen der orbitalen und der fazialen Stirnhöhlenwand* mit Stanze, Meißel oder Fräse abgetragen. Es ist ratsam, die Knochenränder dabei so abzuflachen, daß sich die Haut und die subkutanen Weichteile am Ende des Eingriffs überall glatt und ohne Nischenbildung an die Stirnhöhlenhinterwand anlegen können (Abb. 77). Auf die Ausräumung und Beseitigung der oft weit nach dorsal in Richtung zum Canalis opticus reichenden und auch nach lateral ausladenden *supraorbitalen Recessūs* (s. S. 75) ist dabei besonders zu achten. Trifft man bei der Abtragung des Stirnhöhlenbodens auf einen supraorbitalen Recessus, dann trägt man zunächst seine der Periorbita anliegende knöcherne Wand vollständig ab und räumt das gesamte Mukoperiost unter Benutzung von Lupe oder Mikroskop sorgfältig aus. Die danach noch stehengebliebenen scharfkantigen Ränder des Recessus werden anschließend mit Hilfe einer Fräse abgeschliffen, bis ein glatter Übergang zwischen der erhaltenen kranialen Recessuswand und der umgebenden Schädelbasis entstanden ist und sich die Periorbita hier glatt und ohne Hohlraumbildung der Schädelbasis anlegen kann. Bei *Frakturen* ist dieses Vorgehen besonders wichtig, um die Überleitung von Infektionen in das Endokranium abzufangen und die Ausbildung von Muko- und Pyozelen zu vermeiden. Über die Ausdehnung der supraorbitalen Recessūs kann man sich anhand der vor der Operation erhobenen Befunde der bildgebenden Verfahren orientieren.

Da bei der Verödung der Stirnhöhle zurückgebliebene Mukoperiostreste Anlaß zu Entzündungsrezidiven oder zur Entwicklung von Muko- und Pyozelen mit nachfolgender Ostitis, Osteomyelitis oder endokranieller Komplikation geben können, muß der Operateur bestrebt sein, das *gesamte Mukoperiost auch an der Hinterwand der Stirnhöhle und aus den Buchten unter Benutzung des Operationsmikroskops oder der Lupe restlos zu entfernen*. Bei der Arbeit im medialen Stirnhöhlenbereich ist beim Abtragen von Septen zwischen Stirnhöhlenhinterwand und Stirnhöhlenboden

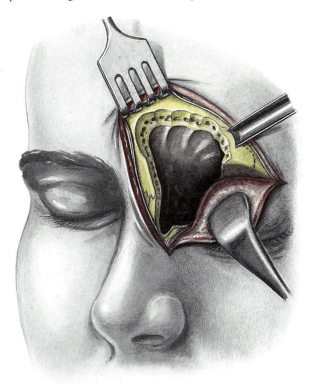

Abb. 77. Verödung der Stirnhöhle nach RIEDEL-KUHNT. Orbitale und faziale Wand der Stirnhöhle sind reseziert. Die Knochenränder werden mit dem Meißel so abgeflacht, daß sich die Weichteile von Stirn und Orbita der knöchernen Stirnhöhlenhinterwand glatt anlegen können. (Nach LAUTENSCHLÄGER 1934)

besondere Vorsicht geboten, damit bei einem an sich relativ selten vorkommenden sog. *gefährlichen Stirnbein* (s. S. 128) eine Verletzung der Dura vermieden wird.

Nach Glätten aller Knochenränder und nochmaliger sorgfältiger Kontrolle der Stirnhöhlenhinterwand beziehungsweise der Schädelbasis auf eventuell zurückgelassene Mukoperiostanteile werden *Haut und subkutane Weichteile auf die Abtragungsränder des Knochens und die Stirnhöhlenhinterwand gelegt*. Mit der Naht der Inzision und dem Anlegen eines leichten Kompressionsverbands wird der Eingriff abgeschlossen.

Ist zusätzlich zu dem Eingriff an der Stirnhöhle auch die *Ausräumung des Siebbeins* indiziert, so wird das im Anschluß an die Stirnhöhlenoperation vom gleichen Hautschnitt aus vorgenommen (s. S. 96ff.). Falls es erforderlich erscheint, kann danach auch die *Keilbeinhöhle auf transethmoidalem Wege* eröffnet und gegebenenfalls ausgeräumt werden (s. S. 171).

Die sich bei der Abtragung des Knochens oder aus dem pathologisch-anatomischen Prozeß im Bereich des Stirnhöhlenbodens und der Stirnhöhlenhinterwand ergebenden *Komplikationsmöglichkeiten entsprechen denen bei der Stirnhöhlenoperation nach* JANSEN-RITTER (s. S. 128). Dabei handelt es sich um die *Verletzungen von Dura oder Periorbita,* die besonders bei der Ausräumung weit nach dorsal reichender supraorbitaler Recessūs vorkommen können. Das operative Vorgehen nach derartigen Verletzungen entspricht ebenfalls den dort beschriebenen Maßnahmen (s. S. 269).

Muß die Stirnhöhlenverödung nach RIEDEL-KUHNT *bei sehr großen Stirnhöhlen* durchgeführt werden, bei denen der abzutragende Stirnhöhlenboden in ventrodorsaler Richtung besonders ausgedehnt ist, besteht die Gefahr einer *Verlagerung der Trochlea,* die durch die Knochenabtragung ihres Haltes beraubt ist. Um das Auftreten postoperativer Doppelbilder trotzdem zu verhüten, ist besonders sorgfältig darauf zu achten, daß die Trochlea im Anschluß an die Knochenresektion beziehungsweise nach der Ausräumung des Krankheitsherdes *in ihre ursprüngliche Lage zurückgebracht* und so fixiert wird, daß eine abermalige Verlagerung nicht zustande kommen kann. Die *Fixation erfolgt durch Nähte,* die die Funktion der Trochlea nicht beeinflussen dürfen, d. h., sie dürfen nicht durch die Sehnenscheide, die Sehne oder den Muskel geführt werden. Soweit das knöcherne Lager der Trochlea noch vorhanden ist, werden hier Bohrlöcher für die Fixationsnähte angelegt. Fehlt das Knochengerüst, so kann die Trochlea an dem erhaltenen Periost, das zu Beginn des Eingriffs von der Stirnhöhlenvorderwand abgelöst wurde, in der richtigen Lage fixiert werden. Wenn der Eingriff in Lokalanaesthesie durchgeführt wird, können die Angaben des Patienten über Auftreten oder Verschwinden der Doppelbilder bei der Fixation der Trochlea sehr hilfreich sein.

Zur *Korrektur des Stirnprofils nach Verödung* wird ein *Implantat* in den eingesunkenen Stirnbereich eingebracht, das dem Ausmaß des Defekts anzupassen ist (s. S. 141). *Bei entzündlichen Erkrankungen* sollte diese Korrektur allerdings erst nach Abklingen aller Entzündungserscheinungen erfolgen, damit sich das Implantat nicht abstößt. Wenn bei der Stirnhöhlenverödung wegen der Art des pathologischen Prozesses, z. B. bei der Osteomyelitis, auch die knöcherne Hinterwand der Stirnhöhle reseziert oder z. B. bei Tumoren ein *Duradefekt* versorgt werden mußte, ist bei der *Anlage des Implantatbettes in einer anderen Gewebeschicht* vorzugehen als bei erhaltener Stirnhöhlenhinterwand (s. S. 142). Wurde die Stirnhöhlenverödung *wegen der Folgen eines Traumas mit entsprechenden Knochenverlusten* erforderlich und liegen keine Entzündungsprozesse vor, so kann die Korrektur des Stirnprofils sofort im Anschluß an die Versorgung der Traumafolgen beziehungsweise die Verödung der Stirnhöhle erfolgen. Das gilt auch für die Fälle, bei denen ein Defekt der knöchernen Hinterwand besteht und die Dura freiliegt (s. S. 142).

γ) Operative Verödung beider Stirnhöhlen

Ist die operative Verödung der kontralateralen Stirnhöhle ebenfalls erforderlich, so kann das *in gleicher Sitzung* durchgeführt werden. Bei kleiner Höhle können die notwendige Knochenresektion und die Ausräumung des Mukoperiosts von der gleichen Hautinzision aus durchgeführt werden, die für die zuerst operierte Stirnhöhle angelegt wurde. Bei größerer Stirnhöhle wird auch auf der Gegenseite eine bogenförmige Inzision unter der Augenbraue gelegt. Beide Inzisionen werden im Sinne eines *Brillenschnittes* nach SIEBENMANN (Abb. 82) im Bereich der Nasenwurzel miteinander vereinigt. Die knöcherne Nasenwurzel ist so weit wie möglich stehenzulassen, damit die kosmetische Entstellung nach dem Eingriff nicht zu groß ist und keine sog. *Pavianisierung* eintritt. Außerdem erleichtert dieses Vorgehen die Rekonstruktion des Stirnprofils. – Nach der Hautnaht wird ein leichter Kompressionsverband angelegt. Hinsichtlich der Komplikationsmöglichkeiten sowie der Korrektur des Stirnprofils gilt das für die einseitige Stirnhöhlenverödung Dargelegte.

δ) Operative Korrektur von Konturdefekten im Stirnbereich

aa) Allgemeine Vorbemerkung

Nach der Verödung der Stirnhöhle durch die Stirnhöhlenoperation nach RIEDEL-KUHNT (s. S. 137 ff.) beziehungsweise nach einem transfrontalen Eingriff mit Verödung der Stirnhöhle (s. S. 254) entsteht, je nach der Größe der Stirnhöhle, ein mehr oder weniger großer *Knochendefekt im Stirnbereich,* der sich ästhetisch störend auswirkt. Von den betroffenen Patienten wird deshalb häufig eine *Korrektur dieses Defekts* gewünscht, die aber erst dann vorgenommen werden sollte, wenn das *Grundleiden im Bereich der Stirn und der angrenzenden Schädelbasis vollständig behoben* ist und mit einer reaktionslosen Heilung gerechnet werden kann. In der Regel ist das ½ bis 1 Jahr nach der Stirnhöhlenoperation der Fall. Handelt es sich allerdings um einen Konturdefekt, der durch die operative Entfernung eines malignen Tumors in diesem Bereich entstanden ist, so muß man ein längeres rezidivfreies Intervall abwarten.

Der Ausgleich des Konturdefekts wird durch ein dem Defekt angepaßtes Implantat erreicht. Als *Implantationsmaterial* sind autogener Knochen oder Knorpel, z. B. vom Beckenkamm, von der Rippe, vom Septum nasi oder von der Ohrmuschel, geeignet. Es kann aber auch allogener konservierter Knorpel oder alloplastisches Material Verwendung finden. Autogenes Gewebe hat zwar eine gute Einheilungschance, die Gewinnung eines größeren Transplantats bereitet jedoch Schwierigkeiten. Allogenes (Fremdgewebe) und alloplastisches Material (Fremdmaterial) steht ohne zusätzlichen operativen Eingriff in ausreichender Menge zur Verfügung und läßt sich dem Defekt hervorragend anpassen. Auch seine Einheilung ist wegen der Ruhe des Implantatbettes und der nur geringen Druckbelastung kaum beeinträchtigt.

Bei der *Zugangsinzision* für die Implantation hat man den vorausgegangenen Eingriff zu berücksichtigen. Wurde von einer supraorbitalen Inzision aus operiert, so sollte man die für die Implantation benötigte Inzision nicht in die alte Narbe, sondern etwas lateral vom Defekt in die supraorbitale Region legen. Die Verlaufsrichtung der RSTL ist dabei zu berücksichtigen (s. Band V/1, S. 92 dieser Operationslehre). Ist ein transfrontaler Eingriff von einer bitemporalen koronaren Inzision aus

(s. S. 150) vorausgegangen, kann man für das Einbringen eines größeren Implantats den gleichen Zugang wieder benutzen.

Bei der *Anlage des Implantatbettes* ist unbedingt zu berücksichtigen, ob die *Dura bei der Voroperation freigelegt* wurde oder ob eine *Duraverletzung plastisch versorgt* werden mußte. War das nicht der Fall, so erfolgt die Freilegung des Implantatbettes zwischen Knochen und Periost, also subperiostal. Wurde aber der Knochen über der Dura bei der Voroperation entfernt oder war eine Duraplastik erforderlich, dann hat die Präparation des Implantatbettes in einer Gewebeschicht zu erfolgen, die der Dura oder der Duraplastik nicht direkt aufliegt. In der Regel ist das die Schicht *zwischen Galea und Periost oder zwischen Subkutis und Galea*. Lupenchirurgisches Vorgehen oder die Benutzung des Operationsmikroskops sind bei der Präparation erforderlich. Um möglichst schonend präparieren zu können, empfiehlt sich in diesen Fällen der Zugang über die bifrontale koronare Inzision (s. S. 150).

Wenn bei dem vorausgegangenen Eingriff die *Stirnhöhle nur auf einer Seite verödet* wurde, ist das *Septum interfrontale* (sive Sinuum frontalium) in der Regel erhalten geblieben. Bei der Anlage des Implantatbettes ist dann darauf zu achten, daß man das Septum nicht verletzt, um nicht das Risiko einer Infektion von der kontralateralen Stirnhöhle her einzugehen. – Mußte bei der Verödung beider Stirnhöhlen wegen eines ostitischen oder osteomyelitischen Prozesses der *Knochen im Bereich von Glabella und Nasenwurzel mitentfernt* werden, dann ist das Implantat so zu gestalten, daß auch dieser Konturdefekt ausgeglichen wird.

Kommt es in der Einheilungsphase des Implantats trotz antibiotischer Abdeckung *zu einem Erguß oder zu einer entzündlichen Reaktion,* kann durch eine frühe Stichinzision eine Entlastung herbeigeführt und das Implantat häufig doch noch erhalten werden. Sorgfältige Verbandswechsel sind dann erforderlich. Tritt aber eine *eitrige Infektion des Implantatbettes* ein, eine Komplikation, die in dieser mechanisch nicht beanspruchten Region selten vorkommt, muß das Implantat rechtzeitig entfernt werden.

bb) Korrektur von Stirndefekten mit Knorpelchips
und mit Knorpel- oder Knochenspänen

Kleine Defekte im Stirnbereich kann man mit *Knorpelchips* so auffüllen, daß ein befriedigender Konturausgleich entsteht. Man benutzt dazu entweder *autogenen Knorpel* aus dem Septum oder von der Ohrmuschel oder, falls mehr Material benötigt wird, aus der Rippe. Auch *allogener Knorpel* kann Verwendung finden. Die Knorpelstücke werden in Ringer-Lösung mit 4‰ Merthiolat-Zusatz bei 4° Celsius im Kühlschrank konserviert. Auch eine fertige Cialit-Lösung ist für die Knorpelkonservierung geeignet. Um entzündliche Gewebereaktionen zu vermeiden, muß der Knorpel dann vor der Implantation ausgiebig gewässert werden.

Der Eingriff kann in der Regel in Lokalanaesthesie mit entsprechender Sedierung durchgeführt werden. Die *Hautinzision* wird einige Zentimeter vom Implantatbett entfernt an einer ästhetisch günstigen Stelle *unter Berücksichtigung der RSTL* (s. Band V/1, S. 92 dieser Operationslehre) gelegt. Wenn das Periost noch erhalten ist, wird es im Implantationsbereich freigelegt und am Rande des aufzufüllenden Defekts inzidiert. Danach werden die *Knorpelchips subperiostal* in den Defektbereich eingeführt. Ist das Periost nicht erhalten, so kann man die Knorpelchips mit autogener Faszie oder auch mit konservierter Dura abdecken, die mit Fibrinkleber befestigt wird. *Liegt die Dura frei* oder wurde bei der Voroperation ein *Duradefekt plastisch versorgt*, wird unter vergrößerungschirurgischen Bedingungen ein *subkutanes Implantationsbett* geschaffen, ohne daß Periost oder Duraabdeckung verletzt werden. Das Einbringen der Knorpelchips in den Defektbereich erfolgt mit Hilfe eines Aufricht-Hakens oder eines langbranchigen Nasenspekulums. Durch *Zusatz von Fibrinkleber* kann man die eingebrachten Chips verklumpen und von außen nachmodellieren, bis nach Festigung durch den Kleber eine stabile Form entstanden ist. Die Hautinzision wird durch Naht verschlossen und das Implantat durch einen Pflasterverband zusätzlich gesichert. Es ist empfehlenswert, den Patienten antibiotisch abzuschirmen.

Für *größere Defekte* im Stirnbereich können *autogene Späne aus Rippenknorpel oder aus Beckenkammknochen* Verwendung finden. Diese Technik kann dann indiziert sein, wenn vorausgegangene Korrekturmaßnahmen mittels alloplastischen Materials durch Infektion fehlgeschlagen sind. Für die Implantation dieser meistens mehr als 5 cm langen und bis zu 1 cm dicken Späne kann entweder die bei der Voroperation angelegte bitemporale koronare Inzision benutzt werden, oder man inzidiert die Stirnhaut einige Zentimeter kranial des Defektrandes unter Berücksichtigung der RSTL (s. Band V/1, S. 92 dieser Operationslehre).

Zum Einbringen der Späne muß der *gesamte Defektbereich übersichtlich freigelegt* werden. Dabei ist ebenfalls zu berücksichtigen, ob bei der Voroperation Dura freigelegt oder eine Duraplastik durchgeführt worden ist. War das der Fall, muß eine *deckende Gewebeschicht auf der Dura beziehungsweise auf der Plastik belassen* werden. Am kranialen und am kaudalen Rand des Knochendefekts wird dann das Periost inzidiert und etwas vom Knochen abgeschoben. Danach werden Vertiefungen in den Knochen eingefräst, in die die zurechtgeschnittenen *Knorpel- oder Knochenspäne in vertikaler Richtung eingepaßt* werden. Das Verfahren ist natürlich nur dann durchführbar, wenn bei der Voroperation, z.B. bei unfallchirurgischer Versorgung einer Stirnbeinfrakturierung, der kaudale Knochenrand erhalten wurde. Man kann die Knorpel- oder Knochenspäne *auch in horizontaler Richtung* in den Defekt einpassen, wenn bei der Voroperation beide Stirnhöhlen verödet wurden und eine ausreichende laterale Knochenauflage beiderseits vorhanden ist. − Der Eingriff wird nach Rückverlagerung der abgelösten Weichteile mit der Naht der Hautinzision und einem zirkulären Kopfverband beendet. Eine entsprechende antibiotische Abschirmung ist zu empfehlen.

cc) Korrektur von Stirndefekten mit alloplastischen Implantaten

Bei der Korrektur mit alloplastischem Material unterscheidet man die direkte und die indirekte Methode der Implantatherstellung. Für die *direkte Methode,* die hauptsächlich bei großen Konturdefekten Verwendung findet, bei denen die Voroperation in der Regel über eine bitemporale koronare Inzision ausgeführt wurde, benutzt man Methylmetacrylat (Palacos R) beziehungsweise eine Kombination von Methylmetacrylat mit Glaskeramik (Palavital). Als Knochenersatz kommt neuerdings auch Glasionomer (Fa. Jonos) in Betracht. Es geht eine feste Bindung mit dem Knochen ein. Zunächst wird der Stirndefekt unter Berücksichtigung der Dura freigelegt (s. S. 140). Dann wird das *Implantat unmittelbar auf dem freiliegenden Defekt* durch exotherme Polymerisation angefertigt und auf den Defekt *aufmodelliert.* Dabei soll man darauf achten, daß das Implantat den Rand des Knochendefekts in dünner Schicht

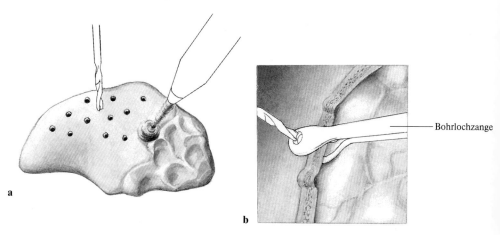

Abb. 78a, b. Korrektur eines Stirndefekts mittels direkter alloplastischer Implantation von einer bitemporalen koronaren Inzision aus. **a** Anbringen von Bohrlöchern am auspolymerisierten Implantat und Glätten desselben mit der Fräse. **b** Anlegen eines Bohrlochs am Rand des Knochendefekts unter Verwendung einer löffelartigen Bohrlochzange und eines Spiralbohrers

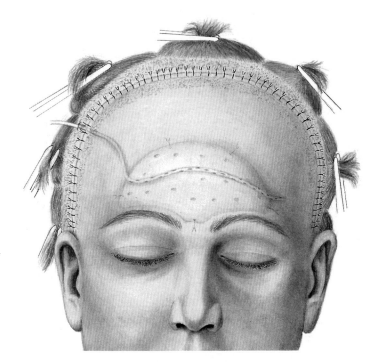

Abb. 79. Zustand nach Rückverlagerung des Skalplappens und Naht der bitemporalen koronaren Inzision. Implantat und Redon-Drainage durchscheinend

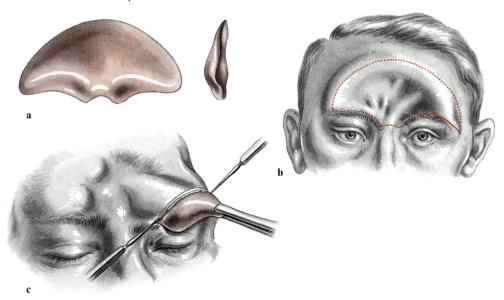

Abb. 80a–c. Korrektur eines Stirndefekts mittels indirekter alloplastischer Implantation von einer lateral über der Augenbraue gelegenen Inzision. **a** Alloplastische Platte von vorn und von der Seite gesehen. Sie ist dem Stirndefekt angepaßt. **b** Stirndefekt. Die *ausgezogene rote Linie* zeigt die Inzision an, die *punktierte rote Linie* umgrenzt den zu unterminierenden Bezirk. **c** Einschieben der alloplastischen Platte. (Aus Denecke 1953)

etwas überlappt und dadurch eine stabile Auflage bekommt. Sobald eine gewisse Härtung eingetreten ist, wird das *Implantat herausgenommen und die endgültige Polymerisierung abgewartet,* bei der es zu einer maximalen Hitzeentwicklung kommt. Das Implantat wird dann noch nachgeschliffen und für das Einheilen von Bindegewebe sowie für die Fixationsnähte mit einigen Bohrlöchern versehen (Abb. 78a). Auch am Rand des Knochendefekts werden mit einer speziellen löffelartigen Bohrlochzange einige Bohrlöcher angelegt (Abb. 78b). Danach wird das *Implantat wieder auf den Defekt aufgelegt* und mit einigen Vicryl- oder Drahtnähten fixiert, die durch die Bohrlöcher am Defektrand geführt werden. Abschließend werden die abgehobenen Weichteile über das Implantat gelegt. Die Inzision wird durch Naht verschlossen (Abb. 79). Es empfiehlt sich, einen zirkulären Druckverband, gegebenenfalls mit Redondrainage, anzulegen. Eine entsprechende antibiotische Abschirmung ist zu empfehlen.

Bei der *indirekten Methode* wird ein vor der Implantation völlig auspolymerisierter Kunststoff, z.B. Paladur oder Glasionomer, benutzt. Präoperativ wird von der Defektregion ein *Abdruck genommen* und davon ein Gipsabdruck gegossen. Auf diesem wird das benötigte Implantat mit Modellwachs modelliert und ein Negativgipsabdruck angefertigt. In diese Form wird dann der *Kunststoff eingegossen* und durch entsprechendes Erhitzen auspolymerisiert. Das auf diese Weise *gewonnene Implantat* wird sterilisiert und von einer geeigneten Inzision aus in den Defekt eingebracht (Abb. 80a–c). Nach Naht der Hautinzision wird zur Vermeidung der Ausbildung eines Seroms oder eines Hämatoms ein zirkulärer Kompressionsverband um die Stirn angelegt. Der Patient wird antibiotisch abgeschirmt.

d) Verschluß von Fisteln nach Operationen an der Stirnhöhle

Postoperativ auftretende Fisteln im Bereich des Zugangs zur Stirnhöhle von außen können unterschiedliche Ursachen haben. Hierfür kommen unter anderem eine Restenosierung des Stirnhöhlen-Nasen-Zugangs, eine Osteomyelitis, Knochensplitter oder -sequester nach Frakturen oder zurückgelassene supraorbitale Recessūs nach einer Stirnhöhlenverödung in Frage. *In jedem Fall muß die die Fistel unterhaltende Ursache vor dem Verschluß der Fistel behoben werden.*

Liegt eine Stenosierung oder ein Verschluß des Stirnhöhlen-Nasen-Zugangs nach einer endonasal oder von außen nach JANSEN-RITTER durchgeführten Stirnhöhlenoperation vor, ist eine Rekanalisierung durch einen geeigneten plastischen Eingriff herbeizuführen (s. S. 130ff.). Finden sich ein osteomyelitischer Prozeß, eine Sequestrierung oder Knochensplitter, so sind die entsprechenden operativen Maßnahmen zu deren Ausheilung oder Entfernung vorzunehmen (s. S. 203). Bei Vorliegen von ungenügend ausoperierten Recessūs nach Stirnhöhlenverödung hat eine vollständige Beseitigung dieser Recessūs zu erfolgen (s. S. 138).

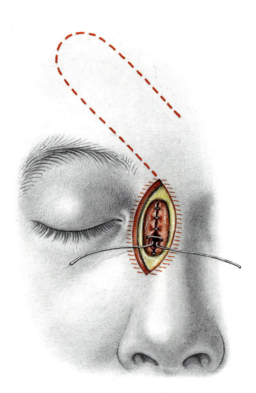

Abb. 81. Plastischer Verschluß einer Fistel zur Nasenhöhle nach Operation der oberen Nebenhöhlen. Die inneren Hautinzisionsränder sind zur Epithelauskleidung durch versenkte Nähte zur Nasenhöhle hin vereinigt. Die äußeren Hautinzisionsränder werden nach Mobilisation primär vernäht. Gelingt das nicht, erfolgt die Deckung der Wundfläche durch einen Schwenklappen von der Stirn *(rot gestrichelte Linie)*. (Aus DENECKE 1953)

Wenn die Fistel in die operierte Stirnhöhle führt, genügt in der Regel die Ausschaltung der sie unterhaltenden Ursache und der einfache Verschluß der Haut im Fistelbereich. Hat die Fistel dagegen Verbindung zur Nasenhöhle, so ist es zweckmäßig, einen *plastischen Verschluß der Fistel* vorzunehmen. Nach Beseitigung der die Fistel auslösenden Ursache wird die Fistel umschnitten und der umschnittene Hautbezirk, soweit er für die innere Epithelauskleidung notwendig ist, nach innen geschlagen und vernäht. Die Knoten der Naht kommen dabei nach innen zu liegen (Abb. 81). Anschließend werden die Wundränder mobilisiert und über der entstandenen Wundfläche durch Naht verschlossen. Gelingt das bei größeren Fisteln nicht, wird ein Stirnlappen (s. Band V/1, S. 120 dieser Operationslehre) zur Deckung des Defekts benutzt.

e) Osteoplastische Stirnhöhlenoperation

α) Allgemeine Vorbemerkung

Bei der osteoplastischen Stirnhöhlenoperation wird die *Stirnhöhlenvorderwand durch Abheben eines Periost-Knochen-Deckels temporär entfernt*. Der Knochendeckel kann entweder vollständig entnommen werden oder er bleibt am Periost gestielt. Nach Abschluß der erforderlichen Manipulationen in der Stirnhöhle wird der Knochendeckel zurückverlagert.

Für diesen Eingriff kann die Stirnhöhlenvorderwand *von zwei verschiedenen Inzisionen aus* freigelegt werden, der supraorbitalen oder der bitemporalen koronaren. *Die supraorbitale Inzision* ist weniger aufwendig (Abb. 67, 82). Sie kommt bei nicht zu großen Stirnhöhlen in Betracht, ist aber auch bei Glatzenträgern zu empfehlen, bei denen die Narbe der bitemporalen koronaren Inzision unästhetisch wirken würde. Außerdem ist sie dann indiziert, wenn außer der Stirnhöhle auch das erkrankte Siebbein ausgeräumt werden soll. Allerdings ist bei der supraorbitalen Inzision in manchen Fällen der N. supraorbitalis nicht zu schonen.

Die *bitemporale koronare Inzision* (Abb. 82) wurde von NAFFZIGER 1915 zur extraduralen Behandlung von Frakturen des knöchernen Orbitadaches (s. S. 302) und zur Orbitadekompression (s. S. 302) empfohlen. Später wurde sie von UNTERBERGER für die Stirnhöhlenchirurgie benutzt und als Bügelschnitt bezeichnet. Diese Inzision kommt vor allem dann in Betracht, wenn beide Stirnhöhlen osteoplastisch operiert werden sollen oder wenn es sich um eine sowohl nach lateral als auch nach kranial weit oder gar über die Stirnbeingrenze ausladende Stirnhöhle, sog. Pneumosinus dilatuus, handelt. Dagegen ist sie ungeeignet, wenn gleichzeitig mit der Stirnhöhle auch das Siebbein und die Keilbeinhöhle ausgeräumt werden sollen oder wenn präoperativ eine Obstruktion des Ductus nasofrontalis festgestellt wird, die plastisch korrigiert werden muß. In diesen Fällen ist gegebenenfalls *zusätzlich zur bitemporalen koronaren eine supraorbitale Inzision* anzulegen, oder − falls möglich − ein endonasales Vorgehen anzuschließen.

Die osteoplastische Operation kann *mit Erhaltung oder mit Obliteration des Stirnhöhlenlumens* durchgeführt werden. Beim Vorgehen *über die bitemporale koronare Inzision* kann das Stirnhöhlenlumen dann erhalten bleiben, wenn ein *gut funktionierender nasofrontaler Zugang* vorhanden ist. Ist der nasofrontale Zugang zu eng und

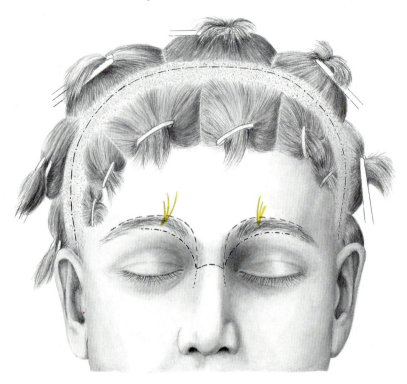

Abb. 82. Inzisionen zur Freilegung des Stirnbereichs und der vorderen Schädelbasis. Die durch *Punkte unterbrochene Linie* zeigt die bitemporale koronare Inzision an. Die *gestrichelten Linien* oberhalb der Augenbrauen und über der Nasenwurzel geben den Brillenschnitt an. Die am Unterrand der Augenbrauen gelegenen durch *Punkte unterbrochenen Linien* geben die supraorbitale Standardinzision an, die ebenfalls zum Brillenschnitt erweitert werden kann

gewährleistet er keinen sicheren Abfluß für das Sekret aus der Stirnhöhle, so kann man versuchen, ihn von der Stirnhöhle aus durch Abtragung von Knochen mit Hilfe von Fräsen und Diamantbohrern zu erweitern und muß dann für 10 bis 14 Tage eine Drainage einlegen. Ist ein funktionierender nasofrontaler Zugang nicht gewährleistet, so ist es besser, die Stirnhöhle zu obliterieren (s. S. 153).

Hat man die osteoplastische Operation von einer *supraorbitalen Inzision* aus vorgenommen, kann der nasofrontale Zugang mit Hilfe einer entsprechenden Plastik (s. S. 130) auf Dauer weit genug gestaltet werden. Eine Obliteration des Stirnhöhlenlumens ist dann auch bei ungünstigen anatomischen Verhältnissen am Stirnhöhlenboden (s. S. 118) nicht erforderlich.

β) Indikation zur osteoplastischen Stirnhöhlenoperation

Anders als bei dem frontoorbitalen Vorgehen, bei dem in der Regel auch das Siebbein und häufig auch die Keilbeinhöhle in den Stirnhöhlenabfluß einbezogen werden, ist bei der osteoplastischen Stirnhöhlenoperation die Stirnhöhle primär als unabhängige Kavität anzusehen. Eingriffe am Siebbein und der Keilbeinhöhle können in entsprechenden Fällen als zusätzliche Operationen in Betracht kommen. Dementsprechend ist die Indikation für eine osteoplastische Operation in erster Linie bei einer isolierten Erkrankung oder einem Trauma der Stirnhöhle gegeben.

Die osteoplastische Stirnhöhlenoperation kann *bei besonders groß angelegten Stirnhöhlen* indiziert sein, wenn eine entzündliche Schleimhauterkrankung durch konservative Maßnahmen sowie durch eine Spülbehandlung (s. S. 110) beziehungsweise durch einen endoskopischen Eingriff (s. S. 114) nicht zur Ausheilung gebracht werden kann und die *erkrankte Schleimhaut entfernt werden soll.* In diesen Fällen bietet der osteoplastische Eingriff den Vorteil, daß man die große Stirnhöhle übersichtlich aufdecken und das Mukoperiost vollständig ausräumen kann, dabei aber durch die Erhaltung der Stirnhöhlenvorderwand gleichzeitig ein *gutes kosmetisches Resultat* erzielt. Erweist sich der Stirnhöhlenausführungsgang nach Abtragen von Polypen oder Zysten wieder als funktionsfähig, so wird er geschont und gesund erscheinende Schleimhautpartien werden in diesem Bereich zur besseren Reepithelisierung erhalten.

Handelt es sich um chronische oder rezidivierende Schleimhautentzündungen in der Stirnhöhle und liegt eine narbige Stenosierung des Stirnhöhlenausführungsgangs vor, kommt der osteoplastische Eingriff dann in Betracht, wenn eine Verödung nach RIEDEL-KUHNT (s. S. 137 ff.) infolge der Größe der Stirnhöhle eine erhebliche Entstellung bedeuten würde. In diesen Fällen wird der *osteoplastische Eingriff mit einer Obliteration der Stirnhöhle* (s. S. 153) kombiniert. Dabei muß die Schleimhaut mikrochirurgisch durch Abfräsen der Tabula interna systematisch vollständig entfernt werden, um die Möglichkeit der postoperativen Entwicklung von Muko- und Pyozelen in der obliterierten Stirnhöhle zu vermeiden.

Die osteoplastische Stirnhöhlenoperation ist auch *bei größeren Osteomen der Stirnhöhle* indiziert (s. S. 147), die mit der Operation nach JANSEN-RITTER (s. S. 123) nicht sicher zu entfernen sind und bei denen ein Defekt der Stirnhöhlenvorderwand, wie er nach der Stirnhöhlenverödung nach RIEDEL-KUHNT (s. S. 137) bis zur plastischen Korrektur zurückbleibt, vermieden werden soll. Bei ausgedehnten Muko- oder Pyozelen kann wegen der Rezidivgefahr oder bei vorhandener Knochenzerstörung eine osteoplastische obliterierende Stirnhöhlenoperation indiziert sein. Das gleiche gilt für begrenzt lokalisierte Ostitiden und Osteomyelitiden im Stirnhöhlen-Stirnbein-Bereich.

Bei *Stirnhöhlenimpressionsfrakturen* kann die Versorgung des Verletzungsgebiets ebenfalls mit Hilfe der osteoplastischen Technik erfolgen (s. S. 147). Auch wenn die *Stirnhöhlenhinterwand frakturiert,* die Dura bei der Verletzung aber intakt geblieben ist, kann ein osteoplastischer Eingriff vorgenommen werden (s. S. 269). Bei *gleichzeitiger Duraverletzung* ist im Einzelfall zu entscheiden, ob die osteoplastische Stirnhöhlenoperation mit *Obliteration der Stirnhöhle* oder ihrer *Kranialisation* durch komplettes Entfernen der Stirnhöhlenhinterwand (s. S. 250) verantwortet werden kann oder ob man aus Sicherheitsgründen eine *Stirnhöhlenverödung* nach RIEDEL-KUHNT (s. S. 137) durchführen sollte. Postoperative Komplikationen nach osteoplastischen obliterierenden Stirnhöhlenoperationen – nach HARDY und MONTGOMERY immerhin in 18 Prozent – werden als Hämatom und Abszeß, kosmetische Störungen, Fett- und Hautnekrosen bis hin zum epiduralen Abszeß und zur Osteomyelitis beschrieben und können eine sekundäre Verödung erforderlich machen (LAWSON).

γ) Supraorbitale Inzision für die osteoplastische Stirnhöhlenoperation

Die supraorbitale Inzision, die der Schnittführung für die Stirnhöhlenoperation nach JANSEN-RITTER (s. S. 123) entspricht, *kann nicht in allen Fällen als Zugangsinzision für die osteoplastische Stirnhöhlenoperation benutzt werden.* Wenn z. B. die gesamte faziale Wand der Stirnhöhle freigelegt werden soll, ist diese Inzision insofern ungeeignet, als man dann eventuell den N. supraorbitalis durchtrennen muß. Um die damit verbundenen postoperativen Sensibilitätsstörungen zu vermeiden, ist es in diesen Fällen besser, auf die bitemporale koronare Inzision oder auf einen nicht osteoplastischen Stirnhöhleneingriff zurückzugreifen. Auch für große, weit über die Stirnmitte zur Gegenseite reichende Stirnhöhlen ist die supraorbitale Inzision ungeeignet. Bei weit nach lateral ausladenden Stirnhöhlen sollte man ebenfalls die bitemporale koronare Inzision bevorzugen. *Kleine Stirnhöhlen* kann man dagegen ohne technische Schwierigkeiten von der supraorbitalen Inzision aus osteoplastisch versorgen. – Der Eingriff kann in Lokalanaesthesie mit entsprechender Sedierung (s. S. 124) oder in Allgemeinanaesthesie mit orotrachealer Intubation und Hypopharynxtamponade (s. S. 14) durchgeführt werden.

δ) Bitemporale koronare Inzision für die osteoplastische Stirnhöhlenoperation

Der Eingriff wird zweckmäßigerweise *in Allgemeinanaesthesie* mit orotrachealer Intubation und Hypopharynxtamponade (s. S. 14) durchgeführt. Die *bitemporale koronare Inzision* (Abb. 82), die nur die Haut, das subkutane Gewebe und die Galea, *nicht aber das Periost durchtrennt*, wird vom Helixansatz der einen Seite oder etwas ventral davon in der Frontalebene etwa 5 cm hinter dem Haaransatz über den Scheitel hinweg zum entsprechenden Punkt der Gegenseite geführt. Vorher muß man die Haare im Bereich der Schnittlinie auf einen 2 cm breiten Streifen abrasieren. Durch Bündeln und entsprechendes Abdecken können die übrigen Haare danach aus dem Operationsfeld herausgehalten werden. Die blutenden Gefäße der inzidierten Kopfschwarte werden durch bipolare Koagulation oder mit Hilfe von Klemmen oder Clips versorgt. Mit einem Raspatorium wird der *Skalplappen* dann beiderseits *unter Belassung des Periosts* teils stumpf, teils scharf bis zum supraorbitalen Knochenrand und bis über die Nasenwurzel mobilisiert und nach caudal gezogen. Auf diese Weise ist die gesamte Stirnbeinregion beiderseits unter Erhaltung der Nn. supraorbitales freigelegt. Der osteoplastische Eingriff an der betroffenen Stirnhöhle oder an beiden Stirnhöhlen kann vorgenommen werden.

ε) Technik des osteoplastischen Vorgehens ohne Obliteration der Stirnhöhle

Zunächst muß das Ausmaß des zu bildenden Knochendeckels bestimmt werden. Man kann dazu eine *Röntgenschablone* benutzen, die präoperativ anhand einer okzipitofrontalen Röntgenaufnahme angefertigt wurde. Mit Hilfe dieser Schablone wird die Begrenzung der Stirnhöhle intra operationem auf dem Periost markiert (Abb. 83a). Man kann aber auch ein *Maschendrahtnetz* benutzen (TATO, BERGAGLIO), das auf der präoperativ angefertigten okzipitofrontalen Röntgenaufnahme mit abgebildet wird. Die Markierung der Stirnhöhlenbegrenzung erfolgt zunächst an dem Drahtnetz, das auf das Röntgenbild aufgelegt wird. Nach entsprechender Sterilisa-

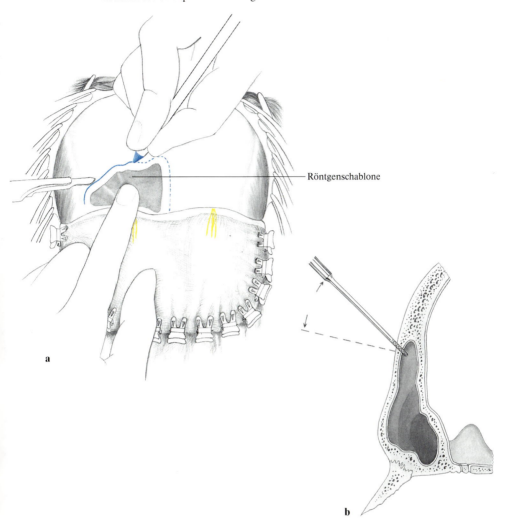

Abb. 83a, b. Osteoplastische Stirnhöhlenoperation von der bitemporalen koronaren Inzision aus. **a** Der Skalplappen ist kaudalwärts geschlagen und die Röntgenschablone auf den Stirnhöhlenbereich aufgelegt. Die Periostinzision *(blaue durchgezogene und gestrichelte Linie)* wird in 5–10 mm Abstand vom Schablonenrand markiert. **b** Sagittalschnitt durch die Stirnhöhle. Eine feinschneidende Fräse dringt nicht senkrecht zur Vorderwand der Stirnhöhle *(gestrichelte Linie)*, sondern in schräger Richtung in das Stirnhöhlenlumen ein

tion wird das markierte Netz so auf die freigelegte Stirnbeinregion gelegt, daß die Markierungen vom Netz auf das Periost übertragen werden können.

Das *Periost* wird 5 bis 10 mm außerhalb der Markierung inzidiert und in Richtung auf die Markierung etwas über diese hinaus vom Knochen abgelöst. Dann erfolgt die *Osteotomie* im Bereich des vom Periost entblößten Knochens etwa 8 mm innerhalb der Markierungslinie mit Hilfe einer feinschneidenden Fräse, die nicht senkrecht

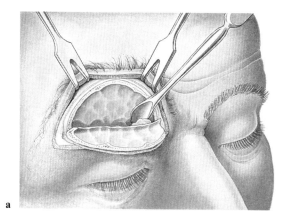

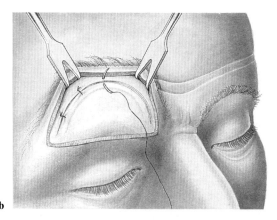

Abb. 84a, b. Osteoplastische Stirnhöhlenoperation. **a** Der Knochendeckel ist mit dem Periost nach kaudal geklappt. Mit einem scharfen Löffel wird ein Osteom in der Stirnhöhle mobilisiert. **b** Der Periost-Knochen-Deckel ist zurückverlagert. Das Periost wird vernäht

zum Knochen, sondern schräg in Richtung auf die Stirnhöhle aufgesetzt wird (Abb. 83b). Dadurch entsteht für die spätere Rückverlagerung des Knochendeckels eine *möglichst breite Auflagefläche*. Die Knochenincision reicht sowohl medial als auch lateral bis zur supraorbitalen Knochenspange. Zur Sicherheit kann die faziale Stirnhöhlenwand zuvor unmittelbar oberhalb der Supraorbitalspange mit einem Bohrer perforiert werden, damit das *Stirnhöhlenlumen sondierbar* und die Stirnhöhlenbegrenzung auch auf diese Weise kontrollierbar wird. Es empfiehlt sich, vor dem Abheben des Knochendeckels das *Periost im Bereich der Supraorbitalspange* tunnelartig zu mobilisieren und den Knochendeckel hier mit dem Meißel zu durchtrennen. Ist der *Knochendeckel* allseits mobilisiert, kann er abgehoben und *mit dem Periost an seiner Basis nach kaudal umgeklappt* werden (Abb. 84a).

Stark veränderte Schleimhautbezirke können danach unter Erhaltung der gesund erscheinenden Schleimhaut und des funktionstüchtigen Ductus nasofrontalis unter guter Sicht ausgeräumt werden. Desgleichen können *Osteotome* (s. S. 339) unter Schonung der Schleimhaut und des Ductus abgetragen werden (Abb. 84a). Auch die Versorgung einer frakturierten Stirnhöhlenhinterwand (s. S. 273) oder eines frakturierten Orbitadaches ist auf diesem Wege möglich.

Anschließend wird der *Periost-Knochen-Deckel zurückverlagert* und das Periost vernäht (Abb. 84b). Da die Inzision des Periosts in einem Abstand von 15 bis 20 mm von der Inzision des Knochens angelegt wurde, liegt die Periostnaht jetzt jenseits der Schnittränder des Knochens, d.h., die Knochenschnittränder sind überall vom Periost bedeckt. Ist der Knochendeckel beim Abheben frakturiert, muß man die Knochenfragmente beim Wiedereinsetzen durch Drahtosteosynthese beziehungsweise durch Dexonnähte vereinigen.

Zum Abschluß der Operation wird der *Skalplappen zurückgeschlagen* und die koronare Inzision vernäht. Ein leichter Druckverband dient der besseren Anlagerung des Skalplappens. Zur Vermeidung eines Hämatoms kann man eine Redon-Drainage beziehungsweise eine Gummilasche unter den Skalplappen legen.

Wenn *gleichzeitig beide Stirnhöhlen osteoplastisch operiert* werden sollen, wird der Knochendeckel so ausgebildet, daß er beide fazialen Stirnhöhlenwände umfaßt. Vor seinem Umklappen muß man ihn zusätzlich im Bereich der Nasenwurzel mobilisieren. Außerdem wird das Septum interfrontale von kranial her mit einem Meißel von der Stirnhöhlenvorderwand abgetrennt. Der weitere Ablauf der Operation erfolgt in oben beschriebener Weise.

ζ) Obliteration der Stirnhöhle bei osteoplastischer Stirnhöhlenoperation

Bei narbiger Stenosierung oder Verschluß des Stirnhöhlen-Nasen-Zugangs kann *der osteoplastische Eingriff* (s. S. 147ff.) *mit einer Obliteration der Stirnhöhle kombiniert* werden. Wie bei der Verödung der Stirnhöhle nach RIEDEL-KUHNT (s. S. 137) ist bei diesem Vorgehen sorgfältig darauf zu achten, daß *alle Mukoperiostreste mit Hilfe des Mikroskops unter Abschleifen der Tabula interna ausgeräumt und vorspringende Septen abgetragen* werden. Finden sich *supraorbitale Recessūs,* so sind sie, wie bei der Stirnhöhlenoperation nach RIEDEL-KUHNT, vollständig auszuräumen und zu entfernen, damit keine Schleimhaut in der Tiefe zurückbleibt, die Anlaß zu Muko- oder Pyozelenbildung, zu Ostitiden, Osteomyelitiden oder endokraniellen Komplikationen geben kann. Um die vollständige Beseitigung eines supraorbitalen Recessus herbeizuführen, wird zunächst seine der Periorbita anliegende knöcherne Wand abgetragen und das ihn auskleidende Mukoperiost sorgfältig ausgeräumt. Anschließend werden die noch vorhandenen scharfkantigen knöchernen Ränder des Recessus gegen die übrige Schädelbasis mit Hilfe einer Fräse so weit abgeschliffen, daß ein stufenloser Übergang zwischen der erhaltenen kranialen Wand des Recessus und der sie umgebenden übrigen Schädelbasis resultiert. Die Periorbita legt sich dieser Wand danach glatt und ohne Hohlraumbildung an. Bei größeren, weit nach posterior in Richtung zum Canalis opticus reichenden supraorbitalen Recessūs ist dieser Operationsschritt über den fronto-orbitalen Zugang ungefährlicher durchzuführen als über den transfrontalen.

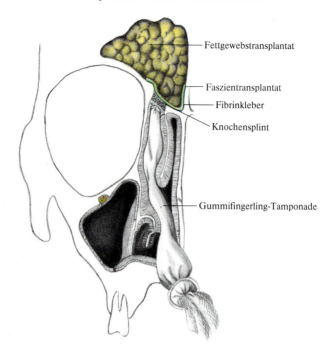

Abb. 85. Obliteration der Stirnhöhle bei osteoplastischer Stirnhöhlenoperation. Frontalschnitt. Die osteoplastisch eröffnete rechte Stirnhöhle ist sauber ausgeräumt und mit autogenem Fettgewebe aufgefüllt. Im Bereich des Ductus nasofrontalis ist ein autogener Knochensplint eingekeilt und stirnhöhlenwärts mit einem Faszientransplantat abgedeckt, das mit Fibrinkleber fixiert wurde. In das endonasal eröffnete Siebbein ist eine Gummifingerlingtamponade gegen den Ductus nasofrontalis eingelegt

Anschließend wird das Stirnhöhlenlumen mit körpereigenem Gewebe aufgefüllt. Man benutzt autogenes Bauchfett oder *autogen gewonnenes Muskelgewebe,* wobei für größere Höhlen mehrere Gewebestückchen mittels Fibrinkleber verklumpt werden können (Abb. 85). Zur weiteren Absicherung gegen Infektionen kann man zuvor den Eingang zum *Ductus nasofrontalis mit einem Knochensplint obturieren,* der stirnhöhlenwärts zusätzlich mit Faszie oder konservierter Dura abgedeckt wird. Von endonasal ist er durch eine Gummifingerlingtamponade abgestützt, die durch das ausgeräumte Siebbein eingelegt wird. Der Knochendeckel wird zurückgeklappt und die Zugangsinzision versorgt.

f) Revision des Stirnhöhlen-Nasen-Zugangs bei Wiederverschluß nach vorausgegangener Stirnhöhlenoperation

Bei den Stirnhöhlenoperationen mit Erhaltung des Stirnhöhlenlumens ist das *Offenbleiben des Stirnhöhlen-Nasen-Zugangs Voraussetzung für eine endgültige Ausheilung* des Entzündungsprozesses und das Ausbleiben von Rezidiven. Ist es nach einer solchen Stirnhöhlenoperation zu einer hochgradigen Einengung oder einem Verschluß des Zugangs mit Entzündungsrezidiven und Sekretverhaltung gekommen, so ist eine *operative Wiedereröffnung in Verbindung mit einer entsprechenden Lappenplastik* erforderlich.

Wenn es sich bei dem vorangegangenen Eingriff um eine *Stirnhöhlenoperation von außen* nach JANSEN-RITTER oder um eine osteoplastische Stirnhöhlenoperation mit Erhaltung des Stirnhöhlenlumens gehandelt hat (s. S. 147), bei der im Bereich des Stirnhöhlen-Nasen-Zugangs eine Mukoperiost-Lappenplastik angelegt worden war, so birgt die Nachoperation insofern einige Probleme, als die für die Plastik in Frage kommenden Mukoperiostbezirke (s. S. 130) entweder nicht mehr vorhanden oder zum großen Teil narbig stark verändert sind. Man muß deshalb auf andere Plastiken zurückgreifen.

Nach vorsichtiger *Wiedereröffnung des ehemaligen Operationsgebiets* von einer supraorbitalen Inzision aus verschafft man sich unter Exzision der Weichteilnarben zunächst einen Überblick über das noch *vorhandene Knochengerüst*. Wurde bei der Erstoperation besonders nach medial zu wenig Knochen entfernt, muß dieser im Anschluß an die Auslösung der Narben im Bereich des verschlossenen Stirnhöhlen-Nasen-Zugangs so weit abgetragen werden, bis ein *ausreichend weiter Abflußraum von der Stirnhöhle zur Nase* gewährleistet ist. Dabei ist daran zu denken, daß dieser Raum durch das Einbringen von Plastiklappen wieder etwas eingeengt wird. Bei der Abtragung der Knochenpartien werden die vernarbten Weichteilmassen einschließlich der eventuell noch vorhandenen narbigen Mukoperiost- oder Hautreste sicherheitshalber mitentfernt. Für die *Epithelisierung des erweiterten Stirnhöhlen-Nasen-Zugangs* muß deshalb im Anschluß an die Knochenabtragung genügend Material herangeschafft werden. Dazu eignen sich *verschiedene Lappenplastiken*. Steht das Mukoperiost auf der Gegenseite des Septums noch zur Verfügung, so kann man in der auf S. 131 beschriebenen Weise einen kranial basierten gestielten Mukoperiostlappen vom Septum in Anwendung bringen. Man kann auch einen subkutan gestielten Hautinsellappen aus dem Bereich des lateralen Nasenabhangs (s. S. 133) oder einen medial unter der Augenbraue entnommenen kleinen gestielten Hautinsellappen (s. S. 134) einheilen. Geeignet sind auch freie Mundschleimhaut- oder Spalthauttransplantate (s. S. 135). Sie werden am besten so in den erweiterten Stirnhöhlen-Nasen-Zugang eingelegt, daß sie seinen ventralen und lateralen Umfang auskleiden. In besonderen Fällen kann die Kombination von mehreren der oben angegebenen Plastikverfahren erforderlich werden.

Handelte es sich bei dem Ersteingriff um eine *endonasale Stirnhöhlenoperation* (s. S. 116), bei der keine Plastik am erweiterten Stirnhöhlen-Nasen-Zugang möglich war, ist ein abermaliges endonasales Vorgehen nicht zu empfehlen. Man sollte dann eine *Stirnhöhlenoperation von außen* (s. S. 123) *mit entsprechender Plastik am Stirnhöhlen-Nasen-Zugang* durchführen. Da das Mukoperiost in diesen Fällen in der Regel nicht vernarbt ist, kann man einen der auf S. 130 beschriebenen Mukoperiostlappen dazu verwenden.

g) Korrektur des postoperativen Doppelsehens nach Eingriffen an der Stirnhöhle von außen

Wenn die Trochlea im Verlauf einer Stirnhöhlenoperation von außen wegen des pathologisch-anatomischen Befunds ausgelöst werden mußte (s. S. 114), oder wenn sie versehentlich ausgelöst und vor Abschluß der Operation nicht wieder rückverlagert und fixiert wurde (s. S. 129), kann es postoperativ zum Auftreten von Doppelbildern kommen (RITTER, G. BOENNINGHAUS, DENECKE, SCHRÖDER). Meistens verschwindet diese Störung nach einigen Tagen oder innerhalb weniger Wochen. Neben einer Verlagerung der Trochlea kommt als *Ursache für postoperatives Doppelsehen* auch eine unmittelbare Schädigung der Augenmuskulatur, vor allem des M. obliquus superior und seiner Sehne, in Betracht.

Ist eine Verlagerung der Trochlea Ursache für die Doppelbilder, dann sollte vor der operativen Korrektur durch eine ophthalmologische Untersuchung geklärt werden, *in welche Richtung die Trochlea verlagert ist, nach medial und dorsal oder nach ventral*. Zusätzlich kann man sich durch entsprechendes Verschieben der Trochleareion ein eigenes Bild darüber verschaffen: Bei nach ventral vorverlagerter Trochlea kann sich das Doppelsehen etwas bessern, wenn man das Gewebe im Bereich des medialen Augenwinkels mit einem Watteträger etwas dorsalwärts in Richtung Trochlea drängt. Das Doppelsehen nimmt dagegen zu, wenn man eine kräftige mit Watte armierte Sonde in die Nasenhöhle einführt und das Gewebe von endonasal in Richtung der verlagerten Trochlea nach ventral verschiebt. Bei rückverlagerter Trochlea kann man das Doppelsehen durch Druck von außen etwas verstärken, während ein endonasaler Druck gegen die Trochlea keinen sicheren Befund ergibt.

Die *operative Korrektur der postoperativen Verlagerung der Trochlea* wird am besten in *Lokalanaesthesie* mit entsprechender Sedierung durchgeführt, weil der Patient den Operateur dann während des Eingriffs durch seine Angaben leiten kann. Bei der Injektion des Lokalanaesthetikum ist allerdings darauf zu achten, daß der M. obliquus superior nicht infiltriert wird, um seinen Spannungszustand nicht zu verändern.

Die *Inzision* erfolgt im Bereich der durch die vorausgegangene Stirnhöhlenoperation entstandenen Narbe, die zum Teil exzidiert wird. Man *sucht dann die narbig fixierte Trochlea unter vergrößerungschirurgischen Bedingungen auf* und befreit sie aus den Narben (DENECKE). Ist sie *nach ventral verlagert* (Abb. 86a), dann wird sie nach der Auslösung so weit nach dorsal geführt, bis der Muskel nicht mehr überstreckt ist, der Bulbus normal bewegt werden kann und die Doppelbilder verschwunden sind (Abb. 86a). Eine besondere Fixierung durch Naht ist nach vorsichtigem Abtragen der Narben und sorgfältiger Blutstillung nicht unbedingt erforderlich. – Kommt das Doppelsehen durch eine *Rückverlagerung der Trochlea* zustande, so wird die Trochlea nach Auslösung aus den Narben ventralwärts fixiert. Wenn ihr knöchernes Lager an der Stirnhöhlenvorderwand noch vorhanden ist, werden hier Bohrlöcher für die Fixation angelegt (Abb. 86b). Fehlen Stirnhöhlenvorderwand und Stirnhöhlenboden, z. B. nach einer Verödung der Stirnhöhle nach RIEDEL-KUHNT (s. S. 137), kann die Trochlea an dem zu Beginn der Operation erhaltenen Periost der Stirnhöhlenvorderwand mit Nähten fixiert werden (Abb. 86c). Ist die *Trochlea gleichzeitig zu weit nach medial verlagert,* so kann man den Sehfehler nach Lösen der Narben durch Unterfütterung mit einem Implantat und zusätzliche Nahtfixation behe-

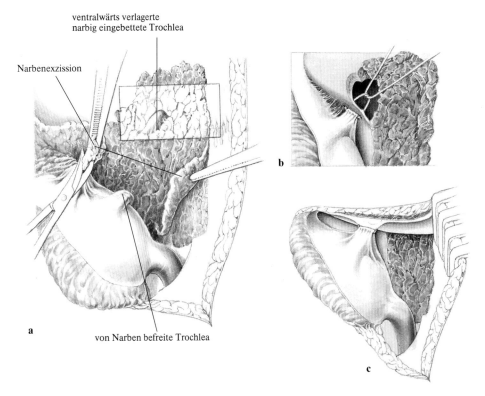

Abb. 86a–c. Korrektur des postoperativen Doppelsehens nach Stirnhöhlenoperation von außen. **a** Die Trochlea ist nach ventral verlagert und narbig fixiert *(eingerahmter Bezirk)*. Nach präparatorischer Narbenentfernung ist die Trochlea ausgelöst und kann nach dorsal zurückverlagert werden *(unterer Bildabschnitt)*. **b** Bei Verlagerung der Trochlea nach dorsal wird sie nach Auslösen aus den Narben ventralwärts fixiert. Dazu sind am Stirnhöhlenboden zwei Bohrlöcher angelegt, durch die die Fixationsnaht geführt ist. **c** Bei fehlender Knochenwandung kann die rückverlagerte Trochlea an dem über der Stirnhöhle erhaltenen Periost fixiert werden

ben. Als Implantationsmaterial kann man autogenen Knorpel oder alloplastisches Material benutzen (s. S. 143). Die Angaben des Patienten über Zunehmen oder Verschwinden der Doppelbilder stellen bei der Bestimmung der richtigen Lage der Trochlea und bei ihrer Fixierung immer eine große Hilfe dar.

Es ist darauf hinzuweisen, daß bereits *präoperativ Doppelsehen* vorhanden sein kann, ohne daß es dem Patienten zum Bewußtsein kommt, da das Doppelsehen unwillkürlich unterdrückt wird (Schröder et al.). Wenn dann eine Stirnhöhlenoperation von außen durchgeführt wird, kann es durch die operativen Maßnahmen im Bereich der Trochlea zu einer postoperativen Verstärkung der Doppelbilder kommen. Es empfiehlt sich also auch aus diesem Grund, präoperativ immer eine ophthalmologische Untersuchung durchführen zu lassen.

IV. Operative Eingriffe an der Keilbeinhöhle

1. Anatomie der Keilbeinhöhle

Die Keilbeinhöhle, Sinus sphenoidalis, entwickelt sich erkennbar erst nach dem 3. bis 5. Lebensjahr und fehlt beim Erwachsenen praktisch nie. Sie liegt im Corpus des Os sphenoidale. Durch ein *häufig asymmetrisch deviiertes Septum sinuum sphenoidalium* findet man vielfach zwei getrennte Höhlen, die sich jeweils durch eine runde bis ovale Öffnung, die *Apertura sinūs sphenoidalis,* in den Recessus sphenoethmoidalis zum oberen und mittleren Nasengang entleeren.

Das Dach der Keilbeinhöhle bildet in seinem dorsalen Abschnitt den Boden der Sella turcica und in seinem ventralen, oft sehr dünnen Abschnitt das Planum sphenoidale, in dem sich beiderseits seitlich das Foramen opticum befindet. Ein Teil der oberen seitlichen Wand der Keilbeinhöhle bildet die mediale untere Wand des *Canalis opticus. Die Knochenschicht zwischen dem Mukoperiost der Keilbeinhöhle und der Nervenscheide kann sehr dünn ausgebildet sein* (Abb. 87a) und weist in 4% der Fälle sogar Dehiszenzen auf (RENN und RHOTON). − *Die laterale Wand der Keilbeinhöhle* steht in enger Nachbarschaft zur A. carotis interna und zum Sinus cavernosus mit den darin verlaufenden Hirnnerven N. III und N. VI (Abb. 87b, c). Nach RENN und RHOTON findet sich *in 4% der Fälle keine Knochenschicht zwischen dem Mukoperiost der Keilbeinhöhle und der Carotis interna.* Das Gefäß liegt dann direkt dem Mukoperiost an. In 66% ist die knöcherne Keilbeinhöhlenwand in dieser Region dünner als 1 mm. Diese Tatsachen sind für die Keilbeinhöhlenchirurgie von Bedeutung und sollten dem Operateur bei Eingriffen in der Keilbeinhöhle stets bewußt sein. − *Der Boden der Keilbeinhöhle* bildet zum Teil den am weitesten dorsal gelegenen Anteil des Daches der Nasenhöhle und zum Teil das Dach des Nasopharynx. *Die Hinterwand der Keilbeinhöhle* ist die stärkste. Sie wird vom Clivus gebildet (Abb. 88).

2. Allgemeine Vorbemerkung

Für die operativen Eingriffe an der Keilbeinhöhle stehen dem Rhinochirurgen *eine Reihe von Zugangswegen* zur Verfügung. Neben dem endonasalen paraseptalen Weg, der auch zur Sondierung und Spülung sowie zur Endoskopie der Keilbeinhöhle benutzt wird, gibt es den transethmoidalen, den transantro-transethmoidalen, den transseptalen und den transpalatinalen Zugangsweg. Da isolierte Entzündungen der Keilbeinhöhle selten vorkommen und andere Nebenhöhlen in der Regel am *Entzündungsprozeß* beteiligt sind, hängt die Entscheidung über den Zugangsweg zur Keilbeinhöhle bei den entzündlichen Erkrankungen in erster Linie davon ab, ob und welche anderen Nebenhöhlen ebenfalls ausgeräumt werden müssen (s. S. 184ff.).

Bei einer *Verletzung der vorderen Schädelbasis* mit Beteiligung der Keilbeinhöhle muß diese auf einem geeigneten Zugangsweg freigelegt werden, damit man eine mögliche Duraverletzung mit Liquorfluß sicher versorgen kann (s. S. 273). Es kommen dafür je nach Art der Verletzung der fronto-orbitale transethmoidale Zugang (s. S. 241) oder ein transfrontaler Zugang (s. S. 242) in Frage. Erfahrungsgemäß weist der fronto-orbitale transethmoidale Zugangsweg für die Versorgung von Liquorfisteln in diesem Bereich eine hohe Erfolgsquote auf, während der transfrontale Zugang zum Dach der Keilbeinhöhle in der Tiefe sehr eng wird und die Gefahr einer Schädigung des Riechnervs besteht (s. S. 273).

Die Eröffnung der Keilbeinhöhle kann auch als *Zugangsoperation für die extrakranielle Hypophysenchirurgie* dienen. Die Keilbeinhöhle wird dafür auf unterschiedlichen Wegen angegangen (s. Band V/1, S. 242 dieser Operationslehre). Für die *Tumoren des Keilbeinhöhlen-Clivus-Bereichs* wird der transfaziale oder der transpalatinale Zugang benutzt (s. Band V/1, S. 272 dieser Operationslehre).

3. Sondierung und Spülung der Keilbeinhöhle

a) Indikation zur Sondierung und Spülung der Keilbeinhöhle

Sondierung und Spülung der Keilbeinhöhle kommen hauptsächlich bei einem *isolierten Empyem* oder bei einem *Restempyem nach Siebbeinausräumung* in Betracht. Eine vorher angefertigte Röntgenaufnahme in okzipito-dentalem und in seitlichem Strahlengang beziehungsweise die Darstellung mit Hilfe moderner bildgebender Verfahren sind dabei eine wichtige diagnostische Hilfe.

b) Vorgehen bei der Sondierung und Spülung der Keilbeinhöhle

Der Eingriff wird in *Schleimhautoberflächenanaesthesie der Nasenhöhle* besonders im Bereich der Rima olfactoria durchgeführt. Mit einer am Ende leicht abgebogenen geknöpften Sonde, die man tangential zur mittleren Muschel in die Nasenhöhle einführt, sucht man das *Ostium der Keilbeinhöhle* auf, das dorsal vom Ansatz der oberen Muschel und häufig etwas nach lateral gelegen ist. Nachdem man die mittlere Muschel mit einem schlanken langbranchigen Nasenspekulum lateralwärts gedrängt hat, wird die *Sonde vorsichtig tastend in das gesuchte Ostium eingeführt* (Abb. 88). Das abgebogene Sondenende zeigt dabei nach kaudal. Es ist ratsam, die Sonde eher flach mit Richtung auf den Rhinopharynx vorzuschieben und sie nicht zu steil zu halten, um die Lamina cribrosa und das übrige Nasendach nicht zu gefährden. Die Sonde liegt richtig, wenn sie den unteren Rand der mittleren Muschel etwa in der Mitte kreuzt (ZARNIKO). Die *gelungene Sondierung* erkennt man an dem Tiefertreten des Sondenknopfes, mit dem man vorher auf der Vorderwand der Keilbeinhöhle entlanggetastet hat. Beim Erwachsenen beträgt die mittlere Entfernung zwischen Nasenloch und Ostium 7 cm. Auf keinen Fall darf die Sonde unter Anwendung von Gewalt in die Keilbeinhöhle hineingeschoben werden, da dabei die *Gefahr einer Verletzung des N. opticus, der A. carotis interna und auch der Dura* besteht. Falls möglich, empfiehlt sich eine *Kontrolle mit dem Bildwandler*.

Standardoperationen an den Nasennebenhöhlen

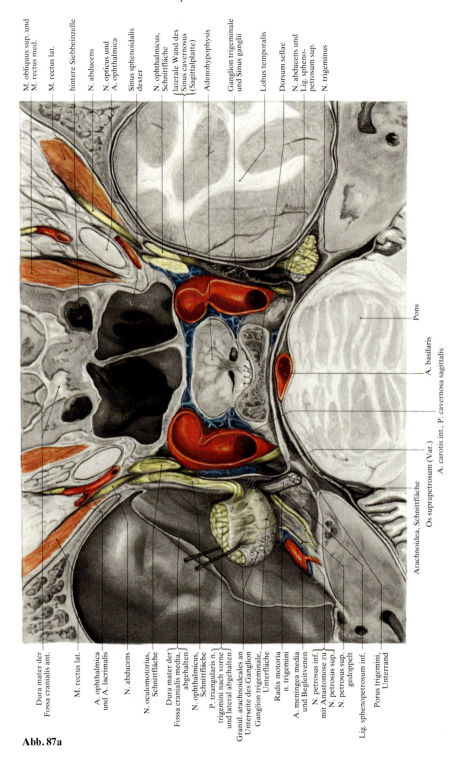

Abb. 87a

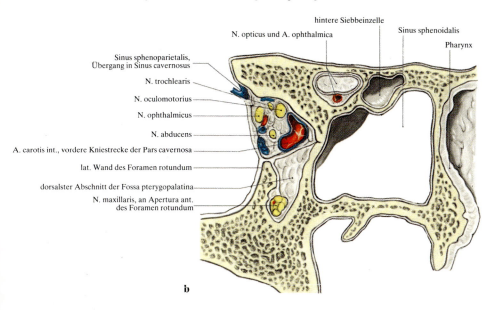
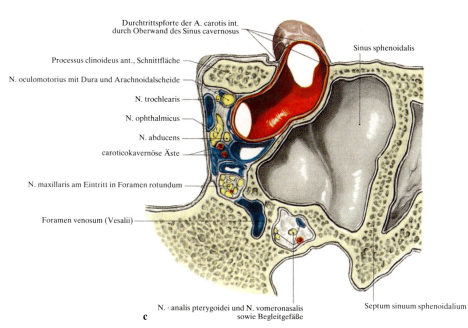

Abb. 87a–c. Topographie der Keilbeinhöhle. **a** Transversalschnitt in Höhe des horizontalen Abschnittes der A. carotis interna. Man erkennt die enge Nachbarschaft der Keilbeinhöhle zu N. opticus, A. carotis interna und Sinus cavernosus. **b, c** Frontalschnitte durch diese Region. (Aus Lanz u. Wachsmuth 1985)

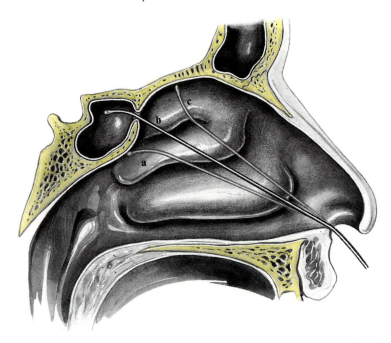

Abb. 88. Sondierung der Keilbeinhöhle. Sonde *a* ist in Höhe der mittleren Muschel in Richtung auf den Nasopharynx vorgeschoben. Sonde *b* ist von der Position der Sonde *a* aus durch das Ostium sphenoidale in die Keilbeinhöhle eingeführt. Das geknöpfte Sondenende zeigt kaudalwärts. Sonde *c* zeigt die falsche Lage bei der Sondierung an. Es besteht die Gefahr einer Verletzung der Schädelbasis. (Nach LAUTENSCHLÄGER 1934)

An die Sondierung der Keilbeinhöhle kann man die Ausspülung anschließen. An Stelle der Sonde wird dann auf dem gleichen Weg ein entsprechend abgebogenes Spülröhrchen eingeführt und an ein Spülsystem angeschlossen. Der Vorgang der Spülung entspricht dem bei der Kieferhöhlenspülung (s. S. 25).

4. Endoskopie der Keilbeinhöhle

a) Indikation zur Endoskopie der Keilbeinhöhle

Ist durch die vorausgehende klinische Untersuchung einschließlich der bildgebenden Verfahren das Vorliegen einer *isolierten entzündlichen Erkrankung der Keilbeinhöhle* nicht ausreichend abzuklären, kann die Keilbeinhöhlenendoskopie (DRAF 1978) einen weiteren Beitrag liefern. Auch nach *frontobasalen Verletzungen mit und ohne Liquorfluß* stellt dieser Eingriff eine wichtige diagnostische Hilfe dar (s. S. 164). Das gleiche gilt für die *Tumoren der Keilbeinhöhle und ihrer unmittelbaren Umgebung,* bei denen mit Hilfe der Endoskopie neben der Inspektion auch eine gezielte Probeexzision durchgeführt werden kann (s. S. 164).

b) Vorgehen bei der Endoskopie der Keilbeinhöhle

Der Eingriff wird *in Schleimhautoberflächenanaesthesie der Nasenhöhle* (s. S. 15) mit entsprechender Sedierung *oder in Allgemeinanaesthesie* mit orotrachealer Intubation durchgeführt. Bei einer stärkeren Septumdeviation mit enger Nasenhöhle kann ein *Septumeingriff* (s. Band V/1, S. 135 u. S. 139 dieser Operationslehre) erforderlich werden, mit dem man genügend Raum für die Einführung des Endoskops schafft.

Für die Endoskopie der Keilbeinhöhle werden die gleichen *Optiken* verwendet wie für die Endoskopie der Kieferhöhle (s. S. 32). Sie können über einen *speziellen Trokar von 20 cm Länge* eingeführt werden. Der Trokar mit Hülse wird unter Sichtkontrolle mit einer 0°-Geradeausblickoptik in die Nasenhöhle der betreffende Seite eingeführt (Abb. 89), wobei das hintere Ende der mittleren Muschel als Landmarke dient. Man kann den Trokar auch am Septum entlangführen und die kraniale Begrenzung der Choane suchen. – Hat man die *Keilbeinhöhlenvorderwand* erreicht, so wird sie *mit dem Trokar nahe des Keilbeinhöhlenbodens und möglichst weit medial unter Drehbewegungen perforiert*. Auf diese Weise ist die Gefahr einer Verletzung des der oberen Keilbeinhöhlenwand anliegenden N. opticus oder der der lateralen Keilbeinhöhlenwand anliegenden A. carotis interna oder auch der Dura am geringsten (Abb. 87 a–c).

Nach Entfernung des Trokars aus der in der Keilbeinhöhle liegenden Hülse wird *die 30°- oder die 70°-Winkeloptik* eingeführt und die *Untersuchung* vorgenommen. Mit Hilfe einer optischen Probeexzisionszange (s. S. 34) können gegebenenfalls *gezielte Gewebeentnahmen* durchgeführt werden. Dabei ist der Bereich der lateralen oberen Keilbeinhöhlenwand zu meiden, da der *N. opticus* hier der Keinbeinhöhle von außen anliegt und die *Knochenschicht zwischen dem Mukoperiost der Keilbeinhöhle und der Nervenscheide sehr dünn ist, in 4% der Fälle sogar dehiszent sein kann*

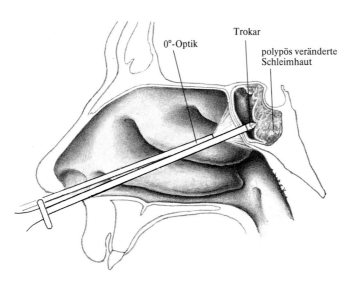

Abb. 89. Endoskopie der Keilbeinhöhle. Unter Sichtkontrolle mit der 0°-Optik ist der Trokar durch die Keilbeinhöhlenvorderwand ins Lumen der Keilbeinhöhle eingeführt

(s. S. 158). Auch die laterale Keilbeinhöhlenwand sollte bei der Entnahme von Probeexzisionen nicht tangiert werden, weil hier die *A. carotis interna* der Keilbeinhöhle anliegt. Die Knochenschicht zwischen Gefäß und Keilbeinhöhlenmukoperiost ist *in 66% der Fälle dünner als 1 mm und fehlt in 4% vollständig* (s. S. 158). Wegen dieser Gefahrenmomente sollte eine Probeexzision aus der Keilbeinhöhle nur von geschulter Hand und auch nur dann vorgenommen werden, wenn alle übrigen diagnostischen Maßnahmen nicht zur Aufklärung der Erkrankung führen konnten. – Beim *Keilbeinhöhlenempyem* kann an die Endoskopie die *Spülung* der Keilbeinhöhle angeschlossen werden.

Ist es bei der Endoskopie oder bei der Probeexzision zu einer *Verletzung der Dura* gekommen, ist die Verletzungsstelle unverzüglich aufzusuchen und zu versorgen (s. S. 272). Wurde die *A. carotis interna verletzt,* muß unverzüglich ein massives Tamponieren der Keilbeinhöhle, am besten mit einem prall ausgestopften Gummifingerling, erfolgen. Danach kann es gelingen, die Verletzung der A. carotis int. zu versorgen, indem man Tapotamp, das mit Fibrinkleber durchtränkt wird, auf die Verletzungsstelle aufbringt. Dann ist zu entscheiden, ob von einem frontotemporalen Zugang aus eine neurochirurgische Gefäßligatur suprakavernös durchgeführt werden soll (DANDY 1935) oder ob zunächst eine Ligatur der A. carotis communis am Hals vorzunehmen ist. Wenn die technischen Voraussetzungen gegeben sind, sollte man mit Hilfe der gezielten Karotisangiographie einen intraarteriellen abstreifbaren Ballonkatheter zur Okklusion an die Verletzungsstelle der A. carotis interna heranführen. Diese Entscheidung hängt auch davon ab, ob und wie schnell ein Neurochirurg und ein Neuroradiologe zugezogen werden können. – Auf die Problematik der Gefäßligaturen am Hals bei derartigen Carotis-interna-Blutungen und die weiteren Möglichkeiten der Blutstillung ist in Band V/1, S. 199 dieser Operationslehre, ausführlich eingegangen worden. – Ist es zu einer Optikusschädigung gekommen, so sollte man die Möglichkeit nutzen, den Optikuskanal über eine Siebbeinoperation von außen (s. S. 96) in beiden Richtungen auf eine Veränderung zu kontrollieren und nötigenfalls von einem Hämatom oder einem Knochensplitter zu entlasten. Das Hinzuziehen eines Ophthalmologen ist unbedingt erforderlich.

5. Endonasale paraseptale Eröffnung und Ausräumung der Keilbeinhöhle

a) Indikation zur endonasalen paraseptalen Eröffnung und Ausräumung der Keilbeinhöhle

Den endonasalen paraseptalen Zugang zur Keilbeinhöhle (SCHÄFER 1885) kann man in den Fällen wählen, in denen wegen einer entzündlichen Erkrankung auch das mittlere und das hintere Siebbein auf endonasalem Wege operativ ausgeräumt werden sollen. Desgleichen ist dieser Zugang bei der *isolierten Keilbeinhöhlenentzündung,* besonders beim *Restempyem,* angezeigt, das zur Nase abgeleitet werden soll. Auch andere Erkrankungen in der Keilbeinhöhle können über diesen Zugangsweg angegangen werden. Eine präoperative Anwendung bildgebender Verfahren ist erforderlich.

b) Operatives Vorgehen bei der endonasalen paraseptalen Eröffnung und Ausräumung der Keilbeinhöhle

Der Eingriff, der zuerst von SCHÄFER (1885) angegeben wurde, kann *sowohl in Lokalanaesthesie mit zusätzlicher Leitungsanaesthesie und entsprechender Sedierung als auch in Allgemeinanaesthesie* mit orotrachealer Intubation und Hypopharynxtamponade (s. S. 14) vorgenommen werden. Die Durchführung der Lokalanaesthesie beziehungsweise der Leitungsanaesthesie entspricht dem Vorgehen, das für die endonasale Siebbeinausräumung dargelegt wurde (s. S. 85). Es empfiehlt sich, *unter Vergrößerung* zu operieren. Dabei kann man das Operationsmikroskop mit einem 250 mm- beziehungsweise 300 mm-Objektiv benutzen oder lupenchirurgisch vorgehen. Auch die endoskopische Technik ist zu empfehlen, da sie eine gute Sicht ermöglicht. Dieses Vorgehen wurde in Verbindung mit der endoskopischen Ausräumung des Siebbeinzellsystems beschrieben (s. S. 93).

Für den *endonasalen paraseptalen Zugangsweg zur Keilbeinhöhle unter Verwendung des Operationsmikroskops bzw. der Lupenlampe oder des Endoskops* werden zunächst das mittlere und das hintere Siebbein endonasal ausgeräumt (s. S. 89ff.), um genügend Raum in der Tiefe zu gewinnen und bei entzündlichen Erkrankungen bessere Abflußverhältnisse zu schaffen. Nach *Ablösen des Mukoperiosts von der Vorderwand der Keilbeinhöhle* in kranio-kaudaler Richtung wird das Keilbeinhöhlenostium mit der Stanze bzw. mit einer Diamantfräse erweitert und die *knöcherne Vorderwand der Keilbeinhöhle* mit Stanze oder Fräse konchawärts abgetragen. Dabei hält man sich möglichst weit medial und kaudal, um N. opticus und A. carotis interna nicht zu gefährden (s. S. 158). Es empfiehlt sich, ein selbsthaltendes Nasenspekulum einzusetzen, um beide Hände für den Einsatz des Saugers und der Instrumente freizubehalten.

Ist die Vorderwand der Keilbeinhöhle auf der entsprechenden Seite reseziert, kann das *erkrankte Mukoperiost* mit einem stumpfen Elevatorium vorsichtig *ausgelöst* werden. Dabei ist eventuell vorhandenen *Knochendehiszenzen* im Bereich von N. opticus and A. carotis interna Rechnung zu tragen (s. S. 158). Scharfes Kürettieren ist unbedingt abzulehnen. Auch sollten keine Einlagen verwendet werden, die mit einem Vasokonstringens getränkt sind, da sie bei vorhandenen Dehiszenzen zu Ernährungsstörungen des Sehnervs mit vorübergehender oder bleibender Amaurose führen können (DRAF). Ist das kranke Mukoperiost ausgelöst, kann es mit einer Nasenzange vorsichtig entfernt werden. Sind *beide Keilbeinhöhlen erkrankt,* so kann man bei weitem endonasalen Zugang durch die eine Nasenhöhle auch die kontralaterale Keilbeinhöhle ausräumen. Man muß dazu das Septum sinuum sphenoidalium mit Hilfe von Stanzen und Nasenzangen oder Diamantfräsen abtragen.

Will man eine mögliche Schrumpfung der in der Keilbeinhöhlenvorderwand geschaffenen Öffnung vermeiden, darf man *das die Vorderwand der Keilbeinhöhle deckende Mukoperiost* zu Beginn des Eingriffs nicht resezieren, sondern muß es zu einem kaudal oder lateral gestielten Lappen ausbilden, der am Ende des Eingriffs *in die Keilbeinhöhle hineingeschlagen* wird. Man kann das Mukoperiost auf der Vorderwand der Keilbeinhöhle auch einem liegenden H entsprechend inzidieren (HALLE) und erhält dabei zwei lateral basierte Mukoperiostlappen, die bei Abschluß der Operation zu beiden Seiten der geschaffenen Öffnung in die Keilbeinhöhle hineingeschlagen und mit Fibrinkleber fixiert werden. Zusätzlich kann man einen nicht zu prall ausgestopften Gummifingerling in die Keilbeinhöhle einschieben, der sowohl der Drainage als auch der Fixation der Lappen dient und für einige Tage belassen wird. Um seine Aspiration zu verhindern, die lebensgefährlich sein kann, wird er mit einem Faden abgesichert, der zur Nase herausgeleitet und außen auf der Nase oder auf der Wange sicher fixiert werden muß.

6. Transseptale Eröffnung und Ausräumung der Keilbeinhöhle

a) Indikation zur transseptalen Eröffnung und Ausräumung der Keilbeinhöhle

Der transseptale Zugangsweg zur Keilbeinhöhle ist indiziert, wenn eine *isolierte entzündliche Erkrankung der Keilbeinhöhle* vorliegt und wenn ohnehin eine behindernde Septumdeviation operativ korrigiert werden soll. Auch wenn beide Keilbeinhöhlen isoliert und ohne Beteiligung der übrigen Nebenhöhlen entzündlich erkrankt sind und operativ eröffnet und ausgeräumt werden sollen, empfiehlt sich der transseptale Zugang.

Außer bei entzündlichen Erkrankungen spielt der transseptale Zugangsweg zur Keilbeinhöhle auch in der *extrakraniellen Hypophysenchirurgie* eine Rolle. Da er in der Medianebene des Schädels gelegen ist und direkt auf Keilbeinhöhle und Hypophyse führt, ist durch die beiderseitigen Schleimhautblätter des Septums ein Abweichen nach lateral praktisch nicht möglich. Dieser Zugang zur Hypophyse ist deshalb als besonders sicher anzusehen (s. Band V/1, S. 245 dieser Operationslehre).

b) Anaesthesie bei der transseptalen Eröffnung und Ausräumung der Keilbeinhöhle

Die transseptale Eröffnung und Ausräumung der Keilbeinhöhle kann *in Lokalanaesthesie mit entsprechender Sedierung oder in Allgemeinanaesthesie* mit orotrachealer Intubation und Hypopharynxtamponade (s. S. 14) erfolgen. Die Lokalanaesthesie entspricht der für die submuköse Septumresektion angegebenen Technik (s. Band V/1, S. 136 dieser Operationslehre). Soll zusätzlich die Keilbeinhöhle anaesthesiert werden, so ist das über eine Leitungsanaesthesie des N. ethmoidalis posterior (s. S. 17) und der Rr. orbitales aus dem N. pterygopalatinus in der Flügelgaumengrube (s. S. 15) möglich.

c) Zugangswege zum Septum für die transseptale Eröffnung und Ausräumung der Keilbeinhöhle

Der Zugang zum Septum kann entweder von einer endonasalen oder von einer sublabialen Inzision oder auch von einer Kombination beider Inzisionen erfolgen. Für den *endonasalen Zugang zum Septum* kann man bei Vorliegen einer Septumdevia-

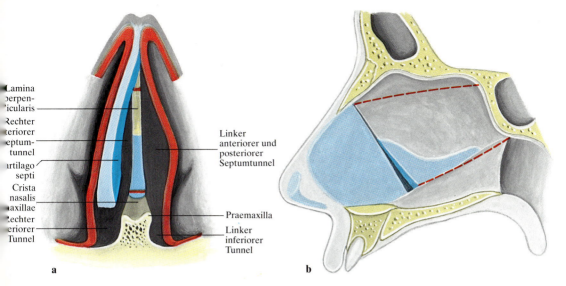

Abb. 90a, b. Transseptaler transsphenoidaler Zugang zu Keilbeinhöhle und Hypophyse. **a** Frontalschnitt durch die Nasenhöhle. Entsprechend der Septumplastik nach COTTLE sind von einem Hemitransfixionsschnitt aus mehrere Septumtunnel angelegt. Durch die Cartilago septi sind eine horizontale und eine vertikale Inzision gelegt. Der Septumknorpel mit dem anhaftenden Mukoperichondrium der rechten Seite ist nach rechts verlagert. Die horizontalen *roten Linien* begrenzen die für den Zugang zur Keilbeinhöhle erforderliche Resektion aus dem Septum. **b** Sagittalschnitt durch die Nasenhöhle mit Blick auf das Septum nasi. Die *rot gestrichelten Linien* begrenzen die zu resezierende vorwiegend knöcherne Septumpartie. (Aus DENECKE u. EY 1984)

tion die *Hemitransfixion* benutzen und dann *nach den Prinzipien der Septumplastik* (Abb. 90a, b) vorgehen (s. Band V/1, S. 139 dieser Operationslehre).

Der *sublabiale Zugang zum Septum* (KRETSCHMANN 1909) führt von einer in der Umschlagsfalte des Oberkiefers gelegenen Inzision aus auf das Septum, das in typischer Weise submukös reseziert wird (s. Band V/1, S. 135 dieser Operationslehre). Dieser Zugang, den KRETSCHMANN für die submuköse Septumresektion angewandt hat, wurde von HALSTED 1910 in die transseptale transsphenoidale Hypophysenchirurgie eingeführt.

Eine weitere Möglichkeit stellt die *Kombination des Zugangs über die Hemitransfixion mit dem sublabialen Eingehen auf das Septum* dar (KERN et al., HARDY, ROTH et al.). Dieses Vorgehen hat den Vorteil, daß einerseits eine weitgehende Schonung des Septums erfolgt und andererseits eine gute Sicht bei der Arbeit in der Tiefe gewährleistet ist (s. Band V/1, S. 245 dieser Operationslehre).

Wird der Eingriff *wegen einer entzündlichen Erkrankung der Keilbeinhöhle* durchgeführt, bei der ein Empyem entleert und/oder das Mukoperiost der Keilbeinhöhle ausgeräumt werden soll, geht man das Septum am besten endonasal nach den Prinzipien der Septumplastik an (Abb. 90a, b). Soll dagegen ein *Eingriff an der Hypophyse* erfolgen oder ist aus anderer Indikation ein möglichst guter Einblick in die Keilbeinhöhle erforderlich, kann man den kombinierten Zugang zur Keilbeinhöhle über die Hemitransfixion und das sublabiale Vorgehen benutzen (s. Band V/1, S. 245 dieser Operationslehre).

d) Operatives Vorgehen bei der transseptalen Eröffnung und Ausräumung der Keilbeinhöhle

Ist die Septumoperation nach einer der oben beschriebenen Methoden erfolgt, so wendet man sich der Eröffnung der Keilbeinhöhle zu. Dabei muß man *etwas weiter in die Tiefe vordringen,* als es für die Korrektur eines deviierten Septums in der Regel erforderlich ist. Ein selbsthaltendes Nasenspekulum mit langen Branchen oder ein Hardy-Spekulum, wie es in der Hypophysenchirurgie benutzt wird, ermöglicht dem Operateur die Arbeit mit beiden Händen. Da beim Aufspreizen des Spekulums die hinteren Siebbeinzellen einbrechen können, sollte man die mittlere Muschel vorher in eine Lateroposition frakturieren. Um eine gute Ausleuchtung des Operationsgebiets in der Tiefe zu haben, empfiehlt sich die Benutzung des *Operationsmikroskops* mit einem 250 mm- beziehungsweise 300 mm-Objektiv oder einer *Lupenlampe mit parallelstrahligem Licht.*

Vor der *Eröffnung der Keilbeinhöhle* schiebt man das Mukoperiost beiderseits auf transseptalem Zugangsweg vom dorsalen Anteil des knöchernen Septums und wenn möglich auch von der Keilbeinhöhlenvorderwand ab, um es für eine spätere Lappenplastik am neu geschaffenen Ausführungsgang zu erhalten. Dann bricht man *den dorsalen Septumanteil sowie das Rostrum sphenoidale* mit einer kräftigen Zange oder einer Siebbeinstanze vorsichtig heraus (Abb. 91). Wenn der Knochen in diesem Bereich zu massiv ausgebildet ist, empfiehlt es sich, ihn durch Abfräsen zu verdünnen und dann herauszuluxieren. Auf diese Weise eröffnet man die Keilbeinhöhle. Die *Technik bei der Abtragung der Keilbeinhöhlenvorderwand und der Ausräumung des erkrankten Mukoperiosts* entspricht dem Vorgehen, wie es für die endonasale paraseptale Keilbeinhöhlenausräumung beschrieben wurde (s. S. 165), nur daß diese Operationsschritte nicht paraseptal, sondern *transseptal* durchgeführt werden. Auch die *gestielten Mukoperiostlappen zum Offenhalten des Zugangs* von der Keilbeinhöhle zur Nase können in entsprechender Weise ausgebildet und zur Epithelisierung in die Keilbeinhöhle eingeschlagen werden (s. S. 165), sofern das Mukoperiost bei der Abtragung der Keilbeinhöhlenvorderwand erhalten wurde. Die *Umschneidung der Lappen erfolgt paraseptal* in oben beschriebener Weise. Ist der Knochen an der Keilbeinhöhlenvorderwand entsprechend dünn angelegt, epithelisiert der Zugang auch ohne Lappenplastik.

Zum Abschluß der Operation wird das Septum nasi entsprechend versorgt. Wurde zu Beginn des Eingriffs eine submuköse Septumresektion als Zugangsoperation zur Keilbeinhöhlenvorderwand durchgeführt, werden die notwendigen Knorpel- und Knochen-Reimplantate zwischen die Schleimhautblätter eingebracht (s. Band V/1, S. 139 dieser Operationslehre). Wurde eine Septumplastik vorgenommen, wird zum Abschluß des Eingriffs das kaudale knorpelige Septum auf die Spina nasalis anterior reponiert und der Hemitransfixionsschnitt vernäht (s. Band V/1, S. 149 dieser Operationslehre). Danach erfolgt eine Tamponade beider Nasenhöhlen für die Dauer von 4 bis 5 Tagen. Ein Heftpflasterschienenverband dient dem Schutz der knorpeligen Nase.

Das Vorgehen bei der *transseptalen, transsphenoidalen Hypophysenchirurgie* ist in Band V/1, S. 245 dieser Operationslehre ausführlich dargelegt.

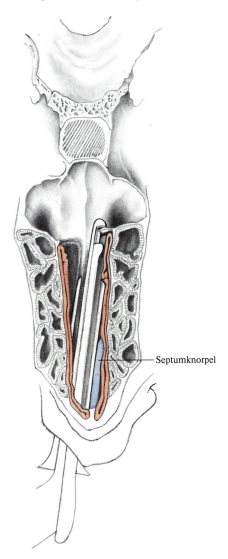

Abb. 91. Transseptale Ausräumung der Keilbeinhöhle. Horizontalschnitt. Ein langbranchiges Nasenspekulum ist durch den Hemitransfixionsschnitt in den angelegten Septumtunnel eingeführt. Das knorpelige Septum *(blau)* ist mit Hilfe des Spekulums zur Seite gedrängt, der dorsale Anteil des Septum nasi ist gemäß Abb. 90b reseziert. Mit einer Siebbeinstanze wird die knöcherne Vorderwand der Keilbeinhöhle reseziert

7. Transethmoidale Eröffnung und Ausräumung der Keilbeinhöhle von außen

a) Indikation zur transethmoidalen Eröffnung und Ausräumung der Keilbeinhöhle von außen

Der transethmoidale Zugangsweg zur Keilbeinhöhle von außen ist dann indiziert, wenn *bei entzündlichen Prozessen* gleichzeitig das Siebbein von außen ausgeräumt werden soll (s. S. 96) oder zusätzlich auch eine Stirnhöhlenoperation von außen erforderlich ist (s. S. 122). Außerdem ist dieser Zugang geeignet, wenn man eine *gute Übersicht in der Tiefe* benötigt, wie das *beim Verschluß von Liquorfisteln* im Bereich der Keilbeinhöhle (s. S. 273) oder *bei der Versorgung von Blutungen* (s. Band V/1, S. 202 dieser Operationslehre) sowie *bei Tumoren* (s. S. 342) oder *bei Fremdkörpern* (s. S. 324) der Fall ist.

b) Operatives Vorgehen bei der transethmoidalen Eröffnung und Ausräumung der Keilbeinhöhle von außen

Der Eingriff kann *in Lokalanaesthesie mit zusätzlicher Leitungsanaesthesie* und entsprechender Sedierung oder *in Allgemeinanaesthesie* mit orotrachealer Intubation und Hypopharynxtamponade (s. S. 14) ausgeführt werden. Die technische Durchführung der Lokalanaesthesie und der gleichzeitig erforderlichen Leitungsanaesthesie entspricht dem Vorgehen, das für die Siebbeinoperation beziehungsweise für die Stirnhöhlenoperation von außen angegeben wurde (s. S. 97 u. S. 123). Auch die Inzision sowie die *Ausräumung des gesamten Siebbeinzellsystems* wird in oben beschriebener Weise vorgenommen (s. S. 97ff.). Ist das Siebbein sauber ausgeräumt, wobei besonders auf die am weitesten dorsal gelegenen Siebbeinzellen zu achten ist, kann die *Keilbeinhöhle von hier aus eröffnet* werden. Es ist wichtig, daß man sich dabei und auch bei der anschließenden Abtragung der Keilbeinhöhlenvorderwand *nach medial und kaudal* hält, um Verletzungen des N. opticus, der A. carotis interna oder der Dura zu vermeiden (s. S. 89ff.). *Vergrößerungschirurgisches Vorgehen* ist erforderlich.

Ist die Vorderwand der Keilbeinhöhle abgetragen, kann bei entzündlichen Erkrankungen das *Mukoperiost vorsichtig und unter Berücksichtigung eventueller Knochendehiszenzen* (s. S. 158) *mit einem stumpfen Elevatorium ausgelöst* und mit der Nasenzange entfernt werden. Eine Plastik des Zugangsweges vom Siebbein zur Keilbeinhöhle ist nicht nötig, da es sich um eine relativ weite und sehr dünnwandige Öffnung handelt, bei der die Gefahr einer narbigen Stenosierung nicht gegeben ist und eine kurzfristige Epithelisierung des schmalen knöchernen Randes erfolgt. – Ist bei Beteiligung der *Stirnhöhle* am Entzündungsprozeß auch deren Ausräumung vorgesehen, so kann das nun im Anschluß an die Ausräumung der Keilbeinhöhle vom gleichen äußeren Zugang erfolgen (s. S. 123).

Die *Versorgung von arteriellen Blutungen* auf dem transethmoidalen, transsphenoidalen Zugangsweg ist in Band V/1, S. 202 dieser Operationslehre dargestellt. Das operationstechnische Vorgehen zur *Versorgung von Liquorfisteln* im Bereich der Keilbeinhöhle und für die *Entfernung begrenzter Tumoren dieser Region* auf dem transethmoidalen Zugangsweg von der äußeren Inzision ist auf S. 273 und S. 342 beschrieben.

8. Transantrale, transethmoidale Eröffnung und Ausräumung der Keilbeinhöhle

a) Indikation zur transantralen, transethmoidalen Eröffnung und Ausräumung der Keilbeinhöhle

Der Zugangsweg über Kieferhöhle und Siebbein zur Keilbeinhöhle (JANSEN 1897) macht die Kieferhöhlenoperation über die Fossa canina (s. S. 45) und die Eröffnung und Ausräumung der mittleren und hinteren Siebbeinzellen von der Kieferhöhle aus (s. S. 101) erforderlich. Dementsprechend ist er dann indiziert, wenn *bei entzündlichen Prozessen der Nebenhöhlen* gleichzeitig eine Indikation für die Kieferhöhlenoperation vom Mundvorhof aus (s. S. 174ff.) beziehungsweise für die transantrale Siebbeinausräumung (s. S. 178ff.) gegeben ist.

b) Operatives Vorgehen bei der transantralen, transethmoidalen Eröffnung und Ausräumung der Keilbeinhöhle

Der Eingriff kann in *Lokalanaesthesie mit zusätzlicher Leitungsanaesthesie* und entsprechender Sedierung oder in *Allgemeinanaesthesie* mit orotrachealer Intubation und Hypopharynxtamponade (s. S. 14) durchgeführt werden. Bei Anwendung der Lokalanaesthesie wird die für die transantrale Siebbeinausräumung angegebene Technik einschließlich der Leitungsanaesthesie durchgeführt (s. S. 101). Das operative Vorgehen entspricht zunächst der *Kieferhöhlenoperation vom Mundvorhof* nach CALDWELL-LUC (s. S. 45). Nach Ausräumung des erkrankten Mukoperiosts und Anlegen eines Fensters zum unteren Nasengang in typischer Weise werden *das mittlere und das hintere Siebbein transantral ausgeräumt* (s. S. 101). Hat man die am weitesten nach dorsal gelegenen Siebbeinzellen erreicht, liegt die *Vorderwand der Keilbeinhöhle* frei, die nun *nahe dem Keilbeinhöhlenboden und möglichst weit nach medial* mit Stanzen oder mit einer Fräse *eröffnet und abgetragen* wird (s. S. 165). Vergrößerungschirurgisches Vorgehen ist dabei erforderlich (s. S. 165). Die *Ausräumung des erkrankten Mukoperiosts* aus der Keilbeinhöhle erfolgt in gleicher Weise wie bei dem endonasalen paraseptalen Vorgehen (s. S. 165). Auf die sich dabei aus Knochendehiszenzen ergebenden Komplikationsmöglichkeiten wurde dort bereits eingegangen.

C. Operative Eingriffe bei entzündlichen Erkrankungen der Nasennebenhöhlen und ihren Komplikationen

I. Allgemeine Vorbemerkung

Infolge der Fortschritte auf dem Gebiet der medikamentösen Therapie entzündlicher Nasennebenhöhlenerkrankungen und der Verfeinerung mikrochirurgischer Techniken im Laufe der letzten 2 bis 3 Jahrzehnte hat ein *erheblicher Wandel in der Indikationsstellung zu den einzelnen Standardoperationen an den Nasennebenhöhlen bei entzündlichen Erkrankungen* stattgefunden. Hinzu kommt, daß die Einstellung zu Notwendigkeit und Ausmaß des jeweils erforderlichen operativen Eingriffs *von Schule zu Schule verschieden* ist. Während einige Schulen die schonenderen Eingriffe bei entzündlichen Erkrankungen noch für ausreichend halten, bevorzugen andere beim gleichen Krankheitsbild ausgedehntere Maßnahmen. Sie begründen das mit einer besseren Übersicht über das Operationsgebiet und der damit verbundenen Vorteile sowie mit der Möglichkeit einer sofortigen Epithelisierung der erweiterten oder wiederhergestellten Zugangswege von der jeweils operierten Nebenhöhle zur Nase durch plastische Maßnahmen. Hier können nur *allgemeine Richtlinien zur Indikationsstellung* bei den einzelnen Krankheitsbildern gegeben und einige Besonderheiten anatomischer und pathologisch-anatomischer Art besprochen werden, die die Indikationsstellung beeinflussen.

Bei Vorliegen eines Empyems in einer oder in mehreren Nebenhöhlen sind Diagnose und Indikationsstellung zu einem operativen Eingriff kaum problematisch (s. S. 174). Anders liegen die Verhältnisse *bei den chronischen und rezidivierenden Schleimhautentzündungen der Nasennebenhöhlen* mit ihren sehr unterschiedlichen Erscheinungsbildern. Für die Indikation zum operativen Vorgehen und die Wahl des Eingriffs ist dabei neben der Anamnese und dem Ausmaß der Beschwerden sowie eventueller Folgekrankheiten vor allem die präoperative Beurteilung der vorliegenden Schleimhautveränderung von Bedeutung. Katarrhalische, auch eitrige Entzündungen von kurzer anamnestischer Dauer und ohne Nachweis von wesentlichen Narben oder proliverativen Neubildungen können häufig durch *ventilationsverbessernde Eingriffe an den oberen Luftwegen* wie z.B. eine Adenotomie (s. Band V/3, S. 1 dieser Operationslehre), eine Septumkorrektur oder einen Muscheleingriff (s. Band V/1, S. 139 u. S. 167 dieser Operationslehre) ausgeheilt werden. Führen diese Maßnahmen zusammen mit einer konservativen, auch medikamentösen, Behandlung nicht zur Ausheilung, ist ein spezieller operativer Eingriff an den betroffenen Nebenhöhlen indiziert.

Eine besondere Bedeutung kommt in diesem Zusammenhang dem *Infundibulum ethmoidale* (s. S. 14) zu. Da die Ausführungsgänge von Siebbein, Kieferhöhle und Stirnhöhle in diesem Bereich in die Nasenhaupthöhle münden, kann es durch Erkrankungen der Schleimhaut des Infundibulum ethmoidale zu einem Verschluß der Ausführungsgänge dieser Nebenhöhlen mit Sekretverhaltung und chronischen sowie rezidivierenden Entzündungsprozessen kommen. Die rechtzeitige Sanierung des Infundibulum ethmoidale (s. S. 85) mit der Wiederherstellung einwandfreier Abfluß- und Belüftungsverhältnisse in den nachgeordneten Nebenhöhlen kann in solchen Fällen zu einer bleibenden Ausheilung führen (MESSERKLINGER).

Liegt dagegen eine *chronisch-entzündliche, hyperplastisch-polypöse oder polypös-eitrige Schleimhauterkrankung* vor, bei der die betroffenen Nasennebenhöhlen von der veränderten Schleimhaut ausgefüllt, die Ausführungsgänge verschlossen und auch die Nasenhaupthöhlen von ausgedehnten Polypen verlegt sind, sollte man sich primär zu einem entsprechenden Eingriff an den befallenen Nebenhöhlen selbst entschließen.

Auch bei den *orbitalen und endokraniellen Komplikationen einer Nebenhöhlenentzündung* ist eine gründliche Ausräumung der erkrankten Nebenhöhle erforderlich. Die gleichzeitige Anlage eines funktionstüchtig bleibenden Zugangs zur Nase ist dabei stets Voraussetzung für die Vermeidung postoperativer Komplikationen und für einen dauerhaften Erfolg. – Kommen die *Nebenhöhlen als Fokus* in Betracht, so ist eine möglichst bald einsetzende, vollständige und zuverlässige Sanierung aller erkrankten Nebenhöhlen erforderlich (s. S. 186). Das gleiche gilt für die *chronische Sinobronchitis* (s. S. 186) und das von einer Nebenhöhlenerkrankung begünstigte *Asthma bronchiale* (s. S. 186).

Erfahrungsgemäß beschränkt sich ein chronischer Entzündungsprozeß im Bereich der Nasennebenhöhlen in der Regel nicht nur auf eine einzelne Höhle, sondern *erfaßt meistens mehrere oder alle Nebenhöhlen einer oder beider Seiten*. Das betrifft sowohl die vorwiegend eitrigen als auch besonders die vorwiegend hyperplastisch-polypösen und polypös-eitrigen Entzündungen. Die operative Therapie hat sich danach auszurichten.

Bei einem *dentogenen Empyem* ist meistens nur eine Kieferhöhle betroffen. Bei kurzer Dauer der Anamnese kann man nach *Ausschaltung der dentogenen Ursache* häufig durch eine Spülbehandlung über den unteren Nasengang (s. S. 28) oder gegebenenfalls über die Zahnalveole, unterstützt durch eine entsprechende antibiotische Therapie, die Ausheilung erzielen. Liegt dagegen ein chronisches dentogenes Kieferhöhlenempyem vor oder ist das Empyem durch die Spülbehandlung nicht zur Ausheilung zu bringen, muß man damit rechnen, daß die Kieferhöhlenschleimhaut bereits einen irreversiblen Schaden erlitten hat. In diesen Fällen ist ein endonasales Vorgehen oder ein Kieferhöhleneingriff vom Mundvorhof aus (s. S. 45) mit sorgfältiger Ausräumung der erkrankten Schleimhaut indiziert.

Für die *Diagnose einer Nasennebenhöhlenentzündung* gibt die *Rhinoscopia anterior* durch Nachweis einer Eiterstraße im mittleren Nasengang und/oder von Polypen in der Nasenhöhle wichtige Hinweise. Die *Rhinoscopia posterior* (s. Band V/1, S. 253 dieser Operationslehre) ergänzt die Befunde im Bereich der Choane vor allem bei Beteiligung der hinteren Siebbeinzellen oder der Keilbeinhöhle sowie bei Choanalpolypen. Die Nasenhöhlen-Endoskopie mit einer 0°- oder 30°- und einer 70°-Winkeloptik gibt zusätzliche diagnostische Informationen. Weitere wichtige Untersuchungen stellen die *typische Röntgenübersichtsaufnahme der Nasennebenhöhlen* und die modernen *bildgebenden Verfahren* dar. Eine *Röntgen-Kontrastmitteluntersuchung* der Kieferhöhlen ist heute praktisch nicht mehr erforderlich. Die *Knochenszintigraphie* kommt besonders bei Entzündungen mit Knochenarrosion, z. B. bei der Osteomyelitis und der Ostitis, als diagnostisches Hilfsmittel in Betracht.

Die *Sondierung und Spülung der Kieferhöhle* durch das natürliche Ostium im mittleren Nasengang (s. S. 25) sowie die *Probepunktion der Kieferhöhle mit Spülung* durch den unteren Nasengang (s. S. 28) können eine weitere diagnostische Hilfe darstellen. Allerdings haben die neuzeitlichen endoskopischen Techniken diese Untersuchungsmethoden weitgehend verdrängt. Ähnliches gilt für die *Probebohrung der Stirnhöhle* (s. S. 111). Der große Vorteil der *Endoskopie von Nasenhöhle* (s. S. 83) *und Nasennebenhöhlen* (s. S. 32) liegt in der Möglichkeit einer direkten optischen Beurteilung der Schleimhaut sowie der Funktion der Ostien. Außerdem kann mit Hilfe der Endoskopie gegebenenfalls eine *Biopsie* erfolgen oder eine entsprechende Therapie eingeleitet werden.

II. Operative Eingriffe bei Entzündungen der Kieferhöhle

1. Operatives Vorgehen beim Empyem der Kieferhöhle

Liegt der Verdacht auf ein Kieferhöhlenempyem vor, können *Punktion und Spülung der Kieferhöhle vom unteren Nasengang* (s. S. 28) beziehungsweise *Sondierung und Spülung der Kieferhöhle vom mittleren Nasengang* (s. S. 25) die klinisch und röntgenologisch gestellte Diagnose erhärten und gleichzeitig die Therapie einleiten. Hat man eine Punktion der Kieferhöhle vom unteren Nasengang aus durchgeführt, so kann man nach Einlegen eines Silikonröhrchens in die Kieferhöhle eine *fortgesetzte Spülbehandlung* möglichst bis zur klinischen Ausheilung vornehmen (s. S. 25).

Werden aber nach mehrmaliger Spülung noch immer Eiter oder Schleimeiterflocken im Spülwasser aufgefangen, ist ein *weitergehender operativer Eingriff* indiziert. Vorher sollte mit Hilfe der endoskopischen Untersuchung des mittleren Nasengangs (s. S. 32ff.) beziehungsweise durch eine Antroskopie (s. S. 83) und durch Computertomographie abgeklärt werden, ob eine Ausräumung des Infundibulum ethmoidale (s. S. 84) oder eine endonasale Fensterung der Kieferhöhle (s. S. 37) ausreicht, oder ob eine Kieferhöhlenoperation vom Mundvorhof aus (s. S. 43) indiziert ist. Liegt ein *dentales Kieferhöhlenempyem* vor, so ist die Ursache im Zahnbereich zusätzlich von zahnärztlicher Seite abzuklären und zu beheben. – Das operative Vorgehen bei den *orbitalen Komplikationen des Kieferhöhlenempyems* ist auf S. 195 beschrieben.

2. Operatives Vorgehen bei chronischen und rezidivierenden Entzündungen der Kieferhöhle

Bei den chronischen und rezidivierenden Entzündungen der Kieferhöhle handelt es sich in der Regel um hyperplastisch-polypöse beziehungsweise polypös-eitrige Schleimhautentzündungen oder auch um fibrosierende, vernarbte Veränderungen der Schleimhaut mit Verlust der Flimmerfunktion des Epithels. In diesen Fällen erhält man durch *Nasenendoskopie* (s. S. 32) und *Antroskopie* (s. S. 83) den sichersten Hinweis über die Beschaffenheit der Schleimhaut und die Funktion des Ostium maxillare.

Nicht selten ist eine Erkrankung des *Infundibulum ethmoidale Ursache einer chronischen oder rezidivierenden Entzündung* der nachgeordneten Nebenhöhlen (s. S. 84), d. h. also auch der Kieferhöhle (Messerklinger). In geeigneten Fällen kann man sich zunächst mit der *endoskopischen Ausräumung des Infundibulum ethmoidale* (s. S. 84) begnügen, da dieser Eingriff bei richtiger Indikationsstellung häufig zu einer klinischen Ausheilung der Kieferhöhlenerkrankung führt. Gelingt das nicht oder liegen von vornherein so *ausgedehnte Schleimhautveränderungen* vor, daß endoskopische beziehungsweise andere endonasale Maßnahmen – z. B. die Fensterung der Kieferhöhle im unteren Nasengang – wenig erfolgversprechend sind, ist eine *Kieferhöhlenoperation vom Mundvorhof aus* (s. S. 45) indiziert.

Wie die Erfahrung zeigt, sind bei den oben beschriebenen chronischen und rezidivierenden Entzündungen der Kieferhöhle häufig auch *das Siebbein, die Keilbeinhöhle und die Stirnhöhle am Entzündungsprozeß beteiligt*. Dementsprechend muß der operative Eingriff erweitert werden. Hat man die Kieferhöhlenoperation vom Mundvorhof in typischer Weise durchgeführt (s. S. 45), so wird bei Vorliegen einer Polyposis nasi die Polypektomie vorgenommen (s. Band V/1, S. 171 dieser Operationslehre). Danach werden das mittlere und das hintere Siebbein transmaxillär ausgeräumt (s. S. 101) und die Keilbeinhöhle auf gleichem Wege eröffnet (s. S. 171). Im Anschluß daran erfolgt die Eröffnung und Ausräumung des vorderen Siebbeins auf endonasalem Zugangsweg (s. S. 89). Gegebenenfalls kann auch die Stirnhöhle vom vorderen Siebbein aus endonasal eröffnet und ihr Ausführungsgang entsprechend erweitert werden (s. S. 117). Ist die Kieferhöhlenentzündung nur als integrierter Anteil einer chronisch-polypösen Pansinusitis anzutreffen, so wird man eine *endonasal geführte Pansinusitisoperation* (Wigand, Draf u. a.) bevorzugen. Dabei wird die endonasale, mikroskopisch und endoskopisch kontrollierte Siebbein-Keilbeinhöhlen-Ausräumung gleichzeitig mit der supra- oder infraturbinalen Fensterung der Kieferhöhle ausgeführt. Auch kann die endonasale Drainage der Stirnhöhle durch Ausräumung des Recessus frontalis mit Erweiterung des Stirnhöhlenostiums vorgenommen werden, gegebenenfalls auch beiderseits.

Das operative Vorgehen bei den von den chronischen und rezidivierenden Entzündungen der Kieferhöhle ausgehenden *orbitalen Komplikationen* ist auf S. 195 beschrieben.

3. Operatives Vorgehen bei Schleimhautzysten, Mukozelen und Pyozelen der Kieferhöhle

Infolge einer serösen Schleimhautentzündung in der Kieferhöhle kann sich durch Verlegung eines Drüsenausführungsgangs eine sog. Schleimhautzyste in der Kieferhöhle entwickeln. Nach Abklingen der serösen beziehungsweise katarrhalischen Entzündung ist die übrige Kieferhöhlenschleimhaut reizlos, nur die Zyste bleibt zurück. *Größere solitäre Schleimhautzysten* können subjektive Beschwerden, vor allem Kopfschmerzen, verursachen. In diesen Fällen ist die operative Entfernung der Zyste angezeigt. Der Eingriff kann *mittels Antroskopie* (s. S. 32) erfolgen. Dabei wird die Zyste mit Hilfe einer starren oder flexiblen optischen Biopsiezange entleert und der Zystensack durch die Hülse des Trokars entfernt. Unter Umständen kann es notwendig sein sowohl vom unteren Nasengang als auch von der Fossa canina aus vorzugehen. Die Optik wird dann durch die eine der beiden Trokarhülsen und die Biopsiezange durch die andere in die Kieferhöhle eingeführt.

Bei *sehr großen Schleimhautzysten*, die einen Einblick mit der Optik verwehren, oder bei Vorliegen *mehrerer Zysten* empfiehlt sich die *Operation vom Mundvorhof aus*. Dabei kann man die Operation nach CALDWELL-LUC oder auch die sog. Trapdoor-Technik (s. S. 45 u. S. 53) anwenden. Nach Eröffnung der Kieferhöhle im Bereich der Fossa canina werden die Zysten unter Schonung der funktionstüchtig erscheinenden Kieferhöhlenschleimhaut entfernt. Wenn das *Ostium maxillare ausreichend durchgängig* ist, genügt danach in der Regel die Drainage der Kieferhöhle mit Hilfe eines Drainageröhrchens, das durch Punktion über den unteren Nasengang in die Kieferhöhle eingeführt (s. S. 28) und für einige Tage belassen wird. Ist das *Ostium maxillare verschlossen* oder mußte mit den Zysten zu viel erkrankte Schleimhaut aus der Kieferhöhle entfernt werden, ist ein Fenster zum unteren Nasengang in typischer Weise anzulegen (s. S. 50).

Die Entfernung von Schleimhautzysten aus der Kieferhöhle kann auch *durch einen endonasalen Eingriff unter Anlage eines Fensters im unteren Nasengang* (s. S. 37ff.) erfolgen. Das Vorgehen entspricht dabei dem oben Gesagten. Die Vor- und Nachteile des Eingriffs über den Mundvorhof beziehungsweise des endonasalen Vorgehens sind im Einzelfall abzuwägen. – Ein zusätzlicher *Eingriff am Nasenseptum und/ oder an der unteren Muschel* (s. Band V/1, S. 135, S. 139 u. S. 167 dieser Operationslehre) kann erforderlich sein, wenn die Nase verlegt und die Belüftung der Kieferhöhle dadurch gestört ist.

Die relativ seltenen *Muko- und Pyozelen der Kieferhöhle* entstehen vorwiegend posttraumatisch oder nach operativen Eingriffen an der Kieferhöhle. Da sich die Zelen häufig in gekammerten Kieferhöhlen (s. S. 25) entwickeln, ist präoperativ die Anwendung der bildgebenden Verfahren zur Beurteilung ihrer Lokalisation und Ausdehnung zu empfehlen. Bei *Mukozelen* kann man endonasal oder über eine Kieferhöhlenoperation vom Mundvorhof aus vorgehen. Wenn man durch eine endonasale Fensterung der Kieferhöhle im unteren Nasengang (s. S. 37ff.) eine ausreichende Drainage der Zele herbeiführen und auf Dauer gewährleisten kann, so kann die Zelenauskleidung in der Kieferhöhle belassen werden. Liegt aber eine Kammerung der Kieferhöhle vor, muß ein Eingriff vom Mundvorhof aus durchgeführt werden (s. S. 45). Es empfiehlt sich dann, die Zelenwandung zu entfernen und ein breites Fenster zum unteren Nasengang in typischer Weise anzulegen (s. S. 50). – Bei *Pyozelen* ist die totale Ausräumung der infizierten Zelenwandung durch einen Kieferhöhleneingriff vom Mundhof aus (s. S. 45) indiziert.

4. Operatives Vorgehen bei dentogenen entzündlichen Erkrankungen der Kieferhöhle

Von den Zähnen ausgehend können sich Zysten in den Oberkiefer und in die Kieferhöhle entwickeln, die ihren Ursprung entweder von einer erkrankten Zahnwurzel, sog. *radikuläre Zysten* (s. S. 65) oder von einer Zahnanlage, sog. *follikuläre Zysten* (s. S. 65) nehmen. Besonders die radikulären Zysten können die Kieferhöhle infizieren. Das operative Vorgehen bei diesen Zysten ist in einem gesonderten Kapitel abgehandelt (s. S. 65ff.).

Eine weitere dentogene Ursache für eine Entzündung der Kieferhöhlenschleimhaut stellt die *Alveolarkammfistel nach Zahnextraktion* dar. Wenn es bei der Zahnextraktion zu einer Eröffnung der Kieferhöhle gekommen ist, sollte die entstandene Fistel nur dann sofort wieder verschlossen werden, wenn das natürliche Ostium der Kieferhöhle ausreichend weit offen ist. Durch eine Endoskopie des mittleren Nasengangs (s. S. 83) läßt sich diese Tatsache feststellen. Ist das Ostium zu eng oder ganz verschlossen und/oder liegt eine Infektion der Kieferhöhlenschleimhaut vor, ist der sofortige Fistelverschluß nicht indiziert. In diesen Fällen und bei allen *länger bestehenden Alveolarkammfisteln* empfiehlt es sich, zunächst mittels *Antroskopie* (s. S. 32) eine Abklärung der Schleimhautsituation in der Kieferhöhle herbeizuführen. Ergibt sich dabei, daß keine ausgedehnte Schleimhautveränderung in der Kieferhöhle vorliegt, kann man versuchen, die Infektion durch eine Spülbehandlung zu beherrschen und nach Abklingen der Entzündungserscheinungen einen plastischen Verschluß der Fistel vorzunehmen (s. S. 72). Die zusätzliche Anlage eines Kieferhöhlenfensters zur Nase in typischer Weise (s. S. 39) ist dabei der sicherste Weg für das Gelingen des Fistelverschlusses.

Liegt bei älteren Fisteln ein *infektiöser Granulationskanal* vor und sind starke Schleimhautveränderungen im Bereich der Kieferhöhle sowie ein Verschluß des natürlichen Ostiums vorhanden, empfiehlt es sich, die Kieferhöhlenoperation vom Mundvorhof mit Anlage eines Fensters zum unteren Nasengang durchzuführen (s. S. 45) und in gleicher Sitzung den plastischen Verschluß der Alveolarkammfistel vorzunehmen (s. S. 72).

Auch bei lange bestehenden Alveolarkammfisteln mit bereits *epithelisiertem Fistelgang* ist ein einzeitiges operatives Vorgehen angezeigt. Dabei wird der Fistelgang durch Kürettage vom Epithel befreit, das Kieferhöhlenmukoperiost, so weit wie nötig, durch einen Eingriff vom Mundvorhof (s. S. 45) unter Anlage eines Fensters zur Nase (s. S. 50) ausgeräumt und der plastische Verschluß der Fistel in gleicher Sitzung vorgenommen (s. S. 72). – Weitere Erkrankungen des Oberkiefers mit Beteiligung der Kieferhöhle, die häufig ebenfalls eine dentogene Ursache haben, stellen die Oberkieferostitis (s. S. 199) und die Oberkieferosteomyelitis (s. S. 201) dar.

III. Operative Eingriffe bei entzündlichen Erkrankungen des Siebbeins

1. Operatives Vorgehen beim Empyem des Siebbeins

Ein isoliert im Siebbein sich entwickelndes Empyem ist relativ selten. In den meisten Fällen sind Kieferhöhle, Stirnhöhle und/oder Keilbeinhöhle miterkrankt. Nur *im Kindesalter* kommt das isolierte Siebbeinempyem häufiger vor.

Das Siebbeinempyem zeigt sich entweder durch eine Eiterstraße im mittleren Nasengang oder durch eine tumoröse, mehr oder weniger stark gerötete Vorwölbung an, die aus dem mittleren Nasengang hervortritt. Bei der *Diagnostik* kann die Nasenendoskopie (s. S. 83) hilfreich sein. Eine entsprechende Computertomographie gibt Aufschluß über den Siebbeinbefund und eine eventuelle Mitbeteiligung der übrigen Nasennebenhöhlen.

Das *isolierte Siebbeinempyem* wird operativ am besten *auf endonasalem Weg* angegangen (s. S. 89). Dabei wird das Siebbein unter vergrößerungschirurgischen Bedingungen vom mittleren Nasengang aus eröffnet und das Sekret auf diese Weise abgelassen. Gegebenenfalls wird das gesamte Siebbein endonasal ausgeräumt. Sollte *gleichzeitig ein Keilbeinhöhlenempyem* vorliegen, so wird auch die Keilbeinhöhle auf endonasalem transethmoidalem Weg eröffnet (s. S. 165). Bei engen räumlichen Verhältnissen in der Nase kann vor dem Eingriff am Siebbein *eine Septumkorrektur und/ oder ein Eingriff an den Nasenmuscheln* erforderlich werden (s. Band V/1, S. 139 u. S. 167 dieser Operationslehre).

Ist die *Infektion vom Siebbein in die Orbita durchgebrochen* und hat sich hier ein *subperiostaler Abszeß* entwickelt, so wird die Lamina papyracea endonasal so weit abgetragen, daß man die Periorbita mit einem feinen Septummesserchen oder einem Ritzmesser vorsichtig schlitzen (s. S. 196) und dem Eiter dadurch Abfluß aus der Orbita verschaffen kann (A. Seiffert 1930). Besteht aber die Gefahr der Entwicklung einer phlegmonösen Ausbreitung des Entzündungsprozesses in der Orbita, sollte das Siebbein von außen angegangen (s. S. 96) und die Orbita auf diesem Wege entlastet werden. Der mit der endonasalen Chirurgie vertraute Operateur kann unter Zuhilfenahme des Mikroskops die Entlastung der infizierten Orbita auch auf endonasalem Weg herbeiführen. Das Vorgehen bei *endokraniellen Komplikationen,* die ihren Ausgang von dem Siebbeinempyem genommen haben, ist auf S. 188ff. dargelegt.

Ist das Siebbeinempyem *von einer Kieferhöhleneiterung begleitet* und ergibt sich die Notwendigkeit einer Kieferhöhlenoperation vom Mundvorhof aus (s. S. 45), wird das *Siebbein auf transantralem Weg eröffnet* und gegebenenfalls ausgeräumt (s. S. 101). Das vordere Siebbein kann zusätzlich endonasal ausgeräumt werden (s. S. 89). Liegt *gleichzeitig ein Stirnhöhlenempyem* vor, kann man versuchen, den Zugang zur Stirnhöhle nach endonasaler Ausräumung des vorderen Siebbeins operativ zu erweitern (s. S. 116). Ist die Sondierung der Stirnhöhle nach endonasaler Ausräumung des Siebbeins nicht sicher oder nur erschwert möglich, kann das durch einen in dieser Region *besonders massiv ausgebildeten Stirnhöhlenboden* verursacht werden, eine anatomische Besonderheit (s. S. 118), die vor einem endonasalen Eingriff an der Stirnhöhle radiologisch ausgeschlossen werden sollte. Findet sich ein abnorm starker Stirnhöhlenboden, dann ist es besser, den *Siebbein-Stirnhöhlen-Eingriff von außen* durchzuführen (s. S. 123), wenn man in der endonasalen Mikrochirurgie nicht genügend Erfahrung hat.

Im Kindesalter zeigt sich das Siebbeinempyem oft durch ein relativ rasch auftretendes Lidödem, besonders im Bereich des Unterlids an, was dann auch als erstes Anzeichen eines drohenden Durchbruchs der Eiterung in die Orbita anzusehen ist. Als Therapie ist es bei Kindern in den meisten Fällen ausreichend, die mittlere Muschel von der Nase aus nach medial abzuspreizen und das Siebbein endonasal zu eröffnen (s. S. 89). Das Empyem kann sich danach in die Nase entleeren. Genügt dieses Vorgehen nicht, wird eine Siebbeinausräumung von außen vorgenommen (s. S. 96).

2. Operatives Vorgehen bei chronischen und rezidivierenden Entzündungen des Siebbeins

Bei den chronischen und rezidivierenden Entzündungen des Siebbeins liegt in der Regel eine polypöse Schwellung der Siebbeinschleimhaut vor, die häufig von einer Polyposis nasi begleitet wird. In diesen Fällen ist gleichzeitig mit der endonasalen Polypektomie auch die *Ausräumung der Siebbeinräume* indiziert. Lediglich bei zu hohem Operationsrisiko, z. B. bei älteren Patienten, kann die *alleinige Entfernung der Nasenpolypen* mit Hilfe von Polypenschlingen und Nasenzangen (s. Band V/1, S. 171 dieser Operationslehre) ohne gleichzeitige Siebbeinausräumung angezeigt sein. Mit Rezidiven ist dann aber zu rechnen.

Wenn sich der *chronische oder rezidivierende Entzündungsprozeß vorwiegend im Siebbein* abspielt und die übrigen Nebenhöhlen weniger betroffen sind, kann die *Siebbeinausräumung auf endonasalem Wege* unter Zuhilfenahme des Mikroskops und/oder des Endoskops erfolgen (s. S. 89ff.). Ein *zusätzlicher Eingriff am Septum* (s. Band V/1, S. 139 dieser Operationslehre) ist bei Vorliegen einer Septumdeviation zur Erweiterung des Zugangsweges zum Siebbein und zur Verbesserung der Abflußverhältnisse gegebenenfalls vorauszuschicken.

Bei ausgeprägten pathologischen Veränderungen und lange bestehenden Entzündungsprozessen ist während der endonasalen Ausräumung des hinteren Siebbeins die *Gefahr des Eindringens in die Orbita* gegeben, da die mediale Orbitawand in diesen Fällen sehr dünn sein kann. Durch die beim endonasalen Eingriff vorgegebene Richtung etwas nach lateral können dann Orbitastrukturen, auch der N. opticus, verletzt werden. Desgleichen kann die *A. ethmoidalis posterior* bei dem endonasalen Vorgehen in dieser Region abgerissen werden. Blutungen aus diesem Gefäß können, wenn sie nicht zu stark sind, bei intakter knöcherner medialer Orbitawand durch Tamponade gestillt werden. Bietet die mediale Orbitawand kein ausreichendes Widerlager für die Tamponade oder handelt es sich um stärkere Blutungen, so kann man versuchen, die Blutung durch bipolare Koagulation zu stillen. Gelingt das nicht, so muß von außen aufgemacht, die Blutungsstelle aufgesucht und das blutende Gefäß unterbunden werden (s. Band V/1, S. 195 dieser Operationslehre). – Im Bereich des *Siebbeindaches* besteht beim endonasalen Vorgehen darüber hinaus die *Gefahr einer Duraverletzung,* wenn der Knochen hier infolge lange bestehender polypöser Entzündungsprozesse besonders dünn ist. Es können in diesem Bereich auch *anlagebedingte Knochendehiszenzen oder Zephalozelen* (s. S. 81 und S. 210) vorhanden sein. Da die Zephalozelen bei gleichzeitigem Vorliegen einer polypösen Siebbeinerkrankung den Operateur leicht täuschen, weil sie Nasenpolypen sehr ähnlich sehen, sind Duraverletzungen bei der Siebbeinausräumung möglich. Beim Erkennen dieser Komplikation ist eine sofortige Versorgung des Duradefekts angezeigt (s. S. 272). – In seltenen Fällen kann eine *weit nach dorsal reichende Siebbeinzelle* dem Canalis opticus anliegen (Abb. 44). Die knöcherne Wand des Kanals kann dann sehr dünn oder sogar dehiszent sein (v. ALYEA). Bei der Ausräumung des Mukoperiosts besteht in diesen Fällen die *Gefahr einer Verletzung des N. opticus* in seinem knöchernen Kanal (s. S. 295).

Trotz dieser verschiedenen Gefahrenmomente ist die endonasale Siebbeinausräumung bei den chronischen und rezidivierenden Entzündungen des Siebbeins ein empfehlenswerter Eingriff. Er muß allerdings unter strenger Berücksichtigung der anatomischen und pathologisch-anatomischen Gegebenheiten und mit entsprechender Sorgfalt unter vergrößerungschirurgischen Bedingungen durchgeführt werden. Eventuelle Zephalozelen im Bereich der vorderen Schädelbasis sollten bei klinischem Verdacht vor dem Eingriff durch bildgebende Verfahren ausgeschlossen werden.

In den meisten Fällen sind bei den chronischen und rezidivierenden Siebbeinentzündungen *Kieferhöhle und Keilbeinhöhle miterkrankt,* was klinisch und radiologisch vor einem Eingriff am Siebbein abzuklären ist. Liegt eine Miterkrankung von Kieferhöhle und Keilbeinhöhle vor, so führt man vor dem Eingriff an den Nebenhöhlen eine *Antroskopie* durch (s. S. 32). Dabei ist zu entscheiden, ob man sich mit einer Fensterung der Kieferhöhle begnügen kann. In diesem Fall wird sowohl die Ausräumung des Siebbeins (s. S. 89) mit Eröffnung der Keilbeinhöhle (s. S. 171) als auch die Fensterung der Kieferhöhle *auf endonasalem Wege* durchgeführt (s. S. 38). Ergibt die Antroskopie, daß eine weitgehende Ausräumung des Kieferhöhlenmukoperiosts erforderlich ist, so nimmt man den *Kieferhöhleneingriff vom Mundvorhof aus* vor (s. S. 45) und kann dabei gleichzeitig die mittleren und hinteren Siebbeinzellen sowie die Keilbeinhöhle *auf transantralem Weg* ausräumen (s. S. 101). Die vorderen Siebbeinzellen, die man transantral nicht sicher erreichen kann, werden zusätzlich endonasal angegangen (s. S. 89). Anschließend kann gegebenenfalls auch der Recessus frontalis endonasal ausgeräumt werden (s. S. 84). – Bei *Mitbeteiligung der Stirnhöhlenschleimhaut* an der chronischen Siebbeinentzündung ist in den meisten Fällen ein operativer Eingriff an der Stirnhöhle selbst nicht erforderlich, weil sich durch die Ausräumung des erkrankten Siebbeins und des Recessus frontalis die Abflußverhältnisse aus der Stirnhöhle verbessern lassen und es häufig zu einer Ausheilung des Stirnhöhlenprozesses kommt.

Ist wegen einer chronischen oder rezidivierenden Siebbeinentzündung bereits ein operativer Eingriff am Siebbein durchgeführt worden und hat sich eine Rezidiv-Polyposis entwickelt, so ist im jeweiligen Fall zu entscheiden und von der Erfahrung des Operateurs abhängig, ob der sekundäre Eingriff am Siebbein von außen oder von endonasal unter mikroskopischer und endoskopischer Kontrolle vorgenommen wird. Auch Keilbeinhöhle und gegebenenfalls Stirnhöhle können entsprechend mitversorgt werden. — Die Siebbeinausräumung vom äußeren Zugang ist angezeigt, wenn sich bei einer chronischen oder rezidivierenden Siebbeinentzündung durch Röntgenaufnahmen oder andere bildgebende Verfahren vor dem Eingriff Knochendehiszenzen oder eine Zephalozele am Siebbeindach (s. S. 81 und S. 210) nachweisen lassen, oder wenn eine von Siebbein oder Stirnhöhle ausgehende endocranielle (s. S. 188ff.) oder orbitale Komplikation (s. S. 196ff.) vorliegt. — Der in der endonasalen Mikrochirurgie Erfahrene kann allerdings auch bei diesen Befunden ein endonasales Vorgehen mittels Mikroskop und Endoskop bevorzugen.

3. Operatives Vorgehen bei Mukozelen und Pyozelen des Siebbeins

Mukozelen und Pyozelen des Siebbeins sind sehr selten. Meistens entwickeln sie sich nach einem operativen Eingriff am Siebbein oder nach einem Trauma im Siebbeinbereich. Liegen in solchen Fällen keine Besonderheiten vor, ist die *endonasale Eröffnung der Muko- oder Pyozele mit anschließender Ausräumung des Siebbeins* ausreichend. Es empfiehlt sich aber, den Eingriff *unter mikrochirurgischen Bedingungen* (s. S. 89) beziehungsweise endoskopisch (s. S. 93) durchzuführen. — Gelegentlich sind die Muko- und Pyozelen des Siebbeins *mit Stirnhöhlenmuko- und -pyozelen kombiniert*. Das ist vor allem dann der Fall, wenn ein supraorbitaler Rezessus bei einem vorangegangenen Eingriff nicht oder nicht ausreichend ausgeräumt und beseitigt wurde (s. S. 84). In manchen Fällen ist dann ein *Siebbein-Stirnhöhlen-Eingriff von außen* (s. S. 123) zu bevorzugen.

Hat sich eine Muko- oder Pyozele des Siebbeins *im Gefolge eines Schädelbasistraumas* entwickelt, muß ebenfalls von außen vorgegangen werden (s. S. 99). Bei der operativen Entfernung der Zele sollte in diesen Fällen die *angrenzende Schädelbasis vom gleichen Zugang aus kontrolliert* werden (s. S. 210). Auch hierbei empfiehlt sich ein mikrochirurgisches Vorgehen. Eine endokranielle Komplikation sollte vorher immer durch entsprechende diagnostische Maßnahmen (s. S. 188) ausgeschlossen werden. Gegebenenfalls ist ein Neurochirurg zuzuziehen.

IV. Operative Eingriffe bei entzündlichen Erkrankungen der Stirnhöhle

1. Operatives Vorgehen beim Empyem der Stirnhöhle

Gerade bei der Stirnhöhle kommt es wegen der engen anatomischen Verhältnisse in der Gegend des Ausführungsgangs bei einer Schleimhautentzündung häufiger zu Sekretstauungen. Ist der Abfluß aufgehoben, entwickelt sich ein abgeschlossenes *akutes Stirnhöhlenempyem*. Es setzen sofort starke Stirnkopfschmerzen ein. Unter Umständen entwickelt sich schon frühzeitig ein Ödem der Stirnhaut, das sich über das Oberlid erstreckt und das Auge zum Verschluß bringen kann.

Das operative Vorgehen zielt darauf ab, dem Eiter in möglichst schonender Weise freien Abfluß zur Nase zu verschaffen. Gelingt das durch abschwellende Medikamente nicht, kann man die *Sondierung des Ductus nasofrontalis* versuchen (s. S. 110) und nach gelungener Sondierung die *Spülung der Stirnhöhle* anschließen. Sollte das trotz eines röntgenologisch nachgewiesenen dünnen Stirnhöhlenbodens (s. S. 118) nicht möglich sein, so kann man zunächst eine *endoskopische Kontrolle des Ausführungsgangs auf endonasalem Weg* (s. S. 83) gegebenenfalls in Verbindung mit einer *Infundibulektomie* (s. S. 84) vornehmen. Eventuelle Abflußhindernisse wie kleine Polypen werden dabei abgetragen und der Recessus frontalis erweitert. Auf diese Weise kann das Empyem aus der Stirnhöhle abgelassen werden.

Durch kompakt ausgebildete Zellen im Bereich des Ausführungsgangs, durch einen besonders kräftigen Stirnhöhlenboden sowie durch Schwellungen im mittleren Nasengang können sowohl die endonasale Sondierung der Stirnhöhle über den natürlichen Ausführungsgang als auch die endonasale Eröffnung der Stirnhöhle äußerst erschwert oder unmöglich sein (s. S. 116). Man darf das endonasale Vorgehen dann nicht erzwingen und sollte in diesen Fällen besser die *Punktion der Stirnhöhle von außen* (s. S. 111) vornehmen. In das in der Stirnhöhlenvorderwand angelegte Bohrloch kann man eine Kanüle oder ein Kunststoffröhrchen aus Silikon einführen und von hier aus eine *Stirnhöhlenspülung* durchführen (s. S. 112). Dabei ist es zweckmäßig, zunächst den in der Stirnhöhle befindlichen Eiter abzusaugen und vor der Ausspülung mit physiologischer Kochsalzlösung eine schleimhautabschwellende Vasokonstriktorlösung einzuträufeln, um den Ductus nasofrontalis nach Möglichkeit durchgängig zu machen. − Nach Einlage und Fixation eines Silikonröhrchens am Ende des Eingriffs können für 8 bis 10 Tage *therapeutische Spülungen* durchgeführt werden. Ist dann noch keine Ausheilung erreicht, kann eine *Stirnhöhlenoperation von außen* (s. S. 123) indiziert sein. Der in der endonasalen Mikrochirurgie Erfahrene wird aber versuchen, unter Mikroskop- beziehungsweise Endoskopkontrolle den Stirnhöhlenausführungsgang durch Abfräsen des Knochenblockes mit der Diamantfräse zu erweitern. − Das operative Vorgehen bei den vom Stirnhöhlenempyem ausgehenden *endokraniellen und orbitalen Komplikationen* ist auf S. 188ff. und S. 197 ausführlich beschrieben.

2. Operatives Vorgehen bei chronischen und rezidivierenden Entzündungen der Stirnhöhle

Für die Entwicklung der chronischen und rezidivierenden Stirnhöhlenentzündungen sind in der Regel *Abflußhindernisse im Bereich des Stirnhöhlenausführungsgangs* wie eine ausgeprägte hohe Septumdeviation, anlagebedingte anatomische Besonderheiten (s. S. 116) und/oder eine Verlegung im mittleren Nasengang, z. B. infolge einer entzündlichen Siebbeinerkrankung von Bedeutung. Bei der Therapie sollten diese Befunde stets berücksichtigt werden. Es müssen also zunächst gegebenenfalls ein *Eingriff am Septum* (s. Band V/1, S. 135 u. S. 139 dieser Operationslehre) beziehungsweise eine *Ausräumung des Infundibulum ethmoidale* (s. S. 84) oder eine *endo-*

nasale Siebbeinausräumung mit Erweiterung des Stirnhöhlenausführungsgangs durchgeführt werden (s. S. 121). Führen diese Eingriffe zur Verbesserung der Abflußverhältnisse aus der Stirnhöhle nicht zum Erfolg und/oder liegt eine hyperplastisch-polypöse oder polyös-eitrige Schleimhauterkrankung vor, ist die *Stirnhöhlenoperation von außen* (s. S. 123) indiziert. Da das *Siebbein* in diesen Fällen fast immer am Entzündungsprozeß beteiligt ist, wird es vom gleichen äußeren Zugang ausgeräumt (s. S. 99), soweit das nicht schon vorher geschehen ist. Ist die *Keilbeinhöhle* ebenfalls miterkrankt, wird auch sie vom hinteren Siebbein aus eröffnet und ausgeräumt (s. S. 170).

Welchen der verschiedenen Stirnhöhleneingriffe von außen man im Einzelfall wählt, hängt sowohl von der Beschaffenheit der Schleimhaut als auch vor allem von der Möglichkeit ab, einen sicher funktionierenden Abfluß von der Stirnhöhle zur Nase operativ herzustellen.

Läßt sich unter Anlage einer einwandfreien Plastik des Stirnhöhlenausführungsgangs (s. S. 130) die Stirnhöhlenschleimhaut weitgehend erhalten, so kann der *Stirnhöhleneingriff nach* JANSEN-RITTER durchgeführt werden. Muß die Stirnhöhlenschleim*haut dagegen total entfernt werden und liegen narbige Veränderungen im Bereich des Stirnhöhlenausführungsgangs vor, was bei Nachoperationen häufig der Fall ist, so ist die osteoplastische Obliteration der Stirnhöhle* (s. S. 153) vorzuziehen.

Bei ostitischen oder osteomyelitischen Veränderungen des Knochens, wie sie sich nach lange bestehenden oder besonders schweren Entzündungsprozessen entwickeln können, kann die Verödung der Stirnhöhle nach RIEDEL-KUHNT (s. S. 137ff.) in Betracht kommen. Der Operateur kann dann entscheiden, ob die Rekonstruktion des Stirnprofils unter Verwendung von alloplastischem Material (s. S. 143) in gleicher Sitzung durchgeführt werden kann.

Auf das operative Vorgehen bei den von chronischen und rezidivierenden Entzündungen der Stirnhöhle ausgehenden *endokraniellen und orbitalen Komplikationen* ist auf S. 188ff. und S. 197 ausführlich eingegangen.

3. Operatives Vorgehen bei Mukozelen und Pyozelen der Stirnhöhle

Muko- und Pyozelen der Stirnhöhle entwickeln sich in der Regel *nach vorausgegangenen Eingriffen an der Stirnhöhle und/oder am Siebbein* beziehungsweise *nach Traumen* im Bereich der Stirnhöhle und der Schädelbasis. Das Behandlungsziel ist die vollständige Entfernung des Zelensackes aus der Stirnhöhle. Deshalb ist eine *Stirnhöhlenoperation von außen zu empfehlen* (s. S. 122). Ist durch plastische Maßnahmen dabei noch ein ausreichend funktionierender Stirnhöhlen-Nasen-Zugang herzustellen, kann man mit der *Stirnhöhlenoperation nach* JANSEN-RITTER auskommen (s. S. 123). Dabei wird die Muko- oder Pyozele nach Abtragen des Stirnhöhlenbodens unter Mitnahme der gesamten Zelenauskleidung und des Stirnhöhlenmukoperiosts entfernt. – Ein *osteoplastischer Eingriff* (s. S. 147) ist bei großen Muko- oder Pyozelen der Stirnhöhle am besten über eine bitemporale koronare Inzision auszuführen.

Kann infolge der Voroperationen oder der verletzungsbedingten Veränderungen im Bereich des Ductus nasofrontalis ein einwandfreier Zugang zur Nase auf die Dauer nicht gewährleistet werden, ist neben der vollständigen Entfernung des Zelensackes die *Obliteration der Stirnhöhle* (s. S. 153) indiziert.

Bei Muko- oder Pyozelen, die sich *im Gefolge eines frontobasalen Traumas* entwickelt haben, müssen die angrenzenden Partien der Schädelbasis sorgfältig auf eventuelle Knochen- oder Duradefekte sowie auf Wegleitungen zu einem entzündlichen endokraniellen Prozeß kontrolliert werden (s. S. 188ff.). Die Benutzung des Operationsmikroskops oder lupenchirurgisches Vorgehen sind dabei notwendig. Gegebenenfalls ist die Zusammenarbeit mit einem Neurochirurgen erforderlich. Bei gleichzeitigem Vorliegen *einer Ostitis oder einer Osteomyelitis* muß der erkrankte Knochen bis ins Gesunde abgetragen werden (s. S. 202 u. S. 203).

Die nach der Entfernung ausgedehnter Zelen beziehungsweise nach der Stirnhöhlenoperation nach RIEDEL-KUHNT resultierenden *Deformitäten im Stirnbereich* können in einem zweiten Eingriff *plastisch korrigiert* werden (s. S. 141ff.).

V. Operative Eingriffe bei entzündlichen Erkrankungen der Keilbeinhöhle

1. Operatives Vorgehen beim Empyem der Keilbeinhöhle

Ein Empyem der Keilbeinhöhle tritt meistens im Zusammenhang *mit einer entzündlichen Siebbeinerkrankung* auf. Der Eröffnung der Keilbeinhöhle ist dann die Ausräumung des miterkrankten Siebbeins vorauszuschicken. Dabei ist zu entscheiden, ob dieser Eingriff auf endonasalem Weg (s. S. 164) oder von außen (s. S. 170) erfolgen soll. Entschließt man sich zu dem endonasalen transethmoidalen Vorgehen, muß man sich der auf S. 104 beschriebenen möglichen *Gefahrenmomente des endonasalen Vorgehens* bewußt sein. Neben hervorragenden anatomischen Kenntnissen ist eine gute Sicht unter vergrößerungschirurgischen Bedingungen erforderlich (s. S. 89).

Der *Zugangsweg zur Keilbeinhöhle von außen* (s. S. 170) führt ebenfalls durch das Siebbein. Nach Ausräumung der vorderen, mittleren und hinteren Siebbeinzellen von einer supraorbitalen Inzision (s. S. 99) wird die Keilbeinhöhle eröffnet und das Sekret abgelassen. Nötigenfalls kann auch die erkrankte Schleimhaut ausgeräumt werden. Da dieser Zugangsweg fast parallel zur Schädelbasis und tangential zur Orbita verläuft, ist er mit den oben erwähnten Gefahren des endonasalen Vorgehens kaum belastet.

Bei einer *Miterkrankung der Kieferhöhle,* bei der eine Kieferhöhlenoperation vom Mundvorhof aus indiziert ist (s. S. 44), kann dem Empyem der Keilbeinhöhle auch auf transantral-transethmoidalem Wege (s. S. 171) Abfluß verschafft werden.

Gelegentlich wird nach Abklingen einer eitrigen Nebenhöhlenentzündung ein *Restempyem isoliert in der Keilbeinhöhle* gefunden. Man kann es endonasal durch Sondierung und Spülung der Keilbeinhöhle über ihr natürliches Ostium (s. S. 159) entleeren. Gelingt es nicht, durch das natürliche Ostium in die Keilbeinhöhle einzudringen, kann man unter endoskopischer Kontrolle versuchen, die *Keilbeinhöhlenvorderwand endonasal paraseptal mit einem Trokar zu perforieren* (s. S. 159), die Keilbeinhöhle über die liegende Trokarhülse auszuspülen und das danach verbleibende Sekret anschließend durch eine Drainage oder durch die Resektion eines Teils der Keilbeinhöhlenvorderwand (s. S. 165) abzuleiten.

Einen sehr sicheren Weg zur Keilbeinhöhle stellt der *transseptale Zugang* dar (s. S. 166), der beim isolierten Keilbeinhöhlenempyem ebenfalls angewandt werden kann. Bei diesem Vorgehen braucht der Septumknorpel nicht reseziert zu werden, sondern es wird lediglich ein Teil des Vomer und des Rostrum sphenoidale transseptal mit einer Zange abgetragen. Man geht dabei von einer an der posterioren Knorpel-Knochen-Grenze gelegenen vertikalen Inzision vor (Abb. 90a, b). Die Keilbeinhöhlenvorderwand wird transseptal oder paraseptal mit der Zange perforiert, um den Sekretabfluß aus der Keilbeinhöhle zu gewährleisten.

2. Operatives Vorgehen bei Mukozelen und Pyozelen der Keilbeinhöhle

Bei Vorliegen einer Muko- oder Pyozele der Keilbeinhöhle, was durch präoperative CT nachgewiesen werden kann, wird die Keilbeinhöhlenvorderwand über einen endonasalen, paraseptalen Zugang mit der Diamantfräse geöffnet. Der Zugang wird mit feinen Siebbeinstanzen und abgewinkelten Nasenzangen erweitert und dann die Zele entfernt. Eine besondere Drainage ist bei weiter Öffnung der Keilbeinhöhle nicht erforderlich.

Ist eine Siebbeinoperation von außen indiziert (s. S. 99) oder muß gleichzeitig auch die Stirnhöhle von außen operiert werden (s. S. 122), so kann die *Keilbeinhöhle nach der Ausräumung des Siebbeins vom gleichen äußeren Zugang transethmoidal eröffnet und ausgeräumt* werden (s. S. 170). Da dieser Zugangsweg direkt auf die Keilbeinhöhlenvorderwand gerichtet ist und tangential zur Orbita sowie fast parallel zur Schädelbasis verläuft, bestehen dabei nicht die auf S. 104 dargelegten Gefahren einer Verletzung des Orbitainhalts oder der Schädelbasis. Er ist deshalb als besonders sicher anzusehen.

3. Operatives Vorgehen bei chronischen und rezidivierenden Entzündungen der Keilbeinhöhle

Bei den chronischen und rezidivierenden Entzündungen der Keilbeinhöhle ist das *Siebbein fast immer miterkrankt*. Auch die Kieferhöhle weist häufig eine chronische oder rezidivierende Entzündung auf. Dementsprechend müssen die Ausräumung des erkrankten Siebbeins und gegebenenfalls auch die operative Sanierung der Kieferhöhle in den Behandlungsplan einbezogen werden.

Ist die *Kieferhöhle am Entzündungsprozeß beteiligt,* empfiehlt es sich, dem operativen Eingriff eine *Antroskopie* (s. S. 32ff.) vorauszuschicken und dabei festzulegen, ob eine endonasale Fensterung der Kieferhöhle (s. S. 37ff.) ausreicht, oder ob ein Kieferhöhleneingriff vom Mundvorhof aus (s. S. 43ff.) erforderlich ist. Ergibt sich dabei, daß ein endonasaler Eingriff berechtigt ist, wird eine *endonasale Ausräumung des Siebbeins* vorgenommen (s. S. 88ff.) und die *Keilbeinhöhle danach transethmoidal ausgeräumt* (s. S. 164ff.). Anschließend erfolgt die endonasale Fensterung der Kieferhöhle. Auf die Gefahrenmomente des endonasalen Vorgehens im Bereich des hinteren Siebbeins und der Keilbeinhöhle wurde auf S. 104 hingewiesen.

In den Fällen, in denen ein zusätzlicher Eingriff an der Kieferhöhle vom Mundvorhof aus angezeigt ist, können mittleres und hinteres Siebbein sowie die *Keilbeinhöhle auf transantralem Wege ausgeräumt* werden (s. S. 101 u. S. 171). Das *vordere Siebbein,* das auf diesem Zugangsweg nicht ausreichend auszuräumen ist, wird *endonasal angegangen* (s. S. 88ff.).

VI. Operatives Vorgehen bei der chronischen Pansinusitis

Haben konservative Maßnahmen oder Eingriffe an einzelnen Nebenhöhlen bei Vorliegen einer chronisch-entzündlichen Erkrankung aller Nebenhöhlen einer oder beider Seiten, einer sog. Pansinusitis, versagt, so ist die *operative Sanierung aller betroffenen Nasennebenhöhlen* angeraten. Wenn keine internistische oder sonstige Gegenindikation besteht, kann der Eingriff in einer Sitzung vorgenommen werden.

Wie die Erfahrung zeigt, handelt es sich bei der chronischen Pansinusitis häufig um polypös-eitrige Entzündungsprozesse der Nebenhöhlen, die nicht nur regionale Beschwerden verursachen, sondern sich auch als *Fokus* mit den entsprechenden Folgen für den Gesamtorganismus auswirken können. Dazu gehören neben den typischen rheumatischen Erkrankungen auch die fokal bedingten Schäden an N. opticus, Iris und Sklera (W. Uffenrode, Loebell u. a.). Außerdem können diese chronischen Sinusitiden zu Erkrankungen des Bronchialsystems wie der sog. *Sinobronchitis* und dem durch Nebenhöhlenentzündungen begünstigten *Asthma bronchiale* führen. Für eine günstige Beeinflussung dieser Erkrankungen ist die operative *Behandlung der erkrankten Nebenhöhlen* von Bedeutung. Dabei muß für eine bleibende gute Belüftung der operierten Nebenhöhlen über die neu angelegten oder erweiterten Zugänge zur Nasenhaupthöhle gesorgt werden, um Rezidiven vorzubeugen.

Es ist immer wieder versucht worden, die Sanierung aller Nebenhöhlen einer Seite von *einem* Zugangsweg aus zu erreichen. Mit Ausnahme des endonasalen Vorgehens muß vor einem solchen Vorgehen gewarnt werden, da die *Übersicht über das gesamte Operationsgebiet dabei unzureichend* sein kann. Auch sind Verletzungen in der Orbita und an der Schädelbasis eher möglich.

Bei dem von Pietrantoni (1935) und De Lima (1936) in Anlehnung an das französische Verfahren von Laurent (1889) empfohlenen Zugang zur *Ausräumung aller Nebenhöhlen über die Kieferhöhle vom Mundvorhof aus* werden nach der üblichen

Technik im Anschluß an die Kieferhöhlenoperation nach CALDWELL-LUC (s. S. 45) das mittlere und das hintere Siebbein sowie die Keilbeinhöhle transantral ausgeräumt (s. S. 101 u. S. 171). Danach wird auch das vordere Siebbein transantral angegangen und die knöcherne Begrenzung des Stirnhöhlenausführungsgangs transantral abgetragen. Dieses Verfahren ist *aus verschiedenen Gründen abzulehnen*. Einmal kann man während der Arbeit am vorderen Siebbein und am Stirnhöhlenausführungsgang *nicht unter Sicht operieren*, und es besteht daher die Gefahr, daß man kranke Schleimhautanteile im vorderen Siebbein zurückläßt, den Stirnhöhlenausführungsgang nur unzureichend eröffnet oder die Schädelbasis perforiert. Zum anderen muß das *faziale Kieferhöhlenfenster wesentlich größer* angelegt werden als bei der üblichen Kieferhöhlenoperation nach CALDWELL-LUC, um das vordere Siebbein und die Stirnhöhle transantral erreichen zu können. Besonders medial von der Austrittstelle des N. infraorbitalis reicht das Fenster kranialwärts bis zum Processus frontalis maxillae, was postoperativ unangenehme Paraesthesien und Schmerzzustände auslösen kann.

Der *rein endonasale Zugangsweg*, die sog. Pansinusoperation (s. S. 175), birgt bei der gründlichen Ausräumung des hinteren Siebbeins und der Keilbeinhöhle ebenfalls Gefahren in sich, zumal er aus anatomischen Gründen nicht parallel zur Medianebene, sondern etwas nach lateral gerichtet ist. *Verletzungen in der Orbita und an der Schädelbasis sind dabei möglich.* Auch die A. carotis interna sowie der N. opticus, die in der lateralen Keilbeinhöhlenwand ohne Knochenbedeckung direkt unter der Schleimhaut liegen können (s. S. 158), sind gefährdet. Trotzdem wird man bei einer unkomplizierten polypösen Pansinusitis bei entsprechender Vorsicht eine *endonasale Pansinusitisoperation* mit Mikroskop und Endoskop (s. S. 175) vornehmen.

Steht die Kieferhöhle im Vordergrund der Erkrankung, wird man in Abhängigkeit von dem pathologischen Prozeß den Caldwell-Luc-Zugang möglichst als osteoplastischen Eingriff (s. S. 53) wählen. Dabei kann man den Zugang über den Mundvorhof mit dem endonasalen Vorgehen kombinieren. Beide Operationen lassen sich sowohl in *Lokalanaesthesie* mit entsprechender Sedierung und in Kombination mit einer *Leitungsanaesthesie* (s. S. 15) als auch in *Allgemeinanaesthesie* mit oro- oder nasotrachealer Intubation und Hypopharynxtamponade (s. S. 14) durchführen.

Entschließt man sich zu dem *Eingriff vom Mundvorhof in Verbindung mit dem endonasalen Vorgehen*, so wird mit der typischen Kieferhöhlenoperation nach CALDWELL-LUC begonnen (s. S. 45) und nach Ausräumung des Mukoperiosts ein Fenster zum unteren Nasengang angelegt. Die Ausräumung des Siebbeins und der Keilbeinhöhle wird anschließend endonasal vorgenommen (s. S. 89) und die Stirnhöhle von hier aus endonasal eröffnet (s. S. 117).

Soll bei einer chronischen Pansinusitis das Stirnhöhlenmukoperiost wegen starker, irreversibler chronisch-entzündlicher Schleimhautveränderungen total ausgeräumt werden oder ist der mediale knöcherne Stirnhöhlenboden für ein endonasales Vorgehen zu massiv ausgebildet (s. S. 118), so wird die Operation von vornherein anders angelegt: Man beginnt mit einer *Stirnhöhlenoperation von außen* (s. S. 122) und nimmt die Ausräumung des Siebbeins (s. S. 99) und der Keilbeinhöhle (s. S. 170) vom gleichen äußeren Zugang aus vor. Die *Kieferhöhle* wird anschließend in typischer Weise *vom Mundvorhof* ausgeräumt (s. S. 45), oder es genügt die endonasale Fensterung im unteren Nasengang.

Sind bei beiderseitiger Pansinusitis die *Nebenhöhlen beider Seiten* operativ zu sanieren, so führt man zunächst den Eingriff auf der stärker erkrankten Seite in der erforderlichen Weise durch. Nach entsprechender Tamponade der operierten Nebenhöhlen zur Vermeidung von Sickerblutungen kann der Eingriff auf der Gegenseite in gleicher Sitzung vorgenommen werden.

Eine wesentliche Voraussetzung für die endgültige Ausheilung der Nebenhöhlen bei der Pansinusitis ist, wie oben erwähnt, die *bleibende einwandfreie Belüftung der Nebenhöhlen* durch die operativ angelegten oder erweiterten Zugänge zur Nasenhaupthöhle. Es muß postoperativ also neben dem Offenbleiben dieser Zugänge auch eine *freie Nasenatmung* gewährleistet sein. Ist das z.B. infolge einer Septumdeviation oder einer Muschelhyperplasie nicht der Fall, so sollten die entsprechenden *Eingriffe am Septum* (s. Band V/1, S. 135 u. S. 139 dieser Operationslehre) *und/oder an den Nasenmuscheln* (s. Band V/1, S. 167 dieser Operationslehre) durchgeführt werden. Die Septumkorrektur wird dem Nebenhöhleneingriff am besten in gleicher Sitzung vorausgeschickt, weil man dadurch eine größere Bewegungsfreiheit für die Instrumente in der Tiefe gewinnt. Den Eingriff an den Nasenmuscheln kann man ebenfalls in gleicher Sitzung oder etwas später, d.h. nach Abklingen der Operationsreaktion an den Nebenhöhlen und dem Septum vornehmen, wenn es aus funktionellen Gründen dann noch nötig ist.

VII. Operatives Vorgehen bei den von entzündlichen Nebenhöhlenerkrankungen ausgehenden endokraniellen und orbitalen Komplikationen

1. Operatives Vorgehen bei endokraniellen Komplikationen

a) Allgemeine Vorbemerkung

Endokranielle Komplikationen treten sowohl bei akuten als auch bei chronischen Nasennebenhöhlenentzündungen auf. Sie können auch Folge einer bei einer Nebenhöhlenoperation eingetretenen Verletzung der Dura im Bereich der angrenzenden Schädelbasis sein oder sich posttraumatisch nach frontobasalen Schädelfrakturen (s. S. 234ff.) entwickeln.

Die Möglichkeit einer Mitbeteiligung des Schädelinhalts an den entzündlichen Affektionen der Nebenhöhlen ergibt sich aus der *engen Nachbarschaft* dieser beiden Regionen. Mit Ausnahme der Kieferhöhle grenzen sämtliche Nebenhöhlen insofern unmittelbar an die Dura an, als ihr Dach oder eine ihrer Wände ein Teil der Schädelbasis ist. In Abhängigkeit vom Pneumatisationsgrad sind sie *oft nur durch dünne Knochenwände von der Dura getrennt,* die zuweilen Dehiszenzen aufweisen (s. S. 158).

Die *Stirnhöhle* entspricht im großen und ganzen dem Gebiet des Frontalpols des Gehirns, vorwiegend im Bereich des basalen Teils des Gyrus frontalis superior. Das *Siebbeindach* grenzt ebenfalls an die vordere Schädelgrube und liegt dem Gyrus rectus und dem Bulbus olfactorius unmittelbar an. Nach dorsal kann es sich, wie auch die *Keilbeinhöhle,* bis in das Gebiet des Trigonum praesellare zwischen Chiasma und Sehnerv erstrecken. Große weit nach lateral ausladende supraorbitale Recessūs (s.S. 75) reichen bis zum Gyrus rectus und zum Gyrus orbitalis. Das Dach der Keilbeinhöhle grenzt gelegentlich, abhängig von der Pneumatisation, nicht nur an die vordere und die mittlere, sondern auch an die hintere Schädelgrube. Ein Teil der oberen seitlichen Wand der Keilbeinhöhle ist die mediale untere Wand des Canalis opticus. Die Knochenschicht kann hier sehr dünn ausgebildet sein und sogar Dehiszenzen aufweisen (s.S. 158). Der lateralen Keilbeinhöhlenwand liegen in der mittleren Schädelgrube der Sinus cavernosus und die A. carotis interna an (Abb. 87a–c). Auch in diesem Bereich sind knöcherne Dehiszenzen möglich (s.S. 158).

Bei Nebenhöhlenentzündungen führt der Infektionsweg in das Endokranium in vielen Fällen über einen *entzündlichen Knochendurchbruch* der an die Dura angrenzenden Wand der erkrankten Nebenhöhle. Er kann auch über die oben erwähnten anlagemäßig vorhandenen *Knochendehiszenzen,* über kleine *Blutgefäßkanäle* im Knochen oder über eine *Osteomyelitis* des Schädelknochens verlaufen. Begünstigend für das Zustandekommen einer endokraniellen Komplikation wirkt sich die Sekretverhaltung in der erkrankten Nebenhöhle durch Verlegung des Ausführungsgangs aus.

Die die knöcherne Barriere durchdringende Infektion erreicht zunächst die Dura. Bei umschriebener Entzündung entwickelt sich ein *Extraduralabszeß.* Durchdringt die Infektion die Dura und bleibt sie zunächst umschrieben, so kann sich an der inneren Durafläche ein subdurales Empyem, ein sog. *Subduralabszeß,* abkapseln. Von hier aus kann schließlich ein *Hirnabszeß* entstehen. Breitet sich die Entzündung aus und kommt es zu einer diffusen Beteiligung der Hirnhäute, so entwickelt sich das Krankheitsbild der *rhinogenen Meningitis,* meistens als eitrige Leptomeningitis. Liegt der Verdacht auf eine rhinogene endokranielle Komplikation vor, müssen zusätzlich zu den wegen des endokraniellen Prozesses erforderlichen Maßnahmen stets auch die betroffenen Nasennebenhöhlen operativ saniert werden. Mit Hilfe der bildgebenden Verfahren wird präoperativ eine klare Aussage über die Ausdehnung des pathologischen Prozesses sowohl im Nasennebenhöhlenbereich als auch im Endokranium ermöglicht. Ein gezieltes operatives Vorgehen, gegebenenfalls zusammen mit dem Neurochirurgen, ist dadurch gewährleistet.

b) Operatives Vorgehen bei rhinogener Meningitis

Bei der von einer entzündlichen Nebenhöhlenerkrankung ausgehenden Meningitis ist ein operatives Vorgehen mit *Eröffnung und gegebenenfalls Ausräumung aller an der Schädelbasis gelegenen Nebenhöhlen* der erkrankten Seite erforderlich. Eine klinische und entsprechende radiologische Diagnostik sowie eine neurologische Untersuchung mit Liquordiagnostik sind dem Eingriff vorauszuschicken. Danach läßt sich entscheiden, *auf welcher Seite* beziehungsweise an welchen Nasennebenhöhlen der Eingriff vorgenommen werden muß. Kommen die Nebenhöhlen beider Seiten als Ausgangsherd in Frage, wird der Nebenhöhleneingriff beiderseits durchgeführt. Weil jede von den Nebenhöhlen ausgehende Meningitis in kürzester Zeit die hintere Schädelgrube erreichen kann, was die Prognose für eine Ausheilung erheblich verschlechtert, *muß unverzüglich gehandelt werden.*

Da die rhinogene Meningitis von den an die Schädelbasis angrenzenden Nebenhöhlen, d. h. von der Stirnhöhle, dem Siebbein oder der Keilbeinhöhle ausgehen kann, und da man unter guter Sicht arbeiten muß, wird der *äußere Zugangsweg zu diesen Nebenhöhlen* (s. S. 122ff. u. S. 101) empfohlen. Wenn durch die präoperative Diagnostik einschließlich der bildgebenden Verfahren keine Knochendestruktion an der Schädelbasis nachgewiesen wird, kann man auch endonasal mit Hilfe des Operationsmikroskops und des Endoskops vorgehen. Der Operateur sollte allerdings in der endonasalen Nasennebenhöhlenchirurgie erfahren sein. – Der äußere Zugang erfolgt über die supraorbitale Inzision. Läßt die präoperative Diagnostik keinen sicheren Schluß auf die die Meningitis auslösende Nebenhöhle zu, wird zunächst das Siebbein eröffnet und ausgeräumt. Anschließend werden vom Siebbein aus sowohl die Stirnhöhle als auch die Keilbeinhöhle kontrolliert und gegebenenfalls ausgeräumt.

Pulsierender Eiter in der erkrankten Nebenhöhle zeigt an, daß die Dura hier freiliegt. Liegt ein solcher Befund nicht vor, muß nach einem *Knochendurchbruch* oder nach *entzündlich verändertem Knochen* an der der Dura anliegenden Nebenhöhlenwandung gesucht werden. Geeignet dazu ist eine Knopfsonde, mit der die Schädelbasis vorsichtig abgetastet wird. Dabei sollte man sich lupenchirurgischen Vorgehens oder des Operationsmikroskops bedienen. Findet sich trotz intensiver Suche kein krankhaft veränderter Knochen, muß man die *Dura gegebenenfalls auch bei gesund erscheinendem Knochen ausreichend weit freilegen.* Das erfolgt zunächst im Bereich der Nebenhöhle, in der Eiter unter Druck gefunden wurde.

Erweist sich die Dura als unauffällig, kann die Operation in typischer Weise unter Anlage eines weiten Zugangs zur Nase beendet werden (s. S. 130). Zeigen sich jedoch *Verfärbungen oder Granulationen auf der Dura,* so wird der angrenzende Knochen so weit entfernt, bis allseits gesunde Dura freiliegt. Falls das vom rhinochirurgischen Zugang aus nicht möglich ist, muß ein Neurochirurg zugezogen werden. – Zusätzlich zu den operativen Maßnahmen ist die bestehende Meningitis antibiotisch entsprechend zu behandeln.

Bei einer Meningits, die von einer *Osteomyelitis des Stirnbeins* ausgeht, ist außer dem Nebenhöhleneingriff die vollständige operative Entfernung des erkrankten Knochens erforderlich (s. S. 203). – Handelt es sich um eine Begleitmeningitis bei einer von einer Nebenhöhlenentzündung ausgehenden *Thrombophlebitis,* so werden die thrombophlebitisch veränderten Venen beziehungsweise die betroffenen Hirnblutleiter aufgesucht und durch geeignete Maßnahmen entlastet (s. S. 206).

c) Operatives Vorgehen beim rhinogenen Extraduralabszeß und beim subduralen Empyem sowie beim Hirnabszeß

α) Vorgehen beim Extraduralabszeß

Klinisch wird das Vorliegen eines Extraduralabszesses oft erst nach der operativen Eröffnung der erkrankten Nebenhöhle evident. In seltenen Fällen können Herdsymptome, ähnlich wie beim Stirnhirnabszeß, in Erscheinung treten. Besteht im Verlauf einer schweren Stirnhöhlen- beziehungsweise Siebbeineiterung mit Kopfschmerzen und starkem Druckgefühl der *Verdacht auf einen extraduralen Abszeß,* so sollte man vor dem Eingriff durch bildgebende Verfahren die Diagnose erhärten und zusätzlich eine neurologische Untersuchung durchführen lassen. Liegen dann die entsprechenden Befunde vor, ist die Indikation zu einem *Stirnhöhlen-Siebbein-Eingriff von außen* gegeben (s. S. 122ff.).

Findet sich dabei an der der Dura anliegenden knöchernen Hinterwand der Stirnhöhle oder seltener am Siebbeindach ein Durchbruch, aus dem Eiter hervortritt, oder ist die Durchbruchstelle im Knochen mit schmierigen Granulationen belegt, muß der Knochen so weit abgetragen werden, bis der darunterliegende *Extraduralabszeß breit eröffnet* ist und allseits gesunde Dura freiliegt. Bei einem *von der Stirnhöhle ausgehenden* Extraduralabszeß reicht dafür der Zugang, der bei der Stirnhöhlenoperation nach JANSEN-RITTER gegeben ist (s. S. 123), in der Regel nicht aus. Es ist daher in einem solchen Fall ein osteoplastisches Vorgehen, gegebenenfalls mit Obliteration der Stirnhöhle, anzustreben (s. S. 153). Bei ausgedehnten ostitischen Veränderungen des Knochens oder bei Vorliegen einer Stirnbein-Osteomyelitis muß man die Stirnhöhlenvorderwand abtragen und eine Stirnhöhlenverödung nach RIEDEL-KUHNT ausführen. Ob man im Fall eines bestehenden Extraduralabszesses einen sofortigen Defektausgleich durch Rekonstruktionsmaßnahmen vornimmt, muß der Operateur im jeweiligen Fall entscheiden.

Ist die Stirnhöhlenhinterwand freigelegt, läßt sich der Knochen über dem Extraduralabszeß ohne Schwierigkeiten resezieren. Ist der gesamte verändert erscheinende, oft rötlich verfärbte oder mit schmierigen Granulationen bedeckte Durabezirk freigelegt, tastet man ihn auf einen versteckt liegenden Defekt mit *Fortleitung zu einem subduralen Empyem oder Hirnabszeß* ab. Das erfolgt mit einer stumpfen Knopfsonde. – Wenn es das Krankheitsgeschehen erlaubt, sollte man möglichst vor der Operation durch die bildgebenden Verfahren einen Hirnabszeß ausschließen oder nachweisen.

Findet sich weder aus dem Operationsbefund noch durch die erwähnten Voruntersuchungen ein Anhalt für einen Subdural- oder Hirnabszeß, wird der Eingriff in typischer Weise zu Ende geführt (s. S. 153ff.).

β) *Vorgehen beim subduralen Empyem und beim Hirnabszeß*

Häufigster Ausgangsherd für ein rhinogenes Subduralempyem oder einen Hirnabszeß ist die *Stirnhöhle.* Nur selten findet sich diese Komplikation bei einer Siebbeineiterung; die Keilbeinhöhle kommt dafür praktisch nicht in Betracht. Der rhinogene Hirnabszeß ist daher *nahezu ausschließlich im Frontallappen* gelegen. Er entwickelt sich, wie die übrigen rhinogenen Hirnabszesse, über eine *Wegleitung,* die aufgesucht werden muß. Dabei weist der livide verfärbte und erweichte Knochen auf die Stelle des Durchtritts der Infektion durch die Dura hin. Wenn die Wegleitung ausreichend weit freigelegt ist, kann man sie zur Eröffnung des Abszesses benutzen (s. S. 192). Gegenüber der Abszeßexstirpation hat das Vorgehen längs der Wegleitung den Vorzug, daß das den Abszeß umgebende unter dem Druck funktionsuntüchtige Hirngewebe belassen wird und sich nach der Entlastung wieder erholen kann.

Wenn sich im Verlauf einer Stirnhöhlen- oder Siebbeineiterung eine *zerebrale Symptomatik* einstellt, ist durch eine neurologische Untersuchung mit Liquordiagnostik und mit entsprechenden bildgebenden Verfahren die Diagnose abzusichern. Der begründete Verdacht beziehungsweise die gesicherte Diagnose *zwingen zum operativen Eingreifen ohne Zeitverzögerung.* Die betroffene Nebenhöhle, in der Regel die

Stirnhöhle, wird von einer supraorbitalen Inzision aus eröffnet (s. S. 125), Eiter und erkranktes Mukoperiost werden ausgeräumt. Dabei sind auch eventuell vorhandene ausladende Recessūs zu berücksichtigen. Dann werden die Hinterwand der Stirnhöhle sowie das Siebbeindach *nach der Durchtrittsstelle der Infektion, d. h. nach der Wegleitung abgesucht.* Das geschieht in gleicher Weise wie beim Extraduralabszeß (s. S. 191). Ergibt sich dabei, daß der intrakranielle Prozeß von der Stirnhöhle ausgeht, wird die Stirnhöhlenhinterwand über einen geeigneten Zugang entweder mit Verödung (s. S. 137) oder mit Obliteration über ein osteoplastisches Verfahren (s. S. 153) freigelegt. Dieses Vorgehen ist aus Sicherheitsgründen zu empfehlen, zumal der operative Zugangsweg bei der Stirnhöhlenoperation nach JANSEN-RITTER (s. S. 123) zu eng ist. Sowohl die Übersicht über die Durchbruchstelle als auch die Handhabung der Instrumente zur Freilegung und Behandlung eines Subdural- oder Hirnabszesses sind dabei unzureichend.

Nach Freilegung der Stirnhöhlenhinterwand wird die *Dura* von der Durchbruchstelle im Knochen aus durch Abtragung des sie deckenden Knochens *allseits bis ins Gesunde freigelegt.* Findet sich im Bereich der verändert erscheinenden Dura eine *Durafistel,* aus der Eiter hervortritt, wird sie vorsichtig aufgeschlitzt und dem daruntergelegenen *subduralen* Empyem beziehungsweise einem *Hirnabszeß Abfluß verschafft.* Im Anschluß daran wird aus Sicherheitsgründen eine offene Nachbehandlung durchgeführt, bis keine eitrige Absonderung mehr auftritt.

Läßt sich keine Durafistel nachweisen, besteht aber aufgrund der Voruntersuchungen der dringende Verdacht auf das Vorliegen eines Stirnhirnabszesses und ist die Dura weißlich-gelb verfärbt, verdickt und ohne Pulsation oder ist sie mit Granulationen bedeckt, so ist die *Punktion des Stirnhirns zum Auffinden des Hirnabszesses* indiziert. Allerdings sollte man sich nur dann dazu entschließen, wenn man aufgrund der *bildgebenden Verfahren* mit einer duranahen Lokalisation des Abszesses rechnen kann.

Die Tendenz der neurochirurgischen Therapie geht dahin, einen frischen Hirnabszeß durch konservative Behandlung zur stabilen Abkapselung zu bringen und unter größtmöglicher Schonung der gesunden Hirnsubstanz gegebenenfalls mikrochirurgisch zu exstirpieren. Dies betrifft vor allem Hirnabszesse, die sich nicht durch direkte Fortleitung rindennah in der Nähe der als Ursprungsherd anzunehmenden Nebenhöhle, sondern metastatisch in der Tiefe der Hirnsubstanz entwickelt haben.

Die *Punktion* wird *im Bereich der veränderten Dura* mit einer dicken, kurz abgeschliffenen in Zentimeterabständen markierten Hirnpunktionskanüle vorgenommen. Die Punktionsstelle wird sicherheitshalber vorher mit einer geeigneten Lösung desinfiziert. Mit einer 10 ml-Spritze wird bei langsamem Vorschieben der Kanüle wiederholt abgesaugt, bis man *Eiter aspiriert.* Es empfiehlt sich, das gewonnene Material zur bakteriologischen Untersuchung zu geben. Bei liegender Punktionskanüle wird die *Dura* dann durch einen 1 bis 1½ cm langen Längsschnitt oder durch einen kreuzförmigen Schnitt *inzidiert* und der Abszeß entlang der Kanüle mit einem mittellangen Nasenspekulum vorsichtig aufgespreizt. Der abfließende Eiter wird abgesaugt. Der Sauger darf dabei nicht direkt das Zerebrum berühren, sondern wird auf angefeuchtete Hirnwatte aufgesetzt. Ein Absaugen innerhalb des Abszesses sollte jedoch besser unterbleiben.

Mit Hilfe einer stumpfen Knopfsonde oder einer Uffenorde-Keulensonde, die in Zentimeterabständen markiert ist, kann die *Ausdehnung der Abszeßhöhle* danach ausgetastet werden. Dann wird die *Höhle locker austamponiert,* wozu sich die Einlage eines mit Gaze ausgelegten Gummifingerlings bewährt hat. Infolge der glatten Oberfläche des Fingerlings erfolgt eine laufende Entleerung des Eiters, und es kann nicht, wie bei einer Tamponade mit Gazestreifen, zu Verklebungen mit nachfolgender Eiterretention kommen. Als zweckmäßig hat sich auch die *Peiper-Tamponade* erwiesen. Dabei handelt es sich um einen Schaumstoffschwamm, der entsprechend der Größe der Abszeßhöhle zurechtgeschnitten und mit einer antibiotikumhaltigen Lösung getränkt ist. Er wird in die Abszeßhöhle eingelegt und hält die Hirnwunde offen, ohne einen schädigenden Druck auszuüben oder mit dem Hirngewebe zu verkleben.

Die Hautinzision wird nicht durch Naht verschlossen, sondern während der Nachbehandlung offengehalten. Bei den nachfolgenden *Verbandswechseln* wird allmählich immer etwas weniger Tamponade in den Gummifingerling hineingeschoben beziehungsweise der Schaumstoffschwamm entsprechend verkleinert, da eine zunehmende Schrumpfung der Abszeßhöhle eintritt. Der erste Tamponadewechsel erfolgt nach 3 bis 4 Tagen, die weiteren je nach Eiterabsonderung täglich oder alle 2 bis 3 Tage. Im Verlauf einiger Wochen granuliert die Abszeßhöhle aus der Tiefe heraus zu, wobei darauf zu achten ist, daß *keine Kammerung* erfolgt. Je nach der Größe des Abszesses kann dieser Prozeß 4 bis 6 Wochen in Anspruch nehmen.

Hat sich der Abszeß gesäubert und tritt keine Eitersekretion mehr auf, läßt man die Abszeßwände durch Fortlassen der Tamponade miteinander verkleben. Auch dabei ist darauf zu achten, daß sich keine Kammern bilden. Die Durawunde schließt sich meist spontan, gegebenenfalls kann man nach völliger Abheilung des Abszesses eine Duraplastik vornehmen und die Stirnhöhle durch Obliteration (s. S. 153) oder Verödung (s. S. 137) endgültig versorgen.

Während der Nachbehandlung sind Liquorpunktionen zur Entlastung und wegen der meistens gleichzeitig vorliegenden Begleitmeningitis angezeigt. Auch ist nach Testung der Erreger eine gezielte antibiotische Therapie zu empfehlen. Bei erhöhtem Hirndruck erfolgt gleichzeitig eine Osmotherapie.

Kommt es bei der Punktion des Abszesses zu einem *Einreißen der Abszeßmembran* zum Vorderhorn des Seitenventrikels hin, wird ein Liquor-Eiter-Gemisch angesaugt. Erfolgt das Einreißen der Abszeßmembran während eines Verbandwechsels, entleert sich Liquor im Schwall in die Abszeßhöhle. Durch geeignete Lagerung des Patienten in Rücken- und leichter Seitenlage sowie durch vorsichtiges Tamponieren ist diese schwere Komplikation unter entsprechender antibiotischer Therapie in der Regel zu beherrschen.

Tritt infolge einer fortschreitenden Enzephalitis ein entzündlicher *Hirnprolaps* auf, so kann man durch vorsichtiges Abwischen und Absaugen über feuchten Hirnwattestreifen nekrotisches Hirngewebe entfernen. Ein Abtragen oder Abschnüren des Prolapses hat insofern keinen Sinn, als es zu einem erneuten Prolaps kommt. Entwässerung und Druckentlastung durch Liquorpunktionen sowie eine intensive gezielte antibiotische Behandlung können den Hirnprolaps zur Rückbildung bringen. Dabei ist stets daran zu denken, daß das Auftreten eines Hirnprolapses *verdächtig auf weitere bisher nicht erkannte Hirnabszesse oder Abszeßnischen ist.* Eine enge Zusammenarbeit mit dem Neurologen, dem Neuroradiologen und dem Neurochirurgen ist in diesen Fällen erforderlich. Mit Hilfe der modernen bildgebenden Verfahren sind heute Hirnabszesse in den meisten Fällen sicher nachzuweisen.

Stirnhirnabszesse, die sich nicht direkt von der Stirnhöhle oder vom Siebbein fortgeleitet haben, sondern *metastatisch in der Tiefe der Hirnsubstanz* entstanden sind, werden nach neurochirurgischen Verfahren behandelt. Zusätzlich muß die den Abszeß *verursachende Nebenhöhle von außen operativ freigelegt und saniert* werden. Das Mukoperiost ist zu entfernen und die der Dura anliegende Nebenhöhlenwand auf das Vorliegen eines Extradural- oder Subduralabszesses zu kontrollieren.

2. Operatives Vorgehen bei orbitalen Komplikationen

a) Allgemeine Vorbemerkung

Die orbitalen Komplikationen der entzündlichen Nasennebenhöhlenerkrankungen sind in erster Linie auf die *engen anatomischen Beziehungen zwischen Orbita und allen Nebenhöhlen* zurückzuführen (s. S. 287). In den knöchernen Wänden der Orbita finden sich viele kleine Lücken, durch die Gefäße und Nerven hindurchtreten. Auch kommen knöcherne Dehiszenzen vor (HYRTL, ZUCKERKANDL, ONODI). Die Verbindung des Venensystems der Nebenhöhlenschleimhaut mit dem venösen Plexus der Orbita schafft weitere Möglichkeiten für das Auftreten von Komplikationen bis hin zur fortgeleiteten Thrombophlebitis in den Hirnblutleitern, besonders im Sinus cavernosus.

Eine orbitale Komplikation kann von jeder angrenzenden Nasennebenhöhle ihren Ausgang nehmen. In der Regel entwickelt sich zunächst eine *Periostitis,* die mit lokalem Ödem auch der Augenlider einhergeht. Kommt es zur *Knocheneinschmelzung,* so bricht der Eiter durch und gelangt zwischen die knöcherne Orbitawand und die Periorbita. Es liegt dann ein subperiostaler Abszeß vor. Lidödem, Chemosis und Protrusio bulbi sind die klinischen Anzeichen dafür. Wird auch die Periorbita durchbrochen, entsteht ein *intraorbitaler Abszeß* beziehungsweise eine *Orbitaphlegmone* mit zunehmender Bewegungseinschränkung des Bulbus und auftretende Sehstörungen. Wenn diese Komplikationen vom hinteren Siebbein und von der Keilbeinhöhle ausgehen, kann es zur Entwicklung des gefährlichen *Apex-orbitae-Syndroms* kommen, bei dem Augenmuskellähmungen mit Pupillenstarre und Sehstörungen bis zur Amaurose auftreten und starke Schmerzen hinter dem Auge bestehen.

Das operative Vorgehen richtet sich einerseits nach der *Lokalisation* der die Komplikation auslösenden Nebenhöhlenerkrankung, andererseits nach dem *Schweregrad der orbitalen Entzündung.* Je eher der operative Eingriff bei einer sich anbahnenden oder bereits vorliegenden orbitalen Komplikation erfolgt, um so besser ist die Prognose. Die spezielle Indikationsstellung zu den verschiedenen Operationen ist im folgenden bei den einzelnen Krankheitsbildern dargestellt. Jedem operativen Eingriff sollte eine *ophthalmologische Untersuchung* vorausgehen. Die *bildgebenden Verfahren* geben eine zuverlässige Information über Ausgangspunkt und Ausdehnung der Komplikation. − Das operative Vorgehen bei einer über die V. ophthalmica fortgeleiteten *Cavernosusthrombose* ist auf S. 209 beschrieben.

b) Operatives Vorgehen bei von der Kieferhöhle ausgehenden orbitalen Komplikationen

Ist die Kieferhöhle Ausgangsherd der orbitalen Komplikation, so ist eine *Kieferhöhlenoperation vom Mundvorhof* aus (s. S. 45) angezeigt, es sei denn, daß entsprechend dem radiologischen Befund eine Behebung der Komplikation auf endonasalem Weg unter Anwendung geeigneter Endoskope und des Operationsmikroskops möglich ist. Nach Ausräumung des Mukoperiosts kontrolliert man unter lupenchirurgischen Bedingungen oder unter Benutzung des Operationsmikroskops und einer Winkeloptik das Dach der Kieferhöhle und sucht es nach dem *Ort der Periostitis* beziehungsweise nach der *Stelle des Durchbruchs der Eiterung zur Orbita* ab. Der in diesem Bereich rauhe und morsche Knochen wird mit Hilfe geeigneter Stanzen und Nasenzangen bis ins Gesunde abgetragen. Dabei dürfen *N. und A. infraorbitalis,* die im Canalis infraorbitalis etwa sagittal durch das Dach der Kieferhöhle verlaufen (s. S. 10), keinesfalls verletzt werden. Über die Lage des Kanals gibt das Foramen infraorbitale Aufschluß, das man auf dem Zugangsweg zur Kieferhöhle über die Fossa canina unter Schonung des hier austretenden Nervs abgegrenzt hat (s. S. 47).

Liegt nicht nur eine Periostitis, sondern auch ein *Durchbruch mit Abszeßbildung in der Orbita* vor, entleert sich der Eiter nach Abtragen des erkrankten Knochens am Dach der Kieferhöhle in der Regel spontan. Ist es in einem derartigen Fall aber bereits zu einer *Verklebung der Periorbita* gekommen, so muß man diese mit einem feinen Messerchen *schlitzen* und den Abszeß mit einer stumpfen Sonde aufsuchen und anschließend zur Kieferhöhle hin entleeren. Dabei darf das Messerchen nur die Periorbita durchtrennen und nicht zu weit in die Tiefe gelangen, um keine Verletzungen an Augenmuskeln oder Blutgefäßen in der Orbita zu setzen (Abb. 123 u. 127). Durch *vorsichtiges Aufspreizen des orbitalen Gewebes* z. B. mit einem langen schlanken Nasenspekulum oder einer feinen Nasenzange kann man dem Eiter Abfluß verschaffen. Wird danach das *Fenster von der Kieferhöhle zum unteren Nasengang ausreichend weit* angelegt und mit dem typischen Mukoperiostlappen versorgt (s. S. 50), ist der postoperative Abfluß des Eiters zur Nasenhöhle gewährleistet, und es braucht keine spezielle Drainage in die Orbita eingelegt zu werden. Der Patient wird lediglich angewiesen, in den ersten postoperativen Tagen die Nase nicht zu schneuzen, um der Ausbildung eines Emphysems vorzubeugen. Außerdem wird er unter eine hochdosierte antibiotische Therapie gestellt.

Besteht Verdacht auf eine *Orbitaphlegmone,* so ist zusätzlich zu den oben angeführten Maßnahmen eine Drainage der Orbita erforderlich. Man kann dazu eine Gazestreifentamponade locker in den periorbitalen Schlitz einlegen und zusätzlich die Kieferhöhle lose damit ausfüllen. Günstiger ist es, anstelle der Gazestreifentamponade eine Gummilasche in die Orbita einzuschieben oder ein Silikonröhrchen, das am Ende eingeschnitten und wie ein Regenschirm aufgespannt wird, zu benutzen. Die Gummilasche wird an einen Faden geknüpft. Der Faden wird neben der Kieferhöhlentamponade herausgeführt und festgeklebt. Später kann man die Gummilasche mit Hilfe des Fadens aus der Orbita herausziehen. Das Silikonrohr kann über das Fenster im unteren Nasengang zur Nase herausgeleitet werden. Eine hochdosierte antibiotische Therapie ist indiziert. Gegebenenfalls ist *zusätzlich eine transethmoidale Entlastung* (s. S. 196) durchzuführen.

Soll die Orbita in den folgenden Tagen mehrfach *durch Aufspreizen der Inzision in der Periorbita entlastet* werden, so wird die Kieferhöhle erst nach Ausheilung der Orbitaphlegmone sekundär verschlossen. Erscheint das postoperative Spreizen der periorbitalen Inzision nicht erforderlich, kann die Inzision im Mundvorhof vernäht (s. S. 51) und die Tamponade sowie die am Faden befestigte Gummilasche durch das nasale Kieferhöhlenfenster zum Nasenloch herausgeführt werden.

Gelegentlich kann auch ein *dentogenes Kieferhöhlenempyem* Ausgangsherd für eine orbitale Komplikation sein. Dann ist zusätzlich zu den oben angegebenen Maßnahmen an den Nasennebenhöhlen eine zahnärztliche Sanierung gegebenenfalls mit Extraktion des erkrankten Zahnes erforderlich.

c) Operatives Vorgehen bei vom Siebbein ausgehenden orbitalen Komplikationen

Orbitale Komplikationen bei entzündlichen Siebbeinerkrankungen sind relativ häufig, da die trennende Knochenschicht, *die Lamina orbitalis sive papyracea des Siebbeins, sehr dünn ist und gelegentlich Dehiszenzen aufweist*. Bemerkenswert ist, daß häufig auch Kinder betroffen sind. Kollaterale Ödeme im Bereich des medialen Augenwinkels und Lidödeme besonders im Oberlid sind oft Frühsymptome einer sich entwickelnden Periostitis.

Bei Kindern kann man eine drohende orbitale Komplikation häufig rasch zur Ausheilung bringen, wenn man dem Sekretstau im Siebbein durch *Abspreizen der mittleren Muschel* nach medial und *endonasale mikrochirurgische Eröffnung des Siebbeins* Abfluß zur Nase verschafft. Man benutzt dazu ein schlankes mittellanges Nasenspekulum und eine feine Nasenzange (s. S. 86).

Handelt es sich um Erwachsene oder ist die Infektion bereits vom Siebbein aus zur Periorbita durchgebrochen, so kann man das *Siebbein auf endonasalem Wege ausräumen* (s. S. 89). Dabei legt man die Durchbruchstelle frei und erweitert sie, indem man die Lamina papyracea mit Stanzen und Nasenzangen abträgt. Es empfiehlt sich, unter lupenchirurgischen Bedingungen vorzugehen oder das Operationsmikroskop mit einer 250 mm- oder 300 mm-Optik zu benutzen. Ein subperiostaler Abszeß zwischen Lamina papyracea und Periorbita kann auf diese Weise in die Nase entleert werden.

Ist die Periorbita bereits durchbrochen und hat sich *intraorbital eine Abszedierung* entwickelt, kann man im Anschluß an die endonasale Siebbeinausräumung und die Abtragung der Lamina papyracea zusätzlich eine vorsichtige Schlitzung der freigelegten Periorbita endonasal vom Siebbein aus vornehmen und dem Abszeß auf diesem Wege Abfluß zur Nase verschaffen (A. SEIFFERT 1930). Für die Schlitzung benutzt man ein feines Septummesserchen oder ein Ritzmesser. Wenn der Operateur mit der endonasalen Chirurgie nicht besonders vertraut ist, sollte er diese Fälle allerdings besser durch eine Siebbeinoperation von außen (s. S. 99) angehen.

Die *Siebbeinoperation von außen* ist auch dann indiziert, wenn sich eine vom Siebbein ausgehende *Orbitaphlegmone* entwickelt hat. Bei diesem Zugangsweg kann man nach Ausräumung des Siebbeins und weitgehender Abtragung der Lamina papyracea eine *ausgiebige Schlitzung der Periorbita* unter guter Sicht vornehmen und bis zur Ausheilung eine sichere Drainage des Sekrets über das ausgeräumte Siebbein zur Nasenhöhle gewährleisten. Bei der Schlitzung der Periorbita darf man, wie oben schon erwähnt, mit dem Septummesserchen nicht in die Tiefe dringen, um Nebenverletzungen zu vermeiden. Das Spreizen des orbitalen Gewebes und die Anlage der Drainage erfolgen in oben beschriebener Weise (s. S. 195). Bei entsprechender Erfahrung des Operateurs kann die Versorgung der orbitalen Komplikation auch auf endonasalem Weg unter Zuhilfenahme des Operationsmikroskops und geeigneter Endoskope ausgeführt werden. Das gilt auch für die Abszeßentlastung an der Spitze der Orbita.

Der in der endonasalen mikrochirurgischen Siebbein-Keilbeinhöhlen-Chirurgie weniger Erfahrene sollte bei Verdacht auf das Vorliegen einer *Abszedierung im Apex der Orbita,* dem sog. Apex-orbitae-Syndrom, besser die Siebbeinoperation von außen vornehmen. Dabei wird *außer dem Siebbein auch die Keilbeinhöhle auf transethmoidalem Wege von außen ausgeräumt* (s. S. 170) und die Lamina papyracea total abgetragen. Lupenchirurgisches Vorgehen oder die Benutzung des Operationsmikroskops mit einer 250 mm- oder 300 mm-Optik sind angezeigt. Die *Aa. ethmoidales anterior und posterior,* die etwa 1 cm kaudal von der Schädelbasis durch die gleichnamigen Foramina von der Orbita zum Siebbein ziehen (Abb. 9, 44), sind dabei zu schonen. Sollte es doch einmal zum Abreißen eines dieser Gefäße kommen, ist die Blutstillung durch vorsichtige bipolare Elektrokoagulation oder durch Unterbindung des Gefäßes (s. Band V/1, S. 194 dieser Operationslehre) vorzunehmen. Nach ausgiebiger Freilegung der *Periorbita* wird diese im Bereich des Konus der Orbita mit einem Septummesserchen oder einem feinen Ritzmesser *geschlitzt.* Auf diese Weise wird dem Eiter und dem Ödem Abfluß zum Siebbein und zur Nasenhöhle verschafft. Eine lockere Tamponade des Siebbeins, die man zum Nasenloch herausführt, sichert die Drainage in der postoperativen Phase. Eine ausreichend hoch dosierte antibiotische Abschirmung ist angezeigt.

d) Operatives Vorgehen bei von der Stirnhöhle ausgehenden orbitalen Komplikationen

Die entzündlich erkrankte *Stirnhöhle ist häufiger als die anderen Nebenhöhlen Ausgangsherd einer orbitalen Komplikation.* Die Entwicklung eines subperiostalen Abszesses kommt auch ohne ausgeprägte knöcherne Veränderung zustande. Findet sich ein Durchbruch durch den Knochen, so liegt er meistens an den Durchtrittspunkten der Venen durch den Stirnhöhlenboden. Eine Prädilektionsstelle dafür ist etwas dorsal von der Fovea trochlearis gelegen.

Beim Auftreten eines Oberlidödems mit Chemosis und Druckschmerz am Stirnhöhlenboden ist *mit dem Durchbruch der Eiterung und einem subperiostalen Abszeß in der Orbita zu rechnen.* Ist die Diagnose nach entsprechender klinischer und radiologischer Untersuchung einschließlich der modernen bildgebenden Verfahren und nach einer ophthalmologischen Untersuchung gesichert, wird eine Stirnhöhlenoperation nach JANSEN-RITTER (s. S. 123) durchgeführt. Dabei muß der knöcherne Stirnhöhlenboden entfernt und das Mukoperiost aus der Stirnhöhle ausgeräumt werden. Anschließend wird ein weiter Stirnhöhlen-Nasen-Zugang angelegt (s. S. 130) und eine entsprechende Plastik zur Aufrechterhaltung seiner Durchgängigkeit durchgeführt (s. S. 130ff.). Eine spezielle Drainage der Orbita ist meistens nicht erforderlich. − Sind das mittlere und das hintere Siebbein sowie die Keilbeinhöhle miterkrankt, werden sie ebenfalls vom gleichen äußeren Zugangsweg ausgeräumt (s. S. 99 u. S. 170). Der in der endonasalen Mikrochirurgie Erfahrene kann entscheiden, ob er im einzelnen Fall die orbitale Komplikation auf endonasalem Weg versorgen will.

Im Gegensatz zu der relativ häufig vorkommenden Abszeßbildung in der Orbita ist die *Orbitaphlegmone als Stirnhöhlenkomplikation* selten. Protrusio und die Verdrängung des Bulbus mit zunehmender Bewegungseinschränkung zeigen die Entwicklung dieses Krankheitsbildes an. Die sofortige Stirnhöhlenoperation von außen (s. S. 122ff.) ist dann indiziert. Nach Abtragung des Stirnhöhlenbodens und Ausräumen des Stirnhöhlenmukoperiosts wird eine *Schlitzung der Periorbita* mit dem Septummesserchen oder einem feinen Ritzmesser vorgenommen und das orbitale Gewebe mit einem schlanken Nasenspekulum oder einer feinen Nasenzange vorsichtig gespreizt (s. S. 195). Um die Orbita auch nach medial und dorsal entlasten zu können, sollten in diesen Fällen immer *auch das mittlere und das hintere Siebbein* unter Abtragung der Lamina papyracea sowie *gegebenenfalls die Keilbeinhöhle* ausgeräumt werden. Die Periorbita kann dann zusätzlich auch in diesem Bereich mit dem Septummesserchen oder dem feinen Ritzmesser inzidiert werden. Ein locker in das Siebbein eingelegter Gazestreifen beziehungsweise eine durch die Periorbitainzisionen vorsichtig in die Orbita eingeschobene, mit einem Faden versehene Gummilasche (s. S. 195) sichern die *Drainage* durch das Siebbein in die Nasenhöhle. Bei massiver phlegmonöser Entzündung sollte man die Drainage zusätzlich noch nach außen ableiten und das infizierte orbitale Gewebe gegebenenfalls mehrfach nachspreizen (s. S. 196). Die Hautinzision kann dann erst sekundär vernäht werden. Antibiotische Abschirmung in ausreichend hoher Dosierung ist erforderlich.

e) Operatives Vorgehen bei von der Keilbeinhöhle ausgehenden orbitalen Komplikationen

Die orbitalen Komplikationen, die von einer entzündlichen Keilbeinhöhlenerkrankung ausgehen, entsprechen denen bei der Entzündung der hinteren Siebbeinzellen (s. S. 196). Es besteht vor allem die *Gefahr der Entwicklung eines periorbitalen oder orbitalen Abszesses im Konus der Orbita* mit der Symptomatik des Apex-orbitae-Syndroms (s. S. 194). In diesen Fällen muß die Keilbeinhöhle entweder transethmoidal von außen oder endonasal mikrochirurgisch ausgeräumt (s. S. 164) und die Periorbita beziehungsweise die Orbita im Konusbereich entsprechend entlastet werden (s. S. 197). Eine hochdosierte antibiotische Therapie ist zusätzlich indiziert.

3. Operatives Vorgehen beim Übergreifen von Entzündungen auf die Fossa pterygopalatina und die Fossa infratemporalis

Im Verlauf einer sehr virulenten Entzündung der Kieferhöhlenschleimhaut kann es über eine umschriebene *Ostitis der Kieferhöhlenhinterwand* oder ähnliche Prozesse (s. S. 174ff.) zu einem *Übergreifen der Entzündung auf die Fossa pterygopalatina* mit oder ohne Entwicklung eines Abszesses kommen. Dabei kann sich die Entzündung *bis in die Fossa infratemporalis* ausbreiten. Auch durch *iatrogene Perforation der Kieferhöhlenhinterwand,* z. B. bei Punktion oder Endoskopie der Kieferhöhle (s. S. 25 u. S. 32), kann eine Entzündung in die Fossa pterygopalatina verschleppt werden. Desgleichen können *Fremdkörper,* besonders Stecksplitter oder Geschosse, die durch die Nasenhaupt- oder Nasennebenhöhlen in die Fossa pterygopalatina eingedrungen sind, hier zu Entzündungsprozessen Anlaß geben. Kieferklemme und eventuell auch eine Schwellung über der Jochbeingegend weisen auf einen derartigen Prozeß hin. Die Anwendung bildgebender Verfahren kann die Diagnose erhärten. Da in solchen Fällen immer die Gefahr einer aufsteigenden Thrombophlebitis über den Plexus pterygoideus bis zum Sinus cavernosus und die Möglichkeit der Entwicklung einer Meningitis besteht, ist eine *sofortige transantrale Entlastung* des Entzündungsprozesses angezeigt.

Der Eingriff wird in *Lokalanaesthesie* (s. S. 15) mit zusätzlicher Sedierung oder in *Allgemeinanaesthesie* mit orotrachealer Intubation und Hypopharynxtamponade (s. S. 14) durchgeführt. Auf eine Leitungsanaesthesie (s. S. 17) ist in diesen Fällen wegen der Gefahr einer Keimverschleppung zu verzichten. Die Kieferhöhle wird wie bei der *Kieferhöhlenoperation nach* CALDWELL-LUC (s. S. 45) eröffnet und das Mucoperiost, wenn erforderlich, ausgeräumt (s. S. 47). Danach erfolgt die *Trepanation der Kieferhöhlenhinterwand.* Unter lupenchirurgischen Bedingungen oder unter Benutzung des Operationsmikroskops wird das Gewebe in der Fossa pterygopalatina anschließend unter Schonung von A. und N. maxillaris und ihren Ästen vorsichtig gespreizt und eine *breite Entlastung des Entzündungsprozesses zur Kieferhöhle hin* herbeigeführt. Danach kann man, wenn es erforderlich erscheint, durch vorsichtiges Auseinanderschieben des Weichteilgewebes von der Fossa pterygopalatina bis in die Fossa infratemporalis vordringen und eine hier gelegene Entzündung ebenfalls über die Kieferhöhle ableiten. Abschließend wird ein breites *Fenster zum unteren Nasengang* in typischer Weise angelegt (s. S. 50). Es empfiehlt sich, eine mit einem Faden abgesicherte Gummilasche oder ein weiches Silikonrohr in die Fossa pterygopalatina einzulegen und über die Kieferhöhle zur Nase herauszuleiten. Der Eingriff kann dann mit der Naht der Mundvorhofinzision beendet werden.

VIII. Operatives Vorgehen bei Ostitis und Osteomyelitis im Bereich von Oberkiefer und Stirnbein

1. Operatives Vorgehen bei der Ostitis des Oberkiefers

Ätiologisch kommen für die Entwicklung einer Oberkieferostitis verschiedene Ursachen in Frage, wobei die von einer Zahnerkrankung ausgehende *dentogene Ostitis bei weitem am häufigsten anzutreffen* ist. Nur selten entwickelt sich nach einer primär rhinogenen Sinusitis maxillaris oder nach einer Kieferhöhlenoperation eine Oberkieferostitis. Nach Mittelgesichtsschädelfrakturen mit Beteiligung des Oberkiefer-Jochbein-Blocks (s. S. 220) oder nach Strahlentherapie im Oberkieferbereich kann es dagegen öfter einmal zu einem ostitischen Prozeß kommen.

Dentogene Ursache ist in der Regel eine Zahnextraktion mit Infektion der Alveole. Auch eine chronische Alveolitis durch ein Wurzelspitzengranulom oder durch verbliebene Wurzelreste oder eine apikale Parodontitis können die Oberkieferostitis einleiten.

Mit Hilfe von Radionuklid-Scan – der sog. Knochenszintigraphie – kann man die Lokalisation der Ostitis verdeutlichen. Besonders gut aber läßt sich ein osteomyelitischer Prozeß knochenszintigraphisch nachweisen.

Das operative Vorgehen besteht in einer sorgfältigen *Ausräumung der betroffenen Alveole* von Wurzelresten und/oder Fremdkörpern und in der *Abtragung des gesamten ostitisch veränderten Knochens*. Man erkennt die Ausdehnung des Prozesses an der Verfärbung des Knochens, der häufig auch von Blutpunkten durchsetzt ist. Das Periost ist über den erkrankten Knochenpartien leicht abzuheben. Beim Abtragen erscheint der Knochen weich und blutet leicht. – Ist auch der Knochen der *angrenzenden Kieferhöhle am ostitischen Prozeß beteiligt,* muß die Kieferhöhle vom Mundvorhof aus operativ angegangen werden (s. S. 45). Dabei ist der gesamte erkrankte Knochen zu entfernen und das Kieferhöhlenmukoperiost auszuräumen. Der Eingriff sollte erst beendet werden, wenn der Knochen an allen Abtragungsgrenzen gesund erscheint. In der Gegend des Foramen infraorbitale ist besondere Vorsicht angezeigt, damit der *N. infraorbitalis* hier nicht geschädigt wird.

Erscheint der Nerv geschwollen und verfärbt und ist auch das Kieferhöhlendach in diesem Bereich ostitisch verändert, löst man den Nerv unter vergrößerungschirurgischen Bedingungen im Sinne einer *Dekompression* aus seinem knöchernen Kanal aus und verfolgt ihn bis ins Gesunde. – In einzelnen Fällen kann sich der *ostitische Prozeß bis in die Schädelbasis* erstrecken. Das ist vor allem bei langjährigem Bestehen der Erkrankung der Fall. Die Grenze zum Gesunden ist dann unter Umständen aus anatomischen Gründen hier nicht ohne Gefährdung des Patienten zu erreichen, und die Abtragung des erkrankten Knochens muß abgebrochen werden.

Nach der Resektion des ostitisch veränderten Knochens sollte man dafür sorgen, daß die gesunden Knochenpartien an der Grenze der Abtragung allseits *mit Weichteilgewebe abgedeckt* werden (Denecke). Reicht das Gewebe aus der unmittelbaren Nachbarschaft dafür nicht aus, so kann man *Schleimhaut-Insellappen aus dem Mundvorhof* heranschwenken, die unter Schonung des Ausführungsgangs der Parotis zu entnehmen sind. – Zum Abschluß der Operation wird ein Kieferhöhlenfenster zur Nase in typischer Weise angelegt (s. S. 50).

Das operative Vorgehen bei *Oberkieferostitiden anderer Genese* entspricht den für die dentogene Ostitis angegebenen Prinzipien, d. h. die Knochenresektion hat nach Möglichkeit allseits bis ins Gesunde zu erfolgen. Nötigenfalls ist der N. infraorbitalis zu dekomprimieren. Nach der Knochenabtragung sollten die gesunden Knochengrenzen wie oben dargelegt mit Weichteilgewebe gedeckt werden.

2. Operatives Vorgehen bei der Oberkieferosteomyelitis

Die akute Oberkieferosteomyelitis tritt selten auf, häufiger im Säuglingsalter als beim Erwachsenen. Beim Säugling sind ein oder mehrere infizierte Zahnkeime der *Ausgangsherd.* Beim Erwachsenen entwickelt sich die akute Oberkieferosteomyelitis entweder im Gefolge eines Traumas des Mittelgesichts oder sie tritt metastatisch auf.

Aller Wahrscheinlichkeit nach ist hierbei die Knochenerkrankung das Primäre und nicht die Schleimhautinfektion; daher wohl auch das seltene Auftreten der Osteomyelitis im Oberkiefer. Der Verlauf ist charakteristisch: meist tritt die Osteomyelitis akut mit hohem Fieber und sehr hoher BSG auf, führt rasch zu phlegmonösen Schwellungen der Wangenweichteile mit Lidödem, und es können fistelnde Durchbrüche zum Mundvorhof oder zum Alveolarfortsatz hin eintreten.

Im Säuglingsalter kann man zunächst versuchen, den Entzündungsprozeß auf konservativem Wege zur Ausheilung zu bringen, um durch eine hochdosierte antibiotische Therapie einen Verlust der Zahnanlagen zu vermeiden. Gelingt das nicht, so ist neben der *Resektion des erkrankten Knochens im Gesunden* auch die *Ausräumung der infizierten Zahnkeime* vom Mundvorhof aus unumgänglich. – Hat sich die Infektion des Oberkiefers im Sinne einer *orbitalen Komplikation* ausgebreitet, so ist eine Drainage der orbitalen Entzündung erforderlich. Im Säuglingsalter erfolgt das am besten von einer Hautinzision oberhalb der Infraorbitalspange aus und zusätzlich transethmoidal vom äußeren Zugangsweg (s. S. 196). Die Periorbita wird freigelegt und von beiden Zugängen aus in posterior-anteriorer Richtung geschlitzt. Zur Sicherung der Drainage werden für einige Tage an einem Faden gesicherte Gummilaschen in die geschlitzte Periorbita eingelegt (s. S. 195). Die präoperativ bereits eingeleitete hochdosierte Antibiotikatherapie wird fortgeführt.

Die *Oberkieferosteomyelitis beim Erwachsenen* erfordert nach erfolgloser antibiotischer Behandlung ein Vorgehen vom Mundvorhof aus (s. S. 45), damit ein einwandfreier Überblick gewährleistet ist. Der gesamte erkrankte Knochen und das Kieferhöhlenmukoperiost sind zu entfernen. Das Verhalten bezüglich des Ausmaßes der Knochenresektion entspricht dem Vorgehen bei der Oberkieferostitis (s. S. 200). Eine antibiotische Abschirmung ist weiterhin erforderlich.

Reicht der osteomyelitische Prozeß *bis an die Schädelbasis,* ist zur Verhütung einer endokraniellen Komplikation die Ausräumung des erkrankten Knochengebiets gegebenenfalls bis zur Dura im Bereich der Keilbeinhöhle durchzuführen (s. S. 170). Eine Zusammenarbeit mit dem Neurochirurgen ist dabei empfehlenswert. Alle diagnostischen Maßnahmen einschließlich der Liquorkontrolle und der bildgebenden Verfahren müssen vorausgegangen sein, um den erforderlichen intra- oder extrakraniellen Zugangsweg vor dem Eingriff festlegen zu können (s. S. 272 u. S. 274).

Erreicht die Osteomyelitis auch den *Bereich der Orbita,* so werden die erkrankten Orbitawände abgetragen. Sollte es dabei notwendig werden, auch die Infraorbitalspange fortzunehmen, sind zur Abstützung des Orbitainhalts provisorische Maßnahmen zu treffen, bis der entzündliche Prozeß zum Stillstand gekommen ist und die endgültige Rekonstruktion durchgeführt werden kann (s. S. 362).

3. Operatives Vorgehen bei der Ostitis des Stirnbeins

Eine Ostitis des Stirnbeins kann im Verlauf einer chronischen Stirnhöhlenentzündung entstehen. Häufiger entwickelt sie sich jedoch nach einer vorausgegangenen Stirnhöhlenoperation oder im Gefolge eines frontobasalen Traumas. Bei der *chronisch-rezidivierenden Stirnhöhlenentzündung* mit Verlegung des Ductus nasofrontalis beziehungsweise beim *Stirnhöhlenempyem* kann die Schleimhautentzündung unmittelbar auf die knöcherne Stirnhöhlenwand übergreifen und eine Ostitis des Os frontale verursachen. *Nach Stirnhöhlenoperationen* kommt es vorwiegend dann zu einer ostitischen Beteiligung des Knochens, wenn sich in einem stehengebliebenen supraorbitalen Recessus oder in einer postoperativen Reststirnhöhle bei gestörtem Abfluß ein Entzündungsrezidiv entwickelt. Das *frontobasale Trauma mit Beteiligung der Stirnhöhle* kann durch die Ausbildung einer Pyozele oder durch Knochensequester zu einer Ostitis führen. – Unabhängig von der auslösenden Erkrankung kann sich die Ostitis sowohl im Stirnbereich als auch am Orbitadach und längs der Schädelbasis ausbreiten.

Subjektiv bestehen bei diesem Krankheitsbild in der Regel starke, bisweilen nahezu *unerträgliche Schmerzen im Stirnbereich* beziehungsweise in der Orbita. Eine Schwellung ist nicht vorhanden oder tritt nur sporadisch auf, dagegen weist ein *heftiger Druck- und Kopfschmerz über dem erkrankten Knochen,* der bei der Ostitis nie fehlt, auf das Krankheitsgeschehen hin.

Auf der Röntgenaufnahme ist der ostitische Prozeß erst nachweisbar, wenn er zur Knochendestruktion geführt hat. Eine radiologisch erkennbare Reststirnhöhle, ein Knochensequester oder ein nach einer Stirnhöhlenoperation noch vorhandener supraorbitaler Recessus verstärken die Verdachtsdiagnose. Bisweilen kann man im Knochenszintigramm eine Anreicherung der radioaktiven Substanz im ostitisch veränderten Bereich sehen. Die BSG ist stets deutlich erhöht.

Bei begründetem Verdacht und entsprechenden Beschwerden sollte man eine operative Kontrolle des in Frage kommenden Knochenbezirks, d. h. der Stirnbein- und Orbitadachregion einer oder nötigenfalls auch beider Seiten, vornehmen. Die präoperative Anwendung bildgebender Verfahren gibt Hinweise auf eine eventuelle endokranielle Komplikation.

Von einer supraorbitalen Inzision (s. S. 125), die man gegebenenfalls zu einem Brillenschnitt erweitern kann (s. S. 148), wird zunächst wie bei der *Stirnhöhlenoperation nach* JANSEN-RITTER vorgegangen (s. S. 123). Ist noch ein Stirnhöhlenlumen vorhanden, so wird dieses eröffnet und das Mukoperiost ausgeräumt. Zusätzlich sollte man immer nach eventuell *noch vorhandenen supraorbitalen Recessūs* fahnden und diese unter Entfernung ihrer gesamten Mukoperiostauskleidung sowie ihrer zur Orbita hin gelegenen Wand vollständig resezieren (s. S. 138). Desgleichen müssen noch vorhandene *Knochensequester* restlos entfernt werden.

Im Bereich des ostitischen Prozesses wird der Knochen der Stirnhöhlenvorderwand und gegebenenfalls des übrigen Stirnbeins so weit freigelegt, bis er gesund erscheint. Das *Periost über dem erkrankten Bezirk läßt sich leicht abheben.* Der *Knochen* selbst erscheint etwas livide verfärbt und ist häufig mit Blutpunkten durchsetzt. Bei seiner Abtragung ist er *auffallend weich* und läßt sich oft mit dem scharfen Löffel entfernen. Manchmal finden sich blutende Granulationen im Knochen. Ist die *Stirnhöhlenvorderwand betroffen,* muß sie entfernt und die *Stirnhöhle nach* RIEDEL-KUHNT *verödet* werden (s. S. 137). Sind auch die Stirnhöhlenhinterwand und das an die Stirnhöhle angrenzende Stirnbein ostitisch verändert, so wird dieser Knochen ebenfalls bis ins Gesunde entfernt. Anschließend wird die *Dura auf extradurale Abszesse oder subdurale Empyeme hin kontrolliert* (s. S. 188ff.).

In einzelnen Fällen kann sich der ostitische Prozeß *längs der Schädelbasis in die Tiefe* entwickeln. Das ist vor allem bei langjährigem Bestehen der Erkrankung der Fall. Die Grenze zum Gesunden ist dann besonders im Bereich des Orbitatrichters aus anatomischen Gründen nicht ohne Gefährdung des Patienten zu erreichen, und die Abtragung des erkrankten Knochens muß abgebrochen werden. Durch eine hochdosierte antibiotische Therapie kann man in solchen Fällen versuchen, den Prozeß zum Stillstand zu bringen.

4. Operatives Vorgehen bei der Stirnbeinosteomyelitis

Entwickelt sich im Verlauf einer akuten oder einer chronischen beziehungsweise rezidivierenden Stirnhöhlenentzündung oder auch nach einem Trauma oder einer Stirnhöhlenoperation *ein von Druckschmerz begleitetes teigiges Ödem über der Glabella, über den Stirnbeinen* und eventuell auch über den Schläfen und im Scheitelbereich, so sollte man besonders bei Vorliegen *hoher, teils septischer Temperaturen* an eine von der Stirnhöhle ausgehende *Osteomyelitis* denken.

BSG und CRP sind stets stark erhöht. Die Osteomyelitis unterscheidet sich von der Ostitis durch Beteiligung der Markräume des Schädelknochens am entzündlichen Prozeß. Es kommt zu einer eitrigen Entzündung im Markraum der Diploe mit Knocheneinschmelzungen. Die eitrige Entzündung breitet sich besonders entlang der Breschet-Diploevenen aus, die die Grenzen der Schädelknochen überschreiten und zu einer Infektion des Endokraniums führen können.

Auf dem Röntgenbild oder im Schädel-CT kann man in solchen Fällen entweder eine Erkrankung der Stirnhöhle oder vorhandene Knochenfragmente beziehungsweise unvollständig ausoperierte Stirnhöhlenrecessūs finden. Die durch den osteomyelitischen Prozeß bedingten Knocheneinschmelzungen sind jedoch meistens *erst 3 bis 4 Wochen nach Beginn des Prozesses als Knochenaufhellungen* röntgenologisch nachweisbar. Vorher kann die *Knochenszintigraphie* schon einen Hinweis auf den osteomyelitischen Prozeß geben. Eine *mögliche endokranielle Komplikation* muß präoperativ durch entsprechende Liquordiagnostik sowie durch die bildgebenden Verfahren abgeklärt werden.

Ist die Verdachtsdiagnose einer Osteomyelitis gestellt, sollte *unverzüglich operativ vorgegangen* werden, zumal eine konservative antibiotische Therapie auch bei höchster Dosierung erfahrungsgemäß nicht zur Ausheilung des osteomyelitischen Prozesses führt und ohne operatives Eingreifen lebensgefährliche Komplikationen möglich sind.

Wurde die *Osteomyelitis von einer Stirnhöhlenentzündung ausgelöst,* so wird zunächst die als Ausgangsherd in Frage kommende Stirnhöhle von einer supraorbitalen Inzision oder über eine bitemporale koronare Inzision (s. S. 150) unter Schonung der Nn. supraorbitales eröffnet und auch der Knochen der Stirnhöhlenvorderwand kontrolliert. Bestätigt sich dabei die Diagnose einer Osteomyelitis, was histologisch

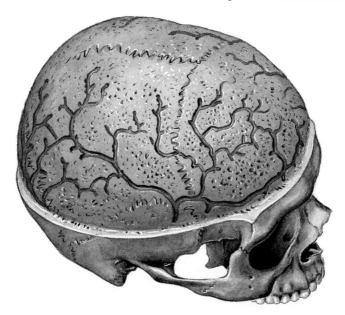

Abb. 92. Vv. diploicae, sog. Breschet-Venen. Sie verlaufen in der Diploe der Schädelkalotte und überschreiten die Suturae der einzelnen Schädelknochen. (Aus Denecke 1953)

nachzuweisen, aber auch daran zu erkennen ist, daß das Periost sich leicht vom Knochen löst und Blutpunkte in dem auffallend weichen, livide verfärbten Knochen erkennbar sind, wird die *Stirnhöhle* unter Ausräumung des gesamten Mukoperiosts nach der *Technik von Riedel-Kuhnt* (s. S. 137) *verödet.* Gegebenenfalls müssen beide Stirnhöhlen von einem Brillenschnitt aus (s. S. 148) verödet werden. Dabei ist allerdings eine Läsion der Nn. supraorbitales nicht zu vermeiden. Dann wird der Knochen des Stirnbeins im Bereich des Kopfschwartenödems am kranialen beziehungsweise lateralen Rand der Stirnhöhle schräg abgeflacht, *bis die Diploe freiliegt.* Die flachen Schädelknochen bestehen bekanntlich aus einer äußeren und einer inneren kompakten Knochenschicht, der Lamina externa und der Lamina interna sive vitrea, die den Markraum, die sog. Diploe einschließen. *In der Diploe verlaufen die Vv. diploicae, die sog. Breschet-Venen* (Abb. 92), die die gesamte Kalotte durchziehen, ohne sich an die Suturae der einzelnen Schädelknochen zu halten. Die von den Diploevenen ausgehenden *Vv. perforantes* kommunizieren mit den Venen der Dura. Infolge dieser anatomischen Vorbedingungen kann sich die *Osteomyelitis längs der Breschet-Venen* über das Stirnbein hinaus auch auf die anderen Knochen der Schädelkalotte ausbreiten und außerdem über die Vv. perforantes zu endokraniellen Komplikationen führen.

Die Abtragung des osteomyelitisch veränderten Knochens hat, vom Rande der Stirnhöhlenvorderwand ausgehend, allseits bis ins Gesunde zu erfolgen. Das Erreichen des gesunden Knochens erkennt man in erster Linie am Aussehen der Diploe: *Aus einer gesunden Diploe blutet es venös,* ist sie aber *pathologisch verändert,* so blutet sie nicht, und es quellen aus den Gefäßkanälchen vielfach *Eiterpünktchen* hervor (Abb. 93). Für die Abtragung des Knochens im osteomyelitischen Bereich ist *der*

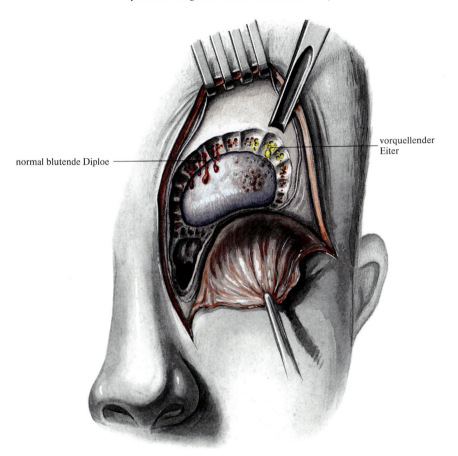

Abb. 93. Operatives Vorgehen bei der Stirnbeinosteomyelitis. Stirnhöhlenvorderwand und Stirnhöhlenboden sind abgetragen, das Siebbein ist ausgeräumt und die Dura des Stirnhirns freigelegt. Es stellt sich ein Extraduralabszeß dar. Medial zeigt die Blutung aus den Diploevenen bereits gesunden Knochen an, während lateral Eiter aus dem hier noch osteomyelitisch veränderten Knochen hervorquillt. Der erkrankte Knochen wird mit dem Meißel weiter abgetragen. (Nach LAUTENSCHLÄGER 1934)

Meißel der Fräse deshalb vorzuziehen, weil die Blutung aus dem Knochen bei Benutzung des Meißels einwandfrei zu erkennen ist, während sich die Gefäßkanälchen bei Anwendung der Fräse leicht verstopfen, und ein falsches Bild entsteht. Darüber hinaus erlaubt die Knochenentnahme mit dem Meißel eine histologische Untersuchung.

Beim *Verfolgen des osteomyelitischen Prozesses* kann man sich im wesentlichen einmal an die Ausbreitung des Kopfschwartenödems, zum anderen an die Verlaufsrichtung der Breschet-Diploevenen halten. Die Vv. diploicae frontales ziehen aus dem Bereich der Stirnhöhle in der Mitte des Stirnbeins nach dorsal in die Kalotte. Die Vv. diploicae temporales verlaufen beiderseits seitlich im Bereich der Schläfe nach dorsal. Bei entsprechender Ausbreitung des osteomyelitischen Prozesses muß deshalb die Hautinzision nötigenfalls entweder von der supraorbitalen Inzision nach kranial über die Stirn geführt oder sie muß nach lateral zur Schläfe hin verlängert werden. Bei stärkerer Ausdehnung des Kopfschwartenödems ist auch eine *Kombi-*

nation der supraorbitalen mit einer bitemporalen koronaren Inzision (s. S. 150) möglich, um die Fazialisäste und die Nn. supraorbitales zu schonen und die Beweglichkeit der Stirnpartie zu erhalten.

Beim *Ablösen des Periosts,* das dem erkrankten Knochen nur lose anhaftet, zeigen Blutpunkte und eventuell auch kleine Eiterpünktchen auf der Knochenoberfläche die Ausdehnung des osteomyelitischen Prozesses an. Hat man das Periost über dem gesamten erkrankten Bezirk abgelöst, wird die *Diploe zusammen mit der Lamina externa aber unter Erhaltung der Lamina vitrea mit dem Meißel bis ins Gesunde abgetragen.* Ist der gesunde Knochen erreicht, so blutet es aus den Diploevenen, und die Knochenabtragung kann in diesem Bereich beendet werden. Die blutenden Gefäße werden mit Knochenwachs oder mittels der Diamantfräse mit Knochenstaub ohne Spülung abgedichtet. Wenn allseits gesunder Knochen freigelegt und die Blutung zuverlässig gestillt ist, wird der zu Beginn der Operation abgelöste Galea-Periost-Lappen auf den Knochendefekt aufgelegt und vernäht. Erscheint die *Lamina vitrea verändert,* so muß sie in dem erkrankten Bereich entfernt und die Dura bis ins Gesunde freigelegt werden. Beim Auffinden *eines Extraduralabszesses* (Abb. 93) oder bei Verdacht auf *ein subdurales Empyem oder einen Hirnabszeß* (s. S. 190) wird in oben beschriebener Weise vorgegangen. Die *bildgebenden Verfahren* sollten in derartigen Fällen präoperativ immer angewandt werden.

Ist die Osteomyelitis von der Stirnhöhle aus *in Richtung auf die Schädelbasis* vorgedrungen, wird der erkrankte Knochen auch hier abgetragen, soweit er erreichbar ist. Dabei muß man in der Regel die Periorbita vom knöchernen Orbitadach ablösen und dieses, soweit es miterkrankt ist, entfernen. Gegebenenfalls muß unter Hinzuziehen eines Neurochirurgen eine frontotemporale Trepanation mit extra- oder intraduralem Vorgehen durchgeführt werden. – Nach der *Naht der Hautinzision* wird ein wattegepolsterter Druckverband, nötigenfalls als Monokulus- oder auch als Binokulusverband, angelegt. Eine hochdosierte Antibiotikatherapie sollte zusätzlich eingesetzt werden. – Der infolge der Stirnhöhlenverödung und der Knochenresektion im Bereich der Schädelkalotte entstandene *Defekt* kann etwa 1 Jahr nach Ausheilung des entzündlichen Prozesses *plastisch versorgt* werden (s. S. 141).

Bei *Osteomyelitiden,* die sich *nach einem Trauma oder seiner operativen Versorgung* entwickelt haben, wird in entsprechender Weise vorgegangen. Im Anschluß an die operative Versorgung der Traumafolgen (s. S. 234ff.) beziehungsweise nach Revision des voroperierten Gebiets wird der osteomyelitisch veränderte Knochen nach den oben dargelegten Prinzipien bis ins Gesunde abgetragen.

5. Operatives Vorgehen bei Thrombophlebitis der Hirnsinūs

a) Thrombophlebitis des Sinus sagittalis superior

Im Gefolge einer Osteomyelitis des Stirnbeins (s. S. 203) kann sich gelegentlich eine Thrombophlebitis des Sinus sagittalis superior entwickeln. Präoperativ ist die Diagnose nicht mit Sicherheit zu stellen, zumal ein Angiogramm bei diesen schwerkranken Patienten zu aufwendig wäre. Im Schädel-CT ist ein primär hyperdenser Sinus zwar typisch aber nicht beweisend. Besteht *Verdacht auf das Vorliegen einer Throm-*

bophlebitis, so muß der Sinus sagittalis beim Eingriff zur Sanierung der Stirnhöhle beziehungsweise der Stirnbeinosteomyelitis freigelegt werden.

Wurde der Stirnhöhleneingriff von einer bitemporalen koronaren Inzision aus durchgeführt, so wird der Stirnbeinknochen in typischer Weise abgetragen (s. S. 206). Danach liegt der Sinus sagittalis frei. Erfolgte die Stirnhöhlenoperation dagegen über eine supraorbitale Inzision, ist für die *Freilegung des Sinus sagittalis* eine vertikal über die Stirn geführte Hilfsinzision erforderlich.

Nach der Knochenabtragung erkennt man die Thrombophlebitis an dem *mißfarbenen Aussehen* und der etwas *festen Konsistenz der freiliegenden Sinuswand*. Gesichert wird die Diagnose durch eine *Punktion des Sinus*. Hat sich eine Thrombose nachweisen lassen, wird der *thrombosierte Sinus so weit längs geschlitzt*, bis beide Enden des Thrombus erreicht sind und beiderseits Blut aus der Sinuslichtung abfließt. Die offenen Sinusenden werden mit einem Stieltupfer oder dem Finger eines Assistenten sofort abgedichtet, um unnötigen Blutverlust zu vermeiden beziehungsweise einer Luftembolie vorzubeugen.

Ventral und dorsal erfolgt nun die *Unterbindung des Sinus im Gesunden*, d.h. jenseits der Thrombose. Dazu muß man die Dura zu beiden Seiten des Sinus ausreichend weit freilegen und an der gewünschten Unterbindungsstelle beiderseits des Sinus und parallel zu diesem inzidieren. Die Hirnoberfläche schützt man mit Hirnwatte und einem Spatel. Dann faßt man die inneren Schnittränder der Dura mit der Naht in der Weise, daß das Sinuslumen beim Knüpfen verschlossen wird.

Läßt sich die *Ausdehnung der Thrombophlebitis am nicht eröffneten Sinus sicher bestimmen*, so kann die Inzision der Dura im Bereich des thrombophlebitischen Herdes vermieden werden. Die Abdichtung wird dann im Bereich des gesunden Sinus durch die *perisinuöse Naht nach* REVENSTORF (Abb. 94) erreicht. Diese Naht wird zu beiden Seiten des Sinus durch die intakte Dura gestochen und der Faden dabei über die Sinuswand hinweggeführt. Durch Knüpfen des Knotens wird das Lumen des Sinus zusammengepreßt. In den Knoten kann man ein kleines Stück Gelfoam oder ein frei transplantiertes Muskelstück einknüpfen. Es ist zweckmäßig, an beiden Sinusstümpfen zwei bis drei solcher Nähte zu legen. Im Anschluß an die perisinuösen Nähte wird der Sinus über dem Thrombus längs geschlitzt und das thrombotische Material ausgeräumt.

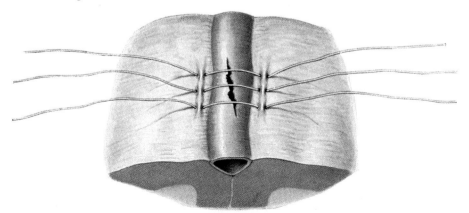

Abb. 94. Perisinuöse Naht nach REVENSTORF. (Aus GULEKE 1950)

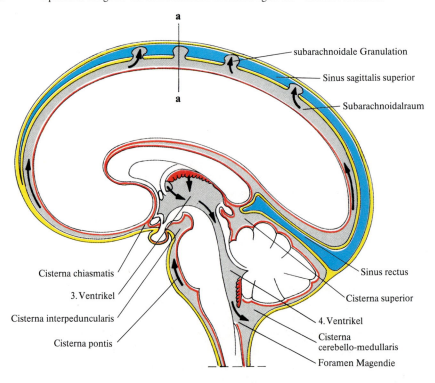

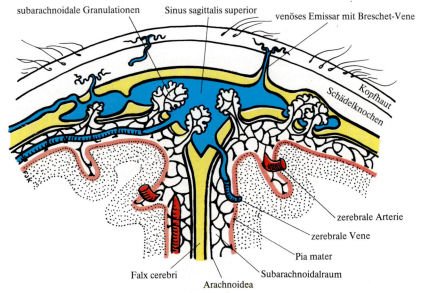

Abb. 95 a, b. Schematische Darstellung des Sinus sagittalis und der subarachnoidalen Zysternen. **a** Die *Pfeile* zeigen die Richtung der Liquorzirkulation an. Die Linie *a–a* markiert die Schnittebene für Abb. 95 b. **b** Transversalschnitt durch den Sinus sagittalis superior, die subarachnoidalen Granulationen und die Meningen in dieser Region. Man erkennt die Verbindung zu den Breschet-Venen in der Schädelkalotte. (Aus HEIMER 1983)

Der Sinus sagittalis superior kann erfahrungsgemäß *bis in Scheitelhöhe ohne unmittelbare Lebensgefahr unterbunden* werden. In Höhe des Scheitels finden sich Ansammlungen feinster Arachnoidea-Fäden in Form sog. arachnoidaler Granulationen, die durch feine Duraperforationen in den Sinus sagittalis superior eindringen (Abb. 95a, b). Sie sorgen für den Liquorabfluß in das venöse System des Gehirns. Erfolgt die *Unterbindung des Sinus sagittalis superior in unmittelbarer Nähe des Confluens sinuum,* ist der venöse Abfluß aus dem Gehirn aufgrund dieser anatomischen Voraussetzungen nicht mehr gewährleistet, was den *Tod des Patienten zur Folge* hat.

b) Thrombophlebitis des Sinus cavernosus, sog. Kavernosusthrombose

Die Thrombophlebitis des Sinus cavernosus stellt eine *sehr seltene Komplikation der entzündlichen Nasennebenhöhlenerkrankungen* dar. Bei Mitbeteiligung der Orbita am Entzündungsprozeß kann die Thrombophlebitis des Sinus cavernosus *über eine Thrombophlebitis der V. ophthalmica* entstehen. Vereinzelt wurde auch die *unmittelbare Fortleitung einer eitrigen Entzündung der Keilbeinhöhle* als Ursache einer Thrombophlebitis des Sinus cavernosus beobachtet (W. Uffenorde).

Die Entwicklung der Thrombophlebitis des Sinus cavernosus, der sog. Cavernosusthrombose, zeigt sich durch Lidödeme in Verbindung mit hohen, septischen Temperaturen und Schüttelfrost an. Es kommt zur Chemosis und zur Protrusio bulbi, die einseitig oder beiderseitig auftreten können. Klagen über Sehstörungen treten hinzu. Die Liquoruntersuchung ergibt einen entzündlichen Liquorbefund. In der Regel entwickelt sich rasch eine Meningitis.

Bei den ersten Anzeichen einer Kavernosusthrombose versucht man, den thrombophlebitischen Prozeß durch eine *höchstdosierte antibiotische und fibrinolytische Therapie* zum Stillstand zu bringen. *Das operative Vorgehen richtet sich nach dem klinischen Befund an den Nasennebenhöhlen.* Hat sich die *Thrombophlebitis des Sinus cavernosus von der Orbita aus* über eine Thrombophlebitis der V. ophthalmica entwickelt, so ist die Freilegung der Periorbita von der erkrankten Nebenhöhle aus bis zur Spitze der Orbita inidziert (s. S. 194ff.). Anschließend erfolgt eine ausgiebige Schlitzung der Periorbita und ein vorsichtiges Aufspreizen des orbitalen Gewebes (s. S. 195) bis in die Tiefe des Orbitatrichters, um den in der Umgebung der V. ophthalmica gelegenen Entzündungsprozeß zu entlasten (Denecke). – Wurde die *Thrombophlebitis des Sinus cavernosus durch eine eitrige Entzündung in der Keilbeinhöhle* ausgelöst, kann man versuchen, den Sinus cavernosus von der Keilbeinhöhle aus zu entlasten. Als Zugang kommt einer der für die transsphenoidale Hypophysenchirurgie entwickelten Wege in Betracht (s. Band V/1, S. 242 dieser Operationslehre). Man versucht, die laterale Wand der Keilbeinhöhle zu erreichen und anschließend vorsichtig abzutragen, um eine Eröffnung des Sinus cavernosus herbeizuführen. Bei diesem Vorgehen ist jedoch zu bedenken, daß die *A. carotis interna* bei ihrem Eintritt in den Sinus cavernosus *der oberen lateralen Keilbeinhöhlenwand direkt anliegt* (Abb. 87c) und ihre Verletzung auf jeden Fall zu vermeiden ist. Die Benutzung des Operationsmikroskops mit einer 250 mm- oder 300 mm-Optik ist deshalb unbedingte Voraussetzung. Eine Winkeloptik kann zusätzlich hilfreich sein.

Neben dem rhinochirurgischen Zugangsweg zur Eröffnung des Sinus cavernosus steht auch der *neurochirurgische Zugang über die mittlere Schädelgrube* zur Verfügung. Er hat gegenüber dem rhinochirurgischen Vorgehen den Nachteil, daß man für eine beiderseitige Cavernosuseröffnung von beiden Seiten aus eingehen muß, was bei der Schwere des gesamten Krankheitsbildes besser vermieden werden sollte. Außerdem besteht bei diesem Zugangsweg die Gefahr einer Infektion der mittleren Schädelgrube von der eitrigen Thrombophlebitis aus. Auch die drei die äußeren Augenmuskeln motorisch versorgenden Hirnnerven, die Nn. abducens, trochlearis und occulomotorius, können verletzt werden. − Die Erfolgsaussichten sind bei beiden Zugangswegen, dem rhinochirurgischen und dem neurochirurgischen, nicht gut, und die *Mortalität ist auch heute noch als sehr hoch einzuschätzen.*

IX. Zephalozelen und Nebenhöhlenchirurgie

1. Allgemeine Vorbemerkung

Von besonderem rhinologischen Interesse sind *angeborene Spaltbildungen an der Schädelbasis mit Herniation* des endokraniellen Inhalts in den Bereich der Nase und der an die Schädelbasis angrenzenden Nasennebenhöhlen. Entsprechend der Bestandteile des Bruchsackes unterscheidet man Meningozelen, Meningoenzephalozelen und Meningoenzephalozystozelen. Die *Meningozelen* (Abb. 96a) enthalten Lep-

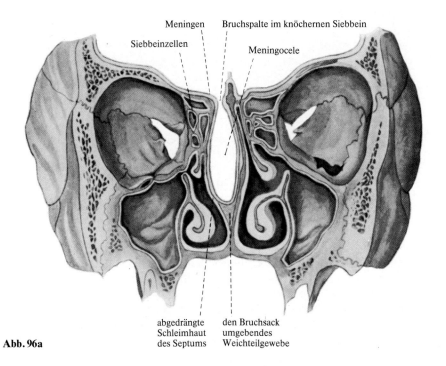

Abb. 96a

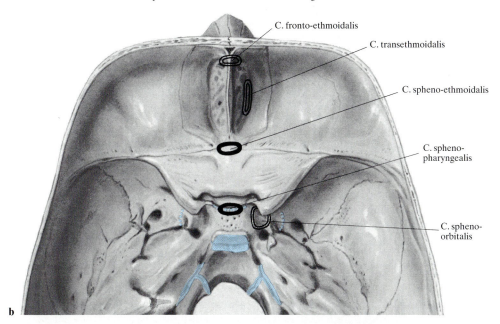
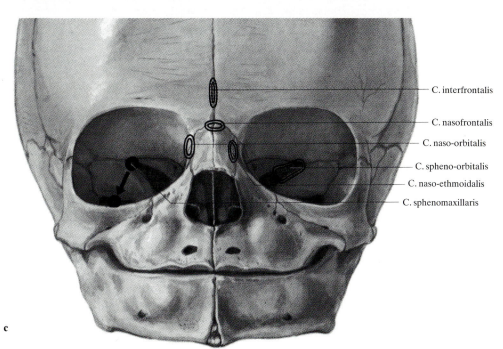

Abb. 96 a–c. Zephalozelen. **a** Meningozele mit Bruchpforte im knöchernen Siebbein. Frontalschnitt. **b** Schädelbasis eines Neugeborenen mit Darstellung der Durchtrittspforten für Zephalozelen der Schädelbasis. **c** Schädel eines Neugeborenen mit Darstellung der Durchtrittspforten für extranasale Zephalozelen. Der *Pfeil* zeigt die Richtung an, in der sich die Cephalocele sphenomaxillaris zur Flügelgaumengrube hin ausdehnt. (**a** Aus HALLERMANN 1932; **b, c** nach LANZ u. WACHSMUTH 1985)

tomeninx und Liquor, die *Meningoenzephalozelen* zusätzlich Hirngewebe und die *Meningoenzephalozystozelen* haben außerdem Anschluß an das Ventrikelsystem. Im Zusammenhang mit der Nasennebenhöhlenchirurgie wird für alle diese Typen der allgemeine Ausdruck Zephalozele oder Hirnbruch benutzt. Hinsichtlich der *Lokalisation* unterscheidet man die okzipitalen, die basalen und die synzipitalen Zephalozelen. Im Bereich der Nase und der an die Schädelbasis angrenzenden Nasennebenhöhlen sind im wesentlichen die synzipitalen und die basalen Zephalozelen von Bedeutung. Sie kommen als intra- und als extranasale Zephalozelen vor.

Bei den *extranasalen Zephalozelen* kann man entsprechend der Durchtrittstelle die nasofrontale, die nasoethmoidale und die naso-orbitale Zephalozele unterscheiden (Abb. 96b). Die nasofrontale Zephalozele tritt zwischen Stirnbein und Nasenbein hervor und kann als tumorartige Vorwölbung am medialen Augenwinkel erscheinen. Die nasoethmoidale Zephalozele tritt zwischen Stirnbein, Nasenbein und Siebbein durch und erscheint am Nasenrücken unterhalb der Nasenbeine als Tumor zwischen knöcherner und knorpeliger äußerer Nase. Die naso-orbitale Zephalozele, auch Cephalocele orbitalis anterior genannt, dringt zwischen Stirnbein, Siebbein und Tränenbein in Richtung Orbita vor.

Die hier zur Nasenhöhle durchtretenden und an die oberen Nasennebenhöhlen heranreichenden Hirnbrüche gehören zu den basalen Zephalozelen (Abb. 96c). Die *Cephalocele intranasalis sive transethmoidalis* hat ihre Durchtrittspforte im Bereich der horizontalen Siebbeinplatte, d.h. der Lamina cribrosa. Die *Cephalocele sphenoethmoidalis* tritt an der Grenze zwischen Siebbeindach und Keilbeinhöhle durch, die *Cephalocele sphenopharyngealis* erscheint am Dach der Keilbeinhöhle. Sehr selten findet sich eine *Cephalocele orbitalis posterior,* die bei starker Pneumatisation an die supraorbitalen Recessūs des Siebbeins (s. S. 214) heranreichen kann.

Neuerdings wurde von NAGER eine weitere Zephalozelenlokalisation beschrieben. Sie wird von ihm als *basio-okzipitale-nasopharyngeale Zephalozele* bezeichnet, hat ihre Durchtrittspforte im Zentrum der Basis des Os occipitale und kommuniziert mit der pontinen Zisterne. Sie erstreckt sich unter der nasopharyngealen Mukosa bis zum kaudalen Rand der Nasenrachentonsille. Durch diese enge Nachbarschaft sind rezidivierende Meningitiden im Sinne einer aufsteigenden Infektion beobachtet worden. Auch muß auf die Gefahr einer Verletzung der Zephalozele bei der Adenotomie hingewiesen werden.

Die Bedeutung der Zephalozelen für die Chirurgie der Nasennebenhöhlen liegt in der Gefahr, daß sie präoperativ nicht erkannt werden. Besonders die *Cephalocele intranasalis,* die ihre Bruchpforte im Bereich der Lamina cribrosa, d.h. am Nasendach hat, sieht Nasenpolypen außerordentlich ähnlich und kann intraoperativ leicht mit diesen verwechselt werden. Da es sich bei den Zephalozelen um Mißbildungen handelt, werden sie *überwiegend bei Neugeborenen oder Kleinkindern beobachtet.* Bei dem Krankheitsbild einer Polyposis im Kindesalter muß man unbedingt an die Möglichkeit des Vorliegens einer Zephalozele denken. *Verdächtige Symptome* sind einseitiger Nasentumor bei Kleinkindern, verbreiterte Nasenwurzel, Vergrößerung des Augenabstands, Fremdgewebe im mittleren und oberen Nasengang, spontane Rhinoliquorrhoe und rezidivierende Meningitiden. Es kommen aber auch *intranasale Zephalozelen* vor, die *bis ins Erwachsenenalter keine oder keine spezifischen Symptome* machen und deshalb vor einem Nebenhöhleneingriff nicht erkannt werden. Sie sind es vor allem, die intra- oder postoperative Komplikationen verursachen.

2. Operatives Vorgehen bei direkter Kommunikation zwischen Zephalozele und Nasenhaupt- oder Nasennebenhöhlen

Wurde eine *intranasale Zephalozele vor einem geplanten rhinochirurgischen Eingriff diagnostiziert*, so wird von den meisten Autoren das *transfrontale intradurale Vorgehen* (s. S. 244) durch den Neurochirurgen zur Abtragung der Zephalozele und zur Abdichtung des dadurch entstandenen Duradefekts bevorzugt. Eine *Ausräumung der angrenzenden Nasennebenhöhlen* ist im Anschluß daran zu empfehlen, um einer aufsteigenden endokraniellen Komplikation vorzubeugen. Das gilt besonders für die Fälle, bei denen eine entzündliche Erkrankung der Nasennebenhöhlen vorliegt. Kleinere ethmoidale Zephalozelen, die sich durch bildgebende Verfahren gut abgrenzen lassen, können von einem rhinochirurgisch erfahrenen Operateur weniger traumatisch auf endonasalem Weg entfernt werden. Mit Hilfe von Schleimhautlappen vom Septum oder von der lateralen Nasenwand beziehungsweise mit konservierter Dura und Fibrinklebung kann der entstehende Duradefekt dann versorgt werden.

Wenn eine *intranasale Zephalozele* vor einem rhinochirurgischen Eingriff, z.B. vor dem Abtragen von Nasenpolypen oder vor einer Stirnhöhlen-, Siebbein- oder Keilbeinhöhlen-Operation *nicht erkannt* wurde, ist die Gefahr groß, daß sie *beim Vorgehen an der Schädelbasis eröffnet* wird. Es kommt dann zu einer mehr oder weniger starken Liquorrhoe, die man an den Liquorschlieren im Blut erkennt (s. S. 264). In einem solchen Fall muß eine *sofortige operative Versorgung des entstandenen Defekts* vorgenommen werden (s. S. 240ff.), um einer von den Nasennebenhöhlen ins Endokranium aufsteigenden Infektion vorzubeugen. Dabei ist zu entscheiden, ob der Eingriff in Zusammenarbeit mit einem Neurochirurgen *auf transfrontalem intraduralem Zugangsweg* erfolgen soll, oder ob man den *rhinochirurgischen fronto-orbitalen Zugang* wählt. In der Regel sollte man dem transfrontalen intraduralen Eingriff den Vorzug geben, zumal in derartigen Fällen die Größe der knöchernen Bruchpforte intraoperativ vor ihrer Freilegung nicht sicher festzustellen ist und außerdem auch medikolegale Gesichtspunkte zu berücksichtigen sind.

Nur bei sehr kleinen Zephalozelen, die versehentlich bei einem rhinochirurgischen Eingriff angerissen wurden, kann man versuchen, den *Duradefekt vom fronto-orbitalen Zugang aus zu verschließen*. Der Eingriff entspricht dann einer *Siebbein-Keilbeinhöhlen-Operation von außen* (s. S. 99). Der Bruchsack wird unter dem Operationsmikroskop aufgesucht und aus dem ihn umgebenden Mukoperiost ausgelöst. Eventuell vorhandene narbige Verwachsungen, auch mit der benachbarten Septumschleimhaut, werden dabei durchtrennt. Auf diese Weise gelangt man zu der *Bruchpforte* an der Schädelbasis, deren Umgebung vor der Duraplastik vollständig vom Mukoperiost entblößt werden muß. Gegebenenfalls ist außerdem die hier befindliche knöcherne Lücke durch Abtragen von Knochen so weit zu vergrößern, bis allseits unauffällige Dura freiliegt. Die *Zephalozele* kann dann *mit Hilfe einer bipolaren Koagulationspinzette abgetragen* werden. Aus medikolegalen Gründen empfiehlt sich die histologische Untersuchung des Exzidats.

Anschließend erfolgt die *plastische Versorgung des Duradefekts* (s. S. 272ff.). Der Eingriff wird nach Anlage eines *weiten Abflußweges zur Nase* mit einer Siebbein- beziehungsweise Siebbein-Keilbeinhöhlen-Tamponade und mit der Naht der supraorbitalen Inzision beendet. Bei der Siebbeinausräumung ist in solchen Fällen besonders sorgfältig darauf zu achten, daß *eventuell vorhandene supraorbitale Recessūs* völlig entfernt werden (s. S. 138). Mußte bei dem Nebenhöhleneingriff auch die *Stirnhöhle eröffnet* werden, so ist für einen gut funktionierenden Stirnhöhlen-Nasen-Abfluß zu sorgen und nötigenfalls eine Plastik am Stirnhöhlen-Nasen-Zugang durchzuführen (s. S. 130).

Ausgedehnte supraorbitale Recessūs des Siebbeins können auch einmal an die Bruchpforte der sehr seltenen *Cephalocele orbitalis posterior* heranreichen, die normalerweise keine Beziehungen zu den Nasennebenhöhlen hat. Bei der neurochirurgischen transfrontalen Abtragung derartiger Zephalozelen sind diese Recessūs unbedingt zu berücksichtigen, da sonst die Gefahr einer aufsteigenden endokraniellen Infektion aus dem Nebenhöhlengebiet besteht. Wenn sich ein Kontakt zwischen der Zephalozele und einem weit nach dorsal reichenden supraorbitalen Recessus findet und dieser bei der transfrontalen Abtragung der Zephalozele eröffnet wird, ist ein zusätzlicher rhinochirurgischer Eingriff erforderlich. Der Recessus ist über eine Stirnhöhlen- beziehungsweise Siebbeinoperation von außen (s. S. 122 u. S. 99) vollständig zu entfernen. Danach sind die eröffneten Nebenhöhlen unter Anlage eines weiten funktionstüchtig bleibenden Abflußweges zur Nase in typischer Weise zu sanieren.

D. Operative Eingriffe bei Verletzungen der Nasennebenhöhlen und der angrenzenden Schädelbasis

I. Allgemeine Vorbemerkung

Bei den Verletzungen der Nasennebenhöhlen und der angrenzenden Schädelbasis handelt es sich in der Mehrzahl der Fälle um Frakturen, die *durch direkte oder indirekte stumpfe äußere Gewalteinwirkung* verursacht wurden. Seltener kommen Schuß- und Stichverletzungen oder Traumen durch Metall-, Holz- oder Granatsplitter in Betracht. Die *gleichzeitig vorliegenden Weichteilverletzungen* im Bereich des Gesichtsschädels sind abhängig von der einwirkenden Gewalt. Es kommt entweder zu mehr oder weniger starken Prellungen mit nachfolgender Schwellung und Hämatombildung, oder es entstehen Riß-, Quetsch- oder Stichwunden, die eine sorgfältige Versorgung nach plastisch-chirurgischen Gesichtspunkten unter Beachtung der Spannungslinien der Haut (s. Band V/1, S. 90 dieser Operationslehre) erfordern. Dabei gilt der Grundsatz, daß die *Wundversorgung von innen nach außen* zu erfolgen hat.

Häufig sind Nebenhöhlenverletzungen *von einem Schädel-Hirn-Trauma begleitet,* das vielfältiger Art und Schwere sein kann, oder es liegen *Mehrfachverletzungen* vor. Eine enge Zusammenarbeit mit dem Neurochirurgen und dem Allgemeinchirurgen ist in derartigen Fällen erforderlich. Bei *frischen Verletzungen* ist auf die klinischen Zeichen eines traumatischen Schocks mit Bewußtseinsstörungen und den Gefahren einer peripheren oder zentralen Atemstörung zu achten. Außerdem ist der Patient auf eventuelle *Blutungen in den Nasen- und Rachenraum* zu kontrollieren, die meistens aus der A. maxillaris und ihren Ästen stammen und bei tiefer Bewußtlosigkeit zur *Aspiration* mit nachfolgenden lebensbedrohlichen pulmonalen Komplikationen führen können. Liegen derartige Komplikationen vor, ist zur *Sicherstellung der Sauerstoffversorgung des Gehirns* sofort für eine freie Atmung beziehungsweise für die Möglichkeit der Beatmung zu sorgen und die Aspirationsgefahr auszuschalten.

Ist bei Trümmerfrakturen mit Kiefersperre eine *Intubation* nicht möglich, so ist die Indikation zur sofortigen *Tracheotomie* gegeben. Durch die Anlage eines *epithelisierten Tracheostomas* (s. Band V/3, S. 427 dieser Operationslehre) läßt sich mit Hilfe eines intratrachealen Verbands (s. Band V/3, S. 433 dieser Operationslehre) die Aspiration auch bei schweren Blutungen sicher vermeiden. Außerdem ist darauf zu achten, daß *kein Blut unbemerkt in den Speiseweg abfließt.* Stellt man eine derartige Blutung fest, sind *im Schockzustand* der Nasopharynx oder der Hypopharynx entsprechend abzutamponieren (s. Band V/1, S. 188 dieser Operationslehre beziehungsweise S. 14 dieses Bandes). Nach Beherrschung des Schocks muß dann gegebenenfalls die *A. maxillaris auf transantralem Weg unterbunden* werden (s. Band V/1, S. 192 dieser Operationslehre). Sollte das wegen der Verletzungsfolgen nicht möglich sein, muß man die entsprechenden *Äste der A. carotis externa am Hals* unterbinden (s. Band V/4, S. 165 dieser Operationslehre).

Während die Verletzungen der Kieferhöhle in der Regel mit Frakturen der Mittelgesichtsknochen, vorwiegend des übrigen Oberkiefers, des Jochbeins und des Nasengerüstes, seltener mit denen des Gaumens kombiniert sind, liegt bei den Verletzungen der oberen Nasennebenhöhlen, d.h. der Stirnhöhle, des Siebbeins und der Keilbeinhöhle in einem hohen Prozentsatz der Fälle eine Mitbeteiligung der angrenzenden Schädelbasis vor. Man unterscheidet daher die *Frakturen der Kieferhöhle und des Mittelgesichtsschädels* (s. S. 217ff.) von den *Frakturen der oberen Nasennebenhöhlen und der angrenzenden Schädelbasis,* den sog. frontobasalen Frakturen (s. S. 234ff.). Die bei diesen Verletzungen häufig ebenfalls betroffene *Orbita* ist in einem gesonderten Kapitel besprochen (s. S. 307ff.).

Bei der *Kombination von Verletzungen* der oberen, an die Schädelbasis angrenzenden Nebenhöhlen mit einem Trauma des Mittelgesichtsschädels hat die Versorgung einer etwaigen *Dura-Hirn-Verletzung den Vorrang vor der Behandlung des Mittelgesichtstraumas,* damit die akute Lebensgefahr durch eine eventuelle in das Endokranium aufsteigende Infektion rechtzeitig abgewehrt werden kann. Sofern es der Zustand des Patienten erlaubt und eine interdisziplinäre Zusammenarbeit mit dem Kieferchirurgen und gegebenenfalls mit dem Neurochirurgen gewährleistet ist, sollten diese *Kombinationsverletzungen in einer Sitzung* versorgt werden. Bei *polytraumatisierten Patienten* ist stets auch auf eine Mitbeteiligung von Thorax, Bauchraum, Extremitäten und Wirbelsäule zu achten. Das *interdisziplinäre Vorgehen* ist dann selbstverständlich auch mit dem zuständigen Operateur abzustimmen. Abschließend soll noch betont werden, daß der Operateur bei der Versorgung aller Verletzungen, an denen die Nasennebenhöhlen beteiligt sind, sowohl die besonderen Untersuchungsmethoden als auch die ganz speziellen operativen Techniken an den Nasennebenhöhlen beherrschen muß, um intra- und postoperative Komplikationen zu vermeiden. Auch aus medikolegalen Gründen ist dieser Grundsatz zu beachten.

II. Operative Eingriffe bei Frakturen der Kieferhöhle und des Mittelgesichtsschädels

1. Allgemeine Vorbemerkung

Bei den Frakturen im Bereich der Kieferhöhle handelt es sich im weiteren Sinne um *Frakturen des Mittelgesichtsschädels*. Da jedoch Teile des Mittelgesichtsschädels, nämlich das Os ethmoidale und das Os sphenoidale, auch an der Bildung der Schädelbasis beteiligt sind, entstehen bei der Einteilung der Schädelfrakturen Zuordnungsschwierigkeiten. Die Grundlage zahlreicher Klassifikationsversuche bilden die *experimentellen Versuche* von LE FORT (1901), der *bestimmte Schwachpunkte und Linien geringerer Widerstandsfähigkeit im Mittelgesichtsschädel* nachwies, die bei äußerer Gewalteinwirkung zu *typischen Bruchlinien* führen (Abb. 97a, b). Wie jedoch die Erfahrung zeigt, entsprechen die von LE FORT nachgewiesenen Frakturmechanismen in vielen Fällen nicht mehr der Klinik der Mittelgesichtsfrakturen. Das mag vor allem an der Veränderung der Gewalteinwirkung z. B. bei den Verkehrsunfällen liegen.

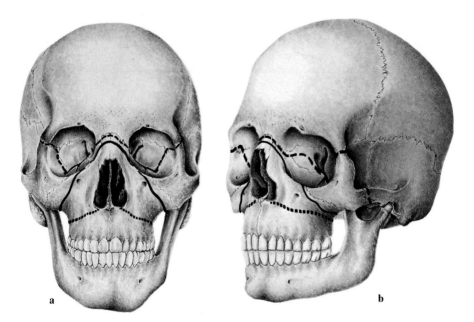

Abb. 97a, b. Einteilung der Mittelgesichtsfrakturen nach LE FORT. **a** Ansicht von vorn. Die *punktierte Linie* entspricht der LE FORT I-Fraktur, die *durchgezogene Linie* der LE FORT II-Fraktur und die *gestrichelte Linie* der LE FORT III-Fraktur. **b** Ansicht von lateral vorn

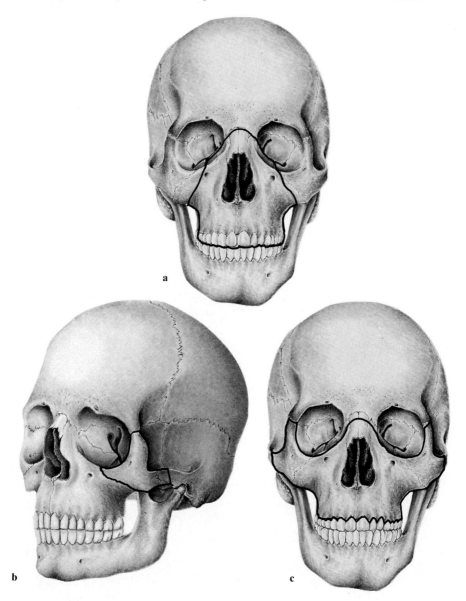

Abb. 98a–c. Einteilung der Mittelgesichtsfrakturen nach McIndoe sowie nach Rowe und Killey mit einer Modifikation nach Schwenzer. **a** Ansicht von vorn. Die *schwarze ausgezogene Linie* umgrenzt die Region, in der die zentralen Mittelgesichtsfrakturen auftreten (Rowe u. Killey), d. h. der Frakturen des nasomaxillären Komplexes (McIndoe). **b** Ansicht von lateral vorn. Die *schwarze ausgezogene Linie* umreißt die Region der lateralen Mittelgesichtsfrakturen (Rowe u. Killey), d. h. der Frakturen des zygomatiko-maxillären Komplexes (McIndoe). **c** Ansicht von vorn. Die *schwarze ausgezogene Linie* umgrenzt die Region, in der zentro-laterale Mittelgesichtsfrakturen ein- oder beiderseitig auftreten können. (Modifikation der Le Fort III-Fraktur nach Schwenzer)

McIndoe hat daher eine *klinische Klassifikation* vorgeschlagen, die die Frakturen des Mittelgesichtsschädels in solche des zygomatikomaxillären und solche des nasomaxillären Komplexes einteilt. Diese Einteilung entspricht der von Rowe und Killey, die zwischen den Frakturen des lateralen und denen des zentralen Mittelgesichts unterscheiden (Abb. 98a, b). Von Schwenzer wurde zu diesen zwei Verletzungsformen noch die Fraktur der zentro-lateralen Mittelgesichtsregion hinzugefügt (Abb. 98c). Sie erfaßt als eine Kombinationsform von Frakturen des Mittelgesichtsschädels und der Schädelbasis auch den kompletten Abriß des Mittelgesichtsschädels von der Schädelbasis entsprechend der Le Fort III-Fraktur.

Zu den *lateralen Mittelgesichtsschädelfrakturen* rechnet man die *Frakturen des Jochbeins,* die in der Regel mit einer Frakturierung der Maxilla, besonders der lateralen und fazialen Wandung der Kieferhöhle, aber auch der Infraorbitalspange sowie des Orbitabodens einhergehen. Es sind das die Frakturen des zygomatikomaxillären Komplexes nach McIndoe. Auch die *isolierte Jochbogenfraktur* und die *isolierte Orbitabodenfraktur* werden den lateralen Mittelgesichtsschädelfrakturen zugeordnet. Letztere ist als sog. *Blow-out-Fraktur* im Kapitel über die Verletzungen der Orbita abgehandelt (s. S. 308).

Zu den *Frakturen des zentralen Mittelgesichtsschädels* (Rowe und Killey) zählen die des *Nasenskeletts,* die im Band V/1, S. 207 u. S. 217 dieser Operationslehre dargestellt sind. Dabei sind häufig nicht allein die Nasenbeine, sondern auch der Processus frontalis des Oberkiefers, das Os lacrimale sowie das Nasenseptum in die Frakturierung mit einbezogen.

Auch *infrazygomatische Frakturen* nach dem Frakturtyp Le Fort I werden den zentralen Mittelgesichtsschädelfrakturen zugerechnet und entsprechen den Frakturen des nasomaxillären Komplexes (McIndoe). — Bei starker Gewalteinwirkung auf das zentrale Mittelgesicht kommt es zur *beiderseitigen infrazygomatischen Frakturierung* und Verlagerung der Fragmente nach dorsal mit dem klinischen Bild des *Dish face.*

Die Kombination einer zentralen mit einer lateralen Mittelgesichtsschädelfraktur wird als *zentro-laterale Mittelgesichtsschädelfraktur* bezeichnet (Schwenzer). Bei beiderseits auftretenden zentro-lateralen Mittelgesichtsschädelfrakturen, entsprechend dem Frakturtyp Le Fort III, handelt es sich um einen *Abriß des Gesichtsschädels von der Schädelbasis.* Die Orbitae mit den Alae majores des Keilbeins, die Jochbögen, die Nasenbeine und das Nasenseptum sind an der Fraktur beteiligt. Meist kommen Duraverletzungen im Bereich der anterioren Schädelbasis und Läsionen des Canalis opticus hinzu.

2. Präoperative Diagnostik

Da bei den Frakturen des Mittelgesichtsschädels *sehr rasch erhebliche Weichteilschwellungen* der Augen-, Kiefer- und Mund-Region eintreten können, kommt der *Erstuntersuchung durch Inspektion und Palpation große Bedeutung* zu. Dislokationen der beteiligten Knochen oder Stufenbildungen können dabei nachgewiesen werden. Ein Hautemphysem der Gesichtsweichteile weist auf eine offene Fraktur zu einer Nasennebenhöhle hin. Ein blutiger Einriß der Gaumenschleimhaut und Okklusionsstörungen sind Folge einer sagittalen, meist einseitigen zentro-lateralen Mittelgesichtsschädelfraktur. Eine Kiefersperre findet sich häufig bei den lateralen, zygomatikomaxillären Frakturen. Die Untersuchung von Lage und Motilität der Bulbi, die Prüfung der Pupillenreaktion auf Licht und Konvergenz sowie die Kontrolle der Funktion des N. infraorbitalis und des N. facialis gehören zur präoperativen Diagnostik. Zu berücksichtigen ist auch die Tatsache, daß ein hoher Prozentsatz der Mittelgesichtsschädelfrakturen *mit einem Hirntrauma vergesellschaftet* ist. Entsprechende diagnostische Maßnahmen einschließlich der modernen bildgebenden Verfahren sind dann unter Hinziehung eines Neurologen, eines Neurochirurgen und gegebenenfalls eines Ophthalmologen präoperativ erforderlich.

3. Operatives Vorgehen bei Frakturen des lateralen Mittelgesichtsschädels

a) Operatives Vorgehen bei Oberkiefer-Jochbein-Frakturen

α) Indikation zum operativen Vorgehen bei Oberkiefer-Jochbein-Frakturen

Bei den Oberkiefer-Jochbein-Frakturen, d.h. bei den *Frakturen des zygomatikomaxillären Komplexes,* liegen die Frakturlinien meistens im Bereich der Sutura zygomaticofrontalis, der Sutura zygomaticotemporalis und der Sutura zygomaticomaxillaris. Dabei sind der Orbitarand, der Orbitaboden und die laterale Kieferhöhlenwand häufig in die Frakturierung mit einbezogen und disloziert. Die *Dislokation,* oft mit einer Stufenbildung am kaudalen Orbitarand, der sog. Infraorbitalspange, verbunden, begründet zwingend eine *operative Versorgung der Fraktur* auf transantralem oder transkutanem Weg. Das gleiche gilt, wenn eine seitliche oder dorsale Dislokation des Jochbeins eine Kieferklemme verursacht.

Ist es durch *Mitbeteiligung des Orbitabodens* zu einem Absinken des Bulbus gekommen und sind Doppelbilder nachweisbar, so ist ebenfalls eine operative Versorgung der Fraktur auf transantralem Weg, gegebenenfalls in Kombination mit einem orbitalen Zugang (s. S. 310) indiziert. Über die subziliare Inzision kann dann auch eine offene Reposition der frakturierten Infraorbitalspange mittels Drahtosteosynthese oder Mini- bzw. Mikro-Druckplatten erfolgen. Das Absinken des Bulbus und die Doppelbilder können die Folge eines Prolapses von Orbitaweichteilen in die Kieferhöhle mit oder ohne Einklemmung von Fettgewebe oder äußeren Augenmuskeln in den Frakturspalt, einer sog. *Blow-out-Fraktur* (s. S. 307), sein. Der Eingriff sollte dann ohne Zeitverzögerung erfolgen, um eine Nekrose der eingeklemmten Weichteile mit den entsprechenden unangenehmen Folgen zu vermeiden. – Eine *Verletzung des N. infraorbitalis* führt zu Sensibilitätsstörungen im Wangen- und Oberlippenbereich. Die operative Kontrolle mit eventueller Dekompression des Nervs (s. S. 62) über den Zugang vom Mundvorhof ist dann angezeigt.

Ganz allgemein gilt, daß die *operative Versorgung der Oberkiefer-Jochbein-Frakturen so früh wie möglich* zu erfolgen hat. Ein Schockzustand und eine massive Blutung müssen zuvor beherrscht sein. In besonders gelagerten Fällen kann es jedoch einmal günstiger sein, eine sehr ausgedehnte Weichteilschwellung vor der Reposition abklingen zu lassen, um die Stellung der dislozierten Fragmente besser beurteilen zu können. Allerdings muß bereits nach einem Zeitraum von 8 bis 10 Tagen mit einer erschwerten Reposition gerechnet werden.

β) Transkutane Jochbeinreposition

Liegt keine *Trümmerfraktur des Jochbeins* vor und ist keine orbitale oder nervale Mitbeteiligung nachweisbar, kann der frakturierte und dislozierte zygomatikomaxilläre Komplex *auf transkutanem Weg mittels Hakenzugs reponiert* werden (STROHMEYER 1844). Der Eingriff wird in Lokalanaesthesie mit entsprechender Sedierung oder in Allgemeinanaesthesie mit oro- oder nasotrachealer Intubation vorgenommen. Wählt man die Lokalanaesthesie, so werden 1 bis 2 ml des Lokalanaesthetikums in den Bereich des kaudalen Jochbeinrandes injiziert. Zusätzlich kann man eine Leitungsanaesthesie des N. maxillaris und seiner Äste in der Flügelgaumengrube anlegen (s. S. 15).

Ein kräftiger einzinkiger Knochenhaken wird dann durch die Wangenhaut hindurchgestochen, etwas in die Tiefe geführt und mit seiner Spitze von innen her am kaudalen Rand des Jochbeinkörpers angesetzt (Abb. 99). Durch kräftigen Zug am Haken läßt sich der frakturierte Knochenblock nach lateral ziehen und in regelrech-

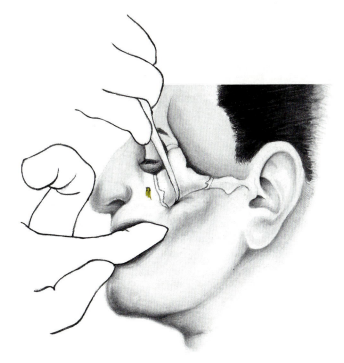

Abb. 99. Transkutane Jochbeinreposition. Ein kräftiger Einzinkerhaken ist durch die Wangenhaut hindurchgestochen und mit seiner Spitze von innen her am Jochbeinkörper angesetzt. Der Zeigefinger der linken Hand kontrolliert durch perorale Palpation die Lage der Hakenspitze

ter Stellung einrasten. Führt dieses Vorgehen zu einer stabilen Verkeilung, so erübrigen sich weitere Maßnahmen. In den meisten Fällen wird sich jedoch diese transkutane Reposition bei lateraler Mittelgesichtsfraktur nicht durchführen lassen. Man wird dann *auf transantralem Weg oder durch äußere Inzisionen* die Reposition vornehmen müssen.

γ) Transantrale Jochbeinreposition mit endoantraler Stabilisierung

Bei Splitterfrakturen der fazialen und der lateralen Kieferhöhlenwand sowie bei Mitbeteiligung des Orbitabodens ist das transantrale Vorgehen mit entsprechenden stabilisierenden Maßnahmen angezeigt. Der Eingriff kann in lokaler Infiltrationsanaesthesie mit zusätzlicher Leitungsanaesthesie (s. S. 15) und entsprechender Sedierung oder in Allgemeinanaesthesie mit oro- oder nasotrachealer Intubation vorgenommen werden. Er sollte *so früh wie möglich* erfolgen, spätestens 8 bis 10 Tage nach der Fraktur. Bei Einklemmung von Orbitainhalt in einen Frakturspalt am Orbitaboden ist jedoch sofort zu handeln, um einer Nekrose von eingeklemmten Orbitaweichteilen vorzubeugen.

Das operative Vorgehen entspricht zunächst der *typischen Kieferhöhlenoperation vom Mundvorhof* nach CALDWELL-LUC (s. S. 44). Bei Darstellung der fazialen Kieferhöhlenwand ist auf kleine Knochensplitter zu achten, die auch in die Kieferhöhle verlagert sein können und die entfernt werden müssen. Nach vorsichtigem Absaugen des Kieferhöhleninhalts läßt sich das Ausmaß der Fraktur feststellen.

Die Wangenweichteile, die durch die *frakturierte laterale Kieferhöhlenwand* in die Kieferhöhle prolabiert sind, werden zurückgedrängt und die knöchernen Fragmente unter Schonung der Schleimhaut in ihre ursprüngliche Lage reponiert (Abb. 100). Bei *Orbitabodenfrakturen* kann es zu einem Absinken des Orbitabodens und des Orbitainhalts in die Kieferhöhle kommen. Orbitaboden und Orbitainhalt werden dann in ihre normale Position zurückverlagert. Ist es zu einer *Einklemmung von orbitalem Fettgewebe* oder von Anteilen der am Bulbus ansetzenden *äußeren Augenmuskeln* in einen Frakturspalt gekommen, werden auch die eingeklemmten *Orbitaweichteile vorsichtig zurückverlagert* (s. S. 312). Diese Rückverlagerung hat, wie oben schon erwähnt, *so früh wie möglich* zu erfolgen, damit es durch Ernährungsstörungen nicht zur Nekrose des eingeklemmten Gewebes kommt. Zusätzlich kann auch ein orbitaler Zugang (s. S. 310) erforderlich werden, was besonders dann der Fall ist, wenn die Versorgung der Oberkieferfraktur infolge von Mehrfachverletzungen verzögert wurde.

Nach der *Reposition des Jochbeinkörpers* mit Hilfe eines Raspatoriums oder mit dem Finger von der Kieferhöhle aus und nach der oben beschriebenen Rückverlagerung der dislozierten, frakturierten Kieferhöhlenwände erfolgt die *Anlage eines Kieferhöhlenfensters zum unteren Nasengang* in typischer Weise (s. S. 50), um einen einwandfreien Sekretabfluß sowie eine gute Belüftung der Kieferhöhle auf Dauer zu gewährleisten.

Anschließend führt man die *Stabilisierung der reponierten Kieferhöhlenwände* durch Einbringen eines Ballonkatheters oder einer anderen Stützvorrichtung durch (JACKSON, BLEEKER, SIMON u. a.). Benutzt man einen *Ballonkatheter,* so wird er von der Nase aus durch das Fenster in die Kieferhöhle eingeführt und so weit mit Flüssigkeit aufgefüllt, daß sich der Ballon allseits ohne stärkeren Druck den Kieferhöhlen-

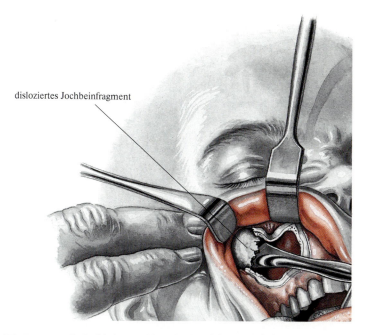

Abb. 100. Transantrale Jochbeinreposition. Im Bereich der Kieferhöhlenvorderwand ist ein großes Knochenfenster angelegt. Das in die Kieferhöhle dislozierte Jochbeinfragment wird mit einem in die Kieferhöhle eingeführten Raspatorium reponiert. (Aus DENECKE 1953)

wandungen anlegt. Zum Auffüllen des Ballons kann man auch ein Röntgenkontrastmittel benutzen und nach Beendigung des Eingriffs eine Röntgenaufnahme anfertigen, die sowohl die Lage des Ballons als auch die erfolgte Repositon der Knochenfragmente erkennen läßt. Nach dem Auffüllen des Ballons erfolgt die Naht der Mundvorhofinzision. Der Ballonkatheter wird für die Dauer von 2 bis 4 Wochen in der Kieferhöhle belassen. Danach kann mit einer ausreichenden Fixierung der Fragmente gerechnet werden. Um zu vermeiden, daß der aus der Nase herausragende Katheterteil für mehrere Wochen im Bereich des Gesichts fixiert werden muß, kann man ihn nach vorherigem Abbinden so abschneiden, daß das Katheterende im Vestibulum nasi liegt. Anschließend wird ein kleiner Stöpsel eingeschoben.

Bei ausgedehnteren und schwierig zu reponierenden Frakturen hat sich zur endoantralen Stabilisierung das *Einbringen einer Stütze aus alloplastischem Material bewährt* (G. THEISSING). Diese stützt sich einerseits im Winkel zwischen medialer Kieferhöhlenwand und Kieferhöhlenboden ab. Andererseits wird sie so in den Recessus zygomaticus hineingeschoben, daß das reponierte Jochbeinmassiv in der gewünschten Position gehalten wird (Abb. 101). Ist auch der Orbitaboden an der Oberkiefer-Jochbein-Fraktur beteiligt, sollte man zusätzlich zu der Kunststoffstütze eine münzenförmige alloplastische Scheibe am Orbitaboden einlegen. – Die Abstützung mittels alloplastischen Materials hat den Nachteil, daß das Stützmaterial nach 4 bis 6 Wochen, gegebenenfalls auch nach einem längeren Zeitraum, durch einen erneuten Eingriff vom Mundvorhof aus entfernt werden muß.

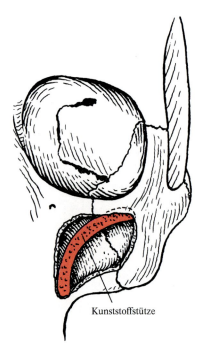

Abb. 101. Endoantrale Stabilisierung mittels einer Kunststoffstütze nach transantraler Jochbeinreposition. Vertikalschnitt schematisch. (Aus BOENNINGHAUS 1980)

Ist mit der alleinigen endoantralen Ballonabstützung oder der Abstützung mittels alloplastischen Materials keine ausreichend sichere Stabilisierung zu erreichen, so müssen *osteosynthetische Maßnahmen* ergriffen werden. Eine solche Situation kann sich z.B. bei ausgeprägter Dislokation mit Diastase der frakturierten Knochen ergeben.

δ) Reposition der Oberkiefer-Jochbein-Fraktur von außen mit Stabilisierung durch Osteosynthese

Bei stärkerer Dislozierung des frakturierten Jochbein-Kieferhöhlen-Blocks mit größerer Dehiszenz im Bereich der Sutura zygomaticofrontalis und ausgeprägter Stufenbildung am kaudalen Orbitarand kann man die Reposition des frakturierten Knochenblocks durch Hakenzug von außen oder durch transantrales Vorgehen vornehmen (s. S. 222) und die Stabilisierung durch Osteosynthese an den genannten Bruchstellen herbeiführen.

Der Eingriff kann sowohl in *Lokalanaesthesie* mit entsprechender Sedierung als auch in *Allgemeinanaesthesie mit oro- oder nasotrachealer Intubation* vorgenommen werden. Bei Ausführung in Lokalanaesthesie wird das Lokalanaesthetikum in den Bereich des lateralen Augenbrauenrandes und des lateralen sowie des kaudalen Orbitarandes injiziert. Zusätzlich kann eine *Leitungsanaesthesie* des N. maxillaris und seiner Äste in der Flügelgaumengrube durchgeführt werden (s. S. 15).

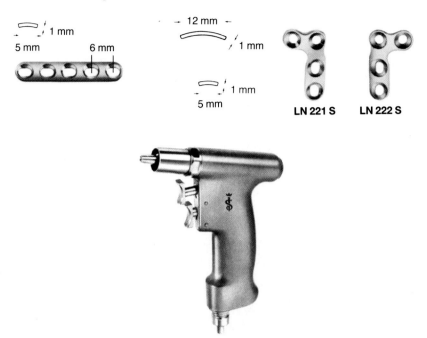

Abb. 102. Instrumentarium für Osteosynthese im Bereich des Mittelgesichts. Minidruckplatten für 2 mm-Schrauben mit 4 bis 6 Löchern. Luftdruckbohrmaschine mit Rechts- und Linksgang. (Aesculap, Tuttlingen)

Zunächst wird eine *Hautinzision* unmittelbar unter dem lateralen Ende der Augenbraue und längs des lateralen Orbitarandes gelegt und die *Fraktur in der Gegend der Sutura zygomaticofrontalis* freigelegt. Dann werden unter *Hakenzugreposition* (s. S. 221) kranial und kaudal der Fraktur Bohrlöcher angelegt, durch die eine *Naht mit rostfreiem Stahldraht* geführt wird. Die Drahtenden werden durch Drehen so zusammengezogen, daß die Fragmente in die korrekte Position gelangen und gegeneinander fixiert bleiben. Anschließend nimmt man eine *subziliare Inzision* etwa 1 bis 2 mm unterhalb des Unterlidrandes vor. Die *frakturierte Infraorbitalspange* wird freigelegt und ebenfalls mit Bohrlöchern versehen, durch die eine Drahtnaht zur Reposition und Fixation der Fragmente gelegt wird.

Damit ist in der Regel eine ausreichende Stabilisierung des frakturierten zygomatikomaxillären Knochenblocks gewährleistet. – Über die subziliare Inzision kann man gleichzeitig auch den *Orbitaboden kontrollieren* und gegebenenfalls reponierende und stabilisierende Maßnahmen durchführen (s. S. 312). Statt der Drahtosteosynthese kann man bei der Oberkiefer-Jochbein-Fraktur auch eine *Osteosynthese mit Hilfe von verschraubten Mini-Osteosyntheseplatten* (Abb. 102) an den Frakturstellen durchführen. Für die Plattentechnik ist ein spezielles Instrumentarium (Abb. 103) erforderlich.

Die Drahtosteosynthese hat den Vorteil, daß man die Drähte nicht zu entfernen braucht, während die verschraubten Platten nach stabiler Verheilung, d. h. nach mindestens ½ Jahr, operativ wieder entfernt werden müssen. Mit den Mini- bzw.

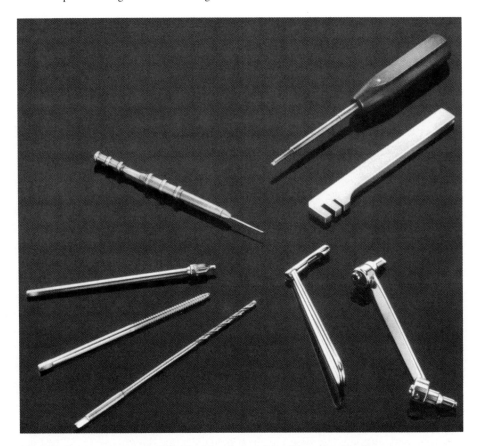

Abb. 103. Instrumentensatz für Mittelgesichtsosteosynthese. (Aesculap, Tuttlingen)

Mikro-Osteosyntheseplatten ist allerdings eine bessere Stabilisierung gewährleistet. – Zum Abschluß der Operation erfolgt die Naht der Hautinzisionen.

b) Operatives Vorgehen bei der isolierten Jochbogenfraktur

α) Indikation zum operativen Vorgehen bei der isolierten Jochbogenfraktur

Die isolierte Jochbogenfraktur ist in der Regel eine *Impressionsfraktur*. Infolge des massiven Zugs des am Jochbogen ansetzenden M. masseter kommt es zu *erheblicher Dislokation der beiden Fragmente nach kaudal und medial,* was am besten durch eine axiale Röntgenaufnahme, die sog. Henkeltopfaufnahme, nachgewiesen wird. Bei stärkerer Gewalteinwirkung kann der Jochbogen auch in mehrere Fragmente brechen. Es liegt dann die sog. *Stückfraktur des Jochbogens* vor, die ebenfalls mit der Henkeltopf-Röntgenaufnahme zu diagnostizieren ist. Der Konturdefekt läßt sich in der Regel palpieren. Durch Behinderung des Processus coronoideus des Unterkiefers bei der Mundöffnung besteht außerdem eine schmerzhafte *Kieferklemme*. Konturdefekt und Funktionsstörung stellen eine Indikation zur *operativen Reposition* der isolierten Jochbogenfraktur dar.

β) Transkutane Reposition der isolierten Jochbogenfraktur

Der Eingriff kann in *Lokalanaesthesie* mit entsprechender Sedierung durchgeführt werden. Ein kräftiger scharfer Einzinkerhaken wird am kaudalen Jochbogenrand *durch die Haut eingestochen* und etwas in die Tiefe geführt. Hier setzt man ihn, mit seiner Spitze von medial kommend, am frakturierten Jochbogen in unmittelbarer Nähe des Frakturbereichs an. Durch *kräftigen Zug nach außen* federn die Fragmente in ihre regelrechte Position zurück. Zeigt die Röntgenkontrollaufnahme eine einwandfreie Lage des reponierten Jochbogens, sind weitere Fixationsmaßnahmen nicht erforderlich. Der Patient wird angewiesen, sich für die folgenden 8 bis 10 Tage mit flüssig-breiiger Kost zu ernähren und das Kauen zu unterlassen. Außerdem sollte man für die ersten postoperativen Tage auch ein Sprechverbot anordnen, um jegliche Verschiebung der Fragmente durch die *Betätigung der Muskulatur zu vermeiden*.

γ) Äußere temporale Reposition der isolierten Jochbogenfraktur

Der Eingriff kann *in Lokalanaesthesie mit entsprechender Sedierung oder in Allgemeinanaesthesie mit oro- oder nasotrachealer Intubation* ausgeführt werden. Kranial des Jochbogens wird in der Temporalregion etwas dorsal des Haaransatzes und parallel zu diesem eine etwa 2 cm lange *Hautinzision* gelegt. Nach subkutaner Tunnelung unter sorgfältiger Schonung der Fascia temporalis wird ein kräftiges Elevatorium von medial unter die frakturierten Jochbogenanteile geführt. Dann *hebelt man die eingedrückten Knochenfragmente mit Hilfe des Elevatoriums nach außen*. Mit der anderen Hand kann man von außen gleichzeitig das Einrasten der Fragmente und den erreichten Konturausgleich tasten. Nach gelungener Reposition sind weitere Maßnahmen zur Stabilisierung nicht erforderlich. Es erfolgt die Naht der Hautinzision.

δ) Transorale Reposition der isolierten Jochbogenfraktur

In *Lokalanaesthesie* und entsprechender Sedierung wird eine *Inzision* im Mundvorhof im Bereich des Tuber maxillae gelegt. Durch die Inzision führt man ein kräftiges Elevatorium ein und *drängt mit diesem die Jochbogenfragmente von medial her nach außen*, bis sie in ihre regelrechte Position einrasten. Zeigt die Röntgenkontrollaufnahme eine gute Lage der reponierten Fragmente, kann auf weitere Maßnahmen verzichtet werden. Es erfolgt die Naht der Mundvorhofinzision.

ε) Osteosynthese bei der isolierten Jochbogenfraktur

Bei den *Stückfrakturen des Jochbogens*, d.h. bei den Frakturen des Jochbogens in mehrere Fragmente, ist eine sichere Stabilisierung nach einfacher Reposition nicht gewährleistet. In diesen Fällen empfiehlt sich die *Osteosynthese der Bruchstücke mit*

Hilfe von Osteosyntheseplatten (Abb. 102). Aber auch bei den *einfachen Impressionsfrakturen des Jochbogens* kann eine Osteosynthese erforderlich sein, wenn sie *länger als 3 Wochen zurückliegen* und resorptive Veränderungen ein Einrasten der reponierten Fragmente verhindern.

Der Eingriff kann in *Lokalanaesthesie* mit entsprechender Sedierung durchgeführt werden. Bei einfachen Impressionsfrakturen ist *eine Hautinzision* im Bereich des dislozierten Fragmentes ausreichend. Sie wird in kranio-kaudaler Richtung entsprechend der RSTL (s. Band V/1, S. 92 dieser Operationslehre) gelegt, um eine kosmetisch gute Narbe zu erzielen und um den Ramus zygomaticus des N. facialis zu schonen. Bei Stückfrakturen kann es erforderlich werden, *zwei Hautinzisionen* zu legen, wobei die eine über dem Processus zygomaticus des Schläfenbeins, die andere etwa am lateralen Orbitarand liegt.

Nach *Freilegen der Fraktur und Reposition der Bruchstücke* wird bei einfacher Fraktur eine *Osteosyntheseplatte* (Abb. 102) so verschraubt, daß sie die Knochenfragmente in ihrer reponierten Lage fixiert. Bei Stückfrakturen kann die Verschraubung zweier kleiner Platten beziehungsweise einer *größeren Platte* erforderlich werden. Nach der Naht der Hautinzision ist lediglich ein Schutzverband erforderlich. – Die Osteosyntheseplatten werden frühestens *nach ½ Jahr entfernt*, wozu eine erneute Inzision in Lokalanaesthesie notwendig wird. Zum Lösen der Schrauben werden spezielle Schraubenzieher benötigt (Abb. 103).

4. Operatives Vorgehen bei Frakturen des zentralen und zentro-lateralen Mittelgesichtsschädels

a) Allgemeine Vorbemerkung

Je nach dem Ausmaß der *einwirkenden Gewalt auf das zentrale Mittelgesicht* können außer den Nasenbeinen auch die Processūs frontales des Oberkiefers sowie das Nasenseptum mit in die Fraktur einbezogen sein. Bei *frontaler Gewalteinwirkung auf den Oberkiefer unterhalb der Nase* kommt es zu einer infrazygomatisch durch den latero-kaudalen Rand der Apertura piriformis verlaufenden Oberkieferfraktur, entsprechend der LE FORT I-Fraktur (Abb. 97a, b). Bei beiderseitiger Frakturierung der Maxilla resultiert ein weitgehend mobiler Oberkiefer, was palpatorisch nachweisbar ist.

Handelt es sich um eine *starke Gewalteinwirkung auf den zentralen Mittelgesichtsschädel*, so werden die Fragmente häufig nach dorsal und kaudal verlagert. Die Folge ist eine Okklusionsstörung, d. h. es resultiert ein frontal offener Biß. Die Prominenz des Gesichts ist abgeflacht, und es besteht das Bild des sog. *Dish face*. Bei der Palpation kann die Beweglichkeit des ausgesprengten Oberkieferfragmentes nur geringgradig oder gar nicht vorhanden sein, wenn das Knochenfragment eingekeilt ist. Zähne und Alveolarfortsätze können Verletzungen aufweisen. Meistens besteht eine starke Blutung aus Nase und Rachen. Auch mit dem Vorliegen eines Hirntraumas muß bei diesen Verletzungsformen gerechnet werden, das jedoch nicht immer im Verhältnis zur Schwere der Verletzung des Mittelgesichtsschädels steht.

Kommt es zu einer *Frakturierung sowohl der zentralen als auch der lateralen Gesichtsschädelregion,* d. h. zu einer zentro-lateralen Mittelgesichtsschädelfraktur, so resultiert bei beiderseitigem Frakturverlauf ein kompletter Abriß des Gesichtsschädels von der Schädelbasis. Die Fraktur verläuft entsprechend der Le Fort III-Fraktur durch die Nasenbeine und das Septum sowie durch die Orbitae, die Jochbögen und die Flügelfortsätze des Keilbeins. In der Regel kommen Duraverletzungen an der angrenzenden Schädelbasis und auch Läsionen des Canalis opticus mit den entsprechenden Folgeerscheinungen hinzu.

Der *operative Zugang zur Versorgung* der zentralen oder zentro-lateralen Mittelgesichtsschädelfrakturen richtet sich nach der Lokalisation und dem Ausmaß der Verletzung. Liegt eine *komplizierte Fraktur* vor, so versucht man, die *Hautwunde* in den Zugang zum frakturierten Knochenbereich einzubeziehen. Ist auf diese Weise eine ausreichend weite Aufdeckung der Frakturen nicht möglich, müssen *Hilfsinzisionen* in Anwendung gebracht werden. *Dafür kommt in erster Linie die paranasale translabiale Inzision* (s. S. 334) *in Frage,* die eventuell mit einer subziliaren und/oder einer endobukkalen Erweiterungsinzision (s. S. 334) kombiniert wird. − Ist die *Schädelbasis beteiligt,* so wird man zusätzlich einen fronto-orbitalen (s. S. 241) oder einen transfrontalen Zugang (s. S. 242ff.) wählen müssen. Es empfiehlt sich dann die Zusammenarbeit mit dem Neurochirurgen.

In einzelnen entsprechend gelagerten Fällen kann man auch ohne Schnittführung im Gesicht mit Hilfe der *Degloving-Technik* (s. S. 331) und über zusätzliche, nicht auffällige Schnittführungen (z. B. bitemporale koronare Inzision und transkonjunktivale Inzision) komplexe Mittelgesichts- und Schädelbasisverletzungen ästhetisch günstig versorgen.

b) Operatives Vorgehen bei zentralen Mittelgesichtsschädelfrakturen

α) Frakturen des Nasengerüstes

Die Versorgung der *isolierten Frakturen des knöchernen und des knorpeligen Nasengerüstes* sowie das Vorgehen bei Komplikationen nach Nasenverletzungen sind in Band V/1, S. 207 und S. 217 dieser Operationslehre abgehandelt. Sind die Nasenfrakturen *mit den im folgenden dargestellten Oberkieferfrakturen kombiniert,* so sollte man zunächst die Oberkieferfraktur reponieren und danach erst die Versorgung der Nasenverletzung vornehmen, weil auf diese Weise eine präzisere Korrektur des aesthetisch und funktionell bedeutenden Nasengerüstes erfolgen kann.

β) Infrazygomatische Oberkieferfrakturen nach Le Fort I

Das Behandlungsprinzip einer nicht wesentlich dislozierten infrazygomatischen Oberkieferfraktur nach Le Fort I (Abb. 97a, b) besteht in der *Fixierung des Oberkiefers an das nicht frakturierte Jochbein,* der sog. zygomatikomaxillären Fixation (Adams, Thoma, Lesney, Schwenzer). Dabei werden die Fragmente des Mittelgesichtsschädels mit Hilfe von Drähten, die zwischen Knochen und Weichteilen zu liegen kommen, an stabilen Strukturen des Gesichtsschädels aufgehängt. Für den Fall, daß auch das Jochbein an der Fraktur beteiligt ist, muß die *Fixation am Hirnschädel* erfolgen.

Der Eingriff wird in der Regel in *Allgemeinanaesthesie* mit nasotrachealer Intubation ausgeführt. Man kann aber auch in *Lokalanaesthesie* mit entsprechender Sedierung und einer zusätzlichen Leitungsanaesthesie des N. maxillaris und seiner Äste in der Flügelgaumengrube (s. S. 15) operieren. Zunächst muß eine Drahtligatur an den Oberkieferzähnen oder besser eine Gußschiene aus Metall oder Kunststoff angebracht werden. Dann palpiert man den Jochbogen von außen, führt eine spezielle Ahle von Mundvorhof aus *medial am Jochbogen vorbei* und sticht sie von innen nach außen durch die Haut. Die Spitze der Ahle tritt kranial vom Jochbogen im Bereich der Schläfe hervor. Ein rostfreier ca. 0,4 mm starker Stahldraht wird am Ende der Ahle befestigt und mit dieser in den Mundvorhof gezogen. Danach sticht man die Ahle erneut vom Mundvorhof ein, führt sie jetzt aber *lateral am Jochbogen vorbei* und dann nach Möglichkeit durch die gleiche Hautperforation im Schläfenbereich nach außen. Nun befestigt man das andere Drahtende an der Ahle und führt es ebenfalls in den Mundvorhof. Hier werden *beide Drahtenden miteinander vereinigt und an der Oberkieferschiene befestigt.*

An Stelle der Ahle kann man auch eine längere Kanüle benutzen, durch die sich der feine Draht gut durchfädeln läßt. Es ist dabei zweckmäßig, die Kanüle von außen durch die Haut nach innen zum Mundvorhof zu führen, wobei sie mit dem einen Drahtende medial und mit dem anderen Drahtende lateral am Jochbogen vorbeigleitet. Die Befestigung an der Oberkieferschiene geschieht dann in gleicher Weise wie bei Benutzung der Ahle. – Muß der Oberkiefer nicht nur dorsal, sondern auch ventral angehoben werden, kann man das sog. *internal wiring* (ADAMS 1942) durch Drahtschlingen ergänzen, die durch die Apertura piriformis und die Infraorbitalspange gelegt werden.

Liegt eine *beiderseitige infrazygomatische Oberkieferfraktur* vor, so empfiehlt sich für die zuverlässige Ruhigstellung der Fraktur eine *zusätzliche intraorale intermaxilläre Fixation* (Abb. 104). Man versteht darunter die Fixierung des Oberkiefers an den Unterkiefer mittels Drahtschienung. Dabei werden die an den Zähnen des

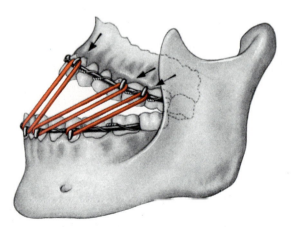

Abb. 104. Intraorale intermaxilläre Fixation bei beiderseitiger infrazygomatischer Oberkieferfraktur. Die intermaxillär gelegten Gummizüge bringen Ober- und Unterkiefer in eine normale Okklusionsposition. (Aus RITTER 1956)

Ober- und des Unterkiefers angelegten und mit Drahtösen versehenen Drahtschienen gegeneinander verdrahtet. Es können auch bandförmige Schienenkörper aus Metall oder Kunststoff verwendet werden. In derartigen Fällen sollte man nach Möglichkeit einen Kieferchirurgen zuziehen, zumal der Oberkiefer in eine korrekte Position gebracht werden muß, was z.B. durch Gummizüge zwischen den Schienen an Ober- und Unterkiefer erfolgen kann.

γ) Zentrale Mittelgesichtsschädelfraktur mit Dislokation des Oberkiefers, sog. Dish face

Das Behandlungsprinzip der zentralen Mittelgesichtsschädelfrakturen mit dorsokaudaler Dislokation, des sog. Dish face, besteht in einer *Reposition des meistens eingekeilten Oberkieferfragmentes mit anschließender Fixation.* Diese kann entweder extraoral oder mittels Osteosynthese erfolgen. Es kann auch vorkommen, daß der gesamte Oberkiefer bei entsprechender frontaler Gewalteinwirkung *in mehrere Fragmente* frakturiert. In derartigen Fällen müssen die einzelnen Fragmente vorsichtig reponiert und durch Osteosynthese fixiert werden. Man muß dabei darauf achten, daß der reponierte Oberkiefer beiderseits in der gleichen Ebene steht, und sollte daher nach Möglichkeit einen Kieferchirurgen zuziehen. Ist auch das knöcherne Nasengerüst an der Oberkieferfraktur beteiligt, so hat zusätzlich seine Versorgung nach den Behandlungsprinzipien der Nasenbeinfrakturen zu erfolgen (s. Band V/1, S. 207 dieser Operationslehre).

Die Reposition des in einem Stück frakturierten und nach dorso-kaudal verlagerten Oberkieferfragmentes erfolgt am besten in *Allgemeinanaesthesie,* da man nur bei völliger Schmerzausschaltung feststellen kann, ob eine sofortige Reposition möglich ist oder nicht. Bei der Anaesthesie bedient man sich der nasotrachealen Intubation, weil eine Kontrolle der Okklusion bei orotrachealer Intubation nicht möglich ist. Wenn die nasotracheale Intubation infolge der Fraktur nicht gelingt, muß man eine Tracheotomie vornehmen (s. Band V/3, S. 412 dieser Operationslehre) und die Allgemeinanaesthesie vom Tracheostoma aus durchführen.

Für die *Reposition* des eingekeilten Fragmentes bedient man sich spezieller Zangen, z.B. der nach Rowe oder der nach Freidel. Die eine Zangenbranche wird längs des Nasenbodens in die Nasenhöhle, die andere in die Mundhöhle eingeführt, so daß der *Alveolarfortsatz zwischen die Zangenbranchen* zu liegen kommt. Dann wird die Zange geschlossen und das dislozierte Oberkieferfragment *durch kräftigen Zug und gleichzeitige rotierende Bewegungen,* die sog. Rüttelung, nach ventral in die richtige Position zurückverlagert. Bei Vorliegen mehrerer Fragmente wird entsprechend verfahren (s. oben).

Abschließend nimmt man die Fixation des reponierten Fragmentes vor, die entweder extraoral oder durch Osteosynthese erfolgen kann. Für die *extraorale Fixierung* sind sehr unterschiedliche Techniken entwickelt worden. Zunächst ist eine Oberkieferschienung mittels Drahtbögen oder Gußschiene erforderlich. Über Metallstäbe, die mit einer Gips-Kopfkappe, einem Kopf-Schulter-Gips (Seela) oder einem Metall-Kopfband (Crawford, Crewe, Converse) verbunden sind, wird die Oberkieferschienung fixiert. Diese Fixation kann erst nach Stabilisierung des Oberkiefers, d.h. nach 2 bis 5 Wochen, entfernt werden. – Wegen der unangenehmen Belästigung des Patienten durch die Fixierungskonstruktion sollte man nach der Reposition des Oberkieferfragmentes prüfen, ob nicht eine einfachere *Fixation mit Hilfe einer Minidruckplatten-Osteosynthese* (s. S. 102) möglich ist, und diese gegebenenfalls in Anwendung bringen.

Bei *gleichzeitig vorliegender frontobasaler Fraktur* ist es bei diesen schweren, zu einem Dish face führenden Mittelgesichtsschädelfrakturen zweckmäßig, zuerst die Oberkieferfraktur zu reponieren und dann die Schädelbasis zu versorgen, da andernfalls die Gefahr besteht, daß durch den erheblichen Kraftaufwand bei der Reposition des Oberkieferfragmentes eine erneute Schädigung an der bereits versorgten Schädelbasis erfolgt. Man verfährt also in umgekehrter Reihenfolge wie bei den schweren Verletzungen der vorderen Schädelbasis, die mit einer leichteren Verletzung des Oberkiefers kombiniert sind (s. S. 257) und bei denen zunächst die Schädelbasis rhinochirurgisch und neurochirurgisch versorgt wird und erst danach die Reposition des Oberkiefers erfolgt. Eine *abgestimmte interdisziplinäre Zusammenarbeit* zwischen dem Rhinochirurgen, dem Neurochirurgen und dem Kieferchirurgen ist Voraussetzung für den Erfolg.

δ) Zentro-laterale Mittelgesichtsschädelfrakturen

Die beiderseitige zentro-laterale Mittelgesichtsschädelfraktur entspricht dem Frakturtyp LE FORT III. Sie ist in den meisten Fällen mit Duraverletzungen im Bereich der angrenzenden Schädelbasis, gelegentlich auch mit einer Läsion des N. opticus im Bereich seines knöchernen Kanals, verbunden. Im Vordergrund steht daher zunächst die *interdisziplinäre Planung des operativen Vorgehens*. An dieser sollten der Neurochirurg, der Kieferchirurg, der Rhinochirurg und der Ophthalmologe beteiligt sein.

Der Eingriff wird praktisch ausschließlich in *Allgemeinanaesthesie mit orotrachealer Intubation* durchgeführt. Eine zusätzliche Hypopharynxtamponade (s. S. 14) ist wegen der Aspirationsgefahr empfehlenswert. In der Regel nimmt zunächst der Rhinochirurg die operative Versorgung des Siebbeins, der Stirnhöhle und der Keilbeinhöhle beiderseits vor. Über einen fronto-orbitalen Zugang (s. S. 130), gegebenenfalls vom sog. Brillenschnitt aus (Abb. 82), wird die *Siebbein-Stirnhöhlen-Operation von außen* (s. S. 122) auf beiden Seiten durchgeführt. Das Siebbein wird soweit entsplittert und ausgeräumt, daß das *Siebbeindach auf Duraverletzungen kontrolliert* werden kann. Auf diesem Zugangsweg kann auch die *Keilbeinhöhle* transethmoidal eröffnet (s. S. 164), entsplittert und auf eine mögliche Duraverletzung untersucht werden.

Danach wird der Stirnhöhlenboden so weit abgetragen beziehungsweise entsplittert, daß man die *Stirnhöhlenhinterwand auf Duraverletzungen überprüfen* kann. Gegebenenfalls erfolgt das mit Hilfe einer Winkeloptik oder einer feinen flexiblen Optik. Bei der *Kontrolle von Frakturen im Bereich des Orbitadaches* muß man auf das Vorliegen von supraorbitalen Recessūs achten. Sie müssen auf jeden Fall vollständig ausgeräumt und beseitigt werden (s. S. 138), damit sie nicht später Anlaß zu endokraniellen Komplikationen geben.

Liegt eine *Duraverletzung im Nebenhöhlenbereich* vor, so wird sie entsprechend versorgt (s. S. 264ff.). Zunächst ist zu entscheiden, ob die Versorgung auf rhinochirurgischem fronto-orbitalem Weg (s. S. 267) möglich ist, oder ob ein neurochirurgischer transfrontaler Zugangsweg (s. S. 268) gewählt werden muß.

Bei entsprechender Augensymptomatik muß der Ophthalmologe möglichst präoperativ oder aber während des Eingriffs an den Nebenhöhlen feststellen, ob eine *Dekompression des N. opticus* (s. S. 297ff.) angezeigt ist, die dann im Anschluß an die Enttrümmerung und Ausräumung des Siebbeins und der Keilbeinhöhle erfolgen kann.

Wenn *keine Duraverletzung im Bereich der Stirnhöhlenhinterwand* vorliegt und das Stirnhöhlenlumen erhalten bleiben kann, ist vor Beendigung des rhinochirurgischen Eingriffs durch entsprechende plastische Maßnahmen dafür zu sorgen, daß eine bleibende Durchgängigkeit des nasofrontalen Zugangs gewährleistet ist (s. S. 130). Liegt dagegen eine *Duraverletzung im Bereich der Stirnhöhlenhinterwand* vor, so ist zur Vermeidung von Spätfolgen die *komplette Verödung der Stirnhöhle* (s. S. 137ff.) aus Sicherheitsgründen zu empfehlen. Ein Konturausgleich der eingefallenen Stirn ist dann in einer späteren Sitzung durchzuführen (s. S. 141ff.). – Soll die Verödung der Stirnhöhle trotz des Duradefekts aus kosmetischen Gründen vermieden und das *Lumen der Stirnhöhle erhalten* werden, so muß der Operateur im Einzelfall entscheiden, ob das zu verantworten ist. Voraussetzung für ein solches Vorgehen sind eine zuverlässige Abdichtung des Duradefekts durch eine entsprechende Plastik (s. S. 269), die Anlage eines weiten funktionstüchtig bleibenden nasofrontalen Zugangs (s. S. 130ff.) und die vollständige Ausräumung des Stirnhöhlenmukoperiosts sowie eventuell vorhandener supraorbitaler Rezessūs (s. S. 138), um jede Infektionsgefahr für das Endokranium auszuschalten. Es bleibt auch der Entscheidung des Operateurs vorbehalten, ob er sich zur *Obliteration der Stirnhöhle* mit Hilfe von Muskel- oder Fettimplantationen (s. S. 153) oder eventuell zu einer *Kranialisation der Stirnhöhle* (s. S. 250) entschließt.

Wenn bei einer zentro-lateralen Fraktur des Mittelgesichtsschädels das äußere Nasenskelett und das Septum nasi an der Fraktur beteiligt sind, was häufig der Fall ist, sollte deren rhinochirurgische Versorgung (s. Bd. V/1, S. 207 u. S. 217 dieser Operationslehre) möglichst gleichzeitig mit den beschriebenen Eingriffen an den oberen Nasennebenhöhlen erfolgen. Auch ist anzustreben, daß der Kieferchirurg im Anschluß an die rhinochirurgische Versorgung der Verletzungsfolgen die *Fixierung des abgerissenen Mittelgesichtsschädels in gleicher Sitzung* vornimmt (s. S. 229). Die Entscheidung darüber, wo die stabilisierende Fixation zwischen Mittelgesichtsschädel und Hirnschädel zu erfolgen hat, läßt sich nach der operativen Versorgung der betroffenen oberen Nasennebenhöhlen und der angrenzenden Schädelbasis besser treffen als davor. Im Gegensatz zum operativen Vorgehen beim sog. Dish face (s. S. 231) wird also bei der zentro-lateralen Mittelgesichtsschädelverletzung die Versorgung der verletzten Nasennebenhöhlen und der mitbeteiligten angrenzenden Schädelbasis der kieferchirurgischen Behandlung der abgerissenen Mittelgesichtsknochen vorangestellt.

Nach Hebung und Fixierung des Mittelgesichts an den Hirnschädel ist in der Regel eine *intermaxilläre Fixation zwischen Ober- und Unterkiefer* erforderlich (s. S. 230). In einem derartigen Fall besteht das Schienungsmaterial aus einem bandförmigen Schienenkörper für die Ober- und Unterkieferzahnreihe sowie aus Ligaturendraht. Die Schienenkörper werden mit Drahtligaturen an der jeweiligen Zahnreihe angebracht. Die intermaxilläre Fixation (Abb. 104) erfolgt durch Drahtligaturen, die beide Schienenkörper und damit Ober- und Unterkiefer gegeneinander fixieren.

Am Ende der Operation legt man eine *Duodenalsonde* durch die Nase ein, um die Ernährung für die Zeit der intermaxillären Fixation sicherzustellen. Ob zusätzlich eine *Tracheotomie* (s. Band V/3, S. 412 dieser Operationslehre) erforderlich ist, hängt von der Schwere der Verletzung und der Gefahr einer postoperativen Blutung oder Aspiration ab.

III. Operative Eingriffe bei Frakturen der oberen Nasennebenhöhlen und der angrenzenden Schädelbasis, sog. frontobasale Frakturen

1. Allgemeine Vorbemerkung

Die sog. frontobasalen Frakturen betreffen vorwiegend den medialen Bereich der vorderen Schädelbasis mit den angrenzenden Nasennebenhöhlen und dem Dach von Nasenhöhle und Orbita. Sie können bei Beteiligung der Keilbeinhöhlenwandung an der Fraktur auch bis zur mittleren Schädelgrube reichen und sogar mit der hinteren Schädelgrube in Verbindung stehen. Am häufigsten sind die Stirnhöhlenhinterwand, das Siebbein und das Nasendach frakturiert, seltener die Keilbeinhöhle.

Die *Lamina cribrosa* stellt den überwiegenden Teil des Daches der Nasenhaupthöhle dar. Zwischen dieser und der vorderen Schädelgrube bestehen *enge anatomische Verbindungen*. Einerseits werden die durch die Öffnungen der Lamina cribrosa gebündelt in die Nasenhöhle eintretenden *Fila olfactoria* eine Strecke weit von hülsenförmigen Ausstülpungen der Dura mater begleitet (Abb. 47). Andererseits haben auch Lymphgefäße durch Vermittlung der Fila olfactoria Anschluß an den Subarachnoidalraum. Da außerdem die Dura mater im Bereich der vorderen Schädelgrube und besonders im Bereich der Lamina cribrosa wesentlich fester mit dem Knochen verbunden ist als z. B. im Bereich des Schädeldaches, kommt es gerade *bei den frontobasalen Frakturen sehr häufig zu Duraeinrissen und zu Liquorfisteln*.

Hinsichtlich des *Entstehungsmechanismus der Frakturen* werden im Bereich des Schädels ganz allgemein Biegungsbrüche und Berstungsbrüche unterschieden. *Biegungsbrüche* entstehen unmittelbar am Ort der Einwirkung einer umschriebenen Gewalt mit kleiner Oberfläche. Man findet sie vorwiegend im Bereich der Stirnhöhle als Impressionsfrakturen der Stirnhöhlenvorderwand. Bei stärkerer Gewalteinwirkung entstehen Splitterbrüche mit Verlagerung der Fragmente. Sie können auch die Stirnhöhlenhinterwand betreffen. *Berstungsbrüche* sind Folge einer stumpfen Gewalteinwirkung mit großer Oberfläche. Im Bereich der vorderen Schädelgrube handelt es sich dabei häufig um Frakturen des Siebbeindaches und des Orbitadaches.

Escher hat versucht, die am häufigsten vorkommenden Frakturformen im Bereich der vorderen Schädelbasis zur besseren interdisziplinären Verständigung in vier Typen einzuteilen. Bei *Typ I nach* Escher (Abb. 105a, b) handelt es sich um eine

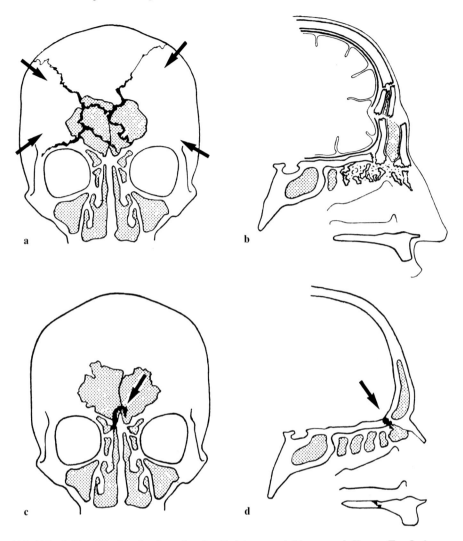

Abb. 105a–f. Klassifikation der frontobasalen Frakturen nach ESCHER. **a, b** ESCHER Typ I: Ausgedehnte frontobasale Fraktur mit Beteiligung der Stirnhöhlenvorder- und -hinterwand, des Siebbeindaches und der Schädelkalotte. Frontalschnitt und Sagittalschnitt. Die *Pfeile* deuten die Gewalteinwirkung auf eine große Oberfläche an. **c, d** ESCHER Typ II: Umschriebene frontobasale Fraktur im Bereich der Lamina cribrosa und der Crista galli. Frontalschnitt und Sagittalschnitt. Die *Pfeile* zeigen den Ort der Schädelbasisverletzung an

ausgedehnte Trümmerfraktur der Stirnhöhlenvorderwand und der Stirnhöhlenhinterwand, häufig mit Ausbreitung der Frakturlinien über die Schädelkalotte. In den meisten Fällen kommt es dabei zur Durazerreißung mit Hirnverletzung. Bei *Typ II nach* ESCHER (Abb. 105c, d) liegt eine umschriebene Fraktur im Bereich des Siebbeindaches und eventuell auch der Crista galli vor, die gelegentlich auf das Keilbeinhöhlendach übergreift. Oft ist dabei nur eine diskrete Liquorrhoe mit schwierig auf-

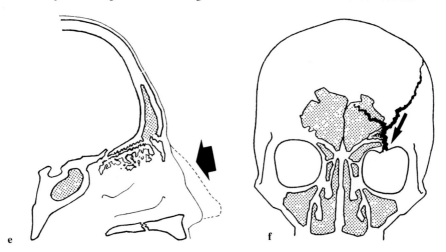

Abb. 105. e ESCHER Typ III: Frontobasale Fraktur mit Abriß des Mittelgesichtsschädels von der Schädelbasis. Sagittalschnitt. Der *Pfeil* gibt die Richtung einer stark einwirkenden Gewalt an. **f** ESCHER Typ IV: Latero-orbitale frontobasale Fraktur. Frontalschnitt. Der *Pfeil* ist auf den Ort der Schädelbasisverletzung gerichtet. (Aus ESCHER 1973)

zufindendem Durariß zu beobachten. Die Weichteilverletzungen sind äußerst gering. *Typ III nach* ESCHER (Abb. 105e) entspricht etwa dem Frakturtyp LE FORT III (s. S. 217) mit Abriß des Mittelgesichtsschädels von der Schädelbasis und ausgedehnter Trümmerzone, vorwiegend im Gebiet des Siebbeins und der Keilbeinhöhle. Auch hierbei ist die Dura meistens verletzt. Bei *Typ IV nach* ESCHER (Abb. 105f) handelt es sich um eine latero-orbitale frontobasale Fraktur. Dieser Begriff beinhaltet die Beteiligung des Orbitadaches an der Fraktur der vorderen Schädelbasis. Hierbei stehen die Symptome seitens der Orbita im Vordergrund. Es kommen aber auch Duraläsionen vor. – Eine Sonderstellung nimmt die *isolierte Impressionsfraktur der Stirnhöhlenvorderwand* ein. Der Definition nach gehört sie zwar zu den Frakturen der Schädelkalotte, soll hier aber im Kapitel über die frontobasalen Frakturen abgehandelt werden, weil sie gleichzeitig eine Fraktur der oberen Nasennebenhöhlen darstellt.

Da bei den sog. frontobasalen Frakturen über die Nasennebenhöhlen beziehungsweise die Nasenhaupthöhlen eine Verbindung des endokraniellen Raums nach außen besteht, müssen alle Frakturen dieses Gebiets als *indirekt offene Schädelhirnverletzungen* betrachtet werden. Findet sich gleichzeitig ein Duraeinriß, so spricht man von *offenen Schädelhirnverletzungen*. Eine *direkt offene Schädelhirnverletzung* liegt dann vor, wenn über eine äußere Weichteilverletzung im Schädelbereich mit Fraktur und Duraverletzung eine unmittelbare Kommunikation zwischen äußerer Weichteilläsion und Gehirn besteht. Dabei kann auch eine Nasennebenhöhle oder eine Nasenhaupthöhle in den direkten Kommunikationsweg einbezogen sein. – Bei den *indirekt offenen* und den *offenen Schädelhirnverletzungen* kann es jederzeit zu einer aus den Nasenhaupthöhlen oder den Nasennebenhöhlen *aufsteigenden Infektion des Endokraniums* mit der Entwicklung einer rhinogenen Meningitis und weiterer endokranieller Komplikationen kommen. Das gleiche gilt für die *direkt offenen Schädelhirnverletzungen,* bei denen Nasenhaupt- oder Nasennebenhöhlen Teil des direkten Kommunikationsweges sind.

Das *Hauptziel der operativen Versorgung frontobasaler Frakturen* ist daher die Verhütung einer endokraniellen entzündlichen Komplikation durch geeignete Abdichtung des endokraniellen Raums gegen die Nasenhaupthöhlen und die Nasennebenhöhlen beziehungsweise gegen die äußere Verletzung. Ist bereits eine endokranielle Komplikation eingetreten, so soll das operative Vorgehen deren Ausheilung herbeiführen und die Möglichkeit weiterer aufsteigender Infektionen ausschalten. Um dieses Ziel zu erreichen, ist eine *eingehende präoperative Diagnostik* zur sicheren Beurteilung der vorliegenden Verletzung für die Planung des Zugangsweges erforderlich.

Zweifellos stellen die Verletzungen der Schädelbasis und der oberen Nasennebenhöhlen ein *Grenzgebiet zwischen verschiedenen medizinischen Fachdisziplinen* dar. Im Vordergrund steht deshalb die interdisziplinäre Zusammenarbeit zwischen dem Rhinochirurgen, dem Neurochirurgen, dem Ophthalmologen und dem Kieferchirurgen. Auch die Mitarbeit des Anaesthesisten und des Radiologen ist in diesen Fällen praktisch unentbehrlich. Die gemeinsame Aufgabe des Rhinochirurgen und des Neurochirurgen ist die *Versorgung von Duraverletzungen* zur Vermeidung intrakranieller Komplikationen. Zusätzlich fällt dem Rhinochirurgen die Aufgabe zu, eine *einwandfreie Sanierung der betroffenen Nasennebenhöhlen* herbeizuführen. Neben der Versorgung des verletzten Nasennebenhöhlengebiets kommt dabei einer zuverlässigen und auf Dauer funktionierenden Drainage der Nasennebenhöhlen zur Nasenhaupthöhle eine wesentliche Bedeutung zu. *Aus medikolegalen Gründen* sollte deshalb der Operateur, der diese Verletzungen versorgt, nicht nur die besonderen Untersuchungsmethoden, sondern auch die ganz speziellen operativen Techniken an den oberen Nasennebenhöhlen beherrschen, damit intra- und postoperative *zum Teil lebensbedrohende Komplikationen* vermieden werden.

Anhand der präoperativen Diagnostik (s. S. 238) sollte zwischen dem Neurochirurgen und dem Rhinochirurgen zunächst der *geeignete Zugangsweg zur Versorgung der frontobasalen Fraktur und einer möglichen Duraverletzung* festgelegt werden. Prinzipiell stehen dafür der neurochirurgische Zugang auf transfrontalem extra- oder intraduralem Weg und der fronto-orbitale rhinochirurgische Zugang zur Verfügung (s. S. 244, S. 242 u. S. 241). In bestimmten Fällen ist es zweckmäßig, verschiedene Zugangswege unter entsprechender interdisziplinärer Zusammenarbeit zu kombinieren.

Die Zuständigkeit des Neurochirurgen liegt ganz eindeutig dann vor, wenn Hinweise auf *Hirnsubstanzschäden* oder auf *intrakranielle raumfordernde Prozesse* besonders mit drohender Einklemmung bestehen, wenn *größere Duradefekte* gefunden werden und/oder wenn dabei *entzündliche Komplikationen* vorliegen.

2. Präoperative Diagnostik

Der Verdacht auf das Vorliegen einer frontobasalen Fraktur erfordert alle diagnostischen Maßnahmen, die bei Schädel-Hirn-Verletzungen notwendig sind. So sollte präoperativ auch *stets eine neurologische und eine ophthalmologische Untersuchung* erfolgen.

Bei Erhebung des Lokalbefunds ist auf *Blutungen* aus Nase oder Rachen zu achten. Ein Brillen- oder ein Monokelhämatom beziehungsweise eine Einblutung der Konjunktiva auf der Innenseite des Oberlids sind wichtige Hinweise auf eine Schädelbasisfraktur. Eine nachgewiesene *Rhinoliquorrhoe* (s. S. 264) ist bei entsprechender Anamnese ein sicheres Zeichen für eine Schädelbasisfraktur mit Verletzung von Dura und Arachnoidea. Dabei muß es sich aber nicht immer um eine frontobasale Fraktur handeln, da es in seltenen Fällen auch bei laterobasalen Frakturen durch das Felsenbein zu einem Liquorabfluß über das Mittelohr und die Tube zur Nase kommen kann. − Die *modernen bildgebenden Verfahren* sind präoperativ unverzichtbar.

3. Indikation zu operativen Eingriffen bei Frakturen der oberen Nasennebenhöhlen und der angrenzenden Schädelbasis

Die Indikation zu einem operativen Eingriff bei Verletzung der Nasennebenhöhlen und der angrenzenden Schädelbasis sollte *erst nach eingehender Diagnostik* (s. S. 238) *und möglichst sicherer Beurteilung von Ort und Ausmaß der Verletzung* gestellt werden. Interdisziplinäre Zusammenarbeit ist dabei in vielen Fällen erforderlich (s. S. 237). Der Schockzustand muß beherrscht, Atmung und Kreislauf müssen sichergestellt sein.

Eine Ausnahmestellung hinsichtlich der ausführlichen präoperativen Diagnostik nimmt die vitale Operationsindikation ein. Sie ist gegeben, wenn nur durch sofortiges operatives Eingreifen lebenswichtige Funktionen erhalten werden können. So besteht eine *vitale Operationsindikation*, wenn nach einer frontobasalen Verletzung eine lebensbedrohliche Hirndrucksteigerung durch eine intrakranielle Blutung − meistens durch ein epidurales oder ein subdurales Hämatom − verursacht wird. Auch eine massive Blutung nach außen bei offener Schädel-Hirn-Verletzung, z. B. aus dem mitverletzten Sinus sagittalis superior, sowie heftige Blutungen aus dem Nasennebenhöhlenbereich stellen vitale Indikationen für eine sofortige operative Versorgung dar.

In den Fällen, in denen die vitale Operationsindikation *durch die Schwere des Hirntraumas oder eine Hirngefäßverletzung* bestimmt wird, ist in erster Linie der Neurochirurg zuständig. Die sofortige Versorgung einer heftigen Blutung aus dem Nasennebenhöhlenbereich über die Nasenhöhle nach außen sollte der Rhinochirurg übernehmen, der die *vitale Situation bei Verletzung der Ethmoidalarterien, der*

A. maxillaris oder der A. carotis interna im Keilbeinhöhlenbereich bis zur endgültigen Versorgung durch eine geeignete Tamponade (s. Band V/1, S. 187 dieser Operationslehre) beherrschen kann.

Neben den oben beschriebenen vitalen Indikationen unterscheidet man die absoluten und die relativen Indikationen zum operativen Eingreifen. Eine *absolute Indikation* zur operativen Versorgung stellt die *direkt offene Schädel-Hirn-Verletzung* dar, bei der über eine Weichteilverletzung und eine Fraktur im fronto-orbitalen oder im Mittelgesichtsbereich bei gleichzeitigem Vorliegen einer Duraverletzung eine unmittelbare Kommunikation zwischen der äußeren Weichteilwunde und dem Gehirn besteht. Mitverletzte Nasennebenhöhlen können dabei Teil des direkten Kommunikationsweges sein. Die *offene Schädel-Hirn-Verletzung*, bei der nach einer frontobasalen Fraktur *mit Duraverletzung* eine offene Verbindung zwischen einer Nasenhaupt- oder Nasennebenhöhle und dem Gehirn vorliegt, stellt ebenfalls eine absolute Operationsindikation dar. Das Auftreten einer Rhinoliquorrhoe oder der Nachweis eines Hirnprolapses sowie einer Pneumatozele, die sich mit Hilfe der bildgebenden Verfahren darstellen lassen, sind als sichere Zeichen derartiger Verletzungen anzusehen. Der operative Eingriff sollte *zum frühestmöglichen Zeitpunkt* erfolgen. Das traumatisch bedingte Hirnödem sollte zuvor noch nicht ausgeprägt oder bereits abgeklungen sein, und die zerebralen Funktionen sollten sich stabilisiert haben. – Weiterhin besteht eine absolute Operationsindikation bei allen *durch die Nasenhaupt- oder Nasennebenhöhlen ins Schädelinnere eingedrungenen Fremdkörpern*, besonders bei Schuß- und Pfählungs-Verletzungen sowie bei Granatsplittern. In diesen Fällen liegt häufig eine starke Zertrümmerung im Bereich von Nebenhöhlen, Orbita und Schädelbasis mit der Gefahr einer rasch aufsteigenden Infektion vor. – Auch eine *infektiöse Meningitis nach frontobasalem Trauma* stellt eine absolute Operationsindikation dar, da sie als Frühkomplikation nahezu den Beweis für eine offene Verbindung zwischen der Nasenhöhle oder den Nasennebenhöhlen und dem Gehirn erbringt. Die von den Nasennebenhöhlen ausgehenden *endokraniellen Spätkomplikationen eines frontobasalen Traumas* wie die Spätmeningitis, die Enzephalitis oder der Hirnabszeß sind ebenfalls als absolute Operationsindikationen anzusehen. Schließlich stellen auch die orbitalen Komplikationen (s. S. 317ff.) eine absolute Operationsindikation dar.

Die Bezeichnung *relative Operationsindikation* bezieht sich eigentlich mehr auf den Zeitpunkt der chirurgischen Intervention, die als solche aber nicht unterbleiben darf. Sie sollte daher besser durch die Bezeichnung *absolute Operationsindikation mit aufgeschobener Dringlichkeit* ersetzt werden. Im nachfolgenden Text wird die Bezeichnung „relative Operationsindikation" jedoch wegen des kürzeren Ausdrucks beibehalten. Eine derartige Indikationsstellung ist z. B. bei *Verdacht auf eine Duraverletzung* im Rahmen eines frontobasalen Traumas gegeben. Das gilt besonders dann, wenn deutliche Fragmentdislokationen und Trümmerfrakturen der hirnnahen Wände der oberen Nasennebenhöhlen zu erkennen sind. Bei komplizierten Nasennebenhöhlenfrakturen oder *bei zur Zeit des Unfalls bestehender akuter oder chronischer Sinusitis* liegt wegen der Gefahr des Übergreifens der Entzündung auf das Endokranium ebenfalls eine relative Operationsindikation vor. Das gleiche gilt für *posttraumatisch entstandene Muko- und Pyozelen*, bei nicht oder *unzureichend operierten Nasennebenhöhlen* und bei rezidivierenden Nasennebenhöhlenentzündungen mit *ungenügenden Abflußverhältnissen* zur Nasenhöhle. Auch bei den im Verletzungsgebiet *als Spätkomplikation auftretenden Ostitiden* (s. S. 202) *und Osteomyelitiden* (s. S. 203) ist eine relative Operationsindikation gegeben, wenn der vorliegende Befund z. B. bei einer Osteomyelitis nicht zum sofortigen Eingreifen zwingt. Eine weitere relative Operationsindikation stellt die *umschriebene Impressionsfraktur der Stirnhöhlenvorderwand* dar. Auch bei Verdacht auf eine *Läsion des N. supraorbitalis* durch ein Knochenfragment, bei der der operative Eingriff der Vermeidung einer posttraumatischen Neuralgie dient, liegt eine relative Operationsindikation vor.

Ganz allgemein läßt sich sagen, daß die oben angeführten vielfältigen Operationsindikationen *unabhängig vom Lebensalter des Verletzten* Gültigkeit haben, d. h., die Versorgung des frontobasalen Traumas muß im Kindesalter nach den gleichen Grundsätzen durchgeführt werden wie beim Erwachsenen.

4. Operative Zugangswege zur Versorgung von Frakturen der oberen Nasennebenhöhlen und der angrenzenden Schädelbasis

a) Allgemeine Vorbemerkung

Für die operative Versorgung von Verletzungen der oberen Nasennebenhöhlen und der angrenzenden Schädelbasis stehen drei unterschiedliche Zugangswege zur Verfügung. Es handelt sich um den fronto-orbitalen, den transfrontalen extraduralen und den transfrontalen intraduralen Zugangsweg. In speziellen Fällen einer ganz begrenzten Fraktur im Bereich des Siebbeindaches oder der Keilbeinhöhle kann ein endonasales mikrochirurgisch-endoskopisches Vorgehen in Betracht kommen (s. S. 257). Unter Berücksichtigung der Vor- und Nachteile, die jedem dieser Zugangswege anhaften, wird die Wahl vor allem von der Lokalisation und der Ausdehnung des Traumas bestimmt.

Der *fronto-orbitale Zugangsweg* ist der gleiche Zugang, wie er für die Stirnhöhlen- und Siebbeinoperation von außen (s. S. 122 u. S. 99) benutzt wird und daher dem Rhinochirurgen vertraut. Er hat den Vorteil, daß nach entsprechender Erweiterung der Inzisionen (s. S. 148) die gesamte vordere Schädelbasis von kaudal her zu übersehen ist. So können die Stirnhöhle, das Siebbeindach, das Nasendach, die Keilbeinhöhle, das Orbitadach und gegebenenfalls auch der mediale Anteil des Canalis opticus auf Verletzungen kontrolliert, Knochensplitter können entfernt und Duraverletzungen in diesem Bereich entsprechend versorgt werden (s. S. 280). Eine artefizielle Hirnschädigung wird vermieden. In vielen Fällen kann man auch das Riechvermögen erhalten. Außerdem ist eine einwandfreie Sanierung der mitverletzten Nasennebenhöhlen und die Herstellung zuverlässiger Abflußverhältnisse zur Nasenhöhle möglich. Für die Versorgung von intrakraniellen Blutungen und Hirnverletzungen oder von ausgedehnten Trümmerfrakturen mit mehrfacher Durazerreißung, die das Nebenhöhlengebiet und das Orbitadach überschreiten, ist der fronto-orbitale Zugang dagegen ungeeignet.

Das *transfrontale intradurale Vorgehen* ist der typische Zugangsweg des Neurochirurgen. Er bietet einen breiten übersichtlichen Zugang zur frontalen und frontobasalen Dura und vermeidet eine zusätzliche Duraschädigung, wie sie beim extraduralen Vorgehen durch das Abpräparieren der Dura eintreten kann. Dem transfrontalen intraduralen Vorgehen haftet aber die Gefahr einer artefiziellen Schädigung der Hirnsubstanz durch das unmittelbare Zurückdrängen des vorderen Hirnpols einer oder beider Seiten an. Eine *Liquordruckentlastung* ist daher unbedingt erforderlich. Sie wird heute mit Hilfe von mikroneurochirurgischen Methoden in aller Regel als Zisternendrainage durchgeführt. Eine artefizielle Schädigung der Hirnsubstanz kann damit praktisch ausgeschlossen werden. Statt der Zisternendrainage kann man zur Liquordruckentlastung auch eine Lumbalpunktion vornehmen. Diese kann allerdings nur dann erfolgen, wenn keine intrakranielle Drucksteigerung besteht. Gegebenenfalls sind Ventrikelpunktionen notwendig. Auch eine Liquordauerdrainage kann erforderlich werden, wenn im postoperativen Verlauf erneut eine Liquorfistel auftritt. Die Dauerdrainage wird dann entweder als Ventrikeldrainage oder als externe Lumbaldrainage durchgeführt. – Die gleichzeitige Versorgung der mitverletzten Nasennebenhöhlen ist bei dem intraduralen Vorgehen nicht ausreichend durchführbar. In solchen Fällen empfiehlt sich die *Kombination mit einem fronto-orbitalen Vorgehen* (s. S. 122).

Der *transfrontale extradurale Weg* kann sowohl vom Rhinochirurgen als auch vom Neurochirurgen beschritten werden. Er gibt eine gute Übersicht über die frontale und die orbitale Region und ist vor allem bei Trümmerfrakturen im Stirnhöhlen-Stirnbein-Bereich geeignet. Er kann außerdem jederzeit auch für eine intradurale Versorgung benutzt werden. Die Nachteile dieses Zugangsweges liegen in einer nur begrenzten Übersicht über das hintere Siebbein und die Keilbeinhöhle, einer Gefährdung der Fila olfactoria und der Gefahr einer zusätzlichen Duraverletzung beim Lösen der am Siebbeindach sehr fest anhaftenden Dura. Eine ausreichende Sanierung der mitverletzten Nasennebenhöhlen unter Herstellung einwandfreier Abflußverhältnisse zur Nasenhöhle ist bei dem transfrontalen extraduralen Zugangsweg ebenfalls in vielen Fällen nicht möglich. Gegebenenfalls muß man in der gleichen Operationssitzung oder in einem späteren zweiten Eingriff eine Stirnhöhlen- und/oder eine Siebbein-Keilbeinhöhlenoperation von außen oder auch endonasal (s. S. 122, S. 99 u. S. 89) durchführen.

b) Fronto-orbitaler Zugang zur Versorgung frontobasaler Frakturen

Der fronto-orbitale Zugang zur Versorgung der Frakturen der oberen Nasennebenhöhlen und der angrenzenden Schädelbasis *entspricht dem Zugang für die Stirnhöhlen-Siebbein-Operation von außen* (s. S. 122 u. S. 99). Man erreicht das Verletzungsgebiet also auf primär extrakraniellem Wege. Er eignet sich für die Versorgung von Frakturen der Stirnhöhlenvorder- und -hinterwand ohne ausgedehnte Stirnbeinzertrümmerung, von Frakturen des Siebbein- und Keilbeinhöhlen-Daches sowie des Nasendaches, entsprechend etwa dem Frakturtyp II nach ESCHER, und von Frakturen, die durch das Orbitadach verlaufen, den sog. latero-orbitalen frontobasalen Frakturen Typ IV nach ESCHER. Schließlich wird er auch zur Dekompression des N. opticus benutzt (s. S. 297ff.).

Der Eingriff wird in *Allgemeinanaesthesie mit orotrachealer Intubation* durchgeführt. Die *Inzision* (Abb. 67), ein modifizierter Killian-Schnitt, wird *supraorbital* am unteren Augenbrauenrand bogenförmig bis zum seitlichen Nasenabhang geführt

(Abb. 67). Bei Ausdehnung der Fraktur auf beide Seiten kann die supraorbitale Inzision beiderseits vorgenommen und zum sog. Brillenschnitt (Abb. 82) erweitert werden. *Vorhandene Weichteilverletzungen* sind dabei nach Möglichkeit in die Inzisionen einzubeziehen. Ihre endgültige Versorgung erfolgt nach aesthetischen Gesichtspunkten unter Berücksichtigung der RSTL (s. Band V/1, S. 91 dieser Operationslehre).

Von der Hautinzision aus wird das *Periost* im Bereich des Processus frontalis des Oberkiefers und des Stirnhöhlenbodens inzidiert und vorsichtig vom Knochen abgelöst, bis der knöcherne Stirnhöhlenboden, die Fossa sacci lacrimalis und das Os nasale freiliegen. Man fahndet nach *Frakturlinien,* die gegebenenfalls durch zusätzliches Abschieben des Periosts *über der Stirnhöhlenvorderwand und dem Stirnbein* freigelegt werden. Kleinere Knochensplitter werden entfernt, größere können am Periost haftend belassen oder vorübergehend entfernt und in Kochsalzlösung aufbewahrt werden. Am Ende des Eingriffs werden sie − gegebenenfalls mittels langsam resorbierbarer Nähte oder Drahtosteosynthese − wieder eingesetzt.

Ist die *Stirnhöhle an der frontobasalen Fraktur beteiligt,* so werden die Frakturspalten freigelegt. Gegebenenfalls ist dazu eine Hilfsinzision über der Nasenwurzel in vertikaler Richtung oder ein Brillenschnitt (Abb. 82) erforderlich. Nach Abtragung des Stirnhöhlenbodens wird die Stirnhöhlenhinterwand auf Frakturierung und eventuelle Duraverletzungen kontrolliert. Eine Winkeloptik oder eine feine flexible Optik können dabei hilfreich sein. − Das operative Vorgehen zur Versorgung der jeweils vorliegenden Verletzungsfolgen im Stirnhöhlenbereich ist auf S. 269 ff. dargelegt.

Da häufig auch das *Siebbein in die frontobasale Fraktur einbezogen* ist, wird nach der Versorgung der Stirnhöhle auch das Siebbein vom fronto-orbitalen Zugang aus eröffnet und so weit ausgeräumt, daß eine Kontrolle des Siebbeindaches beziehungsweise der angrenzenden Schädelbasis unter lupenchirurgischen Bedingungen oder mit Hilfe des Operationsmikroskops durchgeführt werden kann (s. S. 99ff.). Reichen die Frakturlinien weit nach dorsal, so muß auch die *Keilbeinhöhle transethmoidal eröffnet und ausgeräumt* (s. S. 164) und das Keilbeinhöhlendach sowie die laterale Keilbeinhöhlenwand mit Hilfe einer geeigneten Optik auf Frakturen und Duraverletzungen sowie auf eine eventuelle Mitverletzung des *Canalis opticus* kontrolliert werden. Die operative Versorgung der Verletzungsfolgen in diesen Bereichen ist auf S. 272 beschrieben.

c) Transfrontaler extraduraler Zugang zur Versorgung frontobasaler Frakturen

Der transfrontale extradurale Zugang ist hauptsächlich bei *frontobasalen Frakturen mit Zertrümmerung des Stirnbeins und der Stirnhöhlenvorderwand,* etwa entsprechend dem Frakturtyp I nach Escher, angezeigt. Dieser Zugang eröffnet die Möglichkeit, die Trümmerfraktur durch Drahtosteosynthese oder mit Hilfe von resorbierbaren Nähten oder auch mittels Miniosteosyntheseplatten osteoplastisch zu versorgen. Bei großen, weit nach kranial reichenden Stirnhöhlen kann er auch zur Versorgung von *umschriebenen Impressionsfrakturen der Stirnhöhlenvorderwand* geeignet sein. Ist die Versorgung von Duradefekten erforderlich, so empfiehlt sich die Zusammenarbeit mit einem Neurochirurgen.

Der Eingriff wird in *Allgemeinanaesthesie* mit orotrachealer Intubation durchgeführt. Von einer *bitemporalen koronaren Inzision* (Abb. 82) wird der Skalplappen, der Kutis, Galea aponeurotica und Periost enthält, über dem gesamten Stirnbereich abgehoben. Handelt es sich um eine *Trümmerfraktur der Squama frontalis und der Stirnhöhlenvorderwand,* so werden dabei größere Knochenfragmente am Periost belassen, kleinere Knochensplitter entfernt. Ist die *Squama nicht zertrümmert,* liegt aber der Verdacht auf eine Beteiligung der Stirnhöhlenhinterwand, des Orbitadaches und/oder auch des Siebbeindaches an der Verletzung vor, so muß man zu deren Freilegung einen *Knochendeckel über Squama und Stirnhöhle abheben.* Das Vorgehen entspricht dann — je nach Ausdehnung der Fraktur — einer einseitigen frontalen oder einer bifrontalen Kraniotomie (Abb. 107a–c). Das gleiche gilt für die umschriebenen Impressionsfrakturen der Stirnhöhlenvorderwand bei weit nach kranial reichenden Stirnhöhlen.

Ist der *Skalplappen* mit den Knochenfragmenten beziehungsweise mit dem durch Kraniotomie gewonnenen Knochendeckel *abgehoben,* so wird die Dura im Bereich der vorderen Schädelgrube vom Knochen der Schädelbasis gelöst und der vordere Stirnhirnpol mit Hilfe von Duraspateln oder mit Hirnwatte und Sauger angehoben und soweit nötig zurückgedrängt. Eine Liquordruckentlastung sollte dabei vorgenommen werden (s. S. 241). Danach können *Stirnhöhlenhinterwand und Orbitadach kontrolliert* werden. Das *Siebbeindach* und das *Nasendach* sind vom transfrontalen extraduralen Zugang aus weniger gut zu übersehen. Außerdem kommt es in dieser Region beim Ablösen der Dura leicht zu zusätzlichen Duraeinrissen, weil die Dura hier besonders fest am Knochen haftet (s. S. 241). — Die im Bereich von Stirnhöhlenhinterwand, Orbita-, Siebbein- oder Nasendach gelegenen *Knochensplitter* werden entfernt und eventuelle *Durarisse* versorgt (s. S. 269ff.). Liegt eine Fraktur im Bereich der *Lamina cribrosa* vor, dann können die Fila olfactoria bei der Entsplitterung nicht erhalten werden. Bei beiderseitiger Freilegung der Lamina cribrosa müssen die Falx cerebri an der Crista galli abgesetzt und die Fila olfactoria beiderseits durchtrennt werden.

Ist das *Siebbeindach zertrümmert* und liegt keine Infektion der Siebbeinschleimhaut vor, kann man das Siebbein vom transfrontalen extraduralen Zugangsweg ausräumen. Es muß dabei aber stets ein *weiter Zugang zur Nase* angelegt werden. Liegt *lediglich eine Fraktur und keine Zertrümmerung im Bereich des Siebbeindaches* vor, so sollte man das Siebbein ebenfalls ausräumen, um jeglicher vom Siebbein aufsteigender Infektion des Endokraniums vorzubeugen. Die Siebbeinausräumung sollte dann aber nicht auf dem transfrontalen extraduralen Zugangsweg, sondern zusätzlich entweder endonasal oder über den fronto-orbitalen Zugang von außen erfolgen (s. S. 99), weil das intakte Siebbeindach postoperativ eine sichere Abstützung der Dura gewährleistet und deshalb zu erhalten ist. — Sind auch *das hintere Siebbein und die Keilbeinhöhle an der Fraktur beteiligt,* ist ebenfalls ein zusätzlicher endonasaler oder fronto-orbitaler Eingriff zu empfehlen (s. S. 170 u. S. 171), da diese Region vom transfrontalen extraduralen Zugang nicht immer ausreichend kontrolliert und versorgt werden kann.

d) Transfrontaler intraduraler Zugang zur Versorgung frontobasaler Frakturen

Bei dem transfrontalen intraduralen Zugang zur vorderen Schädelbasis handelt es sich um eine *neurochirurgische Operationsmethode,* bei der die Zusammenarbeit mit dem Neurochirurgen erforderlich ist. Dieser Zugangsweg ist vor allem bei sehr ausgedehnten Verletzungen im Bereich des Nasendaches mit der Lamina cribrosa und des Siebbeindaches angezeigt (s. S. 259). In der Regel wird er über eine *bifrontale Kraniotomie* (Abb. 107a–c) ausgeführt. In einzelnen Fällen kann auch eine *einseitige frontale Kraniotomie* ausreichend sein. Bei *Trümmerfrakturen der Squama frontalis und der Stirnhöhlen* erübrigt sich das Abheben eines Knochendeckels mittels Kraniotomie, da die Dura bereits durch die Trümmerfraktur freigelegt ist. – Der Eingriff wird in *Allgemeinanaesthesie* mit orotrachealer Intubation durchgeführt.

Liegt *keine Trümmerfraktur des Stirnbeins* vor und soll *über eine bifrontale Kraniotomie* vorgegangen werden, so werden Periost, Galea aponeurotica und Kutis von einer bitemporalen koronaren Inzision (Abb. 106a) als großer Skalplappen bis zum Supraorbitalrand und bis zur Nasenwurzel vom Knochen abgehoben (Abb. 106b). Die Nn. supraorbitales werden dabei erhalten. Es erfolgen dann die notwendigen Trepanationen für die bifrontale Kraniotomie. Sie sollen so klein wie möglich ausgebildet werden und möglichst nahe zur Schädelbasis, d. h. unmittelbar über dem Supraorbitalrand gelegen sein. Der *Knochendeckel* wird mit Hilfe eines Kraniotoms oder einer Gigli-Säge *umschnitten* (Abb. 107a). Die Knochenschnitte werden dabei sowohl an der bogenförmigen kranialen Begrenzung des Knochendeckels als auch basal über dem Supraorbitalrand beiderseits von den lateralen Trepanationsöffnungen aus zur Mittellinie hin geführt, um den Sinus sagittalis möglichst nicht zu verletzen. Danach wird der *Knochendeckel abgehoben, wodurch auch die Stirnhöhlen eröffnet sind* (Abb. 107b–d).

Nach sorgfältiger Ausräumung des gesamten Mukoperiosts und nach Abschleifen der Tabula interna mit der Diamantfräse unter dem Mikroskop werden die *Stirnhöhlen mit freien Muskel- oder besser Fett-Transplantaten obliteriert* (s. S. 153). Zur Gewinnung des Muskelgewebes ist der M. temporalis von der koronaren Inzision aus leicht zu erreichen. – Muskelgewebe schrumpft stärker als Fettgewebe. Allerdings muß das Fettgewebe unmittelbar vor der Implantation aus der abdominalen oder der Oberschenkelsubkutis entnommen werden. Die einzelnen Muskel- beziehungsweise Fettstückchen können mit Fibrinkleber versetzt werden. Zusätzlich kann man den meistens trichterförmigen Zugang zum Ductus nasofrontalis mit einem Knochenkeil abdichten. Das Mukoperiost muß auch hier vorher sorgfältig entfernt werden (s. S. 153ff.).

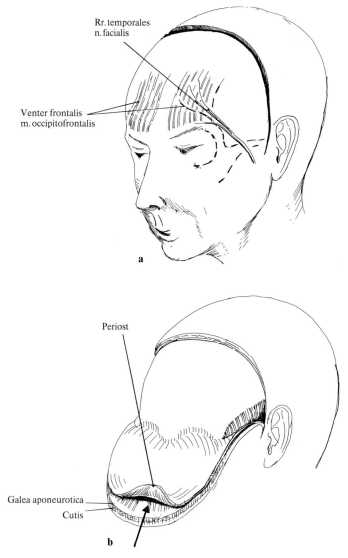

Abb. 106a, b. Anlegen eines bifrontalen Skalplappens. **a** Bitemporale koronare Inzision. **b** Der Skalplappen über dem Os frontale ist nach kaudal abgelöst. Er enthält die Kutis, die Galea aponeurotica und das Periost. (Aus SEEGER 1983)

246 Operative Eingriffe bei Verletzungen der Nasennebenhöhlen und der Schädelbasis

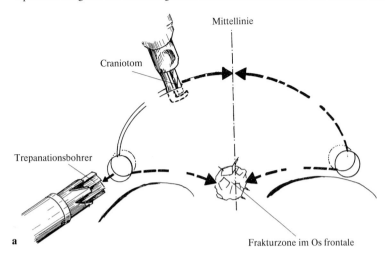

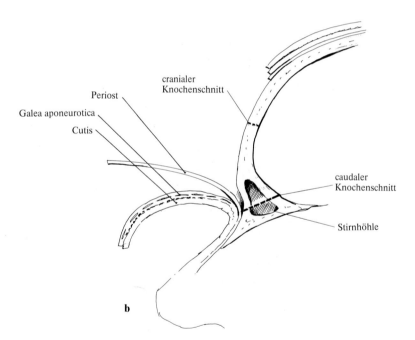

Abb. 107 a–d. Bifrontale Kraniotomie. **a** Lateral werden beiderseits Trepanationsöffnungen angelegt. Die *gestrichelten Pfeile* deuten die Richtung an, in der beiderseits die Sägeschnitte im Knochen des Stirnbeins mit Hilfe eines Kraniotoms geführt werden. **b** Sagittalschnitt. Der Skalplappen ist abgelöst. Die Knochenschnitte für den zu umschneidenden Knochendeckel sind durch *gestrichelte Linien* markiert. Der kaudale Knochenschnitt liegt möglichst weit basal und verläuft durch die Stirnhöhle. **c** Ansicht von vorn. Der Knochendeckel ist entfernt. Die Dura der anterioren Stirnhirnpole sowie des Sinus sagittalis sind freigelegt. Der Kreis weist auf die Frakturzone an der vorderen Schädelbasis hin, **d** stellt die eingekreiste Frakturzone vergrößert dar. Die Stirnhöhlen sind eröffnet. Das Mukoperiost wird entfernt. (Aus SEEGER 1983)

Transfrontaler intraduraler Zugang zur Versorgung frontobasaler Frakturen

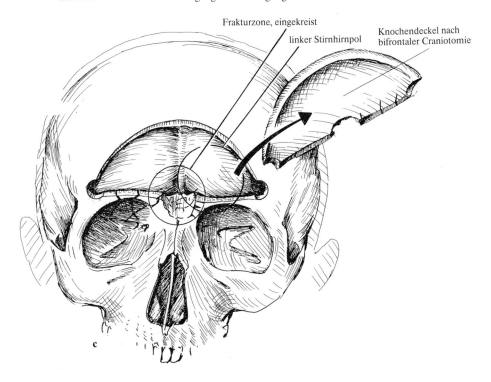

Frakturzone, eingekreist
linker Stirnhirnpol
Knochendeckel nach bifrontaler Craniotomie

c

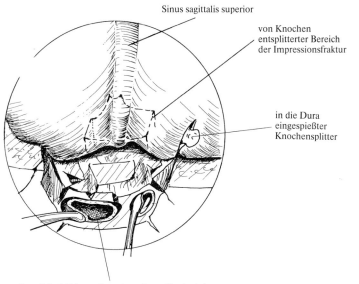

Sinus sagittalis superior
von Knochen entsplitterter Bereich der Impressionsfraktur
in die Dura eingespießter Knochensplitter

d   Stirnhöhlenmukoperiost, das entfernt wird

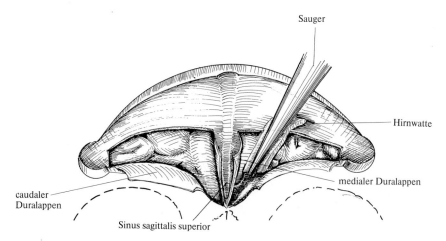

Abb. 108. Transfrontaler intraduraler Zugang zur Versorgung frontobasaler Frakturen. Über beiden anterioren Stirnhirnpolen ist die Dura inzidiert. Beiderseits sind zwei Duralappen gebildet. Die medialen Lappen schützen den Sinus sagittalis. Der linke Stirnhirnpol wird mit Hilfe eines Saugers über feuchter Hirnwatte von der Schädelbasis abgedrängt. (Aus SEEGER 1983)

Bevor man die Dura inzidiert, wird zunächst eine *Liquordruckentlastung* herbeigeführt (s. S. 241). Dann werden über beiden anterioren Hirnpolen je zwei Duralappen gebildet (Abb. 108). Die beiden schmaleren medialen Duralappen werden medialwärts über den Sinus sagittalis geschlagen. Sie schützen den Sinus und verhindern gleichzeitig den Abriß von Brückenvenen. Die beiden breiteren lateralen Duralappen werden nach kaudal über den Supraorbitalrand gelegt, nachdem man am lateralen Ende der horizontalen Durainzision einen kleinen Einschnitt in die Dura in kaudaler Richtung gemacht hat. Der *Sinus sagittalis* kann dann *unmittelbar vor der Crista galli* ligiert und zusammen mit der Falx cerebri abpräpariert werden. Stößt man dabei auf einen Sinus sagittalis inferior, so kann dieser meistens durch bipolare Koagulation versorgt werden. Eine Abtrennung des Sinus sagittalis ist erforderlich, wenn man die anteriore Schädelbasis besonders im Bereich der Lamina cribrosa und des Siebbeindaches auf eine Duraverletzung beziehungsweise eine Liquorfistel kontrollieren muß.

Es erfolgt dann das vorsichtige sukzessive *Anheben der anterioren Stirnhirnpole zur Freilegung der vorderen Schädelbasis*. Dabei muß man sich vor einer zu kräftigen Retraktion der Lobi frontales hüten, um einen Stirnhirnschaden zu vermeiden. Man benutzt deshalb anstelle eines Hirnspatels besser einen mit Kochsalzlösung getränkten Wattebausch und einen Sauger (Abb. 108). Nach erfolgter Liquordruckentlastung (s. S. 241) ist das Anheben und Zurückdrängen der Stirnhirnpole so weit wie notwendig in aller Regel ohne Schädigung des Hirngewebes möglich. Der *verbliebene kaudale Anteil der Stirnhöhlenhinterwand, das Orbitadach und das Siebbeindach* werden auf diese Weise beiderseits schrittweise auf Durarisse sowie zugehörige Frakturen kontrolliert. Ist die Freilegung des *Nasendaches mit der Lamina cribrosa* erforderlich, so ist die Durchtrennung der Fila olfactoria oft nicht zu vermeiden. Bei erhaltenem Riechvermögen kann der Neurochirurg allerdings versuchen, die Hirn-

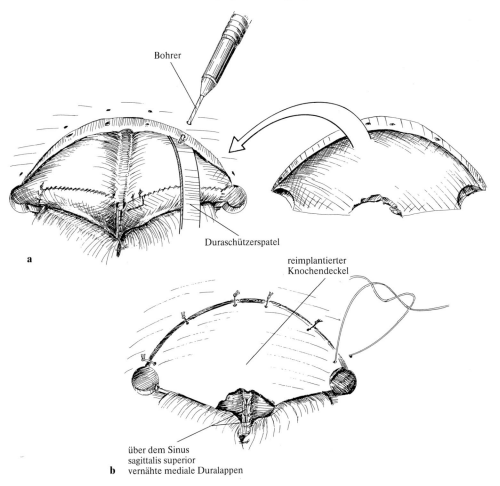

Abb. 109a, b. Transfrontaler intraduraler Zugang. Duraverschluß und Replantation des Knochendeckels. **a** Die Duralappen sind zurückverlagert und die Durainzisionen vernäht. Am Knochenschnittrand werden Bohrlöcher für die Osteosynthese angebracht. Die Nebenskizze zeigt den zu reimplantierenden Knochendeckel. **b** Der Knochendeckel ist reimplantiert und mittels Drahtosteosynthese fixiert. (Aus Seeger 1983)

basis mikrochirurgisch von den Tractūs olfactorii zu lösen und dadurch zumindest einen Teil der Fila olfactoria zu erhalten.

Wenn man eine ausreichende Übersicht und genügend Bewegungsfreiheit für die notwendigen Manipulationen gewonnen hat, können vorhandene Knochensplitter entfernt und Durarisse oder Liquorfisteln durch plastische Maßnahmen versorgt werden (s. S. 275). Danach läßt man die nach dorsal gedrängten Stirnhirnpole über die entsprechend versorgte Schädelbasis in ihre ursprüngliche Position zurückgleiten. Die anfangs beiderseits gebildeten medialen Duralappen werden über dem Sinus sagittalis durch Naht vereinigt. Die kaudalen Duralappen werden hochgeschlagen und über den Stirnhirnpolen vernäht (Abb. 109a). Einige Durahochnähte sind angezeigt. Der *Knochendeckel wird wieder eingesetzt* und durch Drahtosteosynthese beziehungsweise durch langsam resorbierbare Nähte fixiert (Abb. 109b). Die Trepanationsöffnungen werden aus kosmetischen Gründen am besten mit dem beim Bohren gewonnenen Knochenmehl aufgefüllt, das zuvor mit Fibrinkleber versetzt wurde. Abschließend wird *der Skalplappen zurückverlagert und die koronare Inzision* vernäht.

Liegt eine *Trümmerfraktur im Bereich der Squama frontalis und der Vorderwände der Stirnhöhlen* vor, so ist die Kraniotomie als Zugangsoperation zur vorderen Schädelbasis nicht erforderlich. Beim Abheben des Skalplappens werden größere Knochenfragmente am Periost belassen, während kleinere Knochensplitter sorgfältig von der Dura gelöst beziehungsweise aus dem Stirnhöhlenbereich entfernt werden. Nach Entsplitterung und sorgfältiger Ausräumung allen Mukoperiosts aus den eröffneten Stirnhöhlen werden diese in oben beschriebener Weise obliteriert (s. S. 153). Auch das weitere Vorgehen entspricht dem oben für die bifrontale Kraniotomie Gesagten. Nach Versorgung der Duraverletzung und Naht der Duralappen wird aus den am Periost verbliebenen Knochenfragmenten durch Drahtosteosynthese beziehungsweise durch langsam resorbierbare Nähte ein *osteoplastischer Knochendeckel* gebildet, der die frakturierte Squama frontalis und die Stirnhöhlenvorderwände annähernd wiederherstellt.

Sind die *Vorderwände der Stirnhöhlen so stark zersplittert,* daß ein osteoplastischer Aufbau aus den vorhandenen Knochensplittern nicht möglich ist, sollten die Stirnhöhlen durch Abtragung aller Knochenanteile der Stirnhöhlenvorderwand und des Stirnhöhlenbodens beiderseits sowie durch die Beseitigung eventuell vorhandener supraorbitaler Recessūs (s. S. 138) *verödet* werden (s. S. 137ff.). – Auch bei *gleichzeitiger Frakturierung der Stirnhöhlenhinterwand* ist die *Verödung der Stirnhöhlen* herbeizuführen. Im Einzelfall kann der Operateur entscheiden, ob er sich zu einer primären Rekonstruktion z. B. unter Verwendung von Methylmetakrylat oder durch Transplantation von autogener Tabula externa aus einem weiter dorsal gelegenen Kalottenabschnitt entschließt.

Wenn bei einer *Stirnhöhlenhinterwandfraktur mit Duraverletzung* die *Stirnhöhlenvorderwand weitgehend intakt* geblieben ist, so kann man die Stirnhöhlenverödung bei dem neurochirurgischen Vorgehen auch durch die alleinige vollständige Abtragung der Stirnhöhlenhinterwand erreichen. Dieses Vorgehen bezeichnet man als *Kranialisation der Stirnhöhle* (ADSON und HEMPSTEAD, NADELL und KLINE). Voraussetzung ist die komplette Ausräumung des Mukoperiosts und die Abdichtung des Stirnhöhlen-Nasen-Zugangs. Der *Stirnhirnpol* mit der versorgten Dura *legt sich dann der erhaltenen Stirnhöhlenvorderwand an.* Bei diesem Vorgehen bleibt das Stirnprofil intakt, und es erübrigt sich eine spätere Profilkorrektur.

Erstreckt sich die frontobasale Fraktur auf das *dorsale Siebbeindach* und auf die *Keilbeinhöhle* oder liegen *supraorbitale Rezessūs* vor, die in die Frakturzone einbezogen sind, so ist es besser, den transfrontalen intraduralen Zugang mit dem fronto-orbitalen, d. h. *mit einer Stirnhöhlen-Siebbein-Keilbeinhöhlen-Operation von außen in gleicher Sitzung* (s. S. 122ff.) *zu kombinieren,* da nur von diesem Zugang aus eine zuverlässige Kontrolle und Versorgung der angrenzenden Schädelbasis und die notwendige sorgfältige Ausräumung des Siebbeins und gegebenenfalls auch der Keilbeinhöhle erfolgen kann. – Wird die Stirnhöhlen-Siebbein-Keilbeinhöhlen-Operation vom fronto-orbitalen Zugang nicht gleichzeitig mit dem transfrontalen intraduralen Eingriff vorgenommen, ist die spätere Operation durch Narbenbildung an der Schädelbasis und besonders im Bereich der Duraplastik erheblich erschwert.

5. Operatives Vorgehen bei Stirnhöhlenimpressionsfrakturen

a) Allgemeine Vorbemerkung

Impressionsfrakturen im Bereich der Stirnhöhle entstehen im allgemeinen bei Einwirkung einer *umschriebenen Gewalt auf eine relativ kleine Fläche der Stirnhöhlenvorderwand*. Dabei kommt es zu einer nach dorsal, d. h. hirnwärts, gerichteten Verlagerung der frakturierten Knochenteile. Für das operative Vorgehen ist von entscheidender Bedeutung, ob es sich um eine isolierte Impression der Stirnhöhlenvorderwand handelt, oder ob auch die Hinterwand der Stirnhöhle beteiligt ist. Liegt *lediglich eine Impressionsfraktur der Stirnhöhlenvorderwand* vor, so ist die Reposition mit eventueller Fixation des Fragmentes ausreichend. Man kann dazu entweder den fronto-orbitalen Zugang (s. S. 122) oder den Zugang über eine bitemporale koronare Inzision (s. S. 150) wählen. Bei intaktem frontonasalem Abfluß sind sonst keine weiteren Maßnahmen erforderlich. Ist der Stirnhöhlen-Nasen-Zugang nicht sicher durchgängig, muß man eine entsprechende Plastik durchführen (s. S. 130).

Wenn auch die *Stirnhöhlenhinterwand an der Fraktur beteiligt* ist, besteht immer der Verdacht auf eine Mitverletzung der Dura. In einem solchen Fall sind stets eine zusätzliche Kontrolle der Hinterwandfraktur sowie der angrenzenden Dura und die entsprechende operative Versorgung (s. S. 269) erforderlich. Ob dabei das Stirnhöhlenlumen erhalten werden kann oder ob aufgrund der vorliegenden Duraverletzung eine Verödung der Stirnhöhle aus Sicherheitsgründen vorzunehmen ist, muß vom Operateur im Einzelfall entschieden werden.

b) Fronto-orbitales Vorgehen bei Stirnhöhlenimpressionsfrakturen

Das fronto-orbitale Vorgehen ist *sowohl bei der umschriebenen Impressionsfraktur der Stirnhöhlenvorderwand als auch bei Mitbeteiligung der Stirnhöhlenhinterwand an der Verletzung indiziert*. Es ist dem transfrontalen Vorgehen in den Fällen vorzuziehen, in denen der Verdacht auf eine Mitverletzung des Siebbeins und eventuell auch der Keilbeinhöhle besteht. Ist aber außer der Stirnhöhlenvorderwand auch die Squama frontalis frakturiert oder gesplittert, so sollte man besser auf den transfrontalen Zugangsweg zurückgreifen oder den fronto-orbitalen mit dem transfrontalen kombinieren.

Das fronto-orbitale Vorgehen bei Stirnhöhlenimpressionsfrakturen erfolgt in *Lokalanaesthesie* (s. S. 124) mit entsprechender Sedierung oder in *Allgemeinanaesthesie mit orotrachealer Intubation*. Je nach Ausmaß der Fraktur wird das verletzte Gebiet von einer ein- oder einer beiderseitigen *supraorbitalen Inzision* (Abb. 110) freigelegt. Nötigenfalls werden die beiderseitigen Inzisionen durch eine zusätzliche quer über die Nasenwurzel verlaufende Inzision zum *Brillenschnitt* erweitert (Abb. 110), um eine gute Übersicht über das Verletzungsgebiet zu gewinnen. Dabei müssen allerdings die Nn. supraorbitales häufig geopfert werden. Bei der Freilegung des frakturierten Bereichs sollte das Periost nach Möglichkeit nicht vom Knochen abgelöst werden. Nach ein- oder beiderseitiger *Eröffnung der Stirnhöhle vom Stirnhöhlenboden aus* (s. S. 126) kann man die frakturierte, imprimierte Stirnhöhlenvorderwand mit

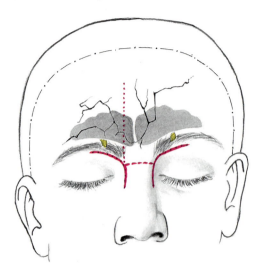

Abb. 110. Inzisionen für das fronto-orbitale und das transfrontale Vorgehen bei Stirnhöhlenimpressionsfrakturen. Die *roten ausgezogenen Linien* entsprechen der supraorbitalen Inzision beiderseits. Die *rot gestrichelte* Linie zeigt die Erweiterung der supraorbitalen Inzisionen zum Brillenschnitt an. Die *rot punktierte Linie* stellt eine zusätzliche Glabellainzision dar. Die durch *Punkte unterbrochene schwarze Linie* entspricht der bitemporalen koronaren Inzision

Hilfe eines in die Stirnhöhle eingeführten Elevatoriums ventralwärts in die ursprüngliche Position *reponieren*. Hat man die imprimierten Fragmente am Periost belassen, ist eine zusätzliche Fixierung in der Regel nicht erforderlich. Mit Hilfe einer geeigneten Optik kann anschließend die *Stirnhöhlenhinterwand auf eine Mitverletzung kontrolliert* werden. Außerdem muß man die *Durchgängigkeit des nasofrontalen Ausführungsgangs* überprüfen (s. S. 110ff.).

Sind Stirnhöhlenhinterwand und Ductus nasofrontalis intakt, sind keine weiteren Maßnahmen erforderlich. Die supraorbitale Inzision beziehungsweise der Brillenschnitt kann durch Naht verschlossen werden.

Weist die *Stirnhöhlenvorderwand* eine *Zersplitterung* auf, so hebt man die Galea darüber von der supraorbitalen Inzision beziehungsweise vom Brillenschnitt aus ab und beläßt dabei die größeren Fragmente am Periost. Nach Entfernung kleinerer Knochensplitter kann man die erhaltenen Fragmente mit Hilfe eines geeigneten Elevatoriums durch die Frakturspalten hindurch ventralwärts herausheben. Sie werden durch *Drahtosteosynthese* beziehungsweise mit langsam resorbierbaren *Nähten* untereinander und mit dem intakten Knochen der Squama frontalis fixiert. Dafür kann es erforderlich werden, eine zusätzliche vertikale Inzision über der Glabella auszuführen (Abb. 110). Das Periost ist an den Stellen, an denen die Drahtosteosynthesen angebracht werden, zu inzidieren und vom Knochen abzulösen. Vor der Osteosynthese beziehungsweise der Naht muß man sich – gegebenenfalls mit Hilfe einer geeigneten Optik – davon überzeugen, daß *die Stirnhöhlenhinterwand intakt und der Ductus nasofrontalis einwandfrei durchgängig ist*. Sind Stirnhöhlenhinterwand und Ductus nasofrontalis in Ordnung, erfolgt die Naht der Zugangsinzision.

Findet sich an der *Stirnhöhlenhinterwand* eine *Frakturierung,* so muß die Dura im gesamten Frakturbereich durch vorsichtige Abtragung des Knochens freigelegt und sorgfältig auf eine Verletzung kontrolliert werden. Liegt eine *Durazerreißung* vor, dann wird diese entsprechend versorgt (s. S. 269). Aus Sicherheitsgründen kann zur Vermeidung von endokraniellen Spätfolgen in derartigen Fällen die *Verödung der Stirnhöhle nach* RIEDEL-KUHNT (s. S. 137ff.) in Betracht kommen. Ein Konturausgleich der eingefallenen Stirn kann dann in einer späteren Sitzung durchgeführt werden (s. S. 141ff.). Soll die Stirnhöhlenverödung trotz des Duradefekts aus kosmetischen Gründen vermieden und die *Stirnhöhlenvorderwand erhalten* werden, so muß der Operateur im Einzelfall entscheiden, ob ein solches Vorgehen zu verantworten ist. Voraussetzung dafür sind neben einer zuverlässigen Versorgung des Duradefekts (s. S. 269) die Beseitigung eventuell vorhandener supraorbitaler Rezessūs (s. S. 138) und die Anlage eines weiten funktionstüchtigen Stirnhöhlen-Nasen-Zugangs (s. S. 130).

Liegt keine Verletzung der Stirnhöhlenhinterwand vor, weist aber der *Ductus nasofrontalis* eine Läsion auf oder ist seine Funktion aus anderen Gründen unzureichend, so sollte man eine *Stirnhöhlenoperation nach* JANSEN-RITTER durchführen (s. S. 122ff.). Es ist dann auch möglich, das bei Verletzungen des Stirnhöhlenausführungsgangs *häufig mitbetroffene Siebbeindach und die Wandungen der Keilbeinhöhle zu kontrollieren* (s. S. 257). Lupenchirurgisches Vorgehen oder die Verwendung des Operationsmikroskops sind dabei unbedingte Voraussetzung. Anschließend wird der *nasofrontale Zugang durch eine geeignete Plastik,* z. B. durch die Schleimhautplastik nach UFFENORDE (s. S. 130) sichergestellt beziehungsweise wiederaufgebaut und durch entsprechende Drainage und Tamponade offengehalten. Es erfolgt die Naht der Hautinzision.

c) Transfrontales extradurales Vorgehen bei Stirnhöhlenimpressionsfrakturen

Das transfrontale extradurale Vorgehen über eine bitemporale koronare Inzision (s. S. 242) ist sowohl bei umschriebenen Impressionsfrakturen der Stirnhöhlenvorderwand mit gleichzeitiger Fraktur der Stirnhöhlenhinterwand als auch bei Trümmerfrakturen der Stirnhöhlenvorderwand und der Squama frontalis etwa nach dem Frakturtyp I nach ESCHER (Abb. 105a) indiziert. Bei Beteiligung des Siebbeins und der Keilbeinhöhle an der Fraktur wird zusätzlich ein fronto-orbitales Vorgehen erforderlich. Das gleiche gilt auch, wenn der Ductus nasofrontalis mitverletzt oder aus anderen Gründen nicht durchgängig ist und deshalb sein plastischer Wiederaufbau (s. S. 130ff.) zu erfolgen hat. In geeigneten Fällen kann der in der mikroskopisch-endoskopischen Nasennebenhöhlenchirurgie Erfahrene auch endonasal vorgehen.

Der Eingriff wird in *Allgemeinanaesthesie* mit orotrachealer Intubation durchgeführt. Bei *umschriebener Impressionsfraktur der Stirnhöhlenvorderwand und gleichzeitiger Hinterwandfraktur* kann man das imprimierte Knochenstück der Stirnhöhlenvorderwand von der bitemporalen koronaren Inzision aus freilegen. Dabei wird das Periost nur im Bereich des imprimierten Knochens inzidiert. Dann wird das Kno-

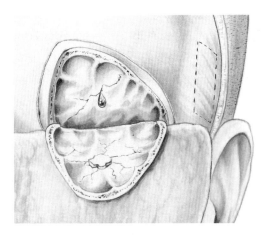

Abb. 111. Transfrontales extradurales Vorgehen bei Stirnhöhlenimpressionsfrakturen. Von der bitemporalen koronaren Inzision aus ist ein Skalplappen ohne Periost kaudalwärts abgelöst. Im Bereich der linken Stirnhöhle ist das Periost um das Knochenfragment inzidiert und mit dem frakturierten Knochen der Stirnhöhlenvorderwand nach kaudal geklappt. In der Stirnhöhlenhinterwand findet sich eine Fraktur. Aus dem Frakturspalt tritt Liquor aus. Die *gestrichelte Linie* umgrenzt den Bereich, aus dem das freie Transplantat von der Faszie des M. temporalis entnommen wird, das der Versorgung der Duraverletzung dient (vergl. auch Abb. 115)

chenfragment, ähnlich wie bei der osteoplastischen Stirnhöhlenoperation (s. S. 147ff.), mit Hilfe von Stichsäge oder Meißel mobilisiert und im Zusammenhang mit dem Skalplappen kaudalwärts umgeschlagen (Abb. 111).

Nach Entfernung des Mukoperiosts liegt die *knöcherne Stirnhöhlenhinterwand* frei. Eine *Duraverletzung* kann jetzt versorgt werden (s. S. 269). Nach wasserdichtem Verschluß der Duraverletzung und nach mikrochirurgischer Ausräumung des gesamten Mukoperiosts aus der Stirnhöhle und ihren Recessūs *kann man die Stirnhöhle obliterieren* (s. S. 153). Das Knochenfragment der Stirnhöhlenvorderwand mit dem Skalplappen wird danach fixiert. Es ist jedoch vom Operateur im Einzelfall darüber zu entscheiden, ob ein solches Vorgehen möglich und zu verantworten ist. Kommt die Obliteration nicht in Betracht, so ist die Stirnhöhle nach der Versorgung des Duradefekts durch Abtragung der gesamten Stirnhöhlenvorderwand und des Stirnhöhlenbodens sowie nach Entfernung von supraorbitalen Rezessūs zu *veröden* (s. S. 137ff.). Der Skalplappen wird dann auf die vollständig vom Mukoperiost befreite restliche Stirnhöhlenhinterwand und auf die versorgte Duraläsion aufgelegt. Eine Korrektur des nach der Stirnhöhlenverödung zurückbleibenden Konturdefekts (s. S. 141ff.) kann zu einem späteren Zeitpunkt erfolgen. Eine Alternative stellt die Stirnhöhlenverödung durch *Kranialisation* dar (s. S. 250).

Bei *Trümmerfrakturen der Stirnhöhlenvorderwand und der Squama frontalis* werden die Knochenfragmente durch vorsichtiges Ablösen des Galea-Periost-Skalp-Lappens von der bitemporalen koronaren Inzision aus freigelegt. Kleinere Splitter werden entfernt, größere Fragmente am Periost belassen. Die Stirnhöhlen sind dadurch bereits eröffnet und können auf Frakturen im Bereich der Hinterwand kontrolliert werden. *Ist die Hinterwand intakt* und findet sich ein funktionstüchtiger Ductus naso-

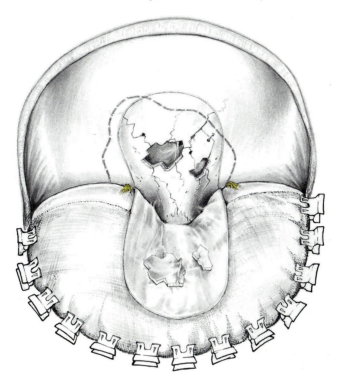

Abb. 112. Versorgung einer Impressionsfraktur der Stirnhöhlenvorderwand und der Squama frontalis über eine bitemporale koronare Inzision. Der Skalplappen ist nach kaudal abgehoben. Im Frakturbereich ist ein Periostlappen umschnitten und ebenfalls nach kaudal geschlagen. Größere Knochenfragmente sind am Periost belassen. Die *gestrichelte Linie* deutet die Begrenzung der Stirnhöhle an

frontalis, werden die Knochenfragmente im Bereich der Stirnhöhlenvorderwand und der Squama frontalis durch Drahtosteosynthese beziehungsweise durch langsam resorbierbare Nähte mit der noch intakten Squama verbunden (Abb. 112). Auf diese Weise werden Stirnhöhlenvorderwand und Squama wiederaufgebaut. Der Skalplappen kann zusammen mit dem abgehobenen Periostlappen zurückgeschlagen und die koronare Inzision vernäht werden. – Ist die *Hinterwand der Stirnhöhle bei Trümmerfrakturen ebenfalls frakturiert* und findet sich *ein Durariß oder ein Duradefekt*, dann ist die Dura so weit freizulegen, daß eine zuverlässige Versorgung der Duraverletzung vorgenommen werden kann (s. S. 269).

Bei *Frakturen der Stirnhöhlenvorderwand und der Squama frontalis ohne Zertrümmerung aber mit Beteiligung des Orbitadaches und eventuell auch des Siebbeindaches* an der Fraktur ist von einer bitemporalen koronaren Inzision aus nach Ablösen des Skalplappens eine *bifrontale Kraniotomie* (Abb. 107a–c) vorzunehmen. Nach Abheben des entsprechenden Knochendeckels wird die Dura im Bereich der vorderen Schädelgrube vom Knochen abgelöst und mit dem vorderen Stirnhirnpol einer oder beider Seiten vorsichtig angehoben (s. S. 248). Vorher sollte man eine *Liquordruckentlastung*, z. B. mit Hilfe einer Lumbalpunktion oder einer Zisternendrainage vornehmen (s. S. 241). Auf diese Weise können *Stirnhöhlenhinterwand, Orbitadach und Siebbeindach freigelegt* und auf Frakturen untersucht werden. Gleichzeitig wird die Dura dieser Region auf Verletzungen und Liquorfisteln kontrolliert. Nach *Entsplitterung* werden eventuell vorliegende *Durarisse durch geeignete plastische Maßnahmen* (s. S. 269) *versorgt.* Danach wird der Knochendeckel wieder eingebracht und fixiert. Anstatt durch Drahtosteosynthese werden die Seitennähte zur Fixierung des Knochendeckels auch mit resorbierbarem Nahtmaterial, z. B. mit Dexon ausgeführt. Der Skalplappen wird zurückverlagert und vernäht, so daß das Stirnhöhlenlumen erhalten bleibt.

Im Anschluß an eine Duraplastik ist die *Erhaltung des Stirnhöhlenlumens* aber nur dann zu verantworten, wenn ein *einwandfrei funktionierender frontonasaler Abfluß gewährleistet* ist. Ist der Ductus nasofrontalis zu eng oder gar verschlossen, so ist zusätzlich die Stirnhöhlenoperation von außen (s. S. 122ff.) erforderlich, bei der die Durchgängigkeit des Stirnhöhlen-Nasen-Zugangs in typischer Weise *durch plastische Maßnahmen auf Dauer sichergestellt* wird. Vom alleinigen transfrontalen Zugang aus ist die Durchführung dieser Plastik, die besonders bei dickem Stirnhöhlenboden aus Sicherheitsgründen unumgänglich ist (s. S. 118), technisch nicht möglich.

Im Einzelfall kann auch entschieden werden, ob man die Stirnhöhle nach restloser Ausräumung des Mukoperiosts durch Einbringen von autogenen Muskel- oder Fettstückchen *obliteriert* (s. S. 153). Der Operateur muß aber für jeden Einzelfall die Entscheidung treffen, ob *aus Sicherheitsgründen* nicht besser *die Verödung der Stirnhöhle* (s. S. 137ff.) geboten wäre.

Sind das Siebbein und besonders auch die Keilbeinhöhle in die Frakturierung einbezogen, sollte man zusätzlich zum transfrontalen extraduralen Eingriff eine Siebbein-Keilbeinhöhlen-Operation endonasal oder von außen (s. S. 89 u. S. 99) vornehmen, da die Freilegung der hinteren Siebbeinzellen vom transfrontalen extraduralen Zugang aus erheblich erschwert, die Ausräumung der Keilbeinhöhle sogar praktisch unmöglich ist. Außerdem reißt die im Siebbeinbereich sehr fest anhaftende Dura beim Ablösen vom transfrontalen Zugangsweg aus sehr leicht ein, was zu unerwünschten zusätzlichen Duraverletzungen führt. Ist das *Siebbeindach nicht frakturiert,* ist ebenfalls ein zusätzlicher fronto-orbitaler Eingriff für die in diesen Fällen notwendige Siebbeinausräumung indiziert, da die Erhaltung des Siebbeindaches für die *postoperative Abstützung der Dura von großer Bedeutung ist.* Beim transfrontalen Zugang muß das Siebbeindach aber für die Siebbeinausräumung abgetragen werden.

6. Operatives Vorgehen bei Frakturen des Siebbein- und des Nasendaches sowie der Keilbeinhöhle

a) Allgemeine Vorbemerkung

Bei einer umschriebenen *Fraktur im Bereich des Siebbeindaches und der Keilbeinhöhle* entsprechend dem Frakturtyp II nach ESCHER (Abb. 105c, d) kommt es häufig zu versteckten Durazerreißungen mit diskreter, oft schubweise auftretender Rhinoliquorrhoe. Das äußere Integument ist meistens intakt. Für diese Fälle eignet sich der fronto-orbitale Zugang (s. S. 122) zum Verletzungsgebiet. Bei umschriebenen Verletzungen des Siebbeindaches und der Keilbeinhöhle kann der entsprechend Erfahrene auch endonasal mittels mikroskopisch-endoskopischer Technik vorgehen (s. S. 89).

Schwieriger sind Frakturen aufzufinden, die *am Nasendach,* d. h. auch *durch die Lamina cribrosa* verlaufen, und die mit schwer zu entdeckenden Liquorfisteln einhergehen können. Die Dura haftet hier dem Knochen fest an, zumal die durch die Lamina cribrosa zur Nasenhöhle hindurchziehenden Fila olfactoria eine Strecke weit von hülsenförmigen Fortsätzen der Dura mater begleitet werden (Abb. 47). Bei der Freilegung von Duraverletzungen besteht hier daher die Gefahr, daß es zu weiteren Duraeinrissen kommt. Gelegentlich können die *Crista galli und die Lamina cribrosa ein- oder auch beidseitig ausgesprengt* sein. Hat man bei der präoperativen Diagnostik eine derartige Verletzung am Nasendach im Bereich der Lamina cribrosa festgestellt, so sollte man nach Möglichkeit einen Neurochirurgen zuziehen beziehungsweise den transfrontalen intraduralen Zugang (s. S. 244) zur Entsplitterung des Verletzungsgebiets und zur plastischen Versorgung der Duradefekte (s. S. 274) wählen. Ist man aber primär von einem fronto-orbitalen Zugang vorgegangen, so läßt sich die Duraverletzung beziehungsweise die Liquorfistel am Nasendach in den meisten Fällen auch auf diesem Zugangsweg versorgen (s. S. 260).

Bei einem Frakturtyp III nach ESCHER (Abb. 105e) mit *Abriß des Mittelgesichts von der Schädelbasis* und ausgedehnter Trümmerzone im Bereich von Nasen-, Siebbein- und Keilbeinhöhlendach mit Duraverletzung ist eine Kombination des rhinochirurgischen fronto-orbitalen mit dem neurochirurgischen transfrontalen intraduralen Zugang indiziert. Diese Fraktur entspricht nahezu dem Frakturtyp Le Fort III (s. S. 217), bei dem in den meisten Fällen die zentro-laterale Mittelgesichtsfraktur mit einer frontobasalen Fraktur verbunden ist. In derartigen Fällen sollte der Kieferchirurg eingeschaltet werden. Die Entscheidung darüber, wo die stabilisierende Fixation des anzuhebenden Mittelgesichts an den Hirnschädel am besten erfolgt, wird in der Regel nach der operativen Versorgung der betroffenen oberen Nasennebenhöhlen getroffen.

Es ist anzustreben, daß der Kieferchirurg möglichst in gleicher Sitzung die Fixierung des abgerissenen Mittelgesichts vornimmt. Bei *massiver Mittelgesichtsverletzung* und gleichzeitig vorliegendem frontobasalem Trauma sollte zuerst die kieferchirurgische Versorgung erfolgen (s. S. 232). Die Sanierung der durch das frontobasale Trauma verletzten Nasennebenhöhlen und die erforderliche Duraplastik sollten in einem Eingriff vorgenommen werden. Dieser kann jedoch im Sinne der aufgeschobenen Dringlichkeit unter Antibiotikumschutz nach erfolgter kieferchirurgischer Stabilisierung ausgeführt werden.

b) Fronto-orbitales Vorgehen bei umschriebenen Frakturen des Siebbeindaches und der Keilbeinhöhle

Der Eingriff wird zweckmäßigerweise in *Allgemeinanaesthesie* mit orotrachealer Intubation vorgenommen, zumal in der Regel nicht vorauszusehen ist, wie ausgedehnt er sich gestaltet. Von einer ein- oder beiderseitigen *supraorbitalen Inzision* (s. S. 251), gegebenenfalls zum *Brillenschnitt* (Abb. 110) erweitert, wird zunächst eine typische *Siebbeinoperation von außen* (s. S. 99) durchgeführt. Eine Schonung der Nn. supraorbitales ist dabei allerdings nicht immer möglich. Zur Verbesserung der Übersicht sollte man auch die Stirnhöhle vom Stirnhöhlenboden aus eröffnen und von hier aus die Stirnhöhlenhinterwand auf eine mögliche Mitbeteiligung an der Fraktur kontrollieren. Dabei kann die Anwendung einer geeigneten Optik hilfreich sein.

Das *Siebbein* wird *von ventral nach dorsal ausgeräumt* und das Siebbeindach freigelegt. Das Mukoperiost wird dabei so vollständig wie möglich entfernt, um eine gute Übersicht über den Verletzungsbezirk zu erhalten. Vom hinteren Siebbein aus wird dann die *Keilbeinhöhle eröffnet und ebenfalls ausgeräumt* (s. S. 170), um jede in Frage kommende Frakturstelle ermitteln und jede mögliche Infektionsquelle ausschalten zu können. Nach Auffinden der Fraktur beziehungsweise der Frakturen wird der Knochen entlang der Frakturspalten vorsichtig abgetragen, wofür sich spezielle Stanzen oder abgebogene Doppellöffel eignen. Da die *Dura am Siebbeindach* dünn ist und besonders nach dorsal *fest am Knochen haftet* (s. S. 81), ist es zweckmäßig, sie vor der Knochenabtragung mit einem schlanken Elevatorium oder einem Tellermesser schrittweise abzulösen. *Vergrößerungschirurgisches Operieren* ist dabei Voraussetzung, zumal man sehr präzise arbeiten muß, um einen vorhandenen Durariß nicht zu vergrößern. Auch kann in dieser Gegend ein *Ast der A. cerebri anterior* verletzt werden. Diese Gefahr besteht besonders dann, wenn die Lamina cribrosa gegenüber dem Siebbeindach tief steht (KRMPOTIC) und der Arterienast dann der Lamina cribrosa eng benachbart liegt. Die auftretende Blutung ist schwer zu stillen, so daß man gezwungen sein kann, vorübergehend eine mit einem Vasokonstringens getränkte Tamponade zwischen die abgelöste Dura und den Knochen einzuschieben. Gelingt die Blutstillung auf diese Weise nicht, muß ein Neurochirurg zugezogen und zusätzlich ein transfrontaler intraduraler Zugang (s. S. 244) angelegt werden, um eine *plastische Versorgung der blutenden Duraverletzung* vornehmen zu können. Eine Duranaht ist in diesem Bereich nur schwer möglich, weil die Dura hier, wie schon oben erwähnt, sehr dünn ist, und bei der Naht die Gefahr einer Vergrößerung des ursprünglichen Durarisses besteht.

Das ausgeräumte Siebbein muß zur Nasenhöhle hin weit offen sein, um den *Abfluß des Sekrets* zu gewährleisten (s. S. 100). Auch die Abflußverhältnisse aus der miteröffneten Stirnhöhle müssen sichergestellt sein. War der Bereich des *Ductus nasofrontalis* in die Fraktur mit einbezogen oder ist eine ausreichende Drainage durch den Ductus aus anderen Gründen nicht gegeben, muß er operativ erweitert und durch eine entsprechende Plastik, z. B. die Schleimhautplastik nach UFFENORDE (s. S. 130), versorgt werden. Nach einer Streifentamponade des Siebbeins und einer zusätzlichen Gummifingerlingtamponade des nasofrontalen Zugangs (s. S. 130) wird der Eingriff mit einer sorgfältig adaptierten Hautnaht der supraorbitalen Inzision beendet.

Reicht die *Fraktur weiter nach dorsal bis in die Keilbeinhöhle* hinein, muß der Frakturspalt nach Ausräumung des Mukoperiosts auch hier dargestellt werden. Die Freilegung der Dura und das *Aufsuchen des Durarisses gestaltet sich am Dach der Keilbeinhöhle* wegen des hier erheblich kompakteren und dickeren Knochens *schwierig*. Die Nähe des N. opticus, der A. carotis interna und des Sinus cavernosus (s. S. 161) stellt ein weiteres Gefahrenmoment dar. Deshalb sollte man sich bei Verletzungen der Dura in diesem Bereich nach Möglichkeit auf die sorgfältige Ausräumung des Mukoperiosts, eine vorsichtige Entsplitterung des Frakturbereichs und die anschließende *Obliteration der Keilbeinhöhle* (s. S. 274) beschränken.

Besteht Verdacht, daß die *Fraktur auf die kontralaterale Keilbeinhöhle übergegriffen* hat, kann die Kontrolle dieser Region vom gleichen Zugang aus erfolgen. Durch Abtragung des Septum sinuum sphenoidalium und Resektion des dorsalen Teils des Septum nasi mit dem Rostrum sphenoidale kann man sich einen ausreichend weiten Einblick in die kontralaterale Keilbeinhöhle verschaffen. Das Mukoperiost kann auch hier ausgeräumt und die Keilbeinhöhle unter Zuhilfenahme einer geeigneten Optik auf Frakturen kontrolliert werden. Findet sich eine Fraktur, so beschränkt man sich wie auf der zuerst operierten Seite auf eine sorgfältige Entsplitterung und nimmt anschließend die *Obliteration beider Keilbeinhöhlen* vor (s. S. 274). Zuvor muß man sich aber vergewissern, daß alles Mukoperiost entfernt ist. Nasenhöhle und Siebbein werden mit einer Mikulicz-Beuteltamponade ausgelegt. Die Hautinzision wird vernäht.

c) Endonasales Vorgehen bei Frakturen des Siebbeindaches und der Keilbeinhöhle

Nur der in der endonasalen Mikrochirurgie Erfahrene kann bei umschriebener Frakturierung des Siebbeindaches oder der Keilbeinhöhle auch auf endonasalem Weg unter Zuhilfenahme von Mikroskop und Endoskop die Versorgung der Fraktur vornehmen. Dabei wird zunächst das Siebbein über das Infundibulum eröffnet (s. S. 89) und zweckmäßigerweise zunächst bis zur Keilbeinhöhle vorgegangen. Dann wird das Siebbein von posterior nach anterior entlang der Schädelbasis ausgeräumt und hier die Frakturstelle mit Hilfe des Mikroskops und einer 30°- und 70°-Winkeloptik dargestellt. Die Frakturstelle wird entsplittert und die Dura auf einen möglichen Einriß kontrolliert. Liegt kein Duradefekt vor, kann z.B. die entknöcherte mittlere Muschel kranialwärts hochgeklappt und auf den Knochendefekt des Siebbeindaches mit Fibrinkleber und einer entsprechenden Tamponade fixiert werden. Man kann den Defekt auch mit einem freien Transplantat von konservierter Dura abdecken, das zwischen Dura und den Knochenrändern des Defektes eingeschoben und gleichfalls mit Fibrinkleber fixiert wird.

Ein ähnliches Vorgehen ist auch bei Verletzung der Keilbeinhöhlenwandung möglich. Die Keilbeinhöhle wird auf endonasalem mikrochirurgischem Weg (s. S. 164ff.) breit eröffnet. Mit geeigneten Winkeloptiken wird die Verletzungsstelle kontrolliert, vorsichtig entsplittert und dann der Knochendefekt mit konservierter Dura abgedeckt und mit Fibrinkleber fixiert. Eine fest sitzende Gazestreifen- oder Gummifingerlingtamponade wird über das ausgeräumte Siebbein an der Schädelbasis entlang aus der Nase herausgeführt und bleibt für einige Tage in situ.

d) Transfrontales intradurales Vorgehen bei Frakturen des Nasendaches

Bei frontobasalen Schädeltraumen, die den Bereich des Nasendaches betreffen, ist die Lamina cribrosa praktisch immer mit einbezogen. In diesen Fällen ist der *transfrontale intradurale Zugangsweg* dem fronto-orbitalen (s. S. 122ff.) in der Regel vorzuziehen, weil er eine *bessere Übersicht über das Verletzungsgebiet und die größere Sicherheit* gewährleistet. Diese Voraussetzung ist auch deshalb von Bedeutung, weil häufig mit mehreren Durarissen und mit einer verdeckten Rhinoliquorrhoe zu rechnen ist. Die Zusammenarbeit mit einem Neurochirurgen ist erforderlich.

Der Eingriff wird in *Allgemeinanaesthesie* mit orotrachealer Intubation durchgeführt. Über eine *bitemporale koronare Inzision* (s. S. 150) wird eine *bifrontale Kraniotomie* (Abb. 107a–c) vorgenommen. Nach *Duraspaltung* wird die Verletzungsstelle am Nasendach durch vorsichtiges Zurückdrängen eines oder beider Hirnpole freigelegt (s. S. 248), auf Frakturen und Durarisse *kontrolliert und nötigenfalls entsplittert* (s. S. 249). Unter Anwendung mikroneurochirurgischer Techniken ist die Schonung des Bulbus beziehungsweise des Tractus olfactorius immer möglich. Ein Abreißen der Fila olfactoria im Bereich der Lamina cribrosa läßt sich allerdings nicht immer vermeiden. – Die *Versorgung der Duraverletzungen* erfolgt entweder mit Hilfe von gestielten Periostlappen (s. S. 274) oder mittels frei transplantierter Fascia lata (s. S. 275). Knochendeckel und Skalplappen werden zurückverlagert. Die bitemporale koronare Inzision wird vernäht.

Um eine *aszendierende Infektion des Endokraniums* von den Nasennebenhöhlen aus zu vermeiden und um die in der Regel *mitverletzten Nasennebenhöhlen entsprechend entsplittern und versorgen* zu können, sollte möglichst in gleicher Sitzung die *Ausräumung des Siebbeins und der Keilbeinhöhle* einer oder beider Seiten *vom endonasalen oder fronto-orbitalen Zugang aus* erfolgen (s. S. 89 u. S. 99). Gegebenenfalls ist auch die *Stirnhöhle* vom gleichen äußeren Zugangsweg zu kontrollieren und zu versorgen (s. S. 122ff.). – Wird der fronto-orbitale Eingriff zu einem späteren Zeitpunkt ausgeführt, so muß der Operateur im Bereich des Siebbeindaches besonders vorsichtig vorgehen, um die vorher ausgeführte und inzwischen narbig verheilte Duraplastik nicht zu gefährden. *Vergrößerungschirurgisches Vorgehen* ist dabei selbstverständliche Voraussetzung.

e) Fronto-orbitales Vorgehen bei Frakturen des Nasendaches

Bei den Frakturen des Nasendaches, in die in der Regel auch die Lamina cribrosa einbezogen ist, kann ein fronto-orbitales Vorgehen erfolgen. Man wird diesen Zugangsweg vor allem dann wählen, wenn *gleichzeitig auch das Siebbeindach und/oder die Keilbeinhöhle an der Fraktur beteiligt* sind. Betrifft die Fraktur jedoch lediglich das Nasendach beziehungsweise die Lamina cribrosa und sind Siebbeindach und Keilbeinhöhle nicht frakturiert, so ist das im vorangehenden Kapitel beschriebene transfrontale intradurale Vorgehen der bessere und übersichtlichere Weg. In bestimmten Fällen ist die Kombination der beiden Zugangswege zu empfehlen (s. oben).

Der Eingriff wird in *Allgemeinanaesthesie* mit orotrachealer Intubation vorgenommen. Von einer *supraorbitalen Inzision* (Abb. 67) führt man eine *Siebbeinausräumung von außen* (s. S. 99) in typischer Weise durch. Danach wird zur Freilegung des Nasendaches zunächst die *Lamina papyracea* unter sorgfältiger Schonung des Mukoperiosts der lateralen Nasenwand entfernt. Anschließend wird dieses Mukoperiost so inzidiert, daß später eine Mukoperiost-Lappenplastik (s. S. 130) entweder zur zusätzlichen Abdeckung eines Duradefekts am Nasendach und/oder für die plastische Versorgung des erweiterten Ductus nasofrontalis möglich ist. Die obere Muschel, soweit vorhanden, wird vorsichtig abgetragen. Auf diese Weise gewinnt man einen *Überblick über das Nasendach* und kann nach Ablösung des Mukoperiosts in diesem Bereich eine hier verlaufende *Fraktur darstellen.* Die Fila olfactoria können dabei allerdings nicht geschont werden.

Entlang der meistens in der Längsrichtung des Schädels verlaufenden Fraktur wird die *Dura* durch vorsichtige Knochenabtragung mit Hilfe von Elevatorien und Stanzen *freigelegt.* Da sie in diesem Bereich sehr dünn ist und dem Knochen fest anhaftet, bereitet das in der Regel erhebliche Schwierigkeiten. Ist die Dura verletzt und/oder reißt sie bei der Ablösung ein, muß eine *plastische Versorgung des Duradefekts* (s. S. 280), eventuell unter zusätzlicher Verwendung eines Mukoperiostlappens aus dem Septum nasi oder von der mittleren Muschel (s. S. 282), angeschlossen werden. Nach Tamponade des zur Nasenhöhle weit offenen Siebbeins und der Nasenhöhle erfolgt die Naht der supraorbitalen Inzision.

Ist die *Crista galli ausgesprengt,* so kann man durch ein beiderseitiges fronto-orbitales Vorgehen von einem Brillenschnitt aus (Abb. 110) einen Überblick über das Verletzungsgebiet gewinnen. Man muß dazu allerdings beide Stirnhöhlen wie bei der Operation nach Jansen-Ritter (s. S. 122) eröffnen und das Septum interfrontale sowie die medialen Anteile der Stirnhöhlenhinterwand entfernen. Außerdem müssen der frakturierte Knochen der Nasenwurzel, d. h. die Spina nasalis superior und Teile der Glabella so weit abgetragen werden, daß man genügend Raum für das Herauslösen der abgesprengten Crista galli erhält. Eine anschließende *plastische Versorgung des verletzten Duragebiets* ist erforderlich. – In den meisten Fällen sind *Siebbein und Keilbeinhöhle an der Frakturierung beteiligt.* Es wird dann zusätzlich ein Vorgehen notwendig, wie es auf S. 257ff. beschrieben ist.

Um den Sekretabfluß aus den eröffneten Stirnhöhlen postoperativ zu gewährleisten, muß der *Stirnhöhlen-Nasen-Zugang* nach Abtragen von Knochen am Processus frontalis des Oberkiefers und am Nasenbein (s. S. 126) beiderseits durch eine Schleimhautplastik, z. B. die nach Uffenorde (s. S. 130), versorgt werden. Nach beiderseitiger Gummifingerlingtamponade der Stirnhöhle (s. S. 130) und lockerer Streifentamponade des Siebbeins und der Nasenhöhle folgt die Naht des Brillenschnittes.

7. Operatives Vorgehen bei latero-orbitalen frontobasalen Frakturen

a) Allgemeine Vorbemerkung

Der Frakturtyp IV nach Escher (Abb. 105f), die latero-orbitale frontobasale Fraktur, beinhaltet die *Beteiligung des knöchernen Orbitadaches an der Frakturierung der Frontobasis.* Die Bruchlinien verlaufen durch die Stirnhöhle und/oder das Siebbein und ziehen in das Orbitadach hinein. Orbitale Symptome stehen daher nicht selten im Vordergrund. Die Verbindung dieser Frakturen mit dem Liquorraum ist mitunter nicht sofort zu erkennen, da der *Liquorabfluß durch die tamponierenden Orbitaweichteile verhindert* wird. Lebensbedrohende endokranielle Komplikationen und Spätkomplikationen sind deshalb möglich, wenn die rechtzeitige Versorgung der Frakturen unterbleibt. Besonders beim Vorliegen *supraorbitaler Rezessūs* (s. S. 75) *im Frakturbereich* ist die Gefahr einer aufsteigenden Infektion des Endokraniums groß, und es sollte deshalb umgehend eingegriffen werden. Bei Mitbeteiligung der

Orbita an dem frontobasalen Trauma besteht außerdem die *Möglichkeit einer bleibenden Funktionsstörung des Auges* und die Gefahr einer *Infektion des Orbitainhalts*, die unter Umständen bis zum Verlust des Bulbus führen kann. Auch *Lidveränderungen* müssen beachtet werden. Beim Auftreten eines Lidödems ist an ein Liquorsickerkissen zu denken. Ein Lidemphysem mit palpatorisch nachweisbarem Knistern weist auf einen Luftaustritt aus dem verletzten Nasennebenhöhlengebiet hin. – Wegen der Beteiligung der Orbita und ihres Inhalts an der latero-orbitalen frontobasalen Fraktur und wegen der Gefahr einer endokraniellen Mitbeteiligung sollten stets ein Ophthalmologe und ein Neurochirurg zugezogen werden.

Für die operative Versorgung dieser Verletzungen können *sowohl der fronto-orbitale* (s. S. 241) *als auch der transfrontale extradurale Zugang* (s. S. 242) geeignet sein. Bei einer weit in das Stirnbein beziehungsweise in die Basis der vorderen Schädelgrube oder bis in die Temporalregion reichenden Fraktur sowie bei einer Trümmerfraktur des Orbitadaches und der Squama frontalis ist der transfrontale extradurale Zugang zu bevorzugen. Er wird in diesen Fällen in der Regel vom Neurochirurgen durchgeführt. Ist das Siebbein mehr in die Fraktur einbezogen oder strahlt die Fraktur nur in die Stirnhöhle aus, wählt man besser den rhinochirurgischen fronto-orbitalen Zugang. Auch die *Kombination beider Zugangswege* ist in entsprechenden Fällen angeraten.

b) Fronto-orbitales Vorgehen bei latero-orbitalen frontobasalen Frakturen

Der Eingriff kann in *Lokalanaesthesie* mit entsprechender Sedierung durchgeführt werden. In der Regel wird man jedoch in *Allgemeinanaesthesie* mit orotrachealer Intubation operieren. Die *supraorbitale Inzision* (Abb. 67) muß nötigenfalls weit über die Trochlea hinaus nach lateral gezogen werden. Beim Abschieben der Weichteile kann der N. supraorbitalis dann nicht geschont werden. Das weitere Vorgehen entspricht etwa der *Stirnhöhlen-Siebbein-Operation von außen* (s. S. 122ff.). Die Periorbita muß im Bereich der Fraktur vom knöchernen Orbitadach abgelöst werden. Bei Beteiligung der Stirnhöhle und der Squama frontalis an der Fraktur ist ebenfalls eine die Frakturlinien freilegende Weichteil-Periost-Ablösung vorzunehmen. Dabei kann eine vertikale Hilfsinzision im Stirnbereich erforderlich werden (Abb. 110).

Zunächst wird der *Stirnhöhlenboden so weit abgetragen*, daß eine gute Übersicht über die Stirnhöhlenhinterwand gegeben ist. Bei *Frakturierung der Stirnhöhlenhinterwand* ist in gleicher Weise zu verfahren, wie es für die Stirnhöhlenimpressionsfraktur dargestellt wurde (s. S. 251). Danach räumt man das *Siebbein* sorgfältig aus und kontrolliert das Siebbeindach auf eventuelle Frakturlinien. Man muß besonders darauf achten, daß eventuell vorhandene *supraorbitale Rezessūs* vollständig beseitigt werden (s. S. 138) und ein breiter Zugang zur Nase angelegt wird (s. S. 130). Liegt eine *Fraktur des Siebbeindaches* mit Duraverletzung vor, wird im Anschluß an die Entsplitterung eine Duraplastik durchgeführt (s. S. 280).

Danach stellt man den *Frakturspalt im Bereich des Orbitadaches* dar und kontrolliert die anliegende Dura auf mögliche Verletzungen. Unter Umständen müssen dabei Teile der Supraorbitalspange abgetragen werden. Besteht Verdacht auf eine *Duraverletzung* oder tropft Liquor ab, so muß die Dura auch hier so weit freigelegt werden, daß eine plastische Versorgung der Verletzungsstelle vorgenommen werden kann (s. S. 280). Um den Sekretabfluß aus der Stirnhöhle sicherzustellen, wird nötigenfalls eine *Erweiterung des Stirnhöhlen-Nasen-Zugangs* durch die Abtragung von Knochen am Processus frontalis des Oberkiefers und am Nasenbein (s. S. 126) und eine entsprechende *Plastik* (s. S. 130) vorgenommen. Nach Gummifingerling- und Siebbeintamponade (s. S. 130) erfolgt die Naht der Hautinzision.

c) Transfrontales extradurales Vorgehen bei latero-orbitalen frontobasalen Frakturen

Der Eingriff wird zweckmäßigerweise in *Allgemeinanaesthesie* mit orotrachealer Intubation durchgeführt. Nach der *bitemporalen koronaren Inzision* (s. S. 150) wird der Skalplappen abgelöst. Zur Freilegung des frakturierten Orbitadaches und eventuell auch der Stirnhöhlenhinterwand sowie des Siebbeindaches auf transfrontalem extraduralen Wege muß man zunächst eine unilaterale frontale oder eine bifrontale *Kraniotomie* (Abb. 107a–c) durchführen. Dabei sollte der abzuhebende Knochendeckel der Stirnhöhlenvorderwand angepaßt werden (s. S. 150).

Liegt eine *Trümmerfraktur* der Squama frontalis und der Stirnhöhlenvorderwand vor, so werden die Knochensplitter entfernt und größere Knochenfragmente am Periost belassen. Eine Kraniotomie ist dann nicht erforderlich (s. S. 250).

Nach Abheben des im Bereich der Stirnhöhlenvorderwand ausgebildeten Knochendeckels beziehungsweise nach der Entsplitterung bei Trümmerfrakturen wird das Mukoperiost vorsichtig *von der Stirnhöhlenhinterwand und vom knöchernen Orbitadach gelöst* und die Fraktur in diesem Bereich freigelegt. Findet sich dabei eine *Duraläsion*, so wird sie entsprechend versorgt (s. S. 272). Aus Sicherheitsgründen empfiehlt sich dann die *Verödung der Stirnhöhle* (s. S. 137ff.). Ein Konturausgleich der eingefallenen Stirnpartie kann in einer späteren Sitzung durchgeführt werden (s. S. 141). Soll die Stirnhöhlenvorderwand erhalten werden, was der Operateur im Einzelfall nach den S. 269 dargelegten Kriterien zu entscheiden hat, muß man eine *Obliteration der Stirnhöhle* (s. S. 153) vornehmen. Ist die Dura nicht verletzt und die Funktion des Ductus nasofrontalis gewährleistet, kann man das *Stirnhöhlenlumen auch erhalten*.

Bei Trümmerfrakturen kann das *knöcherne Orbitadach eingesunken* sein. In diesen Fällen liegt bisweilen eine Ptosis des Oberlids vor. Es empfiehlt sich dann, wie bei jeder latero-orbitalen frontobasalen Fraktur, einen Ophthalmologen zuzuziehen. Die Entsplitterung hat besonders vorsichtig zu erfolgen, um zusätzliche Verletzungen der Dura und der Periorbita zu vermeiden. Ein *sicherer Verschluß der verletzten Dura* durch eine entsprechende Plastik (s. S. 269ff.) sollte auch in diesem Bereich stets herbeigeführt werden, während die Rekonstruktion des knöchernen Orbitadaches in der Regel nicht erforderlich ist. Bei größeren Defekten des knöchernen Orbitadaches kann es zu vom Gehirn fortgeleiteten Pulsationen des Bulbus kommen. Dann sind gegebenenfalls zusätzliche rekonstruktive Maßnahmen durchzuführen.

Ist die Entsplitterung abgeschlossen und das Verletzungsgebiet einschließlich des Duradefekts entsprechend versorgt, wird der *Knochendeckel zurückverlagert* und durch Drahtosteosynthese beziehungsweise durch langsam resorbierbare Nähte fixiert. Lag eine Trümmerfraktur der Squama frontalis und der Stirnhöhlenvorderwand vor, so werden die am Periost belassenen *Knochenfragmente* gegebenenfalls durch Drahtosteosynthese oder langsam resorbierbare Nähte gegeneinander fixiert. Abschließend klappt man den abgehobenen Skalplappen zurück und *vernäht die koronare Inzision.* − Muß das eventuell an der Fraktur beteiligte Siebbein mitversorgt werden, so sollte man *in gleicher Sitzung zusätzlich eine Siebbeinoperation von endonasal oder von außen* vornehmen (s. S. 89 u. S. 99), um das Siebbeindach nicht vom transfrontalen Zugang aus freilegen und versorgen zu müssen (s. S. 256).

8. Operative Versorgung von Duraverletzungen und Liquorfisteln bei frontobasalen Frakturen

a) Diagnostik bei frischen Duraverletzungen mit Rhinoliquorrhoe

Eine Verletzung der Dura im Bereich der vorderen Schädelbasis stellt *immer eine Indikation zum chirurgischen Vorgehen* dar. Nur so kann einer lebensbedrohlichen endokraniellen Komplikation infolge einer aus den Nasenhaupt- oder den Nasennebenhöhlen aufsteigenden Infektion vorgebeugt werden. Ein sicheres Zeichen für eine Verletzung von Dura und Arachnoidea ist der *Nachweis einer Rhinoliquorrhoe*. Sie weist auf eine offene Schädel-Hirn-Verletzung im Bereich der an die Schädelbasis angrenzenden Nasenhaupt- oder Nasennebenhöhlen hin. Auch der Nachweis einer endokraniellen Pneumatozele durch die bildgebenden Verfahren ist ein eindeutiger Beweis für eine Duraverletzung. Desgleichen sind kleine Lufteinschlüsse im intrakraniellen Raum sowie ein Pneumatozephalus dabei zu erfassen. Wird Hirngewebe in der Nase oder im Bereich des verletzten Integuments gefunden, ist die offene Hirnverletzung ebenfalls außer Zweifel.

Je nach Sitz der durch die Duraverletzung entstandenen Liquorfistel (Abb. 113a, b) kann der *Liquorfluß* z. B. bei einer Liquorfistel im Bereich der Lamina cribrosa *direkt in die Nasenhöhle* erfolgen. Der Liquor kann aber auch einen *indirekten Weg über die Nasennebenhöhlen* in die Nasenhöhle oder in den Nasopharynx nehmen. Auch bei bewußtlosen Patienten muß daher nach einer Liquorstraße im Naso- und Mesopharynx gefahndet werden. Außerdem ist darauf hinzuweisen, daß der Liquorabfluß aus einer Nasenseite nicht immer der Beweis dafür ist, daß auch die Duraverletzung auf dieser Seite zu finden ist. Besonders bei Stirnhöhlenfrakturen mit Tamponade der betroffenen Stirnhöhle, z. B. durch einen Hirnprolaps oder durch Verlegung des Stirnhöhlenausführungsgangs, kann der Liquor über das eventuell mitfrakturierte Septum interfrontale *zur Gegenseite ablaufen*. Weiterhin ist daran zu denken, daß der Liquorabfluß aus der Nase oder in den Nasopharynx auch einmal *von einer laterobasalen Fraktur mit Duraverletzung* (s. Band V/5 dieser Operationslehre) stammen kann. Der Abfluß des Liquors erfolgt dann über das Mittelohr und die Tuba Eustachii in den Nasopharynx. − Da die Diagnose der Rhinoliquorrhoe und vor allem die Lokalisation einer Liquorfistel *im Einzelfall außerordentliche Schwierigkeiten bereiten*, für den Patienten aber von vitaler Bedeutung sein kann, soll im folgenden etwas ausführlicher auf die verschiedenen Verfahren eingegangen werden, mit deren Hilfe Liquor von anderen Körperflüssigkeiten unterschieden und eine nachgewiesene Liquorfistel präoperativ und intra operationem lokalisiert werden kann.

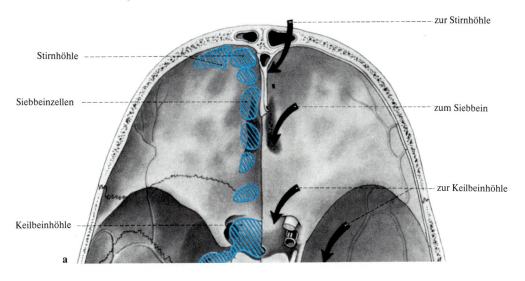
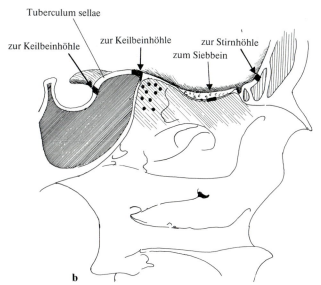

Abb. 113a, b. Häufigster Sitz von traumatisch verursachten Liquorfisteln im Bereich der vorderen Schädelbasis. **a** Ansicht von kranial auf die Schädelbasis. Die *Pfeile* zeigen die Lage der Liquorfisteln in bezug auf die Nasennebenhöhlen an. **b** Ansicht im Sagittalschnitt, schematisch. (**a** Aus KEMPE 1968; **b** aus SEEGER 1983)

Fließt klare Flüssigkeit aus der Nase oder im Nasopharynx ab, so läßt sich die Rhinoliquorrhoe *mit Hilfe eines Glukotest-Streifens* nachweisen, der bei Vorhandensein von Liquor eine für eine positive Zuckerreaktion charakteristische Verfärbung annimmt. Ist einer aus der Nase abfließenden Flüssigkeit etwas Blut beigemengt und besteht Verdacht auf eine Rhinoliquorrhoe, so kann man das Sekret auf einer Mullplatte auffangen. Handelt es sich um eine Liquorrhoe mit Blutbeimengung, so entsteht auf dem Mull in der Regel ein *charakteristischer heller Hof.* − Diese einfachen diagnostischen Methoden sind allerdings unsicher, wenn gleichzeitig eine etwas stärkere Blutung besteht. Außerdem ermöglichen sie keine Lokalisation der Liquorfistel.

Eine zuverlässige Methode zum Nachweis einer Rhinoliquorrhoe stellt die *immunologische Liquordiagnostik* dar (OBERASCHER u. ARRER). Mit dieser Methode wird eine Proteinvariante, das *β-II-Transferrin,* nachgewiesen, die vom Hirnparenchym durch Neuraminidaseaktivität gebildet wird und bisher ausschließlich in Liquor gefunden werden konnte. Während sich bei der elektrophoretischen Auftrennung von Serum, Nasensekret, Speichel, Tränen und anderen Körperflüssigkeiten immer nur eine Bande, die *β-I* Transferrinbande zeigt, stellen sich bei der Analyse von Liquor immer 2 Banden dar, die *β-I* und die *β-II*-Transferrinbande. Dadurch ergibt sich die Möglichkeit, Liquor sicher nachzuweisen und von Blut und anderen Sekreten differentialdiagnostisch zu unterscheiden. Der negative Ausfall der Liquornachweismethoden schließt allerdings einen Duradefekt nicht aus. Dies bedeutet, daß bei Vorliegen einer Schädelbasisfraktur mit erfahrungsgemäß häufiger Duraverletzung und radiologisch nachgewiesener Knochendislokation die operative Aufdeckung des entsprechenden Bereichs erfolgen sollte.

Ergibt sich bei einem *frischen Schädel-Hirn-Trauma* eine Übereinstimmung zwischen der durch die bildgebenden Verfahren nachgewiesenen Lokalisation einer frontobasalen Fraktur und der Seite, auf der durch Glukotest oder immunologische Untersuchung eine Rhinoliquorrhoe nachgewiesen wurde, sind weitere aufwendige Verfahren zum Nachweis einer Liquorfistel im allgemeinen nicht erforderlich. Nach operativer Freilegung der Schädelbasisfraktur läßt sich die Stelle der Duraverletzung und des Liquoraustritts meistens ohne Schwierigkeiten auffinden. Lupenchirurgisches Vorgehen oder die Benutzung des Operationsmikroskops sind dabei erforderlich.

b) Diagnostik bei schwer auffindbaren Liquorfisteln

Anders als bei der eindeutig zu lokalisierenden Rhinoliquorrhoe ist die Situation, wenn Liquorfluß besteht, ohne daß röntgenologisch oder durch bildgebende Verfahren ein entsprechender Befund an der vorderen knöchernen Schädelbasis erhoben werden konnte. Auch bei *in Intervallen auftretender Rhinoliquorrhoe* oder bei *Spätmeningitiden* nach vorausgegangenem frontobasalen Schädel-Hirn-Trauma kann das Auffinden der Liquorfistel beziehungsweise der Durchtrittspforte für die Infektion äußerst erschwert sein. In derartigen Fällen empfiehlt sich die *intrathekale Instillation eines Farbstoffs oder einer fluoreszierenden Substanz.* Bei beiden Verfahren läßt sich neben der Tatsache der Rhinoliquorrhoe auch der *Ort der Liquorfistel nachweisen.* Es ist aber zu bedenken, daß sie bei spontan sistierendem Liquorfluß z.B. bei der in Intervallen auftretenden Rhinoliquorrhoe, ein falsch negatives Ergebnis haben können. − Vor der Lumbalpunktion muß eine intrakranielle Drucksteigerung ausgeschlossen werden.

DENECKE hat früher unter Beachtung *entsprechender Vorsichtsmaßnahmen* mit guten Erfolgen eine *Methylenblaulösung* benutzt. Der Operateur sollte aber mit dieser Methode (DENECKE) vertraut sein, da sonst schwere neurologische Ausfälle eintreten können.

Um ein ähnliches Verfahren handelt es sich bei der *intralumbalen Applikation des fluoreszierenden Farbstoffs Natrium-Fluorescein.* Diese Methode wurde von KIRCHNER und PROUD beschrieben und von MESSERKLINGER weiterentwickelt. Nach Reinigung und Abschwellen der Nasenschleimhaut werden 2 ml einer 5%igen Natrium-Fluorescein-Lösung intralumbal injiziert. Der Patient wird dann in Kopftieflage gebracht. Anschließend wird eine Nasenendoskopie mit Blaulichtbeleuchtung unter Lokalanaesthesie vorgenommen. Dazu setzt man eine Kaltlichtfontäne mit einem Blaufilter zur Anregung der Fluoreszenz und einem Sperrfilter vor dem Okular ein. Das sorgfältige endoskopische Absuchen der Nasenschleimhaut in der in Frage kommenden Region erlaubt die Lokalisation der Fistel. Neurologische Komplikationen sind nicht zu erwarten, wenn das Fluorescein vor der intralumbalen Applikation frisch und steril angesetzt wurde.

Bei einem weiteren Verfahren erfolgt der Nachweis von Liquorfisteln mit Hilfe der *Applikation eines Radionuklids.* Auch eine Lokalisation, zumindest hinsichtlich der Seite der Fistel, ist dabei möglich. Die Untersuchung erfolgt mittels *szintigraphischer Meßmethoden.* – Der Nachweis einer offenen Kommunikation zwischen Liquorraum und Nasenhaupt- oder Nasennebenhöhle kann auch durch die Metrizamid-CT-Zisternographie erfolgen.

c) Operatives Vorgehen bei Duraverletzungen und Liquorfisteln im Bereich der vorderen Schädelbasis

α) Allgemeine Vorbemerkung

Die Versorgung der verletzten Dura beziehungsweise der aufgedeckten Liquorfistel kann im Bereich der an die Schädelbasis angrenzenden Nasenhaupt- und Nasennebenhöhlen grundsätzlich sowohl auf intraduralem als auch auf extraduralem Weg erfolgen. Die Entscheidung über den für den Einzelfall geeigneten Zugang ist außer vom Ausmaß der Duraverletzung vor allem von dem für die Darstellung und Entsplitterung der Fraktur und für die Freilegung der verletzten Dura gewählten Zugangsweg abhängig. Man sollte stets versuchen, die *Duraverletzung auf demselben Zugangsweg zu versorgen,* der für die Freilegung der Fraktur benutzt wird.

Hat man z. B. primär den *fronto-orbitalen Zugang* (s. S. 122ff.) gewählt, so wird nach Möglichkeit auch die Duraverletzung auf diesem Zugangsweg versorgt. Das gilt besonders für Duraverletzungen und Liquorfisteln am Dach des Siebbeins und der Keilbeinhöhle, da diese Region über den transfrontalen extra- oder intraduralen Zugang nur schwer und mit einer eventuellen zusätzlichen Traumatisierung des Frontalhirns sowie mit eventueller Opferung der Fila olfactoria (s. S. 241) erreicht werden kann.

Besteht dagegen bei ausgedehnten frontobasalen Frakturen der Verdacht auf eine multilokuläre Duraverletzung oder liegen mehrere Liquorfisteln vor, so ist das *transfrontale extra- oder intradurale Vorgehen* (s. S. 242ff.) vorzuziehen. Bei Beteiligung des hinteren Siebbeins und besonders auch der Keilbeinhöhle an der frontobasalen Fraktur ist es zweckmäßig, *das transfrontale intradurale Vorgehen mit dem endonasalen oder fronto-orbitalen zu kombinieren.* Eine Abstimmung mit dem Neurochirurgen ist dann erforderlich.

Wurde bei Frakturen der Stirnhöhlenhinterwand und des Orbitadaches von vornherein der *transfrontale extradurale Zugangsweg* (s. S. 242) gewählt, so besteht die Möglichkeit, eine vorliegende Duraverletzung transfrontal sowohl auf extraduralem Weg zu versorgen als auch intradural vorzugehen, falls sich die Notwendigkeit dazu ergibt.

Anzustreben ist stets ein *wasserdichter Verschluß des Durarisses beziehungsweise der Liquorfistel* gegen die Nasenhaupt- und/oder die an die Schädelbasis angrenzenden Nasennebenhöhlen. Das kann in geeigneten Fällen, z. B. bei einer isolierten Duraverletzung im Bereich der Stirnhöhlenhinterwand, durch eine *einfache Duranaht* erfolgen. In der Regel wird man jedoch eine *plastische Deckung des Duradefekts* vornehmen müssen.

Wurde der Duradefekt *primär transfrontal-extradural* (s. S. 242) *oder transfrontal-intradural* (s. S. 244) aufgedeckt, so kann man die plastische Versorgung mit Hilfe *lokaler gestielter Periost- oder Galea-Periost-Lappen* vornehmen. Es können aber auch *freie autogene Transplantate* Anwendung finden. Hierfür kommen autogene Fascialata-Transplantate oder Transplantate von der Temporalisfaszie in Frage. Auch frei transplantierte Muskelstückchen sowie kombinierte Faszien-Muskel-Transplantate können verwendet werden. Duradefekte, die *primär auf fronto-orbitalem Zugangsweg* (s. S. 241) aufgedeckt wurden, können in geeigneten Fällen ebenfalls mit Hilfe von gestielten Periost- oder Galea-Periost-Lappen versorgt werden. Andernfalls werden freie autogene Transplantate zu ihrer Deckung benutzt.

Bei der Versorgung der Duradefekte kann anstelle der gestielten Periost- oder Galea-Periost-Lappen beziehungsweise der freien autogenen Transplantate auch *konservierte Dura* Verwendung finden. Allerdings besteht für die Einheilung der freien Transplantate eine gewisse Unsicherheit, wenn sich in der Umgebung entzündliche Vorgänge abspielen.

Als *zusätzliche Maßnahme* können *gestielte Mukoperiostlappen in der Nasenhöhle* ausgebildet und auf die Duraplastik geschlagen werden. Sie sollen die vorausgegangene Duraplastik abstützen. Als alleinige Maßnahme sind sie für den Verschluß von Duradefekten nicht ausreichend.

Stellt sich nach einer frontobasalen Fraktur oder auch nach einer Tumoroperation nur *vorübergehend eine Rhinoliquorrhoe* ein, so sollten die oberen Nasennebenhöhlen und die angrenzende Schädelbasis trotzdem auf einen Duradefekt kontrolliert werden. Wie die Erfahrung zeigt, kann es bei derartigen Verletzungen *trotz sistierenden Liquorflusses noch nach Jahren zu endokraniellen Infektionen kommen*, wenn Nasennebenhöhlen und Schädelbasis ursprünglich unversorgt blieben. Besondere Schwierigkeiten bereiten die Fälle, bei denen auch *ohne erkennbare Rhinoliquorrhoe rezidivierende Meningitiden* auftreten. Es ist dann *immer eine sorgfältige opreative Kontrolle der Schädelbasis* auf die Durchtrittspforte der Infektion im Bereich der angrenzenden Nasennebenhöhlen vorzunehmen. Auch wenn bei einer ausführlichen präoperativen Untersuchung (s. S. 264ff.) weder eine Lokalisation der Liquorfistel noch der Nachweis einer Rhinoliquorrhoe möglich ist, sollte der *operative Eingriff in diesen Fällen so früh wie möglich* durchgeführt werden, um weitere Meningitiden zu verhüten. Am günstigsten ist es, im meningitisfreien Intervall zu operieren. Nötigenfalls kann man aber auch bei bestehender Meningitis eingreifen. – Ist präoperativ keine Lokalisation der Durchtrittspforte möglich, so muß der operative Eingriff alle an die Schädelbasis angrenzenden Nasennebenhöhlen beider Seiten berücksichtigen, zumal es sich um ein lebensbedrohendes Krankkeitsbild handelt. In einem solchen Fall wird man erwägen müssen, ob nicht das neurochirurgische transfrontale intradurale Vorgehen vorzuziehen ist, weil dieser Zugangsweg einen größeren Überblick über die vordere Schädelbasis mit Ausnahme der Keilbeinhöhlenhinterwand gewährt.

β) Vorgehen bei Duraverletzungen und Liquorfisteln im Bereich der Stirnhöhlenhinterwand

Ist es bei einer frontobasalen Fraktur zu einer Duraverletzung im Bereich der Stirnhöhlenhinterwand gekommen, so erfolgt die *Versorgung der verletzten Dura von dem für die Freilegung des Frakturbereichs gewählten Zugang.* Je nach Ort und Ausdehnung der Frakturierung kann man, wie oben dargelegt (s. S. 240), den fronto-orbitalen Zugangsweg (s. S. 241) benutzen, bei dem das Verletzungsgebiet von einer supraorbitalen Inzision oder, bei beiderseitiger Fraktur, vom Brillenschnitt aus angegangen wird. Oder man benutzt den transfrontalen Zugangsweg (s. S. 242ff.), der über eine bitemporale koronare Inzision zum Verletzungsgebiet führt (Abb. 110).

Nach *Freilegung der Stirnhöhlenhinterwand* auf einem dieser Zugangswege erfolgt die *Darstellung der verletzten Dura* durch vorsichtige Erweiterung des Frakturspaltes oder bei Trümmerfrakturen durch entsprechende Entsplitterung. Von Ausmaß und Lage der Duraverletzung, von der Beschaffenheit der eventuell infizierten Schleimhaut und von der Größe der Stirnhöhle sowie vom Funktionszustand des frontonasalen Abflusses (s. S. 118) ist die *nun zu treffende Entscheidung* abhängig zu machen, ob für die Versorgung der Duraverletzung die Stirnhöhlenvorderwand abgetragen und die Stirnhöhle verödet werden muß, oder ob die Stirnhöhlenvorderwand erhalten werden kann. Muß die *Stirnhöhle verödet* werden, so erfolgt das beim fronto-orbitalen Zugang nach der Technik von RIEDEL-KUHNT (s. S. 137ff.). Ist man transfrontal über eine bitemporale koronare Inzision vorgegangen, so kann die Verödung bei Erhaltung der Stirnhöhlenvorderwand durch *Kranialisation der Stirnhöhle* (s. S. 250) erfolgen, d. h., die Stirnhöhlenhinterwand wird total entfernt. Der Stirnhirnpol legt sich dann der intakten Stirnhöhlenhinterwand an. Der Ductus nasofrontalis muß nach vollständiger Entfernung des Mukoperiost durch Knochen- und Muskel- oder Fettstückchen gut verschlossen werden. Finden sich aber weit nach dorsal und lateral ausladende Rezessūs, kann es zu ihrer Beseitigung erforderlich werden, eine zusätzliche supraorbitale Inzision oder einen Brillenschnitt anzulegen und über den fronto-orbitalen Zugang diese Rezessūs zu veröden (s. S. 138).

Sind die Voraussetzungen für die *Erhaltung der Stirnhöhlenvorderwand* gegeben (s. oben), kann man beim fronto-orbitalen Zugang die Stirnhöhlenoperation nach JANSEN-RITTER (s. S. 122ff.) durchführen und dabei einen weiten, funktionstüchtig bleibenden frontonasalen Abfluß schaffen (s. S. 130). Hat man den transfrontalen Zugang über die bitemporale koronare Inzision gewählt, dann wird die Stirnhöhlenoperation nach der *osteoplastischen Technik* gegebenenfalls mit Obliteration der Stirnhöhle (s. S. 153) durchgeführt.

Wenn die Fraktur im Bereich der Stirnhöhlenhinterwand nach einer der oben angegebenen Techniken dargestellt ist, wird die *Dura* durch Entsplitterung beziehungsweise durch vorsichtige Knochenabtragung vom Frakturspalt aus so weit *freigelegt,* bis allseits unverletzte Dura aufgedeckt ist und man das Ausmaß der Verletzung beurteilen und die entsprechende Versorgung vornehmen kann (Abb. 114a).

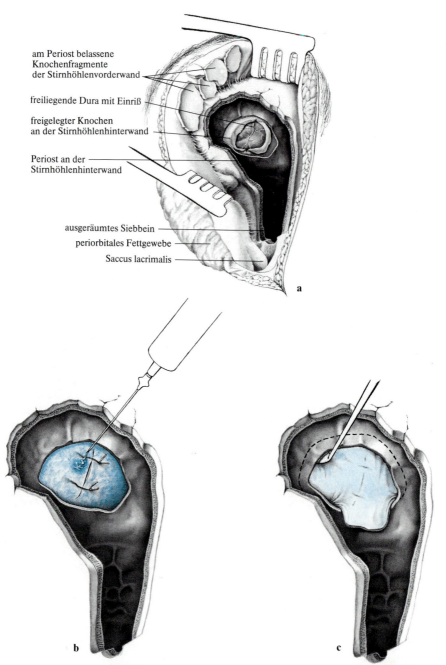

Abb. 114a–c. Versorgung eines Duradefekts an der Stirnhöhlenhinterwand. **a** Fronto-orbitales Vorgehen. Die Stirnhöhle ist nach JANSEN-RITTER operiert. Im Bereich der Stirnhöhlenhinterwand ist ein Duradefekt freigelegt. Das Siebbein ist ausgeräumt. **b** Der Duradefekt im Bereich der Stirnhöhlenhinterwand ist durch primäre Einzelknopfnähte geschlossen. Die Naht wird durch Fibrinkleber gesichert. **c** Zusätzlich oder auch ohne Naht des Duradefekts kann dieser mit einem freien Transplantat gedeckt werden, das allseits unter die Knochenränder des Defektrandes geschoben wird

Findet sich ein *kleiner Durariß,* so kann man versuchen, ihn mit *Einzelknopfnähten* zu verschließen (Abb. 114b). Man verwendet dazu langsam resorbierbares Nahtmaterial, etwa von der Stärke 4 × 0. Bei kleinen Durarissen kann es ausreichen, die Naht mit einem Gelfoamstück abzudecken, das mit einem Antibioticum getränkt ist, ehe die endgültige Versorgung der Stirnhöhle erfolgt (s. S. 269).

Besteht ein *größerer Duradefekt,* der sich durch Naht nicht sicher verschließen läßt, ist eine plastische Versorgung des Defekts erforderlich. Wenn es die Lage des Duradefekts erlaubt, kann man dazu einen *gestielten Periost- oder Galea-Periost-Lappen* aus der Umgebung entnehmen, auf den Duradefekt schwenken und mit einigen Nähten sowie mit Fibrinkleber in dieser Position fixieren. Steht wegen der Größe oder der Lage des Defekts kein geeigneter Periost- oder Galea-Periost-Lappen aus der Umgebung zur Verfügung, so empfiehlt es sich, den Duradefekt mit einem *autogenen freien Faszientransplantat* abzudecken (Abb. 114c). Wenn man den transfrontalen Zugang über die bitemporale koronare Inzision gewählt hat, kann man das Transplantat aus der Fascia temporalis gewinnen (Abb. 115). Andernfalls kann man Fascia lata benutzen. Das Transplantat wird, wenn möglich, mit Einzelknopfnähten auf den Duradefekt aufgesteppt und zusätzlich mit Fibrinkleber fixiert. Wenn es die Größe des Transplantats erlaubt, kann man es auch unter die Ränder des bei der Freilegung der Dura entstandenen Knochendefekts an der Stirnhöhlenhinterwand schieben (Abb. 114c, 115). Die Fixation durch Nähte erübrigt sich in solchen Fällen, während die zusätzliche Anwendung von Fibrinkleber empfehlenswert ist. – *Kleinere Duradefekte* im Bereich der Stirnhöhlenhinterwand können auch mit *konservierter Dura* gedeckt werden, die man in der Regel allseits unter den Rand des knöchernen Defekts schiebt und an Ort und Stelle mit Fibrinkleber fixiert. – Nach

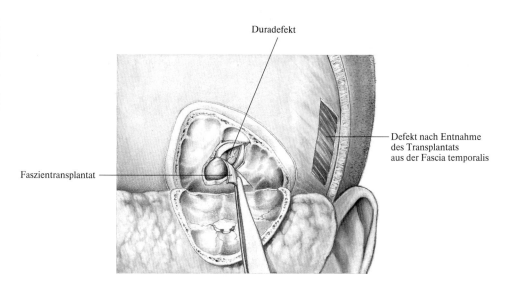

Abb. 115. Versorgung eines Duradefekts im Bereich der Stirnhöhlenhinterwand. Transfrontales extradurales Vorgehen. Ein Knochendeckel, der die Stirnhöhlenvorderwand enthält, ist mit dem Periost umschnitten und nach kaudal geklappt. Der knöcherne Defekt an der Stirnhöhlenhinterwand ist entsplittert. Der Durariß ist freigelegt. Zur Deckung des Duradefekts wird ein freies Transplantat aus der Temporalisfaszie eingebracht und allseits unter die Ränder des Knochendefekts eingeschoben

der Versorgung des Durarisses beziehungsweise des Duradefekts wird der Eingriff je nach der Art des gewählten Zugangsweges in typischer Weise zu Ende geführt.

γ) Vorgehen bei Duraverletzungen und Liquorfisteln am Siebbeindach und im Bereich der Keilbeinhöhle

Liegt eine Duraverletzung beziehungsweise eine Liquorfistel im Bereich einer sicher nachgewiesenen Fraktur am Siebbeindach oder im Bereich der Keilbeinhöhle vor, so ist im allgemeinen der *fronto-orbitale Zugangsweg* (s. S. 241) angezeigt, zumal in diesen Fällen ohnehin die Ausräumung und Entsplitterung des Siebbeins und der Keilbeinhöhle von diesem Zugang aus vorgenommen werden muß. Der entsprechend erfahrene Operateur kann auch mikroskopisch-endoskopisch endonasal vorgehen (s. S. 99 u. S. 164). — Die Versorgung der Duraverletzungen und Liquorfisteln am Siebbeindach gestaltet sich allerdings grundsätzlich anders als die im Bereich der Keilbeinhöhle.

aa) Versorgung von Duraverletzungen und Liquorfisteln am Siebbeindach

Ist die Dura im Bereich des Siebbeindaches verletzt, so wird sie *nach vollständiger Ausräumung des Siebbeins vom endonasalen oder fronto-orbitalen Zugangsweg* (s. S. 89 u. S. 99) unter vergrößerungschirurgischen Bedingungen so weit freigelegt, bis *allseits um die Verletzungsstelle unverletzte Dura dargestellt* ist. Knochensplitter und eventuelle Fremdkörper werden dabei sorgfältig entfernt und Blutungen mit der bipolaren Koagulationspinzette gestillt (s. S. 105). In Verbindung mit der Siebbeinausräumung wird ein breiter Zugang zur Nase angelegt (s. S. 100). Außerdem sollte zur Vermeidung jeglicher aufsteigender endokranieller Komplikation auch die Keilbeinhöhle ausgeräumt werden, was auf transethmoidalem Weg erfolgt (s. S. 100). Auch auf eventuell vorhandene supraorbitale Rezessūs ist zu achten. Sie sind restlos zu entfernen (s. S. 138).

Zur *Deckung des Durarisses oder des Duradefekts* am Siebbeindach eignet sich ein *autogenes freies Transplantat*, das man aus dem Galeaperiost im Bereich der über der Stirn abgelösten Weichteile entnehmen kann. Man kann aber auch Fascia lata oder Temporalisfaszie benutzen. Bei kleineren Defekten und extraduralem Vorgehen kann konservierte *Dura* Verwendung finden.

Nachdem man mit Hilfe feiner abgewinkelter tellerförmiger Elevatorien die freigelegte intakte Dura rings um die Duraverletzung vorsichtig vom Rande des im Frakturbereich geschaffenen Knochendefekts abgedrängt hat, wird das angepaßte freie Transplantat auf die Dura aufgelegt und mit seinem freien Rand *allseits zwischen Dura und Knochen geschoben*. Eine zusätzliche Fixierung des Transplantats kann mit Hilfe von *Fibrinkleber* erfolgen. Einen weiteren Schutz gegen das Abgleiten des Transplantats, besonders auch bei der postoperativen Entfernung der Tamponade, erreicht man durch Auflegen eines *Gelfoamstückes,* das vorher mit einer antibiotikumhaltigen Lösung getränkt wird. Abgesichert werden Transplantat und Gelfoameinlage durch eine Tamponade des Siebbeins mit einem angefeuchteten oder gesalbten Gazestreifen, der über den angelegten breiten Zugang zur Nase herausgeführt wird. Die Tamponade sollte für 8 bis 10 Tage belassen werden. Der Eingriff wird bei fronto-orbitalem Vorgehen durch die *Naht der supraorbitalen Inzision* abgeschlossen.

*bb) Versorgung von Duraverletzungen und Liquorfisteln
im Bereich der Keilbeinhöhle*

Die Versorgung von Duraverletzungen und Liquorfisteln im Bereich der Keilbeinhöhle erfolgt wie bei den Duraverletzungen am Siebbeindach über den *fronto-orbitalen Zugang,* d. h. über eine Siebbein-Keilbeinhöhlen-Operation von außen (s. S. 99ff.). Dabei werden die der Schädelbasis anliegenden Siebbeinzellen bis zur Keilbeinhöhle sorgfältig ausgeräumt, während man die kaudalen Siebbeinzellen nach Möglichkeit stehenläßt (Abb. 116), um der später erforderlichen Tamponade ein sicheres Widerlager zu geben (DENECKE 1957). Das weitere Vorgehen unterscheidet sich prinzipiell von der Versorgung der Duraverletzungen am Siebbeindach. Wegen der Gefahr einer Verletzung des N. opticus, der A. carotis interna und des Sinus cavernosus sowie der Hypophyse verzichtet man auf eine breite Freilegung des verletzten Duragebiets im Bereich der Keilbeinhöhlenwände und beschränkt sich auf *eine sorgfältige Entfernung des Keilbeinhöhlenmukoperiosts und eine vorsichtige Entsplitterung.* Die Benutzung des Operationsmikroskops ist dabei Voraussetzung. Eine zusätzliche Inspektion des Verletzungsgebiets mit einer Winkeloptik kann hilfreich sein.

Ist das Mukoperiost vollständig entfernt und die Entsplitterung vollzogen, erfolgt die *Abdichtung der Durafistel.* Dazu wird ein entsprechend großes Stück *autogener Fascia lata* so in die Keilbeinhöhle eingebracht, daß es die Durafistel bedeckt und außerdem der gesamten Keilbeinhöhlenwand anliegt. In dieser Position wird es mit Hilfe eines Gazestreifens *fest antamponiert.* Zwischen Faszie und Gazestreifen wird ein mit einem Antibiotikum getränkter Fibrinschwamm eingebracht, der das Abrei-

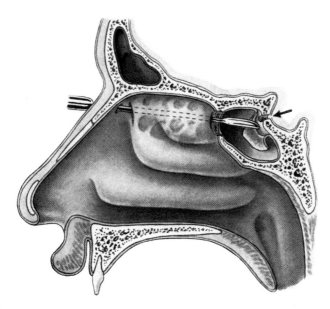

Abb. 116. Versorgung eines Duradefekts im Bereich der Keilbeinhöhle *(Pfeil).* Fronto-orbitales Vorgehen. Das Siebbein ist teilweise ausgeräumt und das Ostium der Keilbeinhöhle erweitert. Im Bereich der Umgebung des Duradefekts wird das Mukoperiost breit aus der Keilbeinhöhle entfernt. (Aus DENECKE u. MEYER 1964)

ßen der implantierten Faszie bei der späteren Entfernung der Tamponade verhindern soll. Die eingelegte Tamponade findet an den bei der Sicbbcinausräumung stehengelassenen kaudalen Siebbeinzellen im Bereich des mittleren und hinteren Siebbeins einen sicheren Halt. Sie wird über den nur im ventralen Bereich breit angelegten Zugang vom Siebbein zur Nase herausgeleitet und sollte 10 bis 14 Tage liegenbleiben. Bei *großen Keilbeinhöhlen* bietet das zusätzliche Auffüllen der Höhle mit frei transplantierten Muskelstücken eine weitere Sicherheit für die Abdichtung des Duradefekts.

Greift die Fraktur auf die *kontralaterale Keilbeinhöhle* über, so ist nach der vollständigen Ausräumung des Mukoperiosts und dem Einbringen der Faszie ebenfalls ein Auffüllen der großen durch die Resektion des Septum sinuum sphenoidalium entstandenen einheitlichen Höhle mit frei transplantierten Muskelstückchen, z.B. aus dem M. quadriceps femoris, angezeigt. Sie werden mit Hilfe von Fibrinkleber untereinander und in der Keilbeinhöhle fixiert und durch eine geeignete Tamponade in ihrer Position gehalten. Man verwendet dazu eine Mikulicz-Beuteltamponade, die unter gleichzeitigem Auffüllen des Nasopharynx beiderseits transnasal paraseptal eingelegt wird. Sie sollte für mindestens 2 Wochen belassen werden. − *Liquorentlastung* durch eine lumbale Dauerdrainage im halboffenen System ist angezeigt.

Liquorfisteln nach Hypophysektomien, die auf sublabial-transseptal-transsphenoidalem Zugangsweg durchgeführt wurden (s. Band V/1, S. 250 dieser Operationslehre), benötigen keinen zusätzlichen Nebenhöhleneingriff. Sie können ebenfalls durch Auffüllen der sauber ausgeräumten Keilbeinhöhle mit größeren Muskelstücken abgedichtet werden.

Bei *weit nach lateral ausladender Keilbeinhöhle und Vorliegen einer Liquorfistel in diesem Bereich* ist die Versorgung auf transethmoidalem Zugangsweg nicht sicher genug, und auch das intradurale Vorgehen ist in seinen Erfolgen beschränkt. In diesen Fällen empfiehlt sich ein Eingriff *vom lateralen Zugangsweg* (s. S. 358), der in Abstimmung mit dem Neurochirurgen vom zuständigen Operateur auszuführen ist.

δ) Vorgehen bei Duraverletzungen und Liquorfisteln im Bereich des Nasendaches und der Lamina cribrosa

aa) Allgemeine Vorbemerkung

Durarisse und Liquorfisteln bei Frakturen des Nasendaches einschließlich der Lamina cribrosa werden *am besten über den transfrontalen Zugangsweg* versorgt. Dabei kann man *intradural vorgehen* (s. S. 244) *oder einen kombinierten intra- und extraduralen Zugang wählen* (s. S. 242). Um einer aufsteigenden Infektion des Endokraniums vorzubeugen, sollte bei diesen Eingriffen stets zusätzlich auch das *Siebbein vom endonasalen oder fronto-orbitalen Zugangsweg* ausgeräumt werden (s. S. 89 u. S. 99). Die Siebbeinausräumung wird aus Sicherheitsgründen am besten in gleicher Sitzung mit dem Verschluß des Duradefekts oder der Liquorfistel durchgeführt. Außerdem ist eine *lumbale Liquorentlastung* angezeigt. − Hat man zur Freilegung des Verletzungsgebiets primär den *fronto-orbitalen Zugang* gewählt, so kann man versuchen, auch die Duraverletzung von diesem Zugang aus zu verschließen (s. S. 272).

*bb) Transfrontales intradurales Vorgehen bei Duraverletzungen und Liquorfisteln
im Bereich des Nasendaches und der Lamina cribrosa*
Zunächst werden *der Durariß oder die multilokuläre Duraverletzung auf transfrontalem intraduralem Zugangsweg* (s. S. 244) *freigelegt*. Das Verletzungsgebiet wird dabei *entsplittert*. Es empfiehlt sich dann, den Durariß oder die multilokuläre Duraverletzung durch einen *gestielten Periostlappen* zur knöchernen Schädelbasis hin abzudecken. Auf diese Weise beugt man einem Rezidiv der Liquorfistel vor, das sich sonst durch Ausstülpen der pulsierenden Dura im Bereich des Knochendefekts entwickeln kann. Bei diesem Vorgehen wird der *Periostlappen* so *aus dem Skalplappen geschnitten,* daß seine Basis etwa in Höhe der supraorbitalen Knochenspange liegt (Abb. 117a, b). Hier wird er *mit dem kaudalen Duralappen vernäht,* der bei der für das transfrontale intradurale Vorgehen erforderlichen Duraincision ausgebildet wurde (s. S. 248). Bei dieser Naht wird der Rand des Duralappens freigelassen (Abb. 117b), damit er später für die Verschlußnaht der Duraincision zur Verfügung steht. Nach vorsichtigem Zurückdrängen des Stirnhirns wird der *Periostlappen auf den Duradefekt gelegt* und mit einigen Situationsnähten an der Dura der vorderen Schädelbasis *fixiert*. Um die Ausbildung eines Hohlraums zwischen Periostlappen und Dura zu vermeiden, empfiehlt sich eine zusätzliche Fixierung mittels Fibrinkleber (Abb. 117c). Das Stirnhirn wird zurückverlagert und die Duraincision durch Vernähen der kranialen und der kaudalen Duralappen (s. S. 248) verschlossen (Abb. 117d). Der bei der Kraniotomie entnommene Knochendeckel (s. S. 249) wird reimplantiert und der Skalplappen zurückverlagert.

Man kann auch *zwei Periostlappen* ausbilden, die kaudal gestielt bleiben und *über Kreuz auf den Defekt* im Bereich des Nasendaches geschlagen werden.

*cc) Kombiniertes transfrontales intra- und extradurales Vorgehen
bei Duraverletzungen und Liquorfisteln im Bereich des Nasendaches
und der Lamina cribrosa*
Bei nicht sehr ausgedehnten Duradefekten beziehungsweise bei isolierten Liquorfisteln am Nasendach und im Bereich der Lamina cribrosa kann man ein kombiniertes intra- und extradurales Vorgehen vom transfrontalen Zugang aus wählen (KEMPE). Um den Dura- und den Knochendefekt besser auffinden zu können, geht man dabei nach entsprechender Duraincision *zunächst intradural* vor. Der vordere Stirnhirnpol wird so weit zurückgedrängt, bis man den Defekt an der Schädelbasis darstellen kann (Abb. 118a). Dann geht man *zusätzlich extradural* vor, um eine getrennte Versorgung des Knochendefekts an der Schädelbasis einerseits und der Duraverletzung andererseits vornehmen zu können. Man löst die Dura von der anterioren Schädelbasis ab, was nach Anheben und vorsichtigem Zurückdrängen des Stirnhirnpols bei zusätzlicher Liquordruckentlastung (s. S. 241) ohne weitere Duraläsion leichter gelingt. Auf diese Weise läßt sich der *Knochendefekt am Nasendach freilegen* (Abb. 118b). Nach Entsplitterung wird der Knochendefekt mit frei transplantierten und mit Fibrinkleber versetzten Muskelstückchen ausgefüllt (Abb. 118c) und mit einem freien Periost- oder Faszientransplantat abgedeckt. Anschließend versorgt man die *Duraverletzung ebenfalls von extradural* durch Aufsteppen oder Aufkleben eines weiteren freien Faszientransplantats (Abb. 118d). Schließlich kann das Stirnhirn in seine normale Position zurückgleiten und die Duraincision vernäht werden. Nach Reimplantation des Knochendeckels erfolgt die Naht der bitemporalen koronaren Incision.

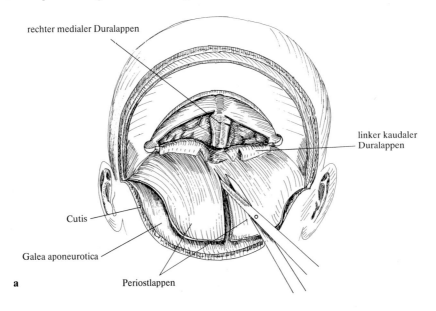

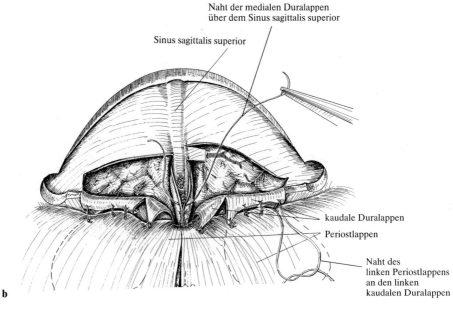

Abb. 117a–d. Intradurales Vorgehen bei Duraverletzungen am Nasendach. **a** Ausbilden von zwei Periostlappen aus dem Skalplappen. Die Basis der Periostlappen liegt beiderseits nahe der Supraorbitalspange. Die Dura über dem Stirnhirn ist inzidiert. Kaudale und mediale Duralappen sind beiderseits gebildet. **b** Die Periostlappen sind im Bereich ihrer Basis durch Hochnaht an die kaudalen Duralappen fixiert. Die *gestrichelten Linien* kennzeichnen die Größe der Periostlappen. Der Sinus sagittalis wird durch Vernähen der medialen Duralappen gedeckt

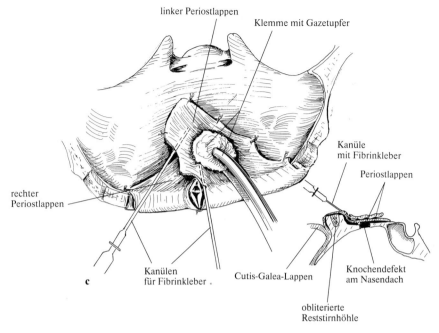

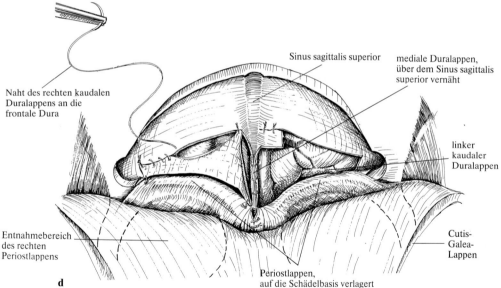

Abb. 117. c Ansicht von kranial auf die vordere Schädelbasis. Das Stirnhirn sowie der Cutis-Galea-Lappen und die Duralappen sind der besseren Übersicht wegen weggelassen. Die Periostlappen sind im Bereich des Nasendaches intradural über Kreuz auf den Duradefekt verlagert. Sie sind durch Nähte an die Dura der Schädelbasis fixiert und werden zusätzlich durch Fibrinkleber in Position gehalten. **d** Die kaudalen Duralappen werden zurückverlagert und mit dem kranialen Rand der Durainzision vernäht. (Aus Seeger 1983)

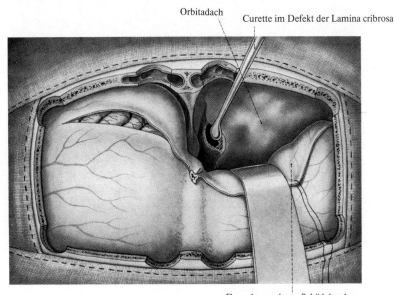

Abb. 118a–d. Intradurales Vorgehen mit extraduraler Versorgung eines Knochen- und Duradefekts am Nasendach. **a** Die Dura ist über den Stirnhirnpolen inzidiert, der Sinus sagittalis unterbunden und durchtrennt. Der rechte Stirnhirnpol ist zurückgedrängt. Der Duradefekt mit durchtretendem Hirngewebe wird in der Gegend der Lamina cribrosa sichtbar. **b** Die Dura des rechten Stirnhirnpols ist von extradural über der Schädelbasis abgelöst. Man erkennt den knöchernen Defekt im Bereich der Lamina cribrosa und des Siebbeindaches

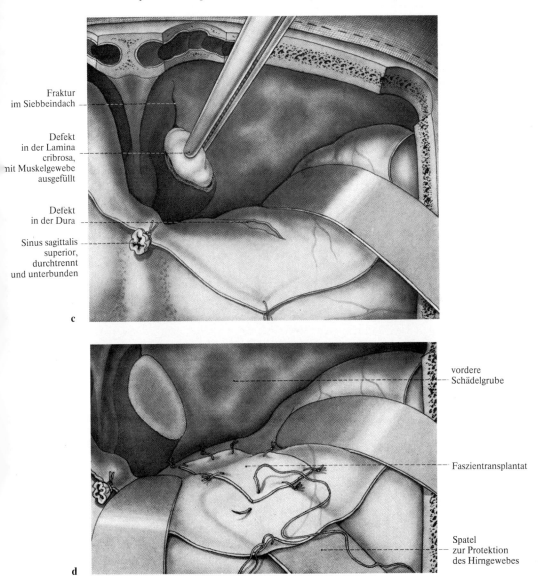

Abb. 118. c Der Knochendefekt wird mit freien Muskeltransplantaten aufgefüllt. d Der Defekt in der Dura wird durch ein freies Faszientransplantat abgedeckt. Der Knochendefekt ist mit Muskelstücken und einem weiteren Faszientransplantat versorgt. (Aus Kempe 1968)

dd) Fronto-orbitales Vorgehen bei Duraverletzungen und Liquorfisteln im Bereich des Nasendaches und der Lamina cribrosa

Hat man den Duradefekt beziehungsweise die Liquorfistel am Nasendach *auf fronto-orbitalem Zugangsweg* (s. S. 241) *unter Ausräumung des Siebbeins* freigelegt, kann man versuchen, den Knochendefekt am Nasendach so zu gestalten, daß man ein angepaßtes autogenes *freies Faszientransplantat* oder ein *freies Galea-Periost-Transplantat* zwischen Knochendefekt und Dura einbringt (Abb. 119). Das Transplantat kommt dabei allseits unter den Rand des Knochendefekts zu liegen und wird in dieser Position mit Fibrinkleber fixiert. Zusätzlich kann es in eine subperiostale Tasche des Nasenseptums eingeschoben werden. Eine weitere Fixierung kann man dadurch erreichen, daß man einen *gestielten Mukoperiostlappen im Bereich der Nasenhöhle* bildet (Abb. 119) und ihn von kaudal gegen das Transplantat legt. Ein entsprechend großes Stück Fibrinschwamm, das mit einem Antibiotikum getränkt wird, und eine feste Gazestreifentamponade der Nasenhöhle sichern die Lage des Transplantats und des Mukoperiostlappens ab. Die Tamponade wird zum Nasenloch herausgeführt und bleibt für 8 bis 10 Tage liegen.

Wurde die *Crista galli frakturiert und ausgesprengt,* ist nach Entfernung der Fragmente ein schwierig zu deckender Defekt vorhanden. Man erreicht das Verletzungsgebiet über einen *beiderseitigen fronto-orbitalen Zugang von einem Brillenschnitt aus* (s. S. 148), d.h., man führt beiderseits eine Stirnhöhlen-Siebbein-Operation von außen (s. S. 99 u. S. 122) durch. Nach Entsplitterung und Freilegung der verletzten Dura im Bereich des Nasendaches und eventuell auch der Stirnhöhlenhinterwand kann man versuchen, den Duradefekt durch einen *gestielten Periost- oder Galea-Periost-Lappen* zu decken, der aus dem Stirnbereich des Skalplappens entnommen wird. Eine Naht zur Fixation des Periost- beziehungsweise Galea-Periost-Lappens ist schwierig. Deshalb

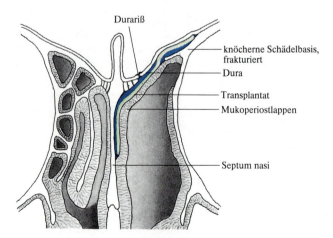

Abb. 119. Fronto-orbitales Vorgehen mit extraduraler Versorgung eines Duradefekts am Nasendach mit Hilfe eines freien Transplantats. Frontalschnitt, schematisch. Das linke Siebbein ist ausgeräumt. Zwischen Knochendefekt und Liquorfistel am Nasendach ist ein freies Transplantat *(grün)* eingebracht und mit Fibrinkleber *(blau)* fixiert. Zusätzlich deckt ein Mukoperiostlappen aus dem Septum und dem Nasendach den Knochendefekt und das Transplantat von endonasal her ab

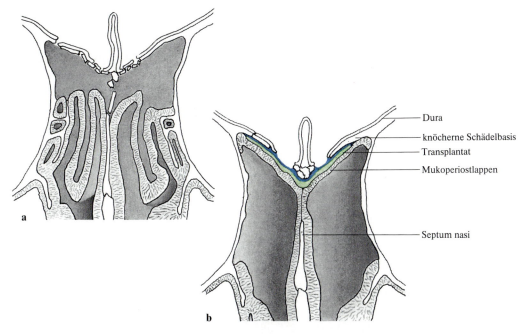

Abb. 120 a, b. Fronto-orbitales Vorgehen mit extraduraler Versorgung eines Duradefekts im Bereich der Crista galli und der Lamina cribrosa beiderseits. Frontalschnitte, schematisch. **a** Zur Darstellung der Splitterfraktur ist das Siebbein beiderseits teilweise ausgeräumt. **b** Beide Siebbeine sind vollständig ausgeräumt. Die frakturierte Schädelbasis ist entsplittert. Unter die Ränder des Knochendefekts ist beiderseits ein freies Transplantat *(grün)* eingebracht und mit Fibrinkleber *(blau)* fixiert. Das knöcherne Nasenseptum ist an seiner ventrokranialen Kante reseziert. Beiderseits sind gestielte Mukoperiostlappen vom Septum und von Anteilen der mittleren Muschel auf das Faszientransplantat geschlagen

begnügt man sich damit, ihn mit Fibrinkleber zu fixieren. Im übrigen wird er auch durch das Gewicht des Stirnhirns gegen die Schädelbasis gedrängt. Es ist empfehlenswert, den Patienten *in der ersten postoperativen Phase in Bauchlage* zu bringen. Diese Lage hat den Vorteil, daß man schon einen geringfügigen Liquorabfluß an einem feuchten Fleck im Kissen erkennt und kein Liquor unbemerkt in den Pharynx abfließen kann. Außerdem sorgt das Gewicht des Stirnhirns bei dieser Lage am sichersten für eine zusätzliche Abdichtung des plastisch versorgten Duradefekts. Liegt gleichzeitig eine Trümmerfraktur im Bereich des knöchernen Nasengerüstes vor, die entsprechend eingerichtet wurde (s. Band V/1, S. 207 dieser Operationslehre), so ist mit Hilfe eines geeigneten Gips- oder Schienenverbands dafür zu sorgen, daß durch die Bauchlage keine Verschiebung der reponierten Nasenfragmente entsteht.

Anstelle des gestielten Periost- oder Galea-Periost-Lappens kann man auch ein *freies autogenes Faszientransplantat* verwenden, das extradural unter die Ränder des entstandenen Knochendefekts geschoben (Abb. 114c) und mit Fibrinkleber fixiert wird (Abb. 120 a, b). Man kann versuchen, zusätzlich einen gestielten Mukoperiostlappen aus dem Septum nasi und dem Nasendach zu gewinnen (s. S. 282), um das freie Transplantat damit abzustützen.

Da man das Siebbeinzellsystem beiderseits ausgeräumt und einen breiten Zugang zu den Nasenhöhlen angelegt hat, kann man abschließend beiderseits eine *Gazestreifentamponade* in die Siebbeine einbringen, die den gestielten Lappen beziehungsweise das freie Transplantat in ihrer Position fixiert. Es ist empfehlenswert, zwischen Transplantat und Gazestreifen ein Stück Fibrinschwamm zu legen, der mit einem Antibiotikum getränkt wurde. Die Tamponade sollte 10 bis 14 Tage belassen werden.

ee) Intranasale Abstützung der Duraplastiken durch Mukoperiostlappen aus der Nasenhöhle

Nach Abdecken eines Durarisses oder eines Duradefekts im Bereich von Nasendach und vorderem Siebbeindach mit einem gestielten Periost- oder Galea-Periost-Lappen oder mit einem freien autogenen Faszientransplantat beziehungsweise mit konservierter Dura kann man *Mukoperiostlappen aus der Nasenhöhle* benutzen, die *als zusätzliche Schicht* die Duraplastik absichern. In Betracht kommen im wesentlichen Mukoperiostlappen, die von der mittleren Muschel oder vom oberen Anteil des Septum nasi entnommen werden.

Wird die *mittlere Muschel* für die Mukoperiostplastik benutzt, so wird zunächst eine Siebbeinausräumung von außen (s. S. 99) durchgeführt. Die Siebbeinzellen entlang der Schädelbasis werden sorgfältig entfernt und der Duradefekt in oben beschriebener Weise (s. S. 280) plastisch versorgt. Die Nasenhöhle wird dabei zunächst nicht vom Siebbein aus eröffnet. Zur Bildung des Mukoperiostlappens werden die knöchernen Anteile der mittleren Muschel unter sorgfältiger Schonung des Mukoperiosts vom Nasenloch aus entfernt. Anschließend wird aus dem *Mukoperiost auf der medialen Muschelseite* ein gestielter Lappen gebildet, dessen Basis an der Schädelbasis im Bereich des Muschelansatzes liegt (Abb. 121a). Nach breiter Eröffnung des Siebbeins zur Nasenhöhle wird der Mukoperiostlappen mit einer geeigneten Stopfersonde von der Nase aus *an die Schädelbasis in den Bereich der Duraplastik* geführt. Die Wundfläche des Lappens kommt dabei auf die Duraplastik zu liegen. Der Lappen wird mit einem Gazestreifen antamponiert. Ein Stück Fibrinschwamm, das mit einem Antibiotikum getränkt ist, sollte zwischen die Schleimhaut des Mukoperiostlappens und die Tamponade gelegt werden, damit der Lappen bei der Entfernung der Tamponade nicht gefährdet wird.

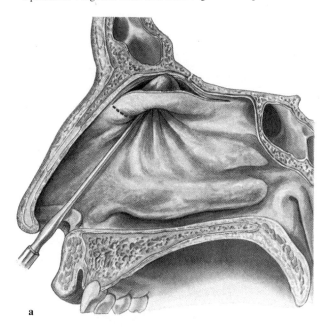

a

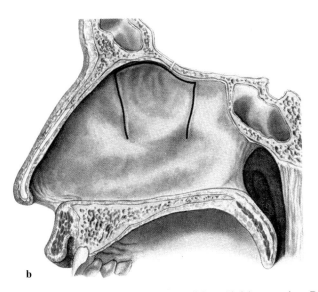

b

Abb. 121 a–d. Intranasale Mukoperiostlappen zur zusätzlichen Absicherung einer Duraplastik am Nasen- und Siebbeindach. **a** Mukoperiostlappen aus der mittleren Muschel. Sagittalschnitt. Die knöchernen Anteile der mittleren Muschel sind von der Nasenhöhle aus entfernt. Aus dem verbliebenen Mukoperiost ist ein Lappen gebildet, der zur Schädelbasis hin eingestülpt wird. Seine Fixierung erfolgt anschließend durch eine intranasale Tamponade. Die *gestrichelte Linie* am Kopf der mittleren Muschel zeigt die Inzision an, die man für die subperiostale Entfernung des Konchaknochens benötigt und die gleichzeitig der Mobilisierung des Konchalappens dient. **b** Intranasaler Mukoperiostlappen aus dem Septum nasi. Sagittalschnitt. Der kaudal basierte Mukoperiostlappen ist auf der linken Septumseite umschnitten

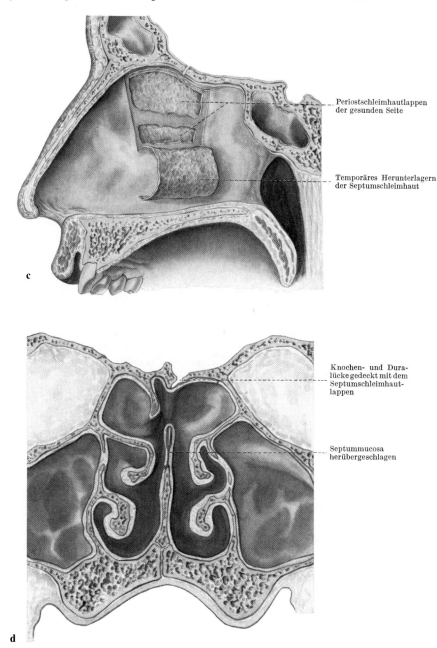

Abb. 121. c Der Mukoperiostlappen ist nasenbodenwärts verlagert. Das knöcherne Septum ist bis auf eine schmale Stützspange entfernt. Die *gestrichelte Linie* zeigt die Inzision zur Bildung eines kranial basierten Mukoperiostlappens auf der rechten Septumseite an. **d** Frontalschnitt. Der auf der rechten Septumseite gebildete Mukoperiostlappen ist zur zusätzlichen Abdeckung des Knochen- und Duradefekts gegen die Schädelbasis verlagert. Der auf der linken Septumseite angelegte Mukoperiostlappen ist über die Septumknochenspange geschlagen und deckt den Entnahmedefekt auf der rechten Septumseite partiell ab. (Aus Schreiner u. Herrmann 1967)

Zuverlässiger als der Muschellappen ist ein *Mukoperiostlappen aus dem Septum nasi* (HERRMANN u. SCHREINER), der über den fronto-orbitalen Zugang nach Ausräumung des Siebbeins angelegt werden kann (Abb. 121b–d). Zur Bildung dieses Lappens wird das Mukoperiost des Septums längs der Schädelbasis inzidiert. Zwei weitere Inzisionen verlaufen senkrecht dazu in Richtung auf den Nasenboden, so daß ein kaudal gestielter Mukoperiostlappen entsteht. Nach Ablösung dieses Lappens liegt das knöcherne Septum frei, das unter Schonung des Mukoperiosts der Gegenseite größtenteils entfernt wird. Besonders zur Schädelbasis hin ist der Septumknochen sorgfältig abzutragen, so daß hier keine Knochenkante zurückbleibt. Dann wird auf der Gegenseite ein entsprechend großer Mukoperiostlappen gebildet, der kranial zur Schädelbasis der gesunden Seite hin gestielt ist. Dieser Lappen wird durch das Septumfenster zur Seite der Duraverletzung umgeschlagen und *mit Fibrinkleber auf der Duraplastik fixiert.* Seine Wundfläche liegt der Duraplastik an. Der zuerst auf der Seite der Duraverletzung gebildete Mukoperiostlappen wird zur partiellen Deckung des entstandenen Septumdefekts benutzt. Nachdem man ein mit einem Antibiotikum getränktes Stück Fibrinschwamm auf den die Duraplastik deckenden Mukoperiostlappen aufgelegt hat, werden beide Nasenhöhlen zur Fixation der Mukoperiostlappen mit Gazestreifen austamponiert. Die Tamponade sollte 10 bis 14 Tage liegenbleiben.

E. Operationen im Bereich der Orbita und des Canalis opticus auf rhinochirurgischen Zugangswegen

I. Allgemeine Vorbemerkung

Die engen anatomischen Beziehungen der knöchernen Orbita zu den Nasennebenhöhlen ergeben sich dadurch, daß die *Orbita in der Regel kranial, medial und kaudal an alle Nasennebenhöhlen unmittelbar angrenzt* (s. S. 22, S. 81, S. 109 u. S. 158) und dabei vielfach nur durch dünne Knochenwände von diesen getrennt ist. Einerseits wird sie deshalb bei Erkrankungen oder Verletzungen der Nasennebenhöhlen relativ häufig in Mitleidenschaft gezogen. Andererseits bietet sich bei bestimmten pathologischen Prozessen in der Orbita ein operatives Vorgehen über die Nasennebenhöhlen, d. h. ein rhinochirurgischer Zugang zur Orbita an. – Den *orbitalen Komplikationen entzündlicher Nasennebenhöhlenerkrankungen* ist auf S. 194ff. im Zusammenhang mit der Chirurgie der Nebenhöhlenentzündungen ein ausführliches Kapitel gewidmet. Hier soll zunächst auf die rhinochirurgischen Zugangswege und Operationstechniken bei Erkrankungen in der Orbita eingegangen (s. S. 295) und danach der Zusammenhang zwischen Orbita und Nasennebenhöhlen bei Verletzungen dieser Region (s. S. 307) besprochen werden.

Im wesentlichen sind es drei operative Eingriffe, die *bei pathologischen Prozessen in der Orbita auf rhinochirurgischen Zugangswegen durchgeführt* werden können. Es handelt sich um die transantrale beziehungsweise transethmoidale Dekompression der Orbita der endokrinen Ophthalmopathie, dem sog. malignen Exophthalmus, um die transantrale Exstirpation retrobulbärer Tumoren und um die transantrale Eröffnung des retrobulbären Raums bei Abszessen und Hämatomen.

Verletzungen der knöchernen Orbita sind entweder durch unmittelbare Prellung des Orbitainhalts mit indirekter Frakturierung der Orbitawandung infolge des entstehenden Überdruckes als sog. Blow-out-Frakturen möglich (s. S. 307) oder sie entstehen durch eine direkte Mitbeteiligung der Orbita an den Frakturen des Mittelgesichtsschädels (s. S. 317) beziehungsweise an den Frakturen der oberen Nasennebenhöhlen und der angrenzenden Schädelbasis, den sog. frontobasalen Frakturen (s. S. 319). Bei den *Blow-out-Frakturen* kann die Rekonstruktion der frakturierten knöchernen Orbita auf rhinochirurgischem Zugangsweg erfolgen, ohne daß äußere Narben entstehen. Sie kann aber auch von außen, z. B. über eine subziliare Inzision (s. S. 310), erforderlich werden. Bei den *Frakturen des Mittelgesichtsschädels und den frontobasalen Frakturen, an denen die knöcherne Orbita beteiligt ist,* richtet sich die Versorgung der Orbita in erster Linie nach dem vorliegenden Schädeltrauma. Die Möglichkeiten sind dabei sehr vielfältig. Spezieller Betrachtung bedarf die *Traumatisierung des N. opticus in seinem knöchernen Kanal* (s. S. 320). Eine Sonderstellung nehmen auch die *perforierenden orbito-frontobasalen Verletzungen* ein, denen ebenfalls ein eigenes Kapitel gewidmet ist (s. S. 324).

II. Anatomische Vorbemerkung

Die *knöcherne Orbita* (Abb. 122a) hat etwa die *Form einer vierseitigen Pyramide,* deren Grundfläche der Orbitaeingang ist und deren Spitze im Bereich des Canalis opticus liegt. Die vier Wände gehen abgerundet ineinander über. Für die rhinochirurgischen Eingriffe im Bereich der Orbita sind einerseits die engen anatomischen Beziehungen der einzelnen Orbitawände zu den direkt angrenzenden Nasennebenhöhlen von Bedeutung, andererseits interessieren bestimmte anatomische Gebilde wie Nerven, Gefäße, Muskeln und Tränenwege, die sich im Bereich der Regio orbitalis finden (Abb. 122b) oder den Orbitawänden anliegen (Abb. 44, 123, 124) und beim operativen Vorgehen berücksichtigt werden müssen.

Die *mediale Orbitawand* wird von mehreren Knochen gebildet. Es sind von vorn nach hinten der Processus frontalis maxillae, das Os lacrimale, die Lamina orbitalis sive papyracea des Siebbeins und das Corpus mit der Ala minor des Keilbeins. Da es dem klinischen Sprachgebrauch entspricht, wird die Lamina orbitalis sive papyracea im folgenden meistens nur als Lamina papyracea bezeichnet. Die Wandabschnitte, die vom Os lacrimale und der Lamina papyrecea gebildet werden, sind durchscheinend dünn und können auch Dehiszenzen aufweisen (s. S. 81). Der medialen Orbitawand liegen die vorderen, mittleren und hinteren Siebbeinzellen an, im kaudalen Abschnitt auch die Nasenhöhle und im kranialen bei ausgedehnter Pneumatisation auch die Stirnhöhle. Wenn die Keilbeinhöhle eine starke Entwicklung aufweist, finden sich Keilbeinhöhlenrezessūs in der an die Orbita grenzenden Ala minor des Keilbeins. Im vorderen Abschnitt der medialen Orbitawand ist die *Fossa sacci lacrimalis mit dem Tränensack* gelegen (Abb. 122a), die sich nach kaudal in den Canalis lacrimalis mit dem Ductus nasolacrimalis fortsetzt. Die *Foramina ethmoidalia anterius und posterius* liegen in der Sutura frontoethmoidalis, die die Lamina papyracea des Siebbeins vom Os frontale trennt. Durch sie gelangen die Nn. ethmoidales anterior und posterior mit den gleichnamigen Arterien von der Orbita in das Siebbein (Abb. 44). Die genaue Lage der Foramina, deren Kenntnis besonders für die Unfallchirurgie von Bedeutung ist, wurde auf S. 21 beschrieben. An der Übergangszone von der medialen Orbitawand zum Orbitadach liegt in der Fovea trochlearis (Abb. 122a) die *Trochlea,* eine kleine U-förmige Schlinge aus Faserknorpel, die bindegewebig am Stirnbein fixiert ist und durch die die Sehne des M. obliquus superior hindurchzieht.

Das *Dach der Orbita* wird von der Pars orbitalis des Stirnbeins und der Ala minor des Keilbeins gebildet. In seinem anterioren und medialen Abschnitt liegen ihm die Stirnhöhle und Teile des Siebbeinzellsystems an. Je nach dem Pneumatisationsgrad

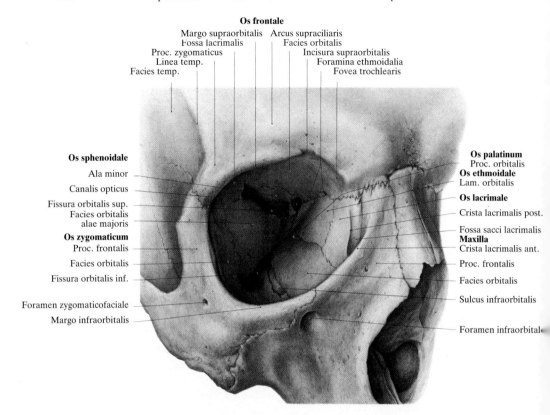

Abb. 122a, b. Rechte Orbita. **a** Knöcherne Wände der Orbita. Ansicht von lateral vorn

kann das Orbitadach durch die Ausbildung sog. *supraorbitaler Rezessūs,* die von der Stirnhöhle und dem Siebbein ausgehen können, gedoppelt sein. Bei starker Pneumatisation dringen auch Rezessūs der Keilbeinhöhle in das Orbitadach vor (J. LANG). Bei geringer Pneumatisation oder beim Fehlen der Stirnhöhle grenzt das Dach der Orbita weitgehend oder vollständig an die vordere Schädelgrube, bei mäßiger Pneumatisation nur in seinem dorsalen Abschnitt. Dicht hinter der Margo supraorbitalis wölbt sich das Orbitadach etwas nach oben und senkt sich dann nach dorsal ab. Vorn lateral befindet sich die *Fossa glandulae lacrimalis* für die Tränendrüse (Abb. 122a).

Die *laterale Wand* trennt die Orbita von der Fossa temporalis. Sie setzt sich aus mehreren Knochen zusammen, der Ala major des Keilbeins, dem Processus zygomaticus des Stirnbeins und dem Os zygomaticum. Von allen vier Orbitawänden ist sie am kräftigsten ausgebildet. Im Alter kann es allerdings durch Knochenrückbildung zu einer Schwächung dieser Wand kommen, was für die Blow-out-Frakturen von Bedeutung ist. An ihrer Außenseite setzt der anteriore Teil des M. temporalis an. Im dorsalen Abschnitt befinden sich als Grenze zum Orbitadach die Fissura orbitalis inferior (Abb. 122a). Die laterale Orbitawand wird von zwei Knochenkanälchen durchzogen, die Foramina zygomaticofaciale und zygomaticotemporale, durch die die

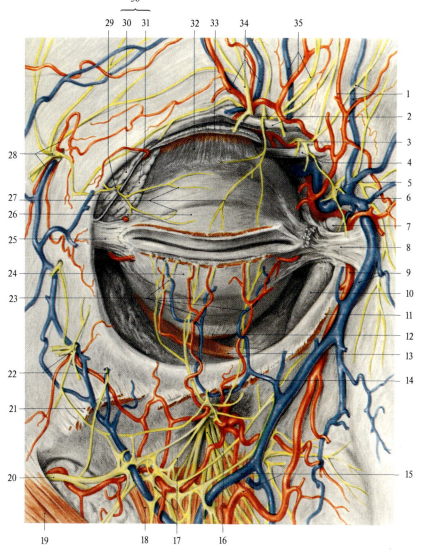

Abb. 122. b Gefäße, Nerven und Muskeln der Regio orbitalis. Ansicht von vorn. Das Septum orbitale und das orbitale Fettgewebe sind entfernt. (Aus LANZ u. WACHSMUTH 1979). *1*, Rr. nasofrontales; *2*, Incisura supraorbitalis und Incisura frontalis (dicht benachbart, Var.), von Septum orbitale unten abgeschlossen; *3*, N. et A. supratrochlearis; *4*, Tendo m. obliqui sup., schräge Strecke; *5*, N. infratrochlearis; *6*, A. et V. dorsalis nasi; *7*, Fornix sacci lacrimalis; *8*, Lig. palpebrale med.; *9*, A. et V. angularis; *10*, Saccus lacrimalis; *11*, M. levator labii sup. alaeque nasi, abgeschnitten; *12*, M. rectus inf.; *13*, M. obliquus inf.; *14*, M. levator labii sup., abgeschnitten; *15*, A. et V. facialis; *16*, N. et A. infraorbitalis am Foramen infraorbitale; *17*, Anastomosengebiet zwischen N. facialis und N. infraorbitalis; *18*, M. levator anguli oris; *19*, M. zygomaticus major; *20*, R. buccalis sup. n. facialis; *21*, M. zygomaticus minor, abgeschnitten; *22*, R. zygomaticofacialis, gedoppelt; *23*, Rr. palpebrales inf.; *24*, Tarsus inf., durchschimmernd; *25*, Lig. palpebrale lat.; *26*, Tarsus sup., durchschimmernd; *27*, Rr. palpebrales Nn. lacrimalis et supraorbitalis; *28*, R. zygomaticotemp. und Begleitgefäße; *29*, N. lacrimalis, Endäste; *30*, P. orbitalis; *31*, P. palpebralis; *32*, M. rectus sup.; *33*, M. levator palpebrae sup. (Aponeurose); *34*, Rr. lat. n., A. et V. supraorbitalis; *35*, Rr. med. n., A. et V. supraorbitalis; *36*, Glandula lacrimalis

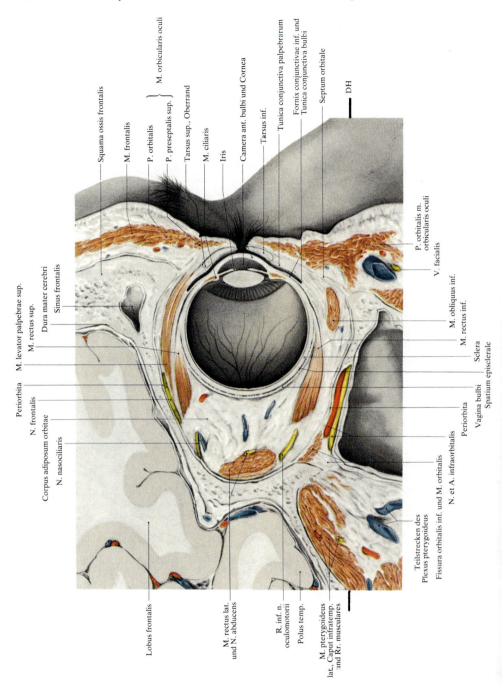

Abb. 123. Paramedianer Sagittalschnitt durch die Orbita und die benachbarten Strukturen. (Aus Lanz u. Wachsmuth 1979)

Anatomische Vorbemerkung 291

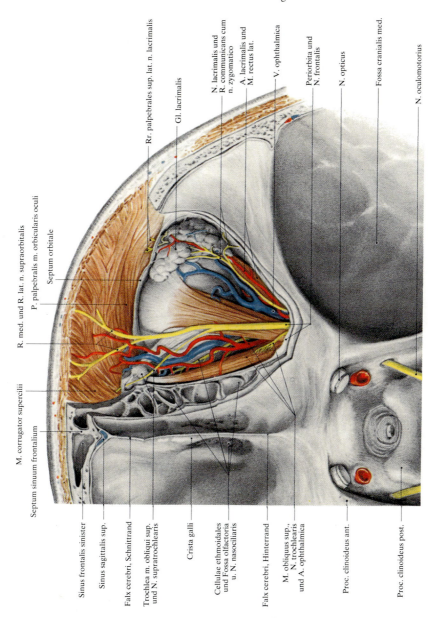

Abb. 124. Orbita und Orbitainhalt von oben. Das Orbitadach ist abgetragen. Die Periorbita und Teile des Orbitafettes sind entfernt. (Aus Lanz u. Wachsmuth 1979)

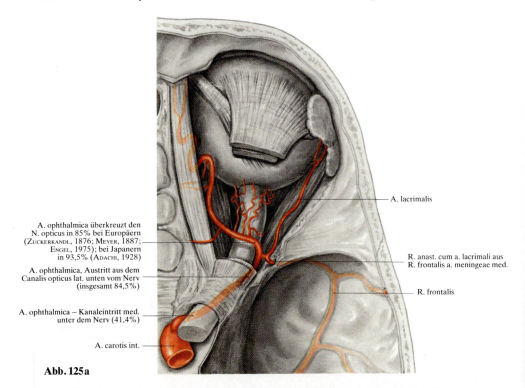

Abb. 125a–d. Verlaufs- und Ursprungsvariationen der A. ophthalmica. **a** Regelfall. **b** Die A. ophthalmica geht aus der A. meningea media hervor. **c** Die A. ophthalmica entspringt aus der A. carotis interna, die A. lacrimalis ist ein Ast der A. meningea media. **d** A. ophthalmica und A. lacrimalis werden sowohl aus der A. carotis interna als auch aus der A. meningea media versorgt. (**a** Aus LANZ u. WACHSMUTH 1979, **b–d** aus KRMPOTIC 1985)

gleichnamigen Äste des N. zygomaticus zur Haut des Gesichts und der Schläfe gelangen.

Der *Orbitaboden* wird ebenfalls von mehreren Knochen gebildet, in seinem anterioren Abschnitt von der Facies orbitalis der Maxilla und der Facies orbitalis des Os zygomaticum und in seinem posterioren Abschnitt von dem Processus orbitalis der Lamina perpendicularis ossis palatini. Der Orbitaboden grenzt fast in seiner gesamten Ausdehnung an die Kieferhöhle und bildet somit das Kieferhöhlendach. Relativ selten schiebt sich in diese Wand eine Siebbeinzelle hinein, die im klinischen Sprachgebrauch als *Haller-Zelle* bezeichnet wird (s. S. 81) und die auch gekammert sein kann. In latero-dorso-medio-ventraler Richtung wird der Orbitaboden vom Sulcus beziehungsweise vom *Canalis infraorbitalis* durchzogen, in dem N. und A. infraorbitalis, von der Fissura infraorbitalis kommend, zum Foramen infraorbitale (Abb. 122a) ziehen. – Die Lage der *äußeren Augenmuskeln*, deren Kenntnis für die operativen Eingriffe in der Orbita ebenfalls von Bedeutung ist, kann den Abb. 44, 123 und 124 entnommen werden.

Der *N. opticus* weist in seinem *orbitalen Anteil* einen in kranio-kaudaler Richtung leicht S-förmigen Verlauf auf und ist in das orbitale Fettgewebe eingebettet. Vor ei-

Anatomische Vorbemerkung

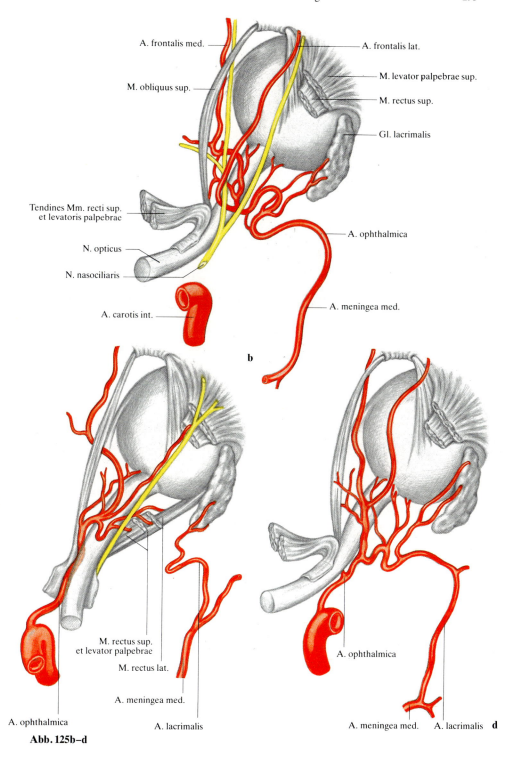

Abb. 125b–d

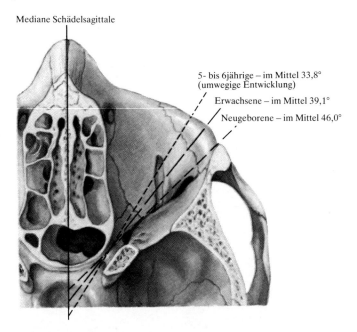

Abb. 126. Verlaufsrichtung des Canalis opticus und seine Lagebeziehung zur Keilbeinhöhle. (Aus LANZ u. WACHSMUTH 1979)

ner indirekten Gewalteinwirkung ist der Nerv daher in diesem Abschnitt gut geschützt. Anders liegen die Verhältnisse *im Bereich des knöchernen Kanals,* wo er bei Traumen nicht ausweichen kann (Abb. 44). Der Nerv ist hier zwar ebenfalls von Pia und Dura mater sowie von einer Arachnoideahülse umgeben. Die Dura mater bildet aber durch den gesamten Kanal hindurch gleichzeitig das Periost und ist fest mit dem Knochen verwachsen. Auch der Subarachnoidalraum wird durch Bindegewebsstränge stark eingeengt, so daß die *einzelnen Gewebeschichten eng beieinanderliegen,* ohne durch einen Spalt voneinander getrennt zu sein. *Bei Gewalteinwirkung,* z. B. bei frontobasalen Frakturen, ist deshalb die *Gefahr einer Läsion des Nervs im Canalis opticus aus anatomischen Gründen relativ groß.* Die Häufigkeit dieser Verletzungen wird in der Literatur mit 3,5 bis 5% angegeben.

Von Interesse für das chirurgische Vorgehen am Canalis opticus ist auch die *Lage der A. ophthalmica zum N. opticus im Verlauf des Kanals,* zumal hier Variationen möglich sind. Nach J. LANG unterkreuzt die Arterie den Nerv im Kanal in der Regel, wobei sie medio-kaudal vom Nerv in den Kanal eintritt und lateral vom Nerv austritt (Abb. 125a). In etwa 25% der Fälle unterkreuzt sie ihn nicht und verläuft dann entweder medial oder lateral unterhalb des Nervs. Auch hinsichtlich des Ursprungs der A. ophthalmica gibt es Variationen, die ihren Verlauf und ihre Lage zum N. opticus beeinflussen (Abb. 125b–d). – Für die operativen Eingriffe in dieser Region ist außerdem die *Pneumatisation des Canalis opticus* von Bedeutung, die sehr unterschiedlich ist und auf die Wandstärke des Kanals Einfluß hat. Mit der *Keilbeinhöhle* steht der Kanal in engem Kontakt (Abb. 44, 87b, 126) und wird nach DIXON (zit. nach

J. LANG) in 7% vollständig von ihr umschlossen. Auch die *hinteren Siebbeinzellen* können an den Kanal heranreichen oder ihn auch ganz umgeben, wenn sie bei starker Pneumatisation in den kleinen Keilbeinflügel einwuchern. Die Wand des Kanals ist dann 0,5 mm und weniger stark und kann auch Dehiszenzen aufweisen (J. LANG).

III. Operative Eingriffe auf rhinochirurgischen Zugangswegen bei pathologischen Prozessen in der Orbita

1. Zugangswege zur Orbita

Durch das unmittelbare anatomische Angrenzen der Nasennebenhöhlen an die Orbita ist ein direkter operativer Zugang über die Nasennebenhöhlen zur Orbita möglich (Abb. 127). Von kaudal wird die Orbita auf *transantralem Weg* (A. SEIFFERT 1926; O. HIRSCH 1930), von medial auf *transethmoidalem Weg* (SEWALL 1936) und von kranial *über den Sinus frontalis* erreicht. Dabei haben sich die Standardoperationen an den Nasennebenhöhlen (s. S. 22 ff.), zum Teil in erweiterter Form, bewährt, zumal sie auch in Kombination mit anderen Zugangseingriffen insbesondere zum retrobulbären Raum sehr schonend in Anwendung gebracht werden können.

Bei den anderen operativen Zugangswegen zur Orbita handelt es sich um den schon seit Jahrzehnten bewährten *neurochirurgischen transfrontalen Zugang* (NAFFZIGER 1915) und den Zugang *von lateral* (KRÖNLEIN 1889). Der *infratemporale Zugangsweg* (SWIFT 1935) zur lateralen Orbitawand und zur Fossa pterygopalatina läßt sich bei entsprechenden pathologischen Prozessen sowohl mit dem rhinochirurgischen transantralen als auch mit dem neurochirurgischen transfrontalen Zugang kombinieren. Auch andere *Kombinationen mit den rhinochirurgischen Zugangswegen* sind möglich. – Im Laufe der Jahrzehnte hat sich ein großes Erfahrungsgut für die oben erwähnten Operationsverfahren ergeben, so daß ihre Leistungsfähigkeit bei den verschiedenen pathologischen Prozessen in der Orbita heute abgeschätzt werden kann. Auch *bei Kindern* können diese Operationen zur Anwendung gelangen, das rhinochirurgische transantrale Vorgehen allerdings nach Möglichkeit erst nach der zweiten Dentition.

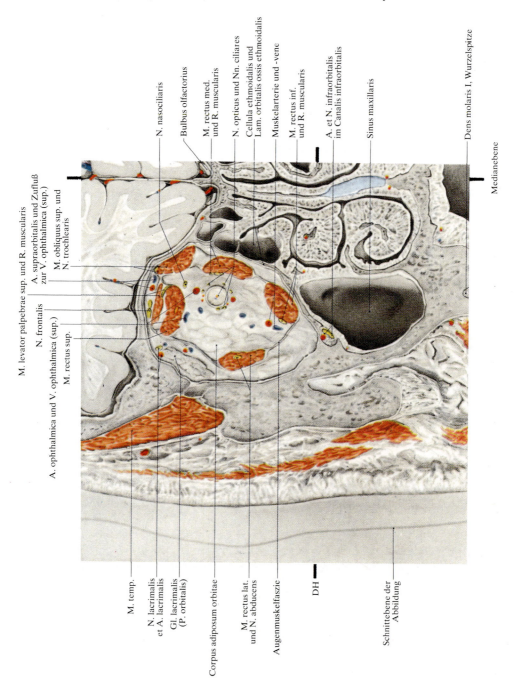

Abb. 127. Lagebeziehung des Sinus maxillaris und der Cellulae ethmoidales zum retrobulbären Raum der Orbita. Frontalschnitt. (Aus Lanz u. Wachsmuth 1979)

2. Operative Eingriffe zur Dekompression der Orbita bei endokriner Ophthalmopathie

a) Allgemeine Vorbemerkung

Der durch eine endokrine Störung, zum Beispiel beim Morbus Basedow auftretende maligne Exophthalmus ist dadurch gekennzeichnet, daß er sich trotz chirurgischer oder radiologischer Ausschaltung der hyperthyreoten Struma nicht zurückbildet, sondern in relativ kurzer Zeit noch zunehmen und u. a. zu einer *Schädigung des N. opticus* führen kann. Als schädigend kommt nicht, wie häufig angenommen, die Kompression des Nervs durch das umgebende Fettgewebe in Betracht, als vielmehr *seine Überdehnung infolge der Protrusio bulbi.* Warnende Symptome für schwere Schäden am Auge sind neben dem zunehmenden Hervortreten der Bulbi starker Tränenfluß, Konjunktivitis, Lidödem, Protrusion der inferioren palpebralen Konjunktiva, Einschränkung der Augenbewegungen mit Auftreten von Doppelsehen, unvollständiger Lidschluß und Korneaschädigung. Retinablutungen und Papillitis mit rasch zunehmendem Visusverlust kommen hinzu. Gleichzeitig kann man bei diesen Patienten zuweilen Kreislaufstörungen beobachten.

Bei Auftreten dieser Symptome ist eine *operative Intervention* dringend indiziert, wobei der Ophthalmologe die Indikation stellen sollte. Wird nicht rechtzeitig operiert, besteht infolge der auftretenden Ulzerationen der Kornea die Gefahr der Entwicklung einer Panophthalmie mit Erblindung oder mit intrakranieller, unter Umständen letaler Infektion. *Ziel des operativen Eingreifens* ist die Rückverlagerung des Bulbus mit entsprechender Entspannung des N. opticus, die Verbesserung des herabgesetzten Visus, die Wiederherstellung der Funktion der äußeren Augenmuskeln und des Lidschlusses sowie das Erreichen eines zufriedenstellenden aesthetischen Resultats. Dieses Ziel wird durch eine *operative Entlastung des gesteigerten intraorbitalen Druckes* erreicht.

Zur Druckentlastung in der Orbita wurden *verschiedene Operationsmethoden entwickelt.* Sie unterscheiden sich hauptsächlich durch den Zugangsweg zur Orbita. Der laterale Zugangsweg mit temporärer lateraler Orbitarandresektion wurde von KRÖNLEIN (1889) angegeben und von SWIFT (1935) zur Orbitadekompression bei malignem Exophthalmus angewandt. Von NAFFZIGER (1915) wurde der transfrontale extradurale Zugang zur „Entdachung der Orbita" benutzt. SEWALL (1936) wird der mediale transethmoidale Zugang zur Orbitaentlastung zugeschrieben. O. HIRSCH (1930) hat auf Anregung des Ophthalmologen MELLER in Wien die Dekompression der Orbita über einen kaudalen transantralen Zugang durchgeführt. Er war wohl auch der erste, der neben dem Abtragen der knöchernen Orbitawand *zusätzlich Fettgewebe aus der Orbita entfernt* hat, um dem Bulbus Raum für die Rückverlagerung zu verschaffen. Diese Fettentnahme hat sich als ein wichtiger Schritt bei der Weiterentwicklung der Orbitadekompression erwiesen.

Die *laterale Orbitotomie* (KRÖNLEIN) ist eine aufwendige, eingreifende Operationsmethode, die eine anschließende osteosynthetische Versorgung erfordert, um kosmetische Entstellungen zu verhindern (s. Band IV/2 dieser Operationslehre). Der zu erreichende Entlastungseffekt in der Orbita ist dem Eingriff nicht adäquat. Ähnliches gilt für die *auf transfrontalem Zugangsweg durchgeführte sog. „Entda-*

chungsoperation" nach NAFFZIGER, bei der es infolge der Resektion des knöchernen Orbitadaches postoperativ vorübergehend zu unangenehmen vom Stirnhirn fortgeleiteten Pulsationen des Bulbus oculi kommen kann.

Als einfacher und weniger risikoreich haben sich die *rhinochirurgischen Operationsmethoden* erwiesen, bei denen die Orbita *auf transantralem* (O. HIRSCH) *oder transethmoidalem* (SEWALL) *Zugangsweg* angegangen wird. Die Eingriffe werden unter vergrößerungschirurgischen Bedingungen durchgeführt.

Die besten Resultate sind mit dem *transantralen Vorgehen unter gleichzeitiger kontrollierter Entfernung von orbitalem Fettgewebe* (O. HIRSCH) zu erzielen. Wie die Erfahrung der Autoren an einem großen Krankengut gezeigt hat, kann man mit diesem Verfahren auch bei malignem Exophthalmus mit extrem starker Protrusio bulbi eine zuverlässige und bleibende Entlastung der Orbita und des überdehnten N. opticus herbeiführen. Die alleinige Freilegung der Periorbita ohne deren Eröffnung und *ohne die Entnahme von Fettgewebe* hat den Nachteil, daß es dabei im Bereich der zur Nebenhöhle gerichteten Fläche der Periorbita zu Vernarbungen und damit zu einem erneuten Druckanstieg in der Orbita mit entsprechender Protrusio bulbi kommen kann. Die Verfahren, bei denen auf rhinochirurgischem Zugangsweg lediglich die Periorbita freigelegt wird, ohne daß gleichzeitig eine Entnahme von Fettgewebe erfolgt, können deshalb bei stärkerer Protrusio bulbi auf die Dauer keine ausreichende Entlastung schaffen und die Langzeitresultate der Eingriffe mit retrobulbärer Fettentnahme bei entsprechend schweren Fällen nicht erreichen. – Wurde die Orbitaentlastung ohne die gleichzeitige Entnahme von retrobulbärem Fettgewebe durchgeführt und erweist sie sich als unzureichend, kann man die Periorbita, auch wenn sie vernarbt ist, in einem zweiten Eingriff über den transantralen Zugang schlitzen und die *Fettentnahme nachträglich vornehmen.*

In extremen Fällen von endokriner Ophthalmopathie kann der Patient die Bulbi im Laufe der Jahre so wenig koordinieren, daß es zu einem monokularen Sehen kommt, dessen er sich nicht bewußt ist. Nach der Rückverlagerung der Bulbi durch die retrobulbäre Fettentnahme kann in solchen Fällen ein postoperatives Doppelsehen auftreten. Es wird nicht, wie man zunächst vermuten könnte, durch eine intraoperative Muskel- oder Nervenschädigung verursacht, sondern resultiert daraus, daß die jahrelang überdehnten Muskeln nicht gleich den richtigen Tonus finden. Man sollte es sich auch aus diesem Grund zur Regel machen, alle Patienten prä- und postoperativ ophthalmologisch untersuchen zu lassen.

Durch eine *therapeutisch gedachte präoperative Röntgenbestrahlung* wird der Entlastungseingriff stets erschwert, da das ödematöse retrobulbäre Fettgewebe durch fibröse Veränderungen derber wird und sich deshalb nicht so leicht auslösen läßt. Von derartigen Therapieversuchen sollte man besser Abstand nehmen.

b) Transantrales Vorgehen zur Dekompression der Orbita bei endokriner Ophthalmopathie

Der transantrale Eingriff zur Dekompression der Orbita bei endokriner Ophthalmopathie kann sowohl in *Allgemeinanaesthesie* mit orotrachealer Intubation als auch in *Lokalanaesthesie* mit entsprechender Sedierung durchgeführt werden. In Lokalanaesthesie gestaltet sich die Operation insofern wesentlich günstiger, als man die Beweglichkeit des Bulbus und die Pupillenreaktion intraoperativ jederzeit kontrollieren kann. Auch die Rückverlagerung des Bulbus läßt sich dann besser verfolgen. Zusätzlich zur Lokalanaesthesie kann man eine Leitungsanaesthesie legen (s. S. 15).

In den meisten Fällen ist die *Protrusio bulbi beiderseits gleich stark ausgebildet.* Der Eingriff wird dann, wie unten dargelegt, in einer Sitzung durchgeführt. Dabei wird die Menge des auf beiden Seiten entnommenen Fettgewebes mit Hilfe einer Feinwaage verglichen. Es kann auch nur eine *einseitige Protrusio* vorliegen oder die *Protrusio ist auf der einen Seite stärker ausgebildet* als auf der anderen. Dann führt man den Eingriff entweder nur einseitig durch oder man richtet sich bei der beiderseitigen Fettentnahme nach dem Ausmaß der Rückverlagerung des Bulbus, die intraoperationem ophthalmologisch gemessen werden kann.

Das operative Vorgehen entspricht zunächst der *Kieferhöhlenoperation vom Mundvorhof nach* CALDWELL-LUC (s. S. 45). Das *faziale Kieferhöhlenfenster* wird dabei unter Schonung des N. infraorbitalis so angelegt, daß es bis unmittelbar unter die Infraorbitalspange reicht (Abb. 128). Dadurch ergibt sich im weiteren Verlauf des

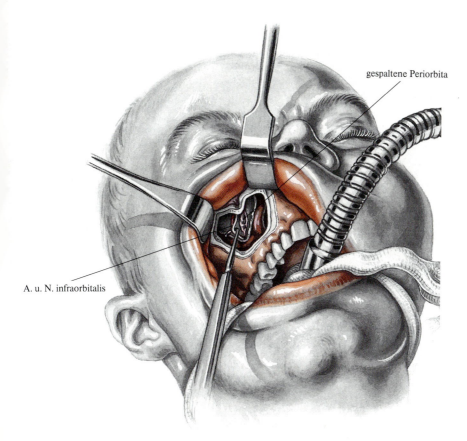

Abb. 128. Transantrale Freilegung und Schlitzung der Periorbita. Der knöcherne Orbitaboden ist weitgehend entfernt. A. und N. infraorbitalis sind freigelegt und werden nach lateral gehalten. Medial des Gefäß-Nerven-Stranges ist die Periorbita gespalten. (Aus DENECKE 1953)

Eingriffs ein besserer Einblick in das Operationsgebiet und eine größere Bewegungsfreiheit für die Instrumente bei den Manipulationen in der Tiefe. Nach Eröffnung der Kieferhöhle empfiehlt es sich, unter vergrößerungschirurgischen Bedingungen zu arbeiten.

Das Mukoperiost wird vom Dach der Kieferhöhle abgehoben und nach lateral verlagert. Dann wird das *Dach der Kieferhöhle,* das gleichzeitig der knöcherne Boden der Orbita ist, mit feinen Meißeln, Elevatorien und Stanzen oder mit der Diamantfräse unter sorgfältiger Schonung des infraorbitalen Gefäß-Nerven-Bündels und *ohne Verletzung der Periorbita abgetragen.* Die Knochenabtragung reicht vom posterioren Rand der Infraorbitalspange bis unmittelbar vor den Winkel zwischen Orbitaboden und dorsaler Kieferhöhlenwand und nach beiden Seiten bis an die mediale beziehungsweise laterale Kieferhöhlenwand. Trifft man auf einen *massiver angelegten knöchernen Orbitaboden,* so wird der Knochen mit einer feinen Fräse oder besser mit einem Diamantbohrer verdünnt und danach mit geeigneten Instrumenten, wie sie in der Mikrochirurgie des Ohres Verwendung finden, vorsichtig entfernt. Erfahrungsgemäß ist der knöcherne Orbitaboden medial des infraorbitalen Gefäß-Nerven-Bündels schwächer ausgebildet als lateral davon.

Die *knöcherne Umhüllung des Gefäß-Nerven-Bündels* braucht im wesentlichen nur im Bereich des retrobulbären Raums und nicht bis zur Infraorbitalspange abgetragen zu werden. Ist der Verlauf des Kanals jedoch nicht ohne weiteres zu erkennen, so dient das Foramen infraorbitale als Landmarke. Es empfiehlt sich dann, das Gefäß-Nerven-Bündel von der Kieferhöhle aus unmittelbar posterior des Foramen infraorbitale durch Abtragen des umgebenden Knochens mit dem Diamantbohrer freizulegen und von hier aus nach dorsal zu verfolgen.

Liegt die *Periorbita ausreichend weit frei,* so wird sie unter mikrochirurgischen Bedingungen mit einem feinen Sichelmesser *von dorsal nach ventral geschlitzt.* Bei umgekehrtem Vorgehen stören hervorquellendes Fettgewebe und kleine Sickerblutungen in Richtung Orbitaspitze die Sicht. Man führt die *Inzision zunächst medial des Gefäß-Nerven-Bündels* durch. Im Verlauf des Eingriffs kann es sich allerdings ergeben, daß man zusätzlich auch lateral davon eingehen muß, um das hier befindliche Fettgewebe besser zu erreichen. Mit Hilfe der präoperativ angefertigten bildgebenden Verfahren läßt sich erkennen, in welchem Bereich der Orbita die stärkste Vermehrung des Fettgewebes zu erwarten ist.

Ist die Periorbita inzidiert, so *quillt das unter Druck stehende Fettgewebe hervor.* Es wird sukzessive abgetragen und in eine Schale mit Kochsalzlösung gelegt, damit es nicht austrocknet und an Gewicht verliert. Durch *leichten Druck auf den Bulbus* von außen kann man ein weiteres Vortreten von Fettgewebe durch den Schlitz in der Periorbita bewirken. Auch dieses Fettgewebe wird abgetragen, indem man mit einer feinen Nasenzange vorsichtig an den ausgetretenen Fettgewebstrauben zieht. Der entstandene Stiel kann durch bipolare Koagulation durchtrennt werden. Man vermeidet auf diese Weise eine retrobulbäre Blutung. Bei der Fettentnahme muß man stets so viel Fettgewebe im retrobulbären Raum belassen, daß eine Fettumhüllung der hier gelegenen äußeren Augenmuskeln gewährleistet bleibt und keine narbige Fixation herbeigeführt wird.

Hat man den Eindruck, daß sich die Lider infolge der Rückverlagerung des Bulbus normal schließen können und daß der in seiner Längsrichtung überdehnte N. opticus ausreichend entspannt ist, kann man die *Periorbita mit einer feinen Naht ver-*

schließen. Da sie nun durch die Fettentnahme entlastet ist, gelingt das leicht. Wie die Erfahrung zeigt, kann diese Naht auch entfallen, da die *Periorbita spontan heilt* und den Bulbus postoperativ in seiner Lage hält. Eine knöcherne Abstützung des Orbitainhalts ist nicht erforderlich. – Zum Abschluß des Eingriffs wird der zu Beginn am Kieferhöhlendach ausgebildete Mukoperiostlappen zurückverlagert und mit Fibrinkleber fixiert. Außerdem wird ein *Kieferhöhlenfenster zum unteren Nasengang* in typischer Weise angelegt, das den Abfluß des Wundsekrets sicherstellt (s. S. 50).

Bei beiderseitigem Exophthalmus wendet man sich nun dem *Eingriff auf der Gegenseite* zu, der in gleicher Weise durchgeführt wird. Das abgetragene Fettgewebe wird bei präoperativ beiderseits gleich starker Protrusio bulbi ebenfalls in eine Schale gelegt, das das gleiche Gewicht hat, wie die zuerst benutzte, und auch die gleiche Menge Kochsalzlösung enthält. Auf einer Feinwaage werden die von beiden Seiten entnommenen Fettgewebsmengen in ihrem Gewicht verglichen. Bestand präoperativ ein Unterschied in der Protrusio beider Seiten, kann man das Resultat der Rückverlagerung vor der Naht der Periorbita *ophthalmologisch messen* lassen. Ist das Ergebnis zufriedenstellend, erfolgt die Naht der Periorbita. Anschließend werden die Kieferhöhlen locker austamponiert, wobei das Ende der Tamponadestreifen wie bei der CALDWELL-LUC-Operation jeweils zum nasalen Kieferhöhlenfenster herausgeführt wird. Die Mundvorhofsinzisionen werden vernäht und ein leichter Druckverband anlegt (s. S. 51). Der Patient wird angewiesen, für 8 bis 10 Tage nicht zu schneuzen.

c) Transethmoidales Vorgehen zur Dekompression der Orbita bei endokriner Ophthalmopathie

In Ergänzung zur transantralen Dekompression der Orbita kann man auch auf transethmoidalem Zugangsweg eine Entlastung der Orbita herbeiführen. Dieser Eingriff ist nicht erforderlich, wenn man bei der transantralen Dekompression in oben beschriebener Weise genügend Fettgewebe aus dem retrobulbären Raum entnommen hat (s. S. 300). Will man die ergänzende transethmoidale Dekompression in besonderen Fällen doch einmal durchführen, so sollte man *auch dabei die Periorbita schlitzen und überschüssiges retrobulbäres Fettgewebe resezieren.*

Der Eingriff wird, wie das transantrale Vorgehen, am besten in *Lokalanaesthesie* mit entsprechender Sedierung und eventueller zusätzlicher Leitungsanaesthesie (s. S. 17) durchgeführt. Er kann endonasal unter Zuhilfenahme des Mikroskops vorgenommen werden oder entspricht der *Siebbeinoperation von außen* (s. S. 89 u. S. 96), besonders, wenn zur größeren Entlastung der Orbita nach Unterbindung beziehungsweise nach Koagulation der Aa. ethmoidales anterior und posterior (s. Band V/1, S. 194 dieser Operationslehre) die *gesamte mediale knöcherne Orbitawand,* vor allem die Lamina orbitalis sive papyracea des Siebbeins, *abgetragen* werden muß. Danach wird die *Periorbita* unter vergrößerungschirurgischen Bedingungen *kaudal der Foramina ethmoidalia von posterior nach anterior schlitzförmig eröffnet.* Das bei erhöhtem intraorbitalem Druck hervorquellende para- und *retrobulbäre Fettgewebe* wird entfernt (s. S. 300). Bei beiderseitig gleich starker Protrusio bulbi empfiehlt es sich, auch beim transethmoidalen Vorgehen die Menge des von beiden Seiten entnommenen Fettgewebes *mit Hilfe einer Feinwaage zu vergleichen.* Bei unterschiedlich starker Protrusio oder einseitigem Exophthalmus kann man die Rückverlagerung des Bulbus intra operationem ophthalmologisch messen lassen. — Eine *Naht der Perioribtainzision* ist nach ausreichender Fettentnahme *nicht erforderlich.* Das Siebbein wird mit einem feuchten Gazestreifen locker austamponiert, um eine postoperative Blutung zu verhindern. Die Tamponade sollte jedoch keinesfalls einen Druck auf die freiliegende Periorbita oder den Orbitainhalt ausüben. Der Eingriff wird mit der Naht der supraorbitalen Hautinzision beendet.

d) Transfrontales Vorgehen zur Dekompression der Orbita bei endokriner Ophthalmopathie

Ein weiterer Zugangsweg für die Dekompression der Orbita ist über das transfrontale Vorgehen, die sog. „Entdachungsoperation" (Naffziger 1915) möglich, wenn der transantrale Zugang z. B. bei starker narbiger Verlegung des Kieferhöhlenlumens durch Unfallfolgen oder nach vorausgegangenen Operationen voraussichtlich erheblich erschwert oder ungeeignet ist.

Der Eingriff wird in *Allgemeinanaesthesie* mit orotrachealer Intubation vorgenommen. Für die *beiderseitige Dekompression* wird von einer *bitemporalen koronaren Inzision* aus (s. S. 150) auf beiden Seiten des Stirnbeins ein *kleiner Knochendeckel* mit temporaler Basis abgehoben (Abb. 129a). Danach wird die Dura über dem Orbitadach sehr vorsichtig vom Knochen abgelöst und der *anteriore Stirnhirnpol mit der Dura* auf der zuerst zu operierenden Seite so weit angehoben und vorsichtig *zurückgedrängt, bis das knöcherne Dach der Orbita freiliegt.* Dieses wird nun *abgetragen* und die daruntergelegene *Periorbita geschlitzt* (Abb. 129b). Dabei ist darauf zu achten, daß der N. frontalis und seine Endäste sowie der M. levator palpebrae superioris nicht verletzt werden (Abb. 122b, 123).

Aufgrund neuerer Erfahrungen ist zu empfehlen, das *retrobulbäre Fettgewebe* auch beim transfrontalen Zugang in der auf S. 300 beschriebenen Weise *sukzessive abzutragen.* Dabei geht man medial und lateral des M. rectus superior unmittelbar retrobulbär präparatorisch vor. Das entfernte Fettgewebe wird in einer mit Kochsalzlösung gefüllten Schale aufbewahrt (s. S. 301). Ist der Bulbus ausreichend weit zurückverlagert und die Orbita entsprechend entlastet, erfolgt die *Naht der Periorbitainzision.* Wurde die Dura beim Ablösen vom Knochen verletzt, so muß sie plastisch versorgt werden (s. S. 278). Zur *Stabilisierung des Orbitadaches* und zur Vermeidung postoperativer auf den Bulbus fortgeleiteter Hirnpulsationen empfiehlt es sich, ein *autogenes freies Faszientransplantat* großflächig auf die Periorbita aufzubringen, so daß es am Orbitadach zwischen die Periorbita und den Rand des geschaffenen Knochendefekts zu liegen kommt. Eine zusätzliche Fixation mit Fibrinkleber ist anzuraten. — Anschließend führt man den *gleichen Eingriff auf der Gegenseite* durch und kann dabei die Menge des auf beiden Seiten entnommenen Fettgewebes mit Hilfe einer Feinwaage vergleichend kontrollieren. Bestand präoperativ eine unterschiedlich starke Protrusio bulbi, so wird die Rückverlagerung des Bulbus durch den Ophthalmologen intraoperativ meßtechnisch bestimmt. Der Eingriff wird mit der Rückverlagerung der Knochendeckel und des Skalplappens und der anschließenden Naht der koronaren Inzision beendet. — Bei *einseitigem Exophthalmus* erfolgt die Bildung des Knochendeckels nur auf einer Seite. Dabei kann man entweder eine bogenförmige

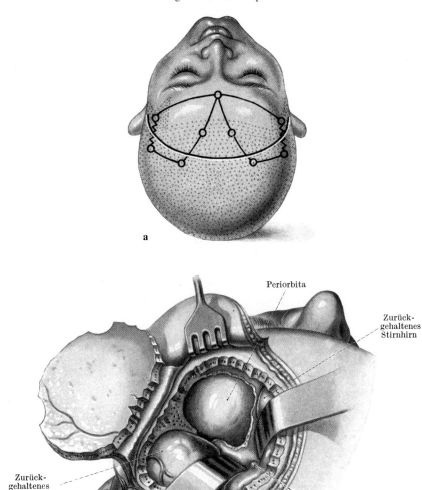

Abb. 129a, b. Transfrontales Vorgehen zur Dekompression der Orbita, sog. Entdachungsoperation nach NAFFZIGER. **a** Die durchgezogene bogenförmige Linie stellt die bitemporale koronare Inzision dar. Die mit Kreisen verbundenen Linien umgrenzen die abzuhebenden Knochendeckel. **b** Die Entdachungsoperation ist auf einer Seite durchgeführt. Die Periorbita ist nach Abtragung des knöchernen Orbitadaches breit freigelegt und kann nun in dorso-ventraler Richtung gespalten werden. Das Stirnhirn wird mit Spateln zurückgedrängt. (Aus GULEKE 1950)

Hautinzision im Bereich der behaarten Schläfenhaut legen, oder man kann von einer bifrontalen koronaren Inzision aus vorgehen.

Wurde bei dem transfrontalen Vorgehen zur Entlastung des Orbitainhalts lediglich das knöcherne Orbitadach abgetragen, ohne daß die Periorbita eröffnet und retrobulbäres Fettgewebe entfernt wurde, so kann es vorübergehend zu Pulsationen des Bulbus oculi durch das Stirnhirn kommen, was dem Patienten sehr unangenehm ist.

Von den Neurochirurgen wird für die sog. „Entdachungsoperation" der Orbita das *transfrontale intradurale Vorgehen* bevorzugt. Für die beiderseitige Orbitadekompression ist dabei die bifrontale Kraniotomie (s. S. 244ff.) erforderlich. Die Dura wird dann über dem anterioren Hirnpol der zuerst zu operierenden Seite inzidiert und das Stirnhirn vorsichtig zurückgedrängt, bis die Dura über dem Orbitadach freiliegt. Diese wird ebenfalls in dorso-ventraler Richtung inzidiert und so vom Knochen abgelöst, daß das knöcherne Orbitadach abgetragen werden kann (DANDY 1941). Nach Eröffnung der Periorbita soll der unter Druck stehende Orbitainhalt, insbesondere das retrobulbäre Fettgewebe, hirnwärts ausweichen können. Eine Fettentnahme erfolgt bei dieser neurochirurgischen Technik nicht.

Auf der Gegenseite wird in gleicher Weise vorgegangen. Abschließend wird die Dura über den anterioren Hirnpolen vernäht, der Knochendeckel reponiert und die koronare Inzision nach Rückverlagerung des Skalplappens durch Naht verschlossen. – *Bei einseitigem Exophthalmus* wird von einer frontotemporalen Kraniotomie auf der betroffenen Seite aus vorgegangen.

Wurde bei dem transfrontalen extra- oder intraduralen Vorgehen *versehentlich die Stirnhöhle oder ein supraorbitaler Rezessus eröffnet,* was bei stärkerer Pneumatisation möglich ist, muß eine rhinochirurgische Versorgung dieser Nebenhöhle erfolgen, um aufsteigenden Infektionen des Endokraniums vorzubeugen. Eröffnete supraorbitale Rezessūs müssen völlig beseitigt (s. S. 75 u. S. 138) und Stirnhöhle und Siebbein durch einen geeigneten Eingriff von endonasal oder von außen (s. S. 89 u. S. 122) versorgt werden.

3. Transantrales Vorgehen zur Entfernung benigner retrobulbärer Tumoren

a) Allgemeine Vorbemerkung

Benigne retrobulbäre Tumoren, besonders die glattwandigen Kavernome, lassen sich auf dem *transantralen Zugangsweg* ohne Schwierigkeiten exstirpieren, wenn sie mit ihrem größeren Anteil kaudal von einer gedachten horizontalen Ebene liegen, die durch den N. opticus verläuft. Tumoren, die hauptsächlich kranial dieser Ebene gelegen sind, werden besser über einen *transfrontalen Zugang* angegangen. Eine weitere Möglichkeit zur Entfernung retrobulbärer Tumoren ist über den *transethmoidalen Zugangsweg* gegeben. Er ist für Tumoren geeignet, die medial von einer gedachten vertikalen Ebene durch den N. opticus liegen. Die lateral der gedachten vertikalen Ebene gelegenen Tumoren können auch über eine *laterale Orbitotomie* (KRÖNLEIN) angegangen werden, bei der allerdings der bis in diese Region herabreichende vordere Pol der mittleren Schädelgrube den Zugang zum retrobulbären Raum etwas behindert. Die im Apex der Orbita gelegenen Tumoren sind praktisch nur auf einem *neurochirurgischen intraduralen Zugangsweg* zu erreichen. – *Probeexzisionen aus Tumoren* im retrobulbären Raum, gegebenenfalls auch aus dem N. opticus, sind auf transantralem Weg gut durchzuführen (A. SEIFFERT 1943). Es ist zu empfehlen, die Eingriffe unter vergrößerungschirurgischen Bedingungen vorzunehmen.

b) Transantrale Entfernung benigner retrobulbärer Tumoren

Der Eingriff kann in *Lokalanaesthesie* mit entsprechender Sedierung und zusätzlicher Leitungsanaesthesie (s. S. 15) vorgenommen werden. Man kann ihn auch in *Allgemeinanaesthesie* mit orotrachealer Intubation durchführen. Es empfiehlt sich, *unter vergrößerungschirurgischen Bedingungen* zu operieren. Der *Zugang* entspricht dem Vorgehen, wie es für die transantrale Dekompression der Orbita bei endokriner Ophthalmopathie beschrieben ist (s. S. 299). Je nach Lage des Tumors in der Orbita wird der *knöcherne Orbitaboden medial oder lateral des infraorbitalen Gefäß-Nerven-Bündels abgetragen*. Gelegentlich ist es auch erforderlich, den gesamten knöchernen Orbitaboden unter Schonung des Gefäß-Nerven-Bündels zu entfernen. Man sollte dabei das Operationsmikroskop oder die Lupenlampe benutzen.

Die *Periorbita* wird dort geschlitzt, wo man aufgrund der präoperativen Diagnostik zur Tumorentfernung eingehen will. *Vorquellendes Fettgewebe wird nicht reseziert,* damit es nach der Entfernung des Tumors nicht zur Ausbildung eines Enophthalmus kommt. Durch vorsichtige *digitale Palpation* orientiert man sich über die genaue Lage des Tumors und des N. opticus und stellt den Tumor dann mit einem langbranchigen Killian-Nasenspekulum ein (Abb. 130). Das Spekulum wird in geschlossenem Zustand eingeführt, wobei der Handgriff nach kranial gerichtet ist. Das unter dem erheblich verstärkten intraorbitalen Druck hervorquellende Fettgewebe wird mit den Branchen des Spekulums beiseite gehalten. Stößt man auf einen *glattwandigen Tumor,* so wird dieser mit einem Faden angeseilt und mit mikrochirurgischen Elevatorien und Spreizzangen aus seiner Umgebung *ausgelöst*. Dabei schiebt man das ihn fixierende Gewebe vorsichtig vom Tumor ab. Um keine Blutung in der Tiefe zu bekommen, vermeidet man jeden stärkeren Zug.

Das *Auslösen des Tumors kann schwierig sein,* wenn er früher von außen z. B. von einer subziliaren Inzision aus angegangen worden ist und wegen seiner Größe nicht am Bulbus vorbeigezogen werden konnte, oder wenn der Eingriff wegen starker Blutung abgebrochen werden mußte. Auch eine vorangegangene Röntgenbestrahlung erschwert die Präparation des Tumors. Er muß dann unter mikrochirurgischen Bedingungen aus den narbigen Verwachsungen herausgelöst werden (DENECKE).

Ist man sich aus klinischem Bild und Operationsbefund über die Natur des Tumors nicht im klaren, so kann man eine *Probeexzision aus dem freigelegten Tumor* entnehmen und die histologische Diagnose durch einen Schnellschnitt klären lassen. Auch aus *Tumoren am N. opticus* können auf diesem Zugangsweg Probeexzisionen ohne Schaden für Bulbus oder Nerv entnommen werden (A. SEIFFERT 1943). Das Vorgehen kann auch bei Kindern Anwendung finden (DENECKE 1954).

Nach der Entfernung des Tumors ist eine besondere Versorgung der Periorbita und des Knochendefekts erfahrungsgemäß nicht erforderlich. Man muß jedoch ein *Kieferhöhlenfenster zum unteren Nasengang* mit Bildung eines Mukoperiostlappens

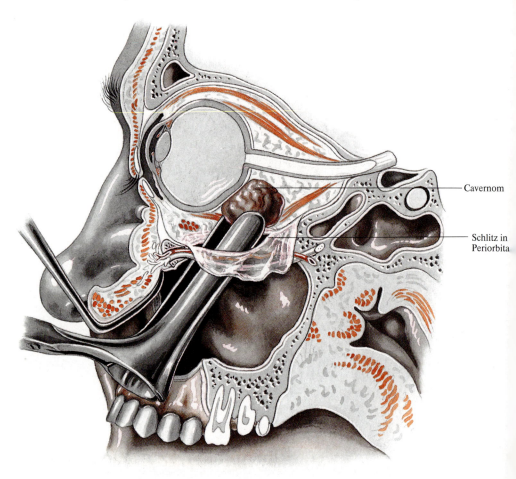

Abb. 130. Transantrale Entfernung eines retrobulbären Tumors. Sagittalschnitt. Der knöcherne Orbitaboden ist abgetragen, die Periorbita gespalten. Mit Hilfe eines langbranchigen Killian-Nasenspekulums ist der Tumor im retrobulbären Raum eingestellt. (Aus DENECKE 1953)

in typischer Weise anlegen (s. S. 50), um den Abfluß des Wundsekrets aus der Kieferhöhle zu sichern und einer aufsteigenden Infektion vorzubeugen. Die Kieferhöhle wird mit einem Gazestreifen locker austamponiert, der zur Nase herausgeleitet wird. Die Inzision im Mundvorhof wird durch Naht verschlossen. Ein leichter Druckverband über der Wange ist empfehlenswert. Die Patienten werden angewiesen, in den ersten postoperativen Tagen nicht zu schneuzen, um die Ausbildung eines Orbitaemphysems mit nachfolgender Infektion zu vermeiden. Die Tamponade kann nach 2 bis 3 Tagen entfernt werden.

4. Transantrales Vorgehen bei entzündlichen Prozessen und Hämatomen im retrobulbären Raum

Bei *entzündlichen Prozessen im retrobulbären Raum* ist eine Entlastung über den *transantralen Zugangsweg* angezeigt (A. SEIFFERT 1926). Der Eingriff wird in der auf S. 300 beschriebenen Weise durchgeführt. Die Periorbita wird am besten medial des Gefäß-Nerven-Bündels freigelegt und hier mit einem feinen Sichelmesser geschlitzt. Danach sucht man den Entzündungsprozeß beziehungsweise den Abszeß im retrobulbären Raum mit einem langbranchigen Nasenspekulum vorsichtig auf und verschafft ihm Abfluß zur Kieferhöhle. Nach Anlage eines Fensters zum unteren Nasengang in typischer Weise (s. S. 50) empfiehlt es sich, für die ersten postoperativen Tage eine Gummilasche in die Orbita einzulegen. Sie wird durch die Kieferhöhle zur Nase herausgeführt und soll den Sekretabfluß aus der Orbita sicherstellen.

Retrobulbäre Hämatome, die eine Schädigung des N. opticus herbeiführen könnten, werden in gleicher Weise zur Kieferhöhle abgeleitet (WÜST). Auch bei Hämatomen sollte zur Ableitung des Wundsekrets für einige Tage eine Gummilasche in die Orbita eingelegt und durch das Kieferhöhlenfenster zur Nase herausgeführt werden.

IV. Operative Eingriffe bei Verletzungen im Bereich der Orbita und des Canalis opticus

1. Operatives Vorgehen bei der Blow-out-Fraktur

a) Verletzungsmechanismus bei der Blow-out-Fraktur

Die Blow-out-Fraktur der Orbitawandung entsteht durch *direkte stumpfe Gewalteinwirkung auf den Bulbus oculi*, z. B. beim unmittelbaren Auftreffen eines Tennisballs auf den Augapfel (CONVERSE und SMITH). Der dabei auftretende *hohe Druck in der Orbita* wird auf die knöcherne Wandung übertragen und kann hier zu Frakturen führen. Da der knöcherne Boden der Orbita besonders schwach ist, seine Dicke variiert zwischen 0,5 und 1 mm, kommt es bei diesen Verletzungen in der Regel zur *Fraktur des Orbitabodens* (Abb. 131). Der Knochen wird durch den plötzlich ansteigenden Druck des Orbitainhalts zur Kieferhöhle hin herausgedrückt, was man als *Blow-out-Mechanismus* der entstehenden Fraktur bezeichnet. Es können *auch die mediale Wand* der Orbita, d.h. die Lamina papyracea des Siebbeins *oder das Orbitadach von diesem Blow-out-Mechanismus betroffen* sein.

Sowohl die Symptomatik als auch die therapeutischen Konsequenzen sind bei der Blow-out-Fraktur der verschiedenen Orbitawände sehr unterschiedlich. Während bei der *Blow-out-Fraktur des Orbitabodens* in vielen Fällen eine Bewegungseinschränkung des Bulbus beim Blick nach oben oder nach unten zu beobachten ist, kommt es bei der *Blow-out-Fraktur der Lamina papyrecea* in der Regel nicht zu mus-

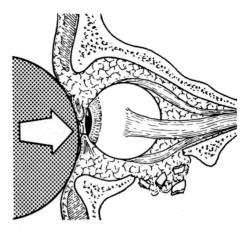

Abb. 131. Verletzungsmechanismus bei der Blow-out-Fraktur. Durch die *punktierte Fläche* und den *Pfeil* werden Richtung und Kraft des auf den Bulbus auftreffenden Körpers wiedergegeben. (Aus H.-G. BOENNINGHAUS 1983)

kulär bedingten Bewegungseinschränkungen des Bulbus. Häufiger tritt aber ein Hautemphysem der Augenlider auf. Orbitales Fettgewebe kann in die Nasenhöhle vordringen. Außerdem ist bei dieser Verletzung immer sorgfältig danach zu fahnden, ob nicht gleichzeitig eine *Fraktur der vorderen Schädelbasis* vorliegt. Bei der *Blow-out-Fraktur des Orbitadaches* kann es infolge einer Dislokation der Knochenfragmente einerseits zur Duraverletzung, andererseits zur Mitverletzung des Orbitainhalts mit muskulären Schädigungen kommen, die eine Diplopie beziehungsweise eine Ptosis des Oberlids verursachen können. Bei der Versorgung derartiger Verletzungen ist zu berücksichtigen, daß das Orbitadach häufig auch *vom Stirnhöhlenboden oder von einem supraorbitalen Rezessus mitgestaltet* wird. Diese Nebenhöhlen können daher an der Blow-out-Fraktur des Orbitadaches beteiligt sein und müssen dann zur Verhütung einer rhinogenen Komplikation operativ versorgt werden (s. S. 156 und S. 197).

b) Operatives Vorgehen bei der Blow-out-Fraktur des Orbitabodens

α) Allgemeine Vorbemerkung

Wirkt sich der Blow-out-Mechanismus auf den knöchernen Boden der Orbita aus, so bricht dieser kieferhöhlenwärts ein, ohne daß der Infraorbitalrand mitfrakturiert. Der durch die stumpfe Gewalteinwirkung auf den Bulbus erzeugte hohe Druck in der Orbita führt zu einer *Herniation des Orbitainhalts in den Frakturspalt*. Kommt es dabei zur *Einklemmung des M. rectus inferior beziehungsweise des M. obliquus inferior,* so tritt Diplopie mit Bewegungseinschränkung des Bulbus beim Blick nach oben oder nach unten auf. Ist vor allem *Orbitafett hernienartig in die Kieferhöhle eingebrochen,* so beobachtet man nach Abklingen des Ödems einen Enophthalmus.

Auf der *Röntgenaufnahme* im okzipitodentalen oder okzipitomentalen Strahlengang kann man in diesen Fällen den von CRAMER et al. als hängenden Tropfen bezeichneten typischen Befund einer umschriebenen rundlichen Verschattung am Dach der Kieferhöhle erkennen. Eine zusätzliche Schädel-CT in koronarer Schichtung ist zur Bestimmung von Lokalisation und Ausdehnung des Defekts empfehlenswert. Durch eine präoperative *Antroskopie* über den unteren Nasengang oder über die Fossa canina (s. S. 36) wird der Befund am Orbitaboden verifiziert. Gleichzeitig läßt sich das Ausmaß der vorliegenden Herniation des Orbitainhalts bestimmen und eine eventuelle Einklemmung von Orbitainhalt feststellen. Der antroskopische Befund kann deshalb für die Wahl des operativen Zugangsweges mit ausschlaggebend sein.

Ziel der operativen Versorgung der Blow-out-Fraktur ist die Behebung der Funktionsstörung des Doppelsehens und die Verhütung des Fortbestehens eines Bulbustiefstandes beziehungsweise eines Enophthalmus. Dieses Ziel wird, je nach Befund, einerseits durch das Auslösen und Zurückverlagern der eingeklemmten Augenmuskulatur und des eingeklemmten Fettgewebes, andererseits durch das Zurückdrängen des eingebrochenen Orbitabodens erreicht. Nötigenfalls muß anschließend eine Abdeckung des Frakturspaltes beziehungsweise des entstandenen Orbitabodendefekts erfolgen.

Ganz allgemein gilt, daß die operative Versorgung der Orbitabodenfrakturen *zum frühestmöglichen Zeitpunkt* vorgenommen werden soll, um bleibende Funktionsstörungen und kosmetische Defekte zu vermeiden. Das trifft *besonders für die Herniation* zu, da eingeklemmtes Fettgewebe schon nach 12 bis 24 Stunden abgestorben sein kann, was dann unweigerlich zur Ausbildung eines Enophthalmus führt. Wird ein eingeklemmter Augenmuskel nicht rechtzeitig befreit, so treten Nekrosen mit anschließender Narbenbildung im Muskelgewebe auf, was einen bleibenden funktionellen Schaden hinterlassen kann.

Als *Zugangswege zur Orbita* kommen der sog. orbitale Zugang, d. h. der direkte äußere Zugang durch das Unterlid, und der transantrale Zugang in Betracht. Gegebenenfalls kann man auch den transkonjunktivalen Zugang benutzen (Abb. 135). Die Indikation für diese Zugangswege oder auch für eine Kombination der beiden zuerst genannten miteinander ist vom jeweiligen Befund abhängig und wird im folgenden ausführlich dargelegt. Es empfiehlt sich, am Orbitaboden stets *unter vergrößerungschirurgischen Bedingungen* zu arbeiten.

β) Indikation zum operativen Vorgehen bei der Blow-out-Fraktur des Orbitabodens

Eine Indikation zum operativen Vorgehen ist gegeben, wenn eine *Bewegungseinschränkung des Bulbus* mit dem Auftreten von Doppelbildern nachweisbar ist und *nach der Anamnese ein für die Blow-out-Fraktur typischer Frakturmechanismus* angenommen werden muß. Eine dringende Indikation liegt vor, wenn neben den Doppelbildern *ein Absinken des Bulbus beziehungsweise ein Enophthalmus* erkennbar ist. Liegt röntgenologisch bei entsprechender Anamnese der typische Befund eines „hängenden Tropfens" vor (s. S. 308), so sollte durch eine Antroskopie vom unteren Nasengang (s. S. 35) oder von der Fossa canina aus (s. S. 36) abgeklärt werden, welches Ausmaß und welche Lokalisation die Fraktur hat, und welcher Zugangsweg für ihre operative Versorgung zu wählen ist.

Der *orbitale Zugang* wird bei der Blow-out-Fraktur des Orbitabodens von den meisten Autoren dann bevorzugt, wenn es sich um eine geringgradige muskuläre

Einklemmung oder um eine kleine Orbitahernie ohne wesentlichen Fettaustritt in die Kieferhöhle handelt. Läßt sich aber aus dem endoskopischen Befund erkennen, daß sich die Befreiung des eingeklemmten Muskels beziehungsweise eines größeren eingeklemmten Fettgewebspfropfen schwieriger gestalten wird, oder findet sich ein knöcherner Defekt mit Einbruch einer größeren Orbitahernie in die Kieferhöhle, so ist der *transantrale Weg* inzidiert. Das gleiche gilt für Frakturen, bei denen der N. infraorbitalis beteiligt ist, was sich aus entsprechenden neurologischen Störungen ergibt.

In manchen Fällen kann es erforderlich werden, *das transantrale Vorgehen mit dem orbitalen zu kombinieren.* Diese Indikation ist gegeben, wenn Orbitafett in die Kieferhöhle eingebrochen ist, also eine Fetthernie besteht, und der Orbitaboden nach transantralem Zurückdrängen des Fettgewebes durch Einfügen eines Implantats vom orbitalen Zugang aus abgedeckt werden soll (s. S. 312). Auch bei größeren knöchernen Defekten sowie bei eingetretenen Muskelhernien und bei älteren Frakturen mit narbiger muskulärer Einklemmung kommt dieses kombinierte Vorgehen in Betracht.

γ) *Orbitaler Zugang bei der Blow-out-Fraktur des Orbitabodens*

Der Eingriff kann *in Lokalanaesthesie* mit zusätzlicher Schleimhautanaesthesie der Konjunktiva und entsprechender Sedierung *oder in Allgemeinanaesthesie* mit oro- oder nasotrachealer Intubation vorgenommen werden.

Die *subziliare Inzision* (Abb. 132) liegt 1 bis 2 mm unterhalb des Unterlidrandes und verläuft parallel zu diesem. Nach subkutaner Mobilisation des kaudalen Inzisionsrandes tastet man den knöchernen Infraorbitalrand. Durch vorsichtiges stumpfes Spreizen des M. orbicularis oculi kann das *Periost freigelegt* und im Bereich des Infraorbitalrandes *inzidiert* werden (Abb. 133a). Dabei ist darauf zu achten, daß das Septum orbitale nicht verletzt wird, da sonst orbitales Fettgewebe störend hervor-

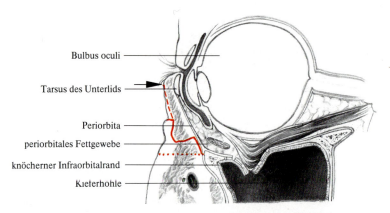

Abb. 132. Inzisionen für den orbitalen Zugang. Die *gestrichelte rote Linie* und der *Pfeil* zeigen die subziliare Inzision an, die *ausgezogene rote Linie* die Inzision im Unterlid und die *punktierte rote Linie* die Inzision in Höhe der Kante der Infraorbitalspange

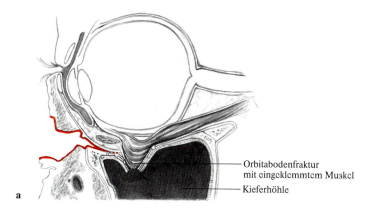
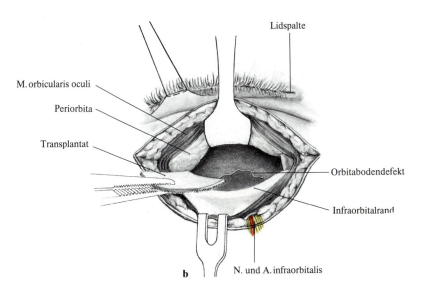

Abb. 133a, b. Zugang zum Orbitaboden und Implantation einer Knorpelscheibe. **a** Der Zugang zum Orbitaboden erfolgt über eine Inzision im Unterlid. **b** Implantation einer Knorpelscheibe zur Defektdeckung im Orbitaboden

quillt. Man kann aber auch von einer *Inzision im Unterlid* (Abb. 133a) aus vorgehen, den Infraorbitalrand von hier aus freipräparieren und das Periost entsprechend inzidieren.

Das inzidierte Periost wird nun über den infraorbitalen Rand hinweg abgelöst und die Periorbita *vom Orbitaboden so weit abgehoben, bis der frakturierte Bereich freiliegt.* Der möglicherweise freiliegende *N. infraorbitalis* muß dabei identifiziert und sorgfältig geschont werden. Auch darf man die Fissura infraorbitalis nicht mit einem Frakturspalt verwechseln. Man kann sie daran unterscheiden, daß sich das Periost der Orbita, über der Fissura infraorbitalis leicht und ohne Verletzung abheben läßt, während es im Bereich einer Fraktur in der Regel eingerissen ist.

Nach *Freilegung der Fraktur* wird der eingeklemmte oder eingebrochene *Orbitainhalt vorsichtig befreit und zurückverlagert*. Mit Hilfe des forcierten Zugtestes, des sog. forced duction test (KAZANJIAN und CONVERSE), läßt sich die Befreiung des Bulbus nachweisen: Nach Oberflächenanaesthesie werden Konjunktiva und Sklera im Bereich des Ansatzes des M. rectus medialis oder des M. rectus inferior etwa 7 mm hinter dem Limbus mit einer Pinzette gefaßt, mit deren Hilfe man die *passive Beweglichkeit des Bulbus prüfen* kann (Abb. 134). Folgt der Bulbus dem Zug ohne Widerstand, ist die muskuläre Einklemmung beseitigt. − Bei Vorliegen einer *Fetthernie* ist der orbitale Zugang meistens nicht ausreichend. In diesen Fällen muß man das eingeklemmte Fettgewebe transantral reponieren (s. S. 314).

Anschließend wird der Orbitaboden zur Vermeidung einer erneuten Inkarzeration *durch Einbringen eines Implantats stabilisiert* (Abb. 133b). Zur Implantation können *autogenes Gewebe*, z. B. Knorpel oder Knochen aus dem Septum beziehungsweise aus dem Cavum conchae oder *allogenes Gewebe*, z. B. in Cialit oder in Ringerlösung mit 4‰ Merthiolatzusatz konservierter Knorpel beziehungsweise konservierte Dura Verwendung finden. Das Implantat muß in seiner Größe so gestaltet sein, daß es den Frakturspalt beziehungsweise den knöchernen Defekt im Orbitaboden sicher abdeckt. Es soll die Form einer dünnen Scheibe von nicht mehr als 2 bis 3 mm Dicke besitzen, damit es das Volumen des Orbitainhalts nicht deutlich vermehrt. Das angepaßte Implantat wird von der subziliaren oder der Unterlid-Inzision aus *unter das abgehobene Periost auf den Knochen des Orbitabodens geschoben* (Abb. 133b). Eine besondere Fixierung ist nicht erforderlich. Danach wird das inzidierte Periost mit zwei feinen resorbierbaren Nähten adaptiert und die Hautinzision durch Naht verschlossen. Nach Aufsprayen eines flüssigen Wundverbands erübrigen sich weitere Maßnahmen.

Etwas anders gestaltet sich die *Implantation bei alten Frakturen* mit abgesunkenem Bulbus und eventuell eingetretenem Enophthalmus. In diesen Fällen ist *alloplastisches Material* zu bevorzugen. Das Implantat muß dann größer sein, damit es nach Zurückdrängen des Bulbus sicher auf den verbliebenen Knochenrändern des Orbita-

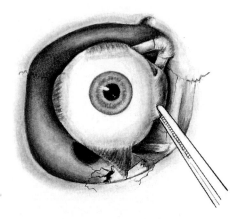

Abb. 134. Forzierter Zugtest zum Nachweis der Beweglichkeit des Bulbus

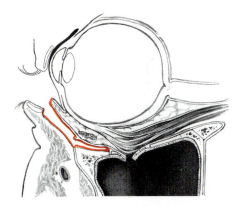

Abb. 135. Transkonjunktivaler Zugang zum Orbitaboden. Die Inzision im Konjunktivalsack liegt kranial vom tarsalen Ansatz des Septum orbitale

bodens abgestützt werden kann. Auch muß es deutlich dicker sein, damit es gleichzeitig das Volumen des Orbitainhalts kompensierend auffüllt.

Bei einem *ausgeprägten Enophthalmus* kann es notwendig werden, *zusätzlich alloplastisches Material in den Bereich der lateralen Orbitawand* einzubringen. Man führt dazu eine Hautinzision am lateralen Orbitarand aus, löst das Periost ab und bildet auf diese Weise eine subperiostale Tasche für das Implantat aus. Dabei beobachtet man den Verdrängungseffekt auf den zurückgesunkenen Bulbus und richtet die Größe des Implantats danach aus. Periost- und Hautinzision werden durch feine Nähte verschlossen. Ein flüssiger Wundverband ist ausreichend.

Ein orbitaler Zugang ist auch über eine *Inzision in einer Unterlidhautfalte* (Abb. 132) möglich. Eine Inzision in Höhe der Infraorbitalspange ist nicht empfehlenswert, da sie zu Lymphabflußstörungen mit anhaltender Unterlidschwellung Anlaß geben kann. – Eine weitere orbitale Zugangsmöglichkeit ist durch die *konjunktivale Inzision* gegeben (Abb. 135). Dabei wird der Konjunktivalsack kranial des tarsalen Ansatzes des Septum orbitale inzidiert. Dadurch vermeidet man ein Hervorquellen des orbitalen Fettgewebes. Die Präparation erfolgt dann entlang des Septum orbitale auf die Kante der Infraorbitalspange zu. Hier wird die Periorbita vom knöchernen Orbitaboden abgelöst, die Fraktur aufgesucht und gegebenenfalls ein Implantat eingefügt (s. S. 312). Eine abschließende Naht der konjunktivalen Inzision ist empfehlenswert.

δ) Transantraler Zugang bei der Blow-out-Fraktur des Orbitabodens

Der Eingriff kann entweder in *Lokalanaesthesie mit entsprechender Sedierung und zusätzlicher Leitungsanaesthesie* des N. maxillaris und seiner Äste in der Flügelgaumengrube (s. S. 15) oder in *Allgemeinanaesthesie mit oro- oder nasotrachealer Intubation* ausgeführt werden.

Das operative Vorgehen entspricht zunächst der *Kieferhöhlenoperation vom Mundvorhof* nach CALDWELL-LUC (s. S. 45). Zeigt sich das *Mukoperiost am Dach der Kieferhöhle intakt,* so genügt ein Zurückdrängen des abgesunkenen Orbitabodens mit dem

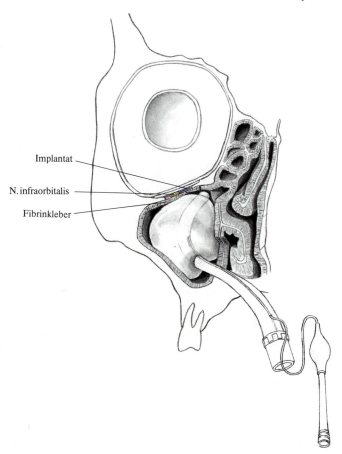

Abb. 136. Transantraler Zugang bei der Blow-out-Fraktur des Orbitabodens. Frontalschnitt. Nach Reposition der Fragmente und Einlage eines Implantats in den Orbitaboden ist ein Ballonkatheter zur Stabilisierung in die Kieferhöhle eingelegt. Der Frakturbereich ist zusätzlich mit Fibrinkleber *(blau)* abgedeckt

Finger oder mit einem Stieltupfer. Anschließend wird ein Fenster zum unteren Nasengang in typischer Weise angelegt (s. S. 50) und die Stabilisierung des zurückgedrängten Orbitabodens durch Einbringen eines Ballonkatheters (s. S. 222) sichergestellt (Abb. 136). Die Mundvorhofinzision wird durch Naht verschlossen. Der Ballonkatheter kann nach 10 bis 14 Tagen vom Nasenloch aus entfernt werden.

Ist das *Mukoperiost am Kieferhöhlendach eingerissen* und findet sich eine Fettgewebshernie oder ein eingeklemmter Muskel, so muß der Frakturspalt durch Fortnahme von etwas Knochen entsprechend verbreitert und die Fettgewebshernie beziehungsweise der eingeklemmte Muskel zurückverlagert werden. Gleichzeitig kann man die Orbita durch den verbreiterten Knochenspalt auf eventuelle Hämatome kontrollieren und diese gegebenenfalls transantral ausräumen. Anschließend ist zu entscheiden, ob die Stabilisierung des Orbitabodens durch Einbringen eines Ballonkatheters von der Kieferhöhle aus ausreicht, oder ob eine Stabilisierung durch ein Implantat erforderlich wird, das vom orbitalen Zugang einzubringen ist (s. S. 312).

Ist der *N. infraorbitalis in den Frakturspalt einbezogen*, muß man ihn durch vorsichtige Entsplitterung beziehungsweise durch Abtragen von Knochen aus seinem Kanal befreien. Der freigelegte Nerv sollte dann nach Möglichkeit mit Schleimhaut abgedeckt werden.

c) Operatives Vorgehen bei den Blow-out-Frakturen der übrigen Wände der Orbita

Isoliert auftretende Blow-out-Frakturen der medialen Orbitawand oder des Orbitadaches sind relativ selten, und sie erfordern jeweils ein unterschiedliches Vorgehen.

α) Vorgehen bei der Blow-out-Fraktur der medialen Orbitawand

Ist es zu einer Aussprengung des Knochens im Bereich der Lamina papyracea gekommen, so ist eine *Herniation von orbitalem Gewebe,* besonders von Fettgewebe, in die Nase möglich. Gleichzeitig tritt in der Regel ein Hautemphysem im Bereich der Lider und eventuell auch der Wange auf. Bei Verdacht auf Fraktur der medialen Orbitawand sollte man die Nase mit Hilfe der Rhinoskopia anterior und media oder besser mit Hilfe der Endoskopie des mittleren Nasengangs (s. S. 83) auf ausgetretenes orbitales Fettgewebe untersuchen. Außerdem ist vor einem operativen Eingriff festzustellen, ob weitere Verletzungen in dieser Region, z. B. eine *Fraktur der vorderen Schädelbasis,* vorliegen. Die bildgebenden Verfahren sind dabei hilfreich.

Die operative Kontrolle der frakturierten medialen Orbitawand kann auf endonasalem Wege in *Lokalanaesthesie* mit entsprechender Sedierung erfolgen. Nach Abdrängen der mittleren Muschel zum Septum hin und gegebenenfalls nach Ausräumung einer vorgelagerten störenden Bulla ethmoidalis stößt man auf die Hernie des Orbitainhalts. Von dem hervordrängenden Fettgewebe kann man vorsichtig ein wenig abtragen, ohne dadurch einen Enophthalmus herbeizuführen. Danach läßt sich die *Hernie so weit zurückdrängen,* daß eine *Entsplitterung des Frakturbereichs* möglich ist. Das rückverlagerte orbitale Gewebe wird dann mit einer einfachen *Nasentamponade* zurückgehalten, und die verletzte Periorbita kann verheilen. Die Tamponade bleibt für 5 bis 8 Tage liegen. – Finden sich keinerlei Anzeichen für eine Beteiligung der angrenzenden Schädelbasis an der Fraktur, kann man das in der Regel vorhandene Hautemphysem der Lider unter antibiotischer Abschirmung und Beobachtung abklingen lassen, ohne daß ein weiterer operativer Eingriff erforderlich ist. Liegt aber gleichzeitig eine *Fraktur der vorderen Schädelbasis* vor, so muß der Frakturbereich von einem geeigneten endonasalen oder äußeren Zugang aus *operativ versorgt* werden (s. S. 89 u. S. 112).

β) Vorgehen bei der Blow-out-Fraktur des Orbitadaches

Die engen anatomischen Beziehungen des Orbitadaches zur vorderen Schädelgrube, zum Sinus frontalis und zum Siebbein (s. S. 287) erfordern stets die *Kontrolle des gesamten Gebiets auf eventuelle Mitverletzungen.* Außerdem können bei einer Blow-out-Fraktur des Orbitadaches durch Dislokation von Knochenfragmenten in die Orbita Verletzungen an den Mm. rectus superior und obliquus superior mit eventueller

Absprengung der Trochlea auftreten. Gelegentlich ist auch der M. levator palpebrae superioris beteiligt. Bewegungseinschränkungen des Bulbus oculi und eventuell eine Ptosis geben Hinweise auf diese Schäden. Bildgebende Verfahren sind angezeigt.

Die operative Kontrolle und Versorgung einer Blow-out-Fraktur des Orbitadaches kann von einer *supraorbitalen Inzision* aus erfolgen. Der Eingriff wird in *Lokalanaesthesie* mit entsprechender Sedierung oder in *Allgemeinanaesthesie* mit orotrachealer Intubation durchgeführt. Durch *Ablösen der Periorbita vom knöchernen Orbitadach* wird die Fraktur freigelegt (Abb. 137). Dabei ist zu kontrollieren, ob die Trochlea mit einem Knochenfragment abgesprengt ist, oder ob eine direkte Verletzung des M. obliquus superior beziehungsweise eine Einklemmung des M. rectus superior vorliegt. Bei *Aussprengung der Trochlea* sollte man versuchen, das verlagerte Knochenfragment zu reponieren und die Trochlea in ihre Position zurückzuführen. Gegebenenfalls muß sie entsprechend fixiert werden (s. S. 156). Ein *eingeklemmter Muskel* wird befreit und nötigenfalls ein kleines Stück Faszie, Periost oder konservierte Dura zwischen Frakturspalt und Periorbita eingelagert. Liegt keine Duraverletzung vor und sind Stirnhöhle und Siebbein nicht an der Fraktur beteiligt, sind keine weiteren Maßnahmen erforderlich. Die supraorbitale Inzision kann durch Naht verschlossen und das Auge durch einen Monokulusverband abgedeckt werden. Bei Vorliegen einer Ptosis, die Zeichen einer *Verletzung des M. levator palpebrae superioris* sein kann, sollte der Ophthalmologe entscheiden, ob und wann eine operative Korrektur vorgenommen werden muß.

Besteht *Verdacht auf eine Duraverletzung,* so muß die Dura am Orbitadach im Bereich des Frakturspaltes freigelegt und auf einen Einriß kontrolliert werden. Dieser Verdacht ist besonders dann gegeben, wenn bei einer Orbitadachfraktur ein Lid-

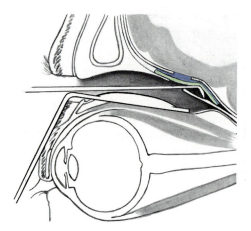

Abb. 137. Operatives Vorgehen bei einer Fraktur des Orbitadaches mit gleichzeitiger Versorgung eines Duradefekts. Von einer supraorbitalen Inzision ist die Periorbita vom Stirnhöhlenboden und von der knöchernen Schädelbasis abgelöst. Die Mm. obliquus superior und rectus superior werden mit dem Spatel nach kaudal gedrängt. Mit Hilfe eines Tellermessers ist die Dura im Bereich des Duradefekts von der knöchernen Schädelbasis gelöst. Ein Faszientransplantat *(grün)* ist eingelegt und mit Fibrinkleber *(blau)* fixiert

ödem vorliegt, das durch *Einsickern von Liquor cerebrospinalis in die Lidweichteile* entstanden sein kann. Die Duraverletzung ist in solchen Fällen ohne Zeitverzögerung plastisch zu versorgen (Abb. 137).

Bei *Mitfrakturierung des Stirnhöhlenbodens* oder bei Ausstrahlen der Blow-out-Fraktur in einen *supraorbitalen Rezessus* der Stirnhöhle oder des Siebbeins (s. S. 75 u. S. 138) müssen diese Nasennebenhöhlen wegen der Gefahr einer in das orbitale Gewebe eindringenden Infektion mitversorgt werden. Geeignet hierzu ist eine *Siebbein-Stirnhöhlen-Operation von außen* (s. S. 122).

2. Operatives Vorgehen bei Mitbeteiligung der Orbita an den Frakturen des Mittelgesichtsschädels und an den frontobasalen Frakturen

a) Allgemeine Vorbemerkung

Durch die engen anatomischen Beziehungen der Orbita zu den Nasennebenhöhlen kann es sowohl bei den Frakturen des Mittelgesichtsschädels als auch bei den frontobasalen Frakturen zu einer Mitbeteiligung der Orbita kommen. Eine *Fraktur des Orbitabodens* findet sich relativ häufig bei den Oberkiefer-Jochbein-Frakturen (s. S. 220). Aber auch die laterale Orbitawand und die Infraorbitalspange können von diesen Frakturen betroffen sein.

Die *mediale Wand der Orbita,* d.h. vor allem die Lamina papyracea, kann bei Frakturen beteiligt sein, die durch das *Siebbein* verlaufen (s. S. 232ff.). Man findet dann häufig ein Hautemphysem im Bereich der Lider und der Wange. In diesen Fällen ist immer sorgfältig danach zu fahnden, ob nicht auch eine Fraktur der Schädelbasis vorliegt.

Auch das *Orbitadach* kann sowohl bei einer Blow-out-Fraktur, d.h. bei unmittelbarer Gewalteinwirkung auf den Bulbus oculi, frakturieren (s. S. 315). Es kann aber auch bei einer *Fraktur im Bereich der Stirnhöhle,* besonders bei dem Frakturtyp IV nach ESCHER, der *sog. latero-orbitalen frontobasalen Fraktur,* betroffen sein (s. S. 236). Die Verbindung dieser Fraktur mit dem pneumatischen System der Nasennebenhöhlen, vor allem mit der Stirnhöhle, aber auch mit dem Siebbein, ist mitunter nicht sofort zu erkennen. Der Liquorabfluß kann durch die tamponierenden Orbitaweichteile vorübergehend blockiert sein, so daß die Gefahr der Entwicklung einer endokraniellen Komplikation, auch als Spätfolge, besteht.

Bei allen *Frakturen der Orbitawände* muß man sich davon überzeugen, daß keine *Funktionsstörung des Auges* vorliegt beziehungsweise daß sie durch die operativen Maßnahmen entsprechend korrigiert wird. Dazu ist eine ausführliche prä- und postoperative ophthalmologische Untersuchung erforderlich. Findet sich posttraumatisch ein *Enophthalmus,* so ist diese Komplikation sowohl aus kosmetischen als vor allem auch aus funktionellen Gründen durch einen rechtzeitigen operativen Eingriff zu beheben. Da der posttraumatische Enophthalmus darauf beruht, daß Orbitainhalt, also orbitales Fettgewebe und/oder Muskulatur, durch einen Frakturspalt aus der Orbita ausgetreten und inkarzeriert ist, hat eine baldmögliche Reposition zu erfolgen (s. S. 307). Anschließend ist das reponierte Gewebe durch geeignete Maßnahmen vor erneuter Herniation zu schützen (s. S. 312). Es ist dabei zu berücksichtigen, daß eine inkarzerierte Fetthernie bereits nach 12 bis 24 Stunden nekrotisch geworden sein kann, wodurch das orbitale Volumen vermindert und die Entwicklung eines bleibenden Enophthalmus fast nicht mehr zu vermeiden ist. Frühzeitiges Handeln ist in diesen Fällen also dringend geboten.

Ferner ist durch den Ophthalmologen festzustellen, ob *eine Kontusion oder eine Ruptur des Bulbus* eingetreten ist. Auch muß eine *Verletzung der Lider* mit eventuell erforderlicher Wiederherstellung spezieller Lidstrukturen beachtet werden. Lidhämatome entstehen entweder durch direkte Traumatisierung des Lids und entwickeln sich dann unmittelbar nach dem Trauma, oder sie erscheinen in Form von Monokel- und Brillenhämatomen bei Frakturen der Schädelbasis oder der knöchernen Orbita. Sie sind dann Folge einer Sickerblutung aus der Tiefe der Orbita und entwickeln sich daher oft erst Stunden nach dem eingetretenen Trauma. Bei Auftreten eines Lidödems ist u. a. auch an ein Liquorsickerkissen zu denken. Ein Lidemphysem weist auf einen Luftaustritt aus den verletzten Nasennebenhöhlen hin. – Das *rechtzeitige Erkennen einer Mitbeteiligung der Orbita* an einer Mittelgesichtsschädelverletzung oder an einem frontobasalen Trauma ist von großer Bedeutung. Die Gefahr des Auftretens von bleibenden Funktionsstörungen des Auges beziehungsweise einer Infektion des Orbitainhalts, die unter Umständen bis zum Verlust des Bulbus oder zu schweren endokraniellen Komplikationen führen kann, wird dadurch abgewendet oder zumindest eingeschränkt.

b) Operatives Vorgehen bei Beteiligung der Orbita an den Verletzungen des Mittelgesichtsschädels und an den frontobasalen Frakturen

Das operative Vorgehen bei den Frakturen der an die Nasennebenhöhlen angrenzenden Wände der Orbita und der lateralen Orbitawand richtet sich hinsichtlich des Zugangsweges und der operativen Versorgung nach Ort und Ausmaß der Schädelfraktur. Der erforderliche Eingriff kann grundsätzlich in Lokalanaesthesie mit entsprechender Sedierung oder in Allgemeinanaesthesie mit oro- oder nasotrachealer Intubation durchgeführt werden.

Bei einer *Oberkiefer-Jochbein-Fraktur mit Beteiligung des Orbitabodens* und eventuell auch der lateralen Orbitawand entspricht das operative Vorgehen dem auf S. 220 Dargelegten. Liegt gleichzeitig eine Fraktur des kaudalen knöchernen Randes der Orbita vor, so hängt das Vorgehen davon ab, inwieweit eine Dislokation der Fragmente in diesem Bereich durch transantrale Reposition (s. S. 223) und intraantrale Stabilisierung (s. S. 224) korrigiert werden kann. Die Orbitabodenfraktur wird im Anschluß an die Reposition der Oberkiefer-Jochbein-Fraktur auf transantralem Weg versorgt (s. S. 313). Ist die *Reposition der dislozierten Fragmente der Infraorbitalspange* auf transantralem Wege nicht in ausreichendem Maß möglich, muß man den kaudalen knöchernen Orbitarand von einem äußeren transkutanen Zugang am besten über eine subziliare Inzision (s. S. 310) darstellen und die Reposition auf direktem Weg vornehmen (s. S. 220). Die anschließende Fixation erfolgt mittels Drahtosteosynthese oder mit Hilfe von Osteosyntheseplatten. Die *Versorgung des Orbitabodens* wird dann über einen orbitalen Zugang (s. S. 310), z. B. über die subziliare Inzision, vorgenommen und richtet sich nach den Kriterien, wie sie für die isolierte Blow-out-Fraktur beschrieben sind (s. S. 307).

Ist das *Siebbein bei einer Orbitawandfraktur beteiligt,* so handelt es sich meistens um eine *Fraktur der Lamina papyracea.* Dabei kann die Siebbeinfraktur sowohl im Zusammenhang mit einer Verletzung des zentralen Mittelgesichtsschädels als auch mit einer frontobasalen Fraktur entstanden sein. In diesen Fällen führt man entweder eine endonasale (s. S. 89) oder eine *Siebbeinoperation von außen* (s. S. 96) durch, d. h., man legt das Verletzungsgebiet vom fronto-orbitalen Zugangsweg frei. Dabei kann man auch die Orbitawand im Bereich der Lamina papyracea kontrollieren und gegebenenfalls entsplittern. Eventuell ausgetretenes Orbitafett wird zurückgedrängt und durch eine Mukoperiost-Lappenplastik aus der lateralen Nasenwand oder nur durch Tamponade fixiert, bis die verletzte Periorbita verheilt ist.

Bei dem Frakturtyp IV nach Escher, der sog. *latero-orbitalen frontobasalen Fraktur* (s. S. 236), kann neben der Stirnhöhle auch das *Orbitadach beteiligt* sein. Wegen der Gefahr einer über die Stirnhöhle in das orbitale Gewebe eindringenden Infektion einerseits und wegen der möglichen Duraverletzung andererseits, müssen Stirnhöhle und Orbitadach in diesen Fällen vom *fronto-orbitalen Zugang* aus (s. S. 122) operativ kontrolliert und versorgt werden. Der Eingriff wird in der Regel in Allgemeinanaesthesie mit orotrachealer Intubation durchgeführt. Die supraorbitale Inzision muß bei weit nach lateral in das Orbitadach einstrahlenden Frakturen über die Trochlea hinaus nach lateral geführt werden. Der N. supraorbitalis kann in diesen Fällen bei dem erforderlichen Abschieben der Weichteile und des Periosts unter Umständen nicht geschont werden (s. S. 251). Bei großen Stirnhöhlen kann zusätzlich zur supraorbitalen auch eine vertikale Inzision erforderlich sein (s. S. 251). Das weitere Vorgehen entspricht der Stirnhöhlen-Siebbein-Operation von außen (s. S. 122). Danach wird der Frakturspalt durch Ablösen der Periorbita vom Knochen des Orbitadaches freigelegt. Knochensplitter werden vorsichtig entfernt und die Dura auf Verletzungen kontrolliert. Findet sich ein Durariß, so wird er plastisch versorgt (s. S. 316). Außerdem ist auf eine Mitbeteiligung der Trochlea oder der äußeren Augenmuskeln zu achten (s. S. 156 u. S. 315). Bei einer Fraktur der Stirnhöhlenhinterwand ist auch in diesem Bereich nach einer Duraverletzung zu fahnden und gegebenenfalls eine Duraplastik vorzunehmen (s. S. 269). Es ist dann im Einzelfall zu entscheiden, ob das Stirnhöhlenlumen erhalten werden kann, oder ob eine Verödung der Stirnhöhle erforderlich oder aus Sicherheitsgründen ratsam ist (s. S. 137ff.).

Ist eine *Orbitadachfraktur* mit einer *Trümmerfraktur der Stirnhöhle und der Squama frontalis* kombiniert, so ist zur Versorgung der Frakturen und eventueller Duraverletzungen der transfrontale extradurale (s. S. 242) oder auch der transfrontale intradurale Zugang (s. S. 244) angezeigt. Das operative Vorgehen entspricht dem für die Trümmerfrakturen Dargelegten (s. S. 254).

Es kann vorkommen, daß eine *Orbitadachfraktur mit einer Fraktur der medialen Orbitawand im Bereich der Lamina papyracea des Siebbeins vergesellschaftet* ist. In solchen Fällen muß das Siebbein sauber ausgeräumt werden, um einer aufsteigenden Infektion der Orbita und bei Duraverletzungen auch des Endokraniums vorzubeugen. Das operative Vorgehen entspricht der Siebbeinoperation von außen (s. S. 96). Der Eingriff kann in Lokalanaesthesie mit entsprechender Sedierung oder in Allgemeinanaesthesie mit orotrachealer Intubation vorgenommen werden. Von der supraorbitalen Inzision wird zunächst die Periorbita vom knöchernen Orbitadach abgelöst und der Frakturspalt freigelegt (s. S. 316). Die Dura wird in diesem Bereich auf Verletzungen kontrolliert und nötigenfalls durch eine geeignete Plastik (s. S. 316) versorgt. Danach wird das Siebbein sauber ausgeräumt und ein breiter Zugang zur Nasenhöhle angelegt. Bei der Ausräumung des Siebbeins ist auf eventuell vorhandene an der Schädelbasis weit nach dorsal reichende Rezessūs besonders zu achten (s. S. 138). Weitere Maßnahmen sind in der Regel nicht erforderlich. Es wird eine Gazestreifentamponade in das Siebbein eingelegt, die zur Nasenhöhle herausgeleitet und für 2 bis 3 Tage belassen wird. Die supraorbitale Inzision wird durch Naht verschlossen.

3. Operatives Vorgehen bei Frakturen und Knochenprozessen im Bereich des Canalis opticus

a) Allgemeine Vorbemerkung

Da der N. opticus der Wand seines knöchernen Kanals eng anliegt (s. S. 294) und bei Traumen nicht ausweichen kann, ist eine Schädigung des Nervs in diesem Abschnitt relativ leicht möglich. Sie kann entweder *direkt durch ein Knochenfragment* erfolgen oder sie entsteht *durch Kompression* des Nervengewebes infolge einer Blutung in den Kanal. In besonders gelagerten Fällen kann durch einen traumatisch bedingten *arteriellen Spasmus* eine vaskulär bedingte Optikusschädigung ausgelöst werden, ohne daß der Canalis opticus frakturiert ist. Diese Beobachtung wird gelegentlich bei Boxern gemacht. Schließlich kommen noch ein den N. opticus komprimierendes Aneurysma und die sog. sekundäre Hyperplasie der Glia als posttraumatisches vaskuläres Schädigungsmoment des N. opticus in Betracht. *Traumatogene Spätschäden* am Nerv treten durch Narben oder durch Kallusbildung auf. − Auch *Tumoren oder generalisierte Knochenerkrankungen* können eine Kompression des N. opticus in seinem Kanal verursachen. Dabei handelt es sich vor allem um *Osteome und ossifizierende Meningeome, um eine fibröse Dysplasie* beziehungsweise um die *Marmorknochenkrankheit* (ALBERS-SCHÖNBERG).

Die *Indikation zur operativen Freilegung des Nervs im Kanal* ist gegeben, wenn der Nachweis einer Fraktur oder einer Einengung des Canalis opticus durch bildgebende Verfahren gelungen ist. Auch bei nachweisbarem partiellem Gesichtsfeldverlust, der in den auf das Trauma folgenden Stunden zunimmt, und bei sekundär auftretenden Augenhintergrundsveränderungen mit Stauungserscheinungen ist die Indikation zur Dekompression des Nervs gegeben. Eine Kontraindikation liegt vor, wenn eine direkte Bulbusverletzung schon Ursache der Erblindung sein kann sowie bei sofortiger Amaurose bei sonst normalem Auge. Stellt sich in den ersten Stunden nach dem Trauma eine spontane Besserung des Sehvermögens ein, kann mit der Dekompression abgewartet werden. Der Ophthalmologe sollte diese Befunde sehr sorgfältig erheben und den Verlauf kontrollieren, zumal die *Dekompression bei einer traumatischen Schädigung des N. opticus so früh wie möglich* durchgeführt werden muß.

Die operative Freilegung des Nervs in seinem knöchernen Kanal kann entweder über einen *transfrontalen intraduralen Zugang* (s. S. 302), d. h. auf neurochirurgischem Weg als sog. „Entdachungsoperation" oder über den fronto-orbitalen beziehungsweise über den endonasalen Zugang, d. h. durch ein rhinochirurgisches Vorgehen, erfolgen. Das *rhinochirurgische Vorgehen unter vergrößerungschirurgischen Bedingungen* gilt heute als der schonendere Eingriff, der im allgemeinen kein zusätzliches Risiko darstellt. Wenn es der pathologische Prozeß, z. B. bei der Marmorknochenkrankheit (ALBERS-SCHÖNBERG) erfordert, wird der N. opticus bis zur Dura verfolgt und von dem ihn komprimierenden Knochengewebe entlastet.

b) Fronto-orbitales Vorgehen zur Dekompression des N. opticus

Der Eingriff sollte in *Allgemeinanaesthesie* mit orotrachealer Intubation durchgeführt werden. Man kann ihn bei entsprechender Sedierung aber auch in *Lokalanaesthesie* vornehmen. Der Zugangsweg entspricht der *Siebbein-Keilbeinhöhlen-Operation von außen* (s. S. 96). Nach supraorbitaler Inzision und Ablösen der Periorbita werden die *Aa. ethmoidales anterior und posterior* nach bipolarer Koagulation oder Unterbindung (s. Band V/1, S. 195 dieser Operationslehre) durchtrennt. Man muß dann die gesamte mediale Orbitawand, d. h. vor allem die gesamte Lamina orbitalis sive papyracea des Siebbeins sowie Teile des Processus frontalis des Oberkiefers, entfernen. *Das Siebbein wird ausgeräumt* (s. S. 99) *und die Keilbeinhöhle breit eröffnet* (s. S. 170). Auf diese Weise verschafft man sich einen möglichst guten Überblick über das Operationsgebiet in der Tiefe. Die weite Eröffnung der Keilbeinhöhle ist bei der Freilegung des Canalis opticus deshalb von Bedeutung, weil der Kanal die laterale Keilbeinhöhlenwand in einem hohen Prozentsatz der Fälle direkt tangiert (Abb. 44, 87a, b) und nach DIXON (1937) in 7% sogar völlig von ihr umschlossen ist.

Liegt eine *Fraktur des Siebbeins* vor, so werden die *Knochensplitter* unter Benutzung des Operationsmikroskops mit mikrochirurgischen Instrumenten vorsichtig ausgelöst. Hin und wieder kann dabei im Bereich der hinteren medialen Orbitawand etwas vorquellendes Fettgewebe die Sicht behindern. Man kann es mit einem Elevatorium oder einer kleinen Tupfertamponade beiseitehalten. – Da der N. opticus nach Verlassen des knöchernen Kanals häufig sehr dicht an den hinteren Siebbeinzellen vorbeizieht (Abb. 44, 87b), muß bei den frontobasalen Frakturen mit Schädigung des N. opticus auch an die Möglichkeit einer *Verletzung des Nervs in der Orbitaspitze* gedacht und diese Region gegebenenfalls kontrolliert werden.

Findet sich eine *Fraktur des Canalis opticus,* dann ist der Knochen, wenn er im Frakturbereich relativ massiv ist, mit dem Diamantbohrer bis auf zarte Lamellenstärke auszudünnen (Abb. 138a), damit die einzelnen Fragmente dann ohne weitere Schädigung des Nervs mikrochirurgisch entfernt werden können. Dabei ist unbedingt darauf zu achten, daß durch *intensive Spülung* eine entsprechende Kühlung des Knochens erfolgt, um Hitzeschäden am Nerv zu vermeiden. Bei Vorgehen in Lokalanaesthesie gibt der Patient bei unzureichender Kühlung während des Bohrens am Kanal skotomähnliche Erscheinungen in Form von Sternchen und Blitzen an.

Ist der Canalis opticus nicht frakturiert, und *soll der Nerv wegen eines anderen, den Kanal einengenden Prozesses dekomprimiert werden,* so erfolgt die Freilegung dieser Region in der oben beschriebenen Weise. Nach Ausräumung des Siebbeins

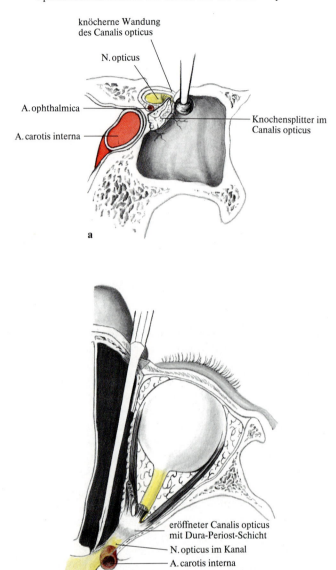

Abb. 138 a, b. Fronto-orbitales Vorgehen zur Dekompression des N. opticus. **a** Frontalschnitt. Der Canalis opticus ist im Bereich der lateralen Keilbeinhöhlenwand und am Dach der Keilbeinhöhle frakturiert. Der relativ dicke Knochen im Frakturbereich wird zur besseren Entsplitterung mit der Diamantfräse ausgedünnt. **b** Horizontalschnitt. Das Siebbein und die Keilbeinhöhle sind vom fronto-orbitalen Zugang im Sinne einer Siebbein-Keilbeinhöhlen-Operation von außen ausgeräumt. Die Lamina orbitalis sive papyracea ist weitgehend entfernt. Die mediale knöcherne Begrenzung des Canalis opticus ist abgetragen. Zur Entlastung des N. opticus wird seine Scheide mit einem Sichelmesser geschlitzt. M. levator palpebrae und M. rectus superior sind zur besseren Demonstration entfernt

und breiter Eröffnung der Keilbeinhöhle kann man die Vorwölbung der medialen Kanalwand in der Regel unter dem Mikroskop erkennen. Sie wird mit mikrochirurgischen Instrumenten vorsichtig abgetragen, bis der *Nerv ausreichend weit freigelegt* ist. Unter Umständen kann das bis zu dem zum Endokranium hin gelegenen Ende des Kanals erforderlich sein. Findet sich eine dickere Knochenwand, muß sie vor der Eröffnung des Kanals unter ständiger Kühlspülung mit dem Diamantbohrer ausgedünnt werden. Es ist dabei daran zu denken, daß sich die *Gestalt des Kanallumens* von seinem einen bis zu seinem anderen Ende verändert (s. S. 294) und daß *die den Nerv begleitende A. ophthalmica* ganz unterschiedlich zu ihm liegen kann (Abb. 125a–d). Beim Vorgehen im Bereich der latralen oberen Keilbeinhöhlenwand und am intrakraniellen Eintrittspunkt des Nervs in den Kanal ist ebenfalls große Vorsicht geboten, da *die A. carotis interna und der Sinus cavernosus* hier in enger Nachbarschaft zum Nerv gelegen sind (Abb. 44). Man soll zunächst die dorsale Prominenz des Kanals an seinem zum Endokranium hin gelegenen Ende belassen (FUCADO).

Nach der Freilegung des Nervs kann je nach Befund die *Nervenscheide eröffnet* (Abb. 138b) oder gegebenenfalls eine *Probeexzision* entnommen werden. Bei Vorliegen eines *Hämatoms* genügt in der Regel eine umschriebene Eröffnung des knöchernen Kanals. Das Hämatom wird dann unter dem Operationsmikroskop über feuchte Hirnwatte vorsichtig abgesaugt. Sind durch die vorausgegangenen Verletzungen *Narben* oder eine *Kallusbildung* im Verlauf des Kanals entstanden, durch die eine Kompression des Nervs zustandekommt, wird der Kanal in oben beschriebener Weise ausreichend weit eröffnet. Narben können danach unter mikrochirurgischen Bedingungen herauspräpariert werden. Bei Kallusbildung kann es erforderlich sein, die derben Massen mit Hilfe eines Diamantbohrers unter ständiger Kühlspülung abzutragen, bis eine ausreichende Erweiterung des Kanals herbeigeführt ist. Ein *Osteom* oder ein *ossifizierendes Meningeom,* das den N. opticus auf seiner Verlaufsstrecke durch den Kanal komprimiert, läßt sich ohne Schädigung des Nervs abtragen, wenn man den Kanal vorher in genügender Ausdehnung freigelegt hat und dadurch über die Lage des Nervs orientiert ist. Der Tumor kann dann unter dem Operationsmikroskop bei ständiger Kühlspülung mit dem Diamantbohrer bis auf eine hauchdünne dem Nerv aufliegende Lamelle abgefräst werden. Diese wird anschließend mit mikrochirurgischen Instrumenten, wie sie in der Ohrchirurgie benutzt werden, vorsichtig vom Nerv abpräpariert.

Zum *Abschluß der Operation* empfiehlt es sich, ein Stück Gelfoam auf den freiliegenden Nerv aufzulegen, das mit physiologischer Kochsalzlösung oder einem Antibioticum getränkt ist. Wurde bei der Ausräumung des Siebbeins und der Eröffnung der Keilbeinhöhle zu Beginn des Eingriffs kein *weiter Zugang aus diesen Nebenhöhlen zur Nase* angelegt, so erfolgt das nun, um den Abfluß des Sekrets in der postoperativen Phase sicherzustellen. Anschließend wird eine *lockere Gazestreifentamponade* in das Siebbein eingebracht und zur Nase herausgeleitet. Die Tamponade bleibt für 5 bis 6 Tage liegen. Beim Entfernen der Tamponade empfiehlt es sich, wiederholt einige Tropfen einer H_2O_2-Lösung auf die Tamponade zu träufeln, um sie dann leichter und ohne brüskes Abreißen des Gelfoams vom freigelegten Nerv entfernen zu können.

4. Operatives Vorgehen bei perforierenden orbito-frontobasalen Verletzungen

a) Allgemeine Vorbemerkung

Beim Eindringen von Fremdkörpern durch den Bereich der Orbita in die vordere Schädelbasis *kann eine offene frontobasale Schädel-Hirn-Verletzung verursacht werden*. Die äußere Wunde kann sehr klein sein und das Fehlen des Austritts von Liquor oder anderer klinischer Hinweise auf eine Hirnverletzung die *Schwere der Schädigung verkennen* lassen. Das gilt vor allem für die perforierenden Verletzungen, bei denen durch Pfählung oder durch Eindringen von scharfen, spitzen Gegenständen wie Projektilen, Granatsplittern, Messern oder Stöcken durch das Oberlid im Bereich des medialen Augenwinkels eine Perforation des Orbitadaches und nicht selten zugleich des Siebbeindaches und der Lamina cribrosa mit Hirnverletzung resultiert. Diese perforierenden orbito-frontobasalen Verletzungen machen etwa 1,5% aller frontobasalen Schädel-Hirn-Verletzungen aus (H. DIETZ).

Die Entfernung des eingedrungenen Fremdkörpers sowie die Versorgung der orbito-frontobasalen Verletzung muß in *abgestimmter Zusammenarbeit* zwischen dem Rhinochirurgen, dem Neurochirurgen und dem Ophthalmologen erfolgen. Perforationen des Bulbus oculi oder schwere Verletzungen der Augenlider, besonders ihrer Infrastrukturen, werden vom *Ophthalmologen* versorgt. Ist der perforierende Fremdkörper von der Verletzungsstelle aus beziehungsweise im Nasennebenhöhlengebiet noch erreichbar, so erfolgt seine Entfernung und die Versorgung des Verletzungsgebiets in der Regel auf *rhinochirurgischem Wege*. Ist der Fremdkörper aber tiefer in das Schädelinnere eingedrungen, kann er meistens nur auf einem *neurochirurgischen Zugangsweg* entfernt werden. Gleichzeitig erfolgt dabei die Versorgung der frontobasalen Verletzung unter Berücksichtigung der oberen Nasennebenhöhlen.

Eine Sonderstellung nehmen die Fälle ein, in denen der Fremdkörper die *hirnnahe Wand der Keilbeinhöhle perforiert* hat und tiefer in das Hirngewebe eingedrungen, von der Keilbeinhöhle aus aber noch erreichbar ist. Bei diesen Verletzungen kann die Versorgung über den neurochirurgischen transfrontalen intraduralen Zugang (s. S. 244) sehr erschwert sein, so daß hier primär der rhinochirurgische fronto-orbitale Zugang zur Keilbeinhöhle (s. S. 170) für die Entfernung des Fremdkörpers und die Versorgung der Duraverletzung in Betracht kommt (EY).

Röntgenschatten gebende Fremdkörper können röntgenologisch durch Aufnahmen in zwei Ebenen sowie durch die modernen bildgebenden Verfahren nachgewiesen und lokalisiert werden. Steht ein Röntgenbildwandler zur Verfügung, so kann man ihn während der operativen Entfernung des Fremdkörpers einsetzen.

b) Operative Versorgung der perforierenden orbito-frontobasalen Verletzungen

Der erforderliche Eingriff wird in der Regel in *Allgemeinanaesthesie* mit orotrachealer Intubation durchgeführt. Die äußere Wunde, die der eingedrungene Fremdkörper verursacht hat, wird nach Möglichkeit in die für den jeweiligen Zugang benötigte *Inzision* einbezogen. Hat der Fremdkörper das Lid oder den Bulbus perforiert, muß die Verletzung dieser Strukturen vom Ophthalmologen versorgt werden. Ist der Fremdkörper im Bereich von Siebbein, Stirnhöhle oder Keilbeinhöhle steckengeblieben, so kann er durch den für den Einzelfall geeigneten rhinochirurgischen Eingriff ohne größere Schwierigkeiten entfernt werden. Bei Fremdkörpern in der Keilbeinhöhle sollte man sich vorher angiographisch über eine eventuelle Mitverletzung der A. carotis int. orientieren.

Ist der Fremdkörper durch den medialen Augenwinkel eingedrungen und ist er vom rhinochirurgischen Zugangsweg aus noch zu erreichen, so erfolgt seine Entfernung und die Versorgung des Verletzungsgebiets über eine *Siebbein-Stirnhöhlen-Operation von außen* (s. S. 122). Bei Vorliegen einer Duraverletzung kann auch die erforderliche Duraplastik nach sorgfältiger Entsplitterung und nach Entfernung eventuell vorhandener Hirnteile aus dem Nebenhöhlengebiet in der Regel von diesem rhinochirurgischen Zugangsweg aus durchgeführt werden (s. S. 269 u. S. 272). Ist der Fremdkörper jedoch *tiefer in das Hirngewebe eingedrungen,* müssen Fremdkörperentfernung und Versorgung der Schädel-Hirn-Verletzung durch den Neurochirurgen erfolgen. Gegebenenfalls sind die mitverletzten Nasennebenhöhlen zusätzlich durch einen rhinochirurgischen Eingriff zu versorgen. – Wenn der Fremdkörper bis in die Keilbeinhöhle vorgedrungen ist, erfolgt seine Entfernung und die Versorgung des Verletzungsgebiets über eine *Siebbein-Keilbeinhöhlen-Operation von außen* (s. S. 99 u. S. 170). Man muß in solchen Fällen daran denken, daß der Fremdkörper bei unvollständig ausgebildetem Septum sinuum sphenoidalium intraoperativ auch auf die Gegenseite gleiten kann. Eine geeignete Optik kann in solchen Fällen hilfreich sein.

Fremdkörper, die durch die Orbita eingedrungen sind und *außerhalb der Nasennebenhöhlen,* z.B. in der Fossa pterygopalatina oder in der Fossa infratemporalis, liegen, sind schwieriger aufzufinden. Wenn sie röntgenologisch nachweisbar sind, ist der Einsatz eines *Röntgenbildwandlers* empfehlenswert. Auch durch zwei lange Injektionskanülen, die in einem Winkel von 90° zueinander eingestochen und bis an den Fremdkörper herangeführt werden, kann man sich die röntgenologische Ortung intraoperativ erleichtern. Präoperativ könnten moderne bildgebende Verfahren Aufschluß geben.

Ist der über die Orbita eingedrungene Fremdkörper *in der Fossa pterygopalatina* gelegen, so ist ein transantrales Vorgehen wie bei der Unterbindung der A. maxillaris (s. Band V/1, S. 197 dieser Operationslehre) angezeigt. Nach vorsichtiger Entfernung der knöchernen Hinterwand der Kieferhöhle und entsprechender Entsplitterung wird er unter lupenchirurgischen Bedingungen oder mit Hilfe des Operationsmikroskops durch vorsichtiges Spreizen des Gewebes unter Schonung der hier verlaufenden Nerven und Gefäße aufgesucht und entfernt. Anschließend wird ein Fenster zum unteren Nasengang in typischer Weise angelegt (s. S. 50), um den Abfluß des Wundsekrets sicherzustellen. Die Kieferhöhle wird mit einem Tamponadestreifen locker austamponiert, der zur Nase herausgeleitet wird.

Liegt der durch die Orbita eingedrungene Fremdkörper *in der Fossa infratemporalis*, so wird er von einer präaurikulären Inzision aufgesucht, die dem Verlauf der RSTL folgt (s. Band V/1, S. 92 dieser Operationslehre). In solchen Fällen hat eine sorgfältige Diagnostik mit Hilfe von bildgebenden Verfahren vorauszugehen. Wird dabei eine Verletzung des knöchernen Orbitadaches nachgewiesen, so muß zur Versorgung einer eventuellen Duraverletzung zusätzlich ein transfrontaler Zugang mit unilateraler frontaler oder frontotemporaler Kraniotomie (s. S. 244) gewählt werden.

Eine *Mitverletzung der Tränenwege* ist durch Sondierung und Spülung von der Caruncula lacrimalis des Unterlids aus abzuklären und die entsprechende Versorgung gegebenenfalls mit durchzuführen (s. S. 376 u. Band IV/2 dieser Operationslehre). Zweckmäßigerweise sollte ein Ophthalmologe zugezogen werden.

F. Operative Eingriffe bei Tumoren der Nasennebenhöhlen und der angrenzenden Schädelbasis

I. Pathologie und Diagnostik

Benigne Tumoren der Nasennebenhöhlen sind relativ selten. Meistens handelt es sich um Osteome, seltener um Fibrome, Papillome, Chondrome, juvenile Angiome und andere sehr selten im Nebenhöhlenbereich auftretende Tumoren. Die operative Entfernung dieser Tumoren richtet sich in erster Linie nach ihrem Sitz. Die Häufigkeit der *malignen Tumoren im Nasennebenhöhlenbereich* wird in der Literatur mit 0,2 bis 2,2% aller malignen Tumoren angegeben. In der Mehrzahl der Fälle handelt es sich um Karzinome.

Nach SEBILEAU (1906) kann man eine *topographische Klassifizierung dieser Tumoren nach ihrem Ursprung in 3 Etagen* vornehmen (Abb. 139). Die untere Etage be-

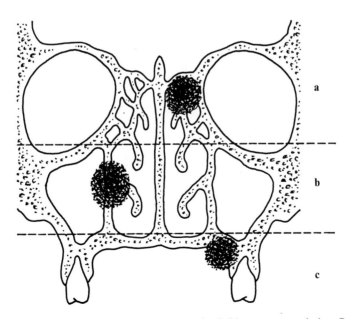

Abb. 139. Topographische Klassifizierung der Nasennebenhöhlentumoren nach dem Ort ihres Ursprungs. *a* Tumoren der oberen Etage. *b* Tumoren der mittleren Etage. *c* Tumoren der unteren Etage. (Aus H.-G. BOENNINGHAUS 1983)

trifft den Gaumen und den Alveolarkamm, die mittlere Etage die Kieferhöhle und die laterale Nasenwand und die obere Etage das Siebbein, die Orbita, die Stirnhöhle und die an die oberen Nasennebenhöhlen und die Orbita angrenzende Schädelbasis. Die *Prognose* ist bei diesen Tumoren um so ungünstiger, je weiter kranial sie sich finden. Einen weiteren prognostischen Hinweis soll nach ÖHNGREN (1933) eine gedachte Ebene geben, die schräg durch den Gesichtsschädel von der Nasenwurzel zum Kieferwinkel verläuft. Alle Tumoren, die dorso-kranial dieser Ebene liegen, sind prognostisch ungünstiger zu beurteilen als die ventro-kaudal davon gelegenen. – Einerseits sind die Tumoren häufig nicht auf die einzelnen Etagen begrenzt, andererseits breiten sie sich auch über die Grenzen der Nasennebenhöhlen hinweg in benachbarte Regionen aus. Das erfolgt besonders in Richtung auf die Nasenhaupthöhle, die Fossa pterygopalatina, die Orbita, die Fossae retromandibularis und infratemporalis, den Nasopharynx und über die obere Etage durch die Schädelbasis in die vordere Schädelgrube. Bei Einwachsen der Tumoren in den N. opticus kann auch ein Einbruch in die mittlere Schädelgrube erfolgen.

Regionale Lymphknotenmetastasen treten in 15 bis 30% der Fälle auf, offensichtlich in Abhängigkeit von der Ausbreitung des Primärtumors. Zu beachten ist dabei, daß die malignen Tumoren der Nasennebenhöhlen eine wichtige Lymphknotenstation im retropharyngealen Raum haben. Um diese Lymphknotenkette zuverlässig kontrollieren zu können, empfiehlt DENECKE den Pharynx bei der Neck dissection von kaudal nach kranial stumpf von der Wirbelsäule abzupräparieren.

Eine *Frühdiagnose* ist bei den im Nasennebenhöhlenbereich entstehenden malignen Tumoren relativ selten zu stellen. Hinweise können Parästhesien im Gesichtsbereich oder auch Zahnschmerzen geben. Bei Verdacht ist eine *gezielte radiologische Diagnostik* erforderlich. Für die Beurteilung der Ausdehnung eines Tumors sollten *Computer- und Kernspintomogramme* der Nasennebenhöhlen in verschiedenen Ebenen angefertigt werden. Mit Hilfe der *Endoskopie* der Nasenhöhle und besonders des mittleren Nasengangs (s. S. 83) sowie der Nasennebenhöhlen kann die Diagnose bei Sitz der Tumoren in dieser Region auch durch eine Probeexzision erhärtet werden. Darüber hinaus sind eine eingehende *neurologische Untersuchung* der Hirnnerven und eine *ophthalmologische Untersuchung* von Bedeutung. Auch eine Karotis-Angiographie ist bei entsprechender Tumorausdehnung angezeigt. Bei Verdacht auf eine endokranielle Ausbreitung des Tumors mit Beteiligung der Meningen kann die *Liquorpunktion* durch den Nachweis von erhöhten Eiweißwerten oder von Tumorzellen wichtige Hinweise bringen. Besteht Verdacht auf eine endokranielle Tumorausbreitung, sind *bildgebende Verfahren* zu veranlassen und ein *Neurochirurg* zuzuziehen. – Wenn damit zu rechnen ist, daß große Teile des harten Gaumens und des Alveolarkamms mitentfernt werden müssen, sollte der Patient wegen der später anzufertigenden Prothese vor der Operation dem *Kieferchirurgen* oder dem Zahnprothetiker vorgestellt werden.

II. Operatives Vorgehen bei Tumoren der Nasennebenhöhlen und der angrenzenden Schädelbasis

1. Operationsplanung und Anaesthesie

Da Sitz und Ausbreitung der Nasennebenhöhlentumoren von Fall zu Fall sehr unterschiedlich sind und man sich bei ihrer Entfernung dem jeweiligen Befund anpassen muß, können hier *keine Standardoperationen für die Tumorresektion* beschrieben werden. Es sollen deshalb zunächst die verschiedenen Zugangswege zu den Tumoren im einzelnen dargelegt und anschließend die Möglichkeiten für ihre Resektion und für die prothetische oder plastische Versorgung der Defekte aufgezeigt werden. Im Einzelfall muß man sich jedoch sowohl bei der Wahl des Zugangsweges als auch bei der Tumorresektion von Lage und Ausdehnung des Tumors leiten lassen.

Bei den relativ seltenen *benignen Tumoren der Nasennebenhöhlen* kann man im allgemeinen eine der Standardoperationen als Zugangsoperation zum Tumor und für seine Entfernung benutzen. Liegt ein ausgedehnter benigner Tumor vor, der die Grenzen einer Nebenhöhle überschreitet, kann man z.B. bei Beteiligung von Siebbein und Stirnhöhle mehrere Standardoperationen miteinander kombinieren oder eine der im folgenden für die malignen Tumoren dargestellten Zugangswege (s. S. 332ff.) wählen.

Bei den *malignen Tumoren,* die wegen der kaum vorhandenen Frühsymptome *meistens erst spät erkannt* werden, aber auch beim juvenilen Angiofibrom, ist bei der Operation mit einer erheblichen Ausdehnung zu rechnen. Um die Blutung im Operationsgebiet möglichst gering zu halten, empfiehlt es sich, vor der Tumorresektion die *Unterbindung der zuführenden arteriellen Gefäße am Hals* durchzuführen (s. Band V/4, S. 165 dieser Operationslehre). Dabei handelt es sich um die A. carotis externa und ihre Äste, vor allem die A. maxillaris. Zusätzlich hat sich die *intraoperative Obliteration der unterbundenen Gefäße* durch intraarterielle Applikation eines sofort zum Gefäßverschluß führenden Präparats bewährt (DENECKE 1961). Heute wird dafür ein *schnellklebender Fibrinkleber* benutzt, der unmittelbar nach der entsprechenden Gefäßligatur distal der Unterbindungsstelle injiziert wird. Voraussetzung für dieses Vorgehen ist, daß keine stärkere Anastomose zu den Gefäßen des Endokraniums vorliegt.

Eine weitere Möglichkeit zur Reduzierung des intraoperativen Blutverlustes ist die *präoperative Embolisierung* im Rahmen einer arteriellen digitalen Subtraktionsangiographie mittels Kathetertechnik. Dieser Eingriff ist allerdings nicht ohne Risiken und erfordert entsprechende neuro-radiologische Erfahrungen.

Gleichzeitig mit der Gefäßunterbindung wird die *Kontrolle der regionalen Halslymphknoten* und bei malignem Primärtumor ihre Ausräumung im Sinne einer funktionserhaltenden oder erweiterten beziehungsweise radikalen *Neck dissection* durchgeführt (s. Band V/3, S. 702 dieser Operationslehre). Wie oben schon erwähnt, ist dabei *auch die retropharyngeale Lymphknotenkette* zu beachten. Bei Tumoren der

Nasennebenhöhlen, die über eine T_1-Ausdehnung hinausgehen, sind auch die *Lymphknoten im Bereich der Glandula parotis* zu kontrollieren und gegebenenfalls durch Parotidektomie mit Fazialispräparation lupenchirurgisch zu entfernen. – Die *Resektion des Primärtumors* kann, je nach dem Allgemeinzustand des Patienten, in gleicher Sitzung mit dem Eingriff am Hals erfolgen. Sie kann aber auch auf einen etwas späteren Zeitpunkt verschoben werden.

Die operativen Eingriffe zur Resektion der Nasennebenhöhlentumoren werden in der Regel in *Allgemeinanaesthesie* mit orotrachealer Intubation und Hypopharynxtamponade (s. S. 14) durchgeführt. Ergibt sich bei der Operationsplanung, daß ein weniger ausgedehnter Eingriff erforderlich ist, kann man auch in *Lokalanaesthesie* mit zusätzlicher Leitungsanaesthesie (s. S. 15) und entsprechender Sedierung operieren.

2. Operative Zugangswege zu den Tumoren der Nasennebenhöhlen und der angrenzenden Schädelbasis

a) Allgemeine Vorbemerkung

Als operative Zugangswege kommen perorale und transfaziale Eingriffe in Betracht. *Umschriebene Tumoren der unteren Etage* (s. S. 327), die auf den Bereich des Gaumens beziehungsweise auf den Alveolarkamm des Oberkiefers begrenzt sind, können *auf peroralem Weg*, d. h. ohne äußere Inzision entfernt werden. Bei malignen Tumoren, die nur den Kieferhöhlenboden erfaßt haben oder im kaudalen Anteil der lateralen Nasenwand lokalisiert sind, muß man im Einzelfall entscheiden, ob man die Resektion im Gesunden auf peroralem Weg durchführen kann, oder ob man besser den *transfazialen Zugang* wählt. Es gilt auch hier die Regel der Tumorchirurgie, daß bei unterschiedlichen Operationsmethoden diejenige in Anwendung gebracht werden soll, die die beste Übersicht bei der Entfernung des Tumors bietet und das Prinzip der Blockresektion am ehesten ermöglicht. Auch wichtige funktionelle Gesichtspunkte müssen Berücksichtigung finden, soweit es das Tumorwachstum erlaubt.

Alle malignen und die ausgedehnten benignen *Tumoren der mittleren und der oberen Etage* (s. S. 327) werden in der Regel über den *transfazialen Zugang* entfernt. Dabei sind je nach Sitz und Ausdehnung des Tumors die paranasale beziehungsweise die paranasale translabiale Inzision (s. S. 332 u. S. 334) ausreichend, oder es müssen zusätzliche Inzisionen wie die endobukkale, die subziliare oder die vertikale Erweiterungsinzision (s. S. 334, S. 335 u. S. 336) herangezogen werden. Besonders bei den transfazialen Eingriffen wird angestrebt, den Tumor durch eine *En-bloc-Resektion im Sinne eines Umfassungseingriffs* im Gesunden zu entfernen, wie das z. B. für die klassische totale Oberkieferresektion bei auf den Oberkiefer beschränkten Tumoren der Fall ist. Schwieriger ist die Situation bei Tumoren, die sich *weit nach dorsal und nach dorsal-kranial* entwickelt haben. In diesen Fällen muß man nach einer zunächst möglichst umfassenden Resektion des Oberkiefers verbliebene Tumorreste bis in gesundes Gewebe verfolgen und entfernen. Bei infiltrierendem Wachstum des Tumors *durch die Periorbita* muß zusätzlich die Exenteratio orbitae (s. S. 353 u. Band IV/2 dieser Operationslehre) vorgenommen werden, zumal die Gefahr besteht, daß der Tumor entlang des N. opticus in die mittlere Schädelgrube vordringt. Ist die vordere *Schädelbasis beteiligt* oder ist der Tumor *in das Endokranium eingebrochen,* muß ein neurochirurgischer transfrontaler Zugang (s. S. 365) gewählt und in der Regel mit dem transfazialen kombiniert werden (s. S. 365). In solchen Fällen sollte der Eingriff nach entsprechender Abstimmung gemeinsam mit dem Neurochirurgen durchgeführt werden. − Ist der Tumor *in die Fossa pterygopalatina und/oder in die Fossa infratemporalis eingewachsen,* müssen diese Regionen im Anschluß an die Resektion des Oberkiefers von einem lateralen Zugang ausgeräumt werden. Es kommen dafür der transpterygoidale, der transzygomatikale und der infratemporale Zugang (s. S. 356ff.) in Frage. − Bei *lokalen Tumorrezidiven* sollte unter Berücksichtigung der oben dargelegten Grundsätze und bei strenger Indikationsstellung nach Möglichkeit ebenfalls operativ vorgegangen werden, da die Patienten sonst verloren sind.

Nach ausgedehnter Tumorresektion kann eine *sofortige partielle Rekonstruktion* angezeigt sein. Das betrifft einmal die *Versorgung großer Wundflächen* durch freie Spalthauttransplantate. Statt mit Spalthaut kann man die Wundfläche der Operationshöhle auch mit *Silikonfolie* auslegen und diese mit einer Salbentamponade im Sinne einer *Mikulicz-Beuteltamponade* an der Höhlenwandung fixieren. Zum anderen können *größere Weichteildefekte,* auch im Bereich der Orbita, durch gestielte myocutane Lappen vom Hals und von der vorderen Thoraxwand (s. Band V/3, S. 751 dieser Operationslehre) versorgt werden. Bei *größeren Defekten der knöchernen Schädelbasis und der Dura* muß sowohl der Knochendefekt zur Vermeidung eines Hirnprolapses durch entsprechende Implantate stabilisiert als auch die Dura durch plastische Maßnahmen abgedichtet werden (s. S. 367 u. S. 368).

b) Peroraler Zugang

Der perorale Zugang ist fast ausschließlich bei umschriebenen Tumoren indiziert, die auf den *Bereich des Gaumens beziehungsweise des Alveolarkamms* beschränkt sind. Ohne äußere Inzision kann der Tumor vom Mundvorhof aus durch Teilresektion des Oberkiefers (s. S. 342ff.) entfernt werden. Die *Inzision* liegt wie bei der *Kieferhöhlenoperation nach* CALDWELL-LUC (s. S. 45) im Mundvorhof unmittelbar kaudal der Umschlagsfalte und wird von lateral nach medial geführt. Auf gleichem Wege kann man eine *Probeeröffnung der Kieferhöhle* gegebenenfalls auch in Verbindung mit einer Probeexision vornehmen, wenn das auf andere Weise, z. B. durch eine Antroskopie wegen der Tumorausdehnung nicht gelingt. − Bei Tumoren, die *im kaudalen Bereich der Nase,* z. B. an der Concha inferior oder nur am Kieferhöhlenboden lokalisiert sind, kommt ebenfalls ein perorales Vorgehen in Betracht, das dann aber im Sinne einer *Kieferhöhlenoperation nach* DENKER (s. S. 56) durchgeführt wird. Man kann den Tumor dabei mit der gesamten lateralen Nasenwand und mit der unteren Muschel, eventuell unter Schonung des Tränennasengangs, ausräumen (s. S. 348). Ein anderer kombinierter peroraler Zugang ist die sublabiale Aufdeckung des Mittelgesichts. Bei dieser sog. *midfacial Degloving-Technik* handelt es sich um einen *sublabialen Zugang* (s. Abb. 140, Bd. V/I dieser Operationslehre) in Kombination *mit einer Schnittführung im Vestibulum nasi* beiderseits zur Aufdeckung (Degloving) des Mittelgesichts. Auf diesem Weg können krankhafte Veränderungen im Bereich der Kieferhöhle, des Siebbeins und der Keilbeinhöhle, auch der Nasenhöhle und des Nasenseptums operativ angegangen werden. Die Technik wurde zuerst von CASSON, BONNANO und CONVERSE beim Mittelgesichtstrauma (1974) und von CONLEY und PRICE (1979) beim invertierten Papillom der Nase und der Nasennebenhöhlen beschrieben. Inzwischen sind Modifikationen angegeben (BERGHAUS, 1988; PAAVOLAINEN und MALMBERG 1986).

Man beginnt den Eingriff mit einer intranasalen Inzision: Der Transfixionsschnitt wird über einen intercartilaginären (IC)-Schnitt (s. Abb. 10, 11a u. b, Bd. V/I dieser Operationslehre) bis auf den Boden des Vestibulum geführt, und zwar in beiden Nasenvestibula. Nach Decollement des Nasenrückens lassen sich alle deckenden Weichteile von einer sublabialen Inzision unter Ablösung des Periosts über der gesamten Nasenpyramide und über beiden Oberkiefern bis zum infraorbitalen Rand und bis zum Foramen infraorbitale beiderseits freilegen. Dieses Degloving des Mittelgesichts ermöglicht dann den individuell zu gestaltenden Eingriff im oben erwähnten Bereich. – Hauptsächliche Komplikationsmöglichkeiten sind Anästhesie oder Parästhesie im Oberkieferbereich infolge Verletzung des N. infraorbitalis. Starke Narbenbildungen können zur Mund- und Wangenverziehung führen oder auch eine rüsselförmige Deformierung verursachen. Bei sorgfältiger Beachtung aller Details dieser Technik kann das midfacial degloving gute Resultate liefern.

c) Transfazialer Zugang

Der transfaziale Zugang zum Ausbreitungsgebiet maligner oder ausgedehnter benigner Tumoren der Nasennebenhöhlen erfolgt über eine *paranasale Inzision,* die durch entsprechende *Erweiterungsinzisionen* dem Sitz und der Ausbreitung des Tumors angepaßt wird. Eine Reihe unterschiedlicher Erweiterungsinzisionen sind für diesen Zugang entwickelt worden (Abb. 140).

α) Paranasale Inzision

MOURE (1902) hat die paranasale Inzision für alle Tumoren der Nasenhöhle, des Siebbeins und der Keilbeinhöhle angegeben. Im angelsächsischen Schrifttum wird diese Inzision als paranasale oder laterale „Rhinotomie" bezeichnet. Bei malignen Tumoren kommt sie nur dann in Betracht, wenn diese auf den *Bereich der lateralen Nasenwand, des Siebbeins und des sog. maxilloethmoidalen Winkels* beschränkt sind.

Die Inzision *beginnt im Nasen-Augen-Winkel* etwa in Höhe des medialen Augenbrauenansatzes und wird *in der kanthoalaren Linie paranasal und um den Nasenflügelansatz herumgeführt* (Abb. 140). Nach Durchtrennen des Periosts werden die Weichteile vom Processus frontalis des Oberkiefers, vom Os nasale und von der fazialen Fläche des Oberkiefers so weit abgelöst, daß der kaudale und der laterale Rand der Apertura piriformis sowie der Oberkiefer ausreichend freiliegen, um die Resektion des Tumors unter guter Übersicht durchführen zu können (s. S. 345). Der Tumor darf dabei die oben angegebene Lokalisation nicht überschreiten.

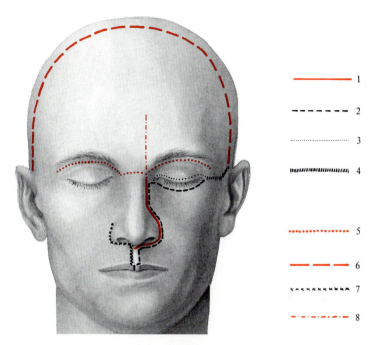

Abb. 140. Transfaziale Zugangsinzisionen für die Tumorchirurgie im Bereich der Nasenhaupt- und Nasennebenhöhlen, der Orbita und der angrenzenden Schädelbasis: *1,* paranasale Inzision (Moure); *2,* paranasale translabiale Inzision mit subziliarer Erweiterungsinzision (Dieffenbach, Weber, Fergusson mit Modifikation nach Zange); *3,* supraziliare Erweiterungsinzision am Oberlid zur Exenteratio orbitae; *4,* lateral erweiterte Zugangsinzision zu Fossa infraorbitalis und Fossa pterygopalatina; *5,* Brillenschnitt (Siebenmann); *6,* bitemporale koronare Inzision; *7,* paranasale translabiale Inzision zum Aufklappen der Oberlippe, gegebenenfalls beiderseits; *8,* vertikale Erweiterungsinzision

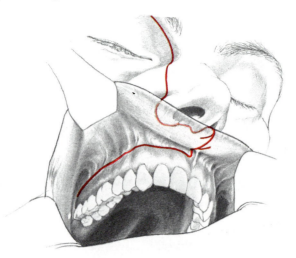

Abb. 141. Paranasale translabiale Inzision mit endobukkaler Erweiterungsinzision nach NEEL. (Aus DENECKE u. EY 1984)

β) Paranasale translabiale Inzision

DIEFFENBACH (1845) und WEBER haben eine paranasale Inzision mit gleichzeitiger Durchtrennung der Oberlippe in der Mitte des Philtrums angegeben (Abb. 140). Zusätzlich haben sie am inferioren Rand der Orbita eine *horizontale Inzision* gelegt und konnten auf diese Weise die gesamte Wange aufklappen. Aus ästhetischer Sicht und zur Vermeidung eines Unterlidödems ist es jedoch besser, die horizontale Schnittführung als *subziliare Inzision* zu gestalten. Der N. infraorbitalis ist dabei allerdings in der Regel nicht zu erhalten. Eine andere Modifikation der Schnittführung von DIEFFENBACH und WEBER, bei der der N. infraorbitalis meistens geschont werden kann, stellt die von NEEL et al. angegebene *paranasale translabiale Inzision mit endobukkaler Erweiterungsinzision* (s. S. 335) dar (Abb. 141). Bei umschriebenen Tumoren des mittleren Alveolarfortsatzes und des anterioren harten Gaumens kann man als weitere Modifikation der paranasalen translabialen Inzision die sog. *Aufklappung der Oberlippe* vornehmen. Dabei wird die transfaziale Inzision um den Nasenflügel bis zur Basis der Columella herumgeführt und durchtrennt dann die Oberlippe in der Mitte des Philtrums. Gegebenenfalls kann sie auch um beide Nasenflügel geführt werden, so daß man die gesamte Oberlippe türflügelartig aufklappen kann. Auf der Schleimhautseite der Oberlippe im Mundvorhof wird die Inzision am besten im Sinne einer Z-Plastik geführt (s. Band V/1, S. 260 dieser Operationslehre).

γ) Paranasale Inzision mit subziliarer und translabialer Erweiterungsinzision

Beim Zugang über die paranasale Inzision mit subziliarer Erweiterungsinzision wird zunächst die *paranasale Inzision* gelegt (s. S. 332) und von ihrem kranialen Ende die *subziliare Inzision längs der Lidkante des Unterlids* nach lateral geführt (Abb. 140). Die subziliare Inzision verläuft dabei parallel zur Lidkante in einem Abstand von 1 bis 2 mm.

Von dieser Inzision aus präpariert man stumpf unter vorsichtigem Abschieben des M. orbicularis oculi auf das Septum orbitale zu. Dieses sollte nicht verletzt werden, da es sonst zum Austreten von orbitalem Fettgewebe kommt. Danach wird der knöcherne Infraorbitalrand durch Periostinzision freigelegt und das Periost mit den Wangenweichteilen von lateral nach medial bis in die Gegend des Ligamentum palpebrale mediale abgelöst. Am inneren Kanthus geht die subziliare Inzision in die paranasale über, so daß nun Periost und Wangenweichteile nach kaudal abgeschoben werden können. – Soll die paranasale subziliare Inzision zur Freilegung des gesamten Oberkiefers *durch eine translabiale ergänzt* werden (Abb. 140), so wird die Inzision um den Nasenflügel herum und in der Mitte des Philtrums durch die Oberlippe geführt (s. S. 334).

Nach *Aufklappen der gesamten Wange* ist es möglich, die totale Oberkieferresektion, die Ausräumung von Siebbein und Keilbeinhöhle sowie die Entfernung der gesamten lateralen Nasenwand durchzuführen und gleichzeitig einen Zugang zur Fossa pterygopalatina und zur Schädelbasis zu erhalten. Von diesem Zugang können also die malignen und ausgedehnten benignen *Tumoren der mittleren Etage* (s. S. 327) ausgeräumt werden. – Da man bei Anwendung der subziliaren Erweiterungsinzision den N. infraorbitalis in der Regel nicht erhalten kann, sollte man stets prüfen, ob man die Freilegung des Tumors nicht auch mit Hilfe einer endobukkalen Erweiterungsinzision (Abb. 141) durchführen kann, bei der die Schonung des N. infraorbitalis besser möglich ist.

δ) *Paranasale translabiale Inzision mit endobukkaler Erweiterungsinzision*

NEEL et al. haben die paranasale translabiale Inzision in zweifacher Hinsicht modifiziert. Zum einen raten sie, den *Schleimhautschnitt bei der Durchtrennung der Oberlippe Z-förmig* zu gestalten, um ein postoperatives Verziehen der Lippe zu verhüten. Zum andern empfehlen sie für die Freilegung des Oberkieferbereichs zusätzlich eine *endobukkale Erweiterungsinzision* (Abb. 141). Dabei wird die Mundvorhofschleimhaut von der Oberlippeninzision aus in der alveobukkalen Umschlagsfalte nach lateral-dorsal bis zum Tuber maxillae inzidiert. Auf diese Weise können die Wangenweichteile mit dem Periost bis zum Foramen infraorbitale vom Knochen abgeschoben werden, ohne daß eine zusätzliche äußere Inzision nötig wäre. Der *N. infraorbitalis* wird dargestellt und kann in vielen Fällen erhalten bleiben. Es können dann der Processus frontalis des Oberkiefers, das Os nasale, die laterale und kaudale Begrenzung der Apertura piriformis sowie der gesamte Alveolarkamm freigelegt werden.

Von dieser Inzision aus lassen sich maligne und ausgedehnte benigne *Tumoren der unteren und mittleren Etage* (s. S. 327) unter guter Sicht ausräumen. Es sind sowohl Teilresektionen des Oberkiefers (s. S. 342ff.) als auch die totale Oberkieferresektion (s. S. 348) und die zusätzliche Ausräumung von Siebbein und Keilbeinhöhle (s. S. 352) möglich. Außerdem kann man über diesen Zugang bei entsprechender Tumorausdehnung in die Flügelgaumengrube, zum lateralen Bereich der mittleren Schädelbasis und in den Nasopharynx gelangen.

ε) *Paranasale Inzision mit vertikaler Erweiterungsinzision*

In den seltenen Fällen, in denen es sich um eine *primäre Tumorlokalisation in der sog. oberen Etage* (s. S. 327) handelt, d. h. bei malignen und ausgedehnten benignen Tumoren der Stirnhöhle oder bei Siebbeintumoren, die in die Stirnhöhle eingebrochen sind, bietet die paranasale Inzision mit vertikaler Erweiterungsinzision die Möglichkeit, die Tumorresektion durch einen umfassenden Eingriff vorzunehmen.

Die *paranasale Inzision* wird in der oben beschriebenen Weise (s. S. 332) ausgeführt und dann *über die Glabella hinweg nach kranial verlängert* (Abb. 140). Je nach Ausdehnung der Stirnhöhle und Ausbreitung des Tumors kann diese vertikale Inzision, die bis zum Haaransatz reicht, *nach lateral in die Schläfenregion* fortgeführt werden. Die Erweiterung im Sinne eines Brillenschnittes (s. S. 148) zu Stirnhöhle und Siebbein der Gegenseite ist ebenfalls möglich. Nach Abschieben des Periosts und der Weichteile vom Processus frontalis des Oberkiefers, vom Os nasale sowie vom Glabella- und Stirnbereich sind die Knochenpartien freigelegt, in denen die erforderlichen, den Tumor umfassenden Resektionen vorgenommen werden sollen.

d) Transfazialer Zugang mit Exenteratio orbitae

Sowohl bei den malignen Tumoren der mittleren Etage als auch bei denen der oberen Etage (s. S. 327) kann ein Tumoreinbruch in die Orbita erfolgen. Zur Ausräumung der in die Orbita eingewachsenen Tumoranteile ist eine *Erweiterung des transfazialen Zugangs durch eine Exenteratio orbitae* erforderlich. Dazu wird die für den transfazialen Zugang zum Nebenhöhlenbereich gewählte Inzision durch einen *supraziliaren Lidrandschnitt im Oberlid* (Abb. 140) und, falls noch keine *subziliare Erweiterungsinzision* erfolgt ist, auch durch einen Lidrandschnitt im Unterlid (Abb. 140) ergänzt. Die operative *Ausräumung des Orbitainhalts* erfolgt in der Regel vor den beabsichtigten Knochenresektionen, falls eine Blockresektion nicht möglich ist. Dabei empfiehlt es sich, einen Ophthalmologen zuzuziehen. Es kann dann auch entschieden werden, ob sich der Konjunktivalsack bei der Exenteratio orbitae für spätere plastische Maßnahmen erhalten läßt oder nicht (s. Band IV/2 dieser Operationslehre).

e) Laterale Zugangswege zu Fossa infratemporalis und Fossa pterygopalatina

Der Zugang von lateral zu Fossa infratemporalis und Fossa pterygopalatina kommt für Tumoren in Betracht, die sich ausgedehnt in der einen oder anderen Region oder auch in beiden entwickelt haben. Von den *benignen Tumoren* sind das vor allem die Hämangiome, die ossifizierenden Meningeome, die Myxofibrome und die Zapfen der Nasenrachenfibrome. Diese Tumoren wie auch die Hämangioperizytome sollten wie maligne Tumoren angegangen werden, da sie zu Rezidiven neigen und zum Teil auch infiltrierendes Wachstum aufweisen. Bei dieser Ausbreitung liegt im Falle eines malignen Tumors meistens ein Durchbruch der Geschwulst durch die Hinterwand der Kieferhöhle in die Fossa pterygopalatina oder aus der Keilbeinhöhle in die Fossa infratemporalis vor. Der Tumor kann auch über die Fossa pterygopalatina in die Fossa infratemporalis einwachsen.

Als laterale Zugangswege kommen der transpterygoidale, der transzygomaticale und der infratemporale Zugang in Betracht, die auf S. 358 und in Band V/1, S. 261ff. dieser Operationslehre beschrieben sind. Es sei noch darauf hingewiesen, daß man die anatomischen Strukturen in dieser Region sehr genau kennen muß, um Nebenverletzungen zu vermeiden. Das gilt besonders für die A. maxillaris, die in diesem Bereich 14 bis 15 Äste abgibt und ganz unterschiedliche Beziehungen zu den Mm. pterygoidei und zum N. mandibularis aufweist (s. Band V/1, S. 262 dieser Operationslehre). Gewöhnlich muß man den lateralen Zugang *mit der totalen Oberkieferresektion kombinieren,* die vom transfazialen Zugangsweg (s. S. 348) durchgeführt wird. − Von einem *erweiterten lateralen Zugang* (ATTENBOROUGH) kann man sowohl die Fossa infratemporalis und die Fossa pterygopalatina ausräumen als auch gleichzeitig eine Oberkieferresektion vornehmen (s. S. 358).

f) Kombinierter transfazialer transfrontaler Zugang

Da es sich bei einem *Tumoreinbruch in die vordere Schädelbasis* in der Regel nicht um umschriebene, isoliert von der Stirnhöhle oder vom Siebbein ausgehende Tumoren handelt, sondern ausgedehnte Neubildungen der mittleren und oberen Etage (s. S. 327) oft mit Beteiligung der Orbita vorliegen, wird *ein neurochirurgisches transfrontales Vorgehen mit dem transfazialen kombiniert.* Am günstigsten ist ein gemeinsamer Eingriff durch den Neurochirurgen, den Rhinochirurgen und gegebenenfalls auch den Ophthalmologen in abgestimmter Zusammenarbeit. Ziel dieses kombinierten Vorgehens ist die *En-bloc-Resektion des Tumors.* Bei malignen Tumoren ist eine Indikation zu dem Eingriff aber nur dann gegeben, wenn aufgrund der eingehenden präoperativen Diagnostik eine Exstirpation des Tumors im Gesunden möglich erscheint.

Um die Zeit zu verkürzen, in der das Endokranium offen ist, wird in der Regel *mit dem transfazialen Vorgehen begonnen.* Die paranasale Inzision (Abb. 140) wird je nach Sitz und Ausdehnung des Tumors durch eine entsprechende Erweiterungsinzision ergänzt. Der anschließende neurochirurgische Eingriff kann sowohl über eine bitemporale koronare Inzision mit bifrontaler Kraniotomie (s. S. 243) als auch über die vertikale und laterale Erweiterungsinzision (s. S. 336) der paranasalen Inzision in Verbindung mit einer einseitigen frontalen Kraniotomie (Abb. 129b) ausgeführt werden.

3. Operatives Vorgehen bei benignen Tumoren der Nasennebenhöhlen und der benachbarten Regionen

a) Vorbemerkung zu Pathologie und Operationsplanung

Die häufigsten benignen Tumoren des Nasennebenhöhlenbereichs sind die Osteome. Viel seltener kommen Chondrome vor. Das Angiofibrom kann als juveniles Nasenrachenfibrom auftreten, wobei es mit seinen Tumorzapfen bis in die Nasennebenhöhlen vordringt (s. Band V/1, S. 264 dieser Operationslehre). Von den odontogenen Tumoren ist vor allem das Ameloblastom zu erwähnen. Bei den sog. Gliomen der Nase mit Beteiligung der Nasennebenhöhlen handelt es sich entweder um Fehlbildungen, die dann den Zephalozelen zuzuordnen sind (s. S. 213), oder es sind echte Tumoren, vorwiegend sog. Ästhesioneuroblastome des N. olfactorius, die allerdings häufig destruierendes Wachstum zeigen. Eine gewisse Sonderstellung nehmen auch die Hämangiome des Schädelknochens ein, da sie destruierend wachsen und eine zweifelhafte Prognose haben. Bei ihnen und bei den Hämangioperizytomen dieser Region kann die außerordentlich starke intraoperative Blutung Probleme bereiten und rasches Handeln erfordern. Auch die Papillome im Bereich der Nasennebenhöhlen bedürfen besonderer Beachtung. Sie haben die Tendenz, den Knochen durch Druck zu usurieren und rezidivieren relativ häufig. Eine karzinomatöse Entartung ist möglich.

In der Regel kommt man bei den benignen Tumoren der Nasennebenhöhlen mit einer der *Standardoperationen* (s. S. 22 ff.) *als Zugangsoperation zum Tumor* und für seine Entfernung im Gesunden aus. Bei ausgedehnteren benignen Tumoren, die die Grenze einer Nebenhöhle überschreiten, kann man auch *mehrere Standardoperationen miteinander kombinieren* oder man benutzt eine der im folgenden für die malignen Tumoren beschriebenen Zugangsoperationen (s. S. 342 ff.).

b) Operatives Vorgehen bei Osteomen

α) Allgemeine Vorbemerkung

Die Osteome finden sich als sog. Höhlenosteome *vorwiegend in der Stirnhöhle,* weniger häufig im Siebbein und nur selten in Keilbeinhöhle oder Kieferhöhle. Sie können sowohl in die Orbita als auch ins Endokranium eindringen. Das Einwachsen ins Endokranium erfolgt meistens durch die Lamina cribrosa oder die Stirnhöhlenhinterwand.

Das *operative Vorgehen* richtet sich nach Lokalisation und Ausdehnung des Tumors. Bei den auf die Kieferhöhle beschränkten Osteomen empfiehlt sich in der Regel eine Kieferhöhlenoperation vom Mundvorhof aus (s. S. 45). Bei den Osteomen im Siebbein- und Keilbeinhöhlenbereich ist eine Siebbein-Keilbeinhöhlen-Operation von außen (s. S. 99) angezeigt. Osteome, die auf die Stirnhöhle beschränkt sind, werden über eine Stirnhöhlenoperation von außen (s. S. 122) angegangen. Kleine, infundibulumnahe Osteotome können bei entsprechender Erfahrung auch endonasal mikroskopisch-endoskopisch entfernt werden. Ist der Tumor in die Orbita eingebrochen oder liegt ein Durchbruch in das Endokranium vor, so wird ein fronto-orbitaler oder ein transfrontaler Eingriff (s. S. 122 u. S. 242) erforderlich, der gegebenenfalls mit einer geeigneten Orbitotomie (s. S. 297) kombiniert wird.

β) Operatives Vorgehen bei Osteomen der Stirnhöhle

Für die operative Entfernung kleiner, d. h. *bis zu kirschkerngroßer Osteome* der Stirnhöhle ist die Stirnhöhlenoperation nach JANSEN-RITTER (s. S. 122) geeignet. Läßt sich dabei der Ductus nasofrontalis funktionstüchtig erhalten, kann man auf eine Ausräumung des Siebbeins und die Anlage eines plastisch versorgten Stirnhöhlen-Nasen-Zugangs (s. S. 130) verzichten.

Kleine Osteotome, die nahe dem Stirnhöhlen-Nasen-Zugang liegen, können bei entsprechend großer Erfahrung auch auf endonasalem Weg entfernt werden. Nach Infundibulotomie des Infundibulum ethmoidale und Ausräumung der anterioren Siebbeinzellen sowie des Recessus frontalis wird der Ductus nasofrontalis mit einer 30°- und/oder 70°-Winkeloptik lokalisiert. Danach wird unter Zuhilfenahme des Operationsmikroskops bei stark rekliniertem Kopf der Stirnhöhlenzugang mit der Diamantfräse sukzessiv erweitert, bis das Osteom entweder herausgehebelt oder mit der Fräse zerkleinert und entfernt werden kann. Instrumentarien aus der Ohrmikrochirurgie mit entsprechend verlängertem Griff sind dabei gut anzuwenden.

Größere Osteome, die nicht mit breiter Basis an der Stirnhöhlenvorderwand inserieren, können gleichfalls über die Operation nach JANSEN-RITTER operativ angegangen werden. Mit Hilfe von Diamantbohrern lassen sie sich *zerteilen* und auf diese Weise ohne umfangreiche Knochenresektion entfernen. Die Stirnhöhlenschleimhaut kann dabei in der Regel auch im Bereich der Stirnhöhlenvorderwand belassen werden. Ist der Ductus nasofrontalis intakt geblieben, so sind weitere Maßnahmen nicht erforderlich. Mußte das Osteom aber auch aus der Gegend des Ductus nasofrontalis entfernt werden, dann wird das Siebbein so weit ausgeräumt, daß ein funktionstüchtiger plastisch versorgter *Stirnhöhlen-Nasen-Zugang angelegt* und mit einer geeigneten Plastik versorgt werden kann (s. S. 130).

Große Osteome, die nur nach weitgehender Abtragung der Stirnhöhlenvorderwand restlos entfernt werden könnten, weil der Zugang über die Operation nach JANSEN-RITTER nicht ausreicht, werden am besten über eine *osteoplastische Stirnhöhlenoperation* (s. S. 150) angegangen. Je nach Größe der betroffenen Stirnhöhle kann man entweder den fronto-orbitalen Zugang wählen, oder man geht über eine bitemporale koronare Inzision vor (s. S. 122 u. S. 150). Bei breitbasiger Insertion *an der Stirnhöhlenvorderwand* kann diese nur erhalten werden, wenn man beim Anlegen des osteoplastischen Knochendeckels das Osteom mit dem Rosenbohrer zerteilt und die am Knochendeckel der Stirnhöhlenvorderwand verbleibenden Osteomanteile vorsichtig mit dem Diamantbohrer abträgt. Lupenchirurgisches Vorgehen oder die Benutzung des Operationsmikroskops ist dabei zu empfehlen.

Mußte man eine *Verödung der Stirnhöhle* nach RIEDEL-KUHNT (s. S. 137) durchführen, so kann anschließend die *plastische Rekonstruktion des entstehenden Stirndefekts* (s. S. 141) vorgenommen werden.

Ist der *Tumor ins Endokranium durchgebrochen,* kommt ein transfrontaler, in der Regel extraduraler Zugang (s. S. 242) in Betracht. Unter Anlage eines osteoplastischen Knochendeckels wird die Stirnhöhle eröffnet (s. S. 246). Bei der Auslösung des Tumors wird die Stirnhöhlenhinterwand in der Umgebung des Tumors zunächst vorsichtig mit dem Diamantbohrer abgetragen und die Dura auf diese Weise um den Tumor herum freigelegt, bis man die *Begrenzung des Tumors erkennen* kann. Die *Hauptmasse des Tumors* wird dann mit Rosen- und Diamantbohrern weitgehend abgetragen. Vor einem Abmeißeln des Tumors ist zu warnen, da dieses Vorgehen die Gefahr des Heraussprengens von Tumoranteilen mit der Dura in sich birgt. Um zu vermeiden, daß es beim *Ablösen der an die Dura angrenzenden Tumoranteile* zu einem Einreißen der Dura beziehungsweise zu einem Duradefekt kommt, empfiehlt es sich, den der Dura anliegenden Tumorbezirk durch *Ausfräsen mit dem Diamantbohrer auf Eierschalenstärke oder weniger zu verdünnen* und ihn dann mit dem Instrumentarium der Mikrochirurgie des Ohres schonend von der Dura zu lösen. Liegt danach keine Duraverletzung vor und ist der Ductus nasofrontalis intakt, so kann das Stirnhöhlenlumen erhalten und der *osteoplastisch angelegte Knochendeckel zurückverlagert* werden (s. S. 150ff.). Ist der Ductus nasofrontalis bei intakter Dura nicht funktionstüchtig, so muß über einen fronto-orbitalen Zugang zusätzlich das Siebbein von außen eröffnet und so weit ausgeräumt werden, daß man einen *plastisch versorgten Stirnhöhlen-Nasen-Zugang anlegen* kann (s. S. 130). Will man diesen zusätzlichen Operationsschritt ersparen, kann man eine nicht zu große Stirnhöhle in einem solchen Fall auch *obliterieren* (s. S. 153). Zuvor müssen dann aber das gesamte Stirnhöhlenmukoperiost unter dem Operationsmikroskop ausgeräumt und eventuell vorhandene supraorbitale Rezessūs beseitigt werden (s. S. 138).

Bei *Vorliegen eines Duradefekts* ist eine zuverlässige wasserdichte Defektversorgung (s. S. 269) erforderlich. Das trifft besonders für die Fälle zu, in denen man die Stirnhöhlenvorderwand und damit das Stirnprofil erhalten will. Die Stirnhöhle wird dann unter den oben genannten Bedingungen obliteriert.

Findet sich nach der Tumorabtragung ein großer Duradefekt oder liegen mehrere Durarisse vor, ist es sicherer, nach entsprechender Duraplastik die Stirnhöhle nach RIEDEL-KUHNT zu veröden (s. S. 137) und später eine plastische Rekonstruktion des Stirnprofils vorzunehmen (s. S. 141). Allerdings muß der Patient über einen längeren Zeitraum eine Entstellung in Kauf nehmen. Es bleibt in solchen Fällen in der Entscheidung des Operateurs, ob er nach sicher auszuführender Duraplastik eine Kranialisation der Stirnhöhle (s. S. 250) mit Erhaltung des Stirnprofils vornehmen kann. Eine entsprechende Aufklärung des Patienten über mögliche, auch später auftretende Komplikationen (DUVALL et al.) ist unabdingbar.

c) Operatives Vorgehen bei weiteren benignen Tumoren

Bei den seltenen *Chondromen,* die sich in der Nasenhöhle und in den Nasennebenhöhlen entwickeln, ist der genaue Ausgangspunkt meistens nicht mehr feststellbar. Große Chondrome können auf Siebbein, Keilbeinhöhle, Stirnhöhle und/oder Kieferhöhle übergreifen. Sie können auch in den Nasopharynx vordringen oder in die Orbita einbrechen und den Bulbus verdrängen. Seltener erfolgt ein Durchbruch in den intrakraniellen Raum. – Das operative Vorgehen richtet sich nach Lokalisation und Ausdehnung des Tumors. In der Regel ist ein transfazialer Zugang (s. S. 332) erforderlich. Ist der Tumor in den Nasopharynx eingewachsen, kann zusätzlich ein transpalatinaler oder auch ein lateraler Zugang (s. Band V/1, S. 255 u. S. 261 dieser Operationslehre) notwendig werden.

Das odontogene *Ameloblastom* ist relativ selten am Oberkiefer lokalisiert und kann dann in die Kieferhöhle, die Fossa pterygopalatina, die Orbita und/oder die vordere Schädelgrube einwachsen. Die Behandlung besteht in einer radikalen Entfernung des Tumors, wobei der operative Zugangsweg von Lokalisation und Ausdehnung des Tumors abhängig ist. Bei geringerer Ausdehnung kommt man in der Regel mit einem peroralen Zugang (s. S. 331) aus, während man bei stärkerer Ausdehnung die partielle oder die totale Oberkieferresektion (s. S. 342 u. S. 348) mit anschließender plastischer oder prothetischer Defektversorgung durchführen muß.

Hämangiome und Hämangioperizytome treten im Bereich des Schädelknochens nur selten auf. Am häufigsten sind Stirn- und Scheitelbein betroffen, doch können sie auch auf die Orbita übergreifen. Im Bereich des Knochens wächst der Tumor destruierend. Die Hauptgefahr besteht in einer *plötzlich auftretenden starken Blutung, die meistens durch Trauma, Zahnextraktion, Inzision oder Punktion ausgelöst wird.* Hämangioperizytome entwickeln sich sowohl in der Nasenhöhle als auch in der Siebbein- und Keilbeinhöhlenregion. Obwohl sie histologisch als low-grade-Hämangioperizytome klassifiziert werden, ist ihr biologisches Verhalten doch mehr den malignen Tumoren zuzurechnen. Operativ kommt − wie auch bei den *Haemangiomen* − nur die totale Resektion des befallenen Gewebes in Betracht. Nach der Erfahrung der Autoren kann man sich das operative Vorgehen bei diesen Tumoren erheblich erleichtern, wenn man intra operationem vor Beginn der Tumorresektion die *intraarterielle Injektion eines schnell wirkenden Fibrinklebers* in die den Tumor versorgenden Gefäße vornimmt und damit die Blutung im Operationsgebiet erheblich reduziert. Voraussetzung ist, daß das für die Injektion vorgesehene Gefäß unmittelbar zuvor proximal von der Injektionsstelle unterbunden wurde, um einen Rückfluß der Klebersubstanz mit der Gefahr des thrombotischen Verschlusses der A. carotis interna oder eine Embolie im Versorgungsgebiet dieser Arterie zu vermeiden. Eine Alternative ist die supraselective Angiographie und Embolisierung.

Invertierte Papillome finden sich vorzugsweise im Winkel zwischen Kieferhöhle und Siebbein. Von hier aus entwickeln sie sich sowohl in die Nasenhöhle als auch in das Siebbein und die Stirnhöhle hinein. Durch ihr Wachstum zerstören sie den Knochen und können auf diese Weise auch in den endokraniellen Raum durchbrechen. Die Rezidivneigung ist groß. Das operative Vorgehen entspricht daher dem für die malignen Tumoren Dargelegten (s. S. 342). Der operative Zugangsweg richtet sich nach Lokalisation und Ausdehnung des Tumors. Sehr kleine, umschrieben lokalisierte, invertierte Papillome können bei entsprechend mittels bildgebender Verfahren bestätigter Befunde auch endonasal mikroskopisch-endoskopisch operiert werden. In der Regel wird man einen transfazialen Zugang wählen und die gesamte laterale Nasenwand möglichst en bloc resezieren. Auch die midfacial degloving-Technik (s. S. 331) kann zur Anwendung gelangen. Die Kieferhöhle muß restlos vom Mukoperiost befreit und auch das Siebbein breit eröffnet und ausgeräumt werden. Ist der Tumor in den intrakraniellen Raum eingebrochen, so ist er auch hier zu entfernen. Der transfaziale Zugang kann dann durch einen transfrontalen erweitert werden (s. S. 242). Im Bereich des Tumorbefalls muß man die Dura weit im Gesunden freilegen. Gegebenenfalls kann man versuchen, das Papillom mit der befallenen Dura unter lupenchirurgischen Bedingungen oder unter Zuhilfenahme des Operationsmikroskops zu resezieren und anschließend eine Duraplastik durchzuführen (s. S. 367).

4. Operatives Vorgehen bei malignen Tumoren der Nasennebenhöhlen und der benachbarten Regionen

a) Teilresektionen des Oberkiefers

α) Allgemeine Vorbemerkung

Teilresektionen des Oberkiefers kommen sowohl bei benignen als auch bei malignen Tumoren des Oberkiefers in Betracht. Es handelt sich dabei um Tumoren mit vorwiegendem Sitz im Bereich des Alveolarkamms, des harten Gaumens, des Kieferhöhlenbodens und der kaudalen lateralen Nasenwand. Die im folgenden beschriebenen Operationsverfahren können entweder über einen peroralen oder über einen transfazialen Zugang ausgeführt werden. Bei malignen Tumoren ist eine entsprechende neck dissection mit Unterbindung der zuführenden arteriellen Gefäße erforderlich (s. S. 329).

β) Marginale Teilresektion im Bereich des Alveolarkamms und des harten Gaumens

Bei umschriebenen malignen Tumoren mit Lokalisation am seitlichen Alveolarkamm des Oberkiefers beziehungsweise am harten Gaumen ist eine marginale Teilresektion des Oberkiefers indiziert, wobei über den *peroralen Zugang* (s. S. 331) vorgegangen wird. Die Oberlippe des Patienten wird während des Eingriffs von einem Assistenten mit geeigneten Haken nach oben gehalten und der *Tumorbezirk weit, d. h. mindestens 1,5 cm im Gesunden umschnitten.* Die in diesem Bereich vorhandenen Zähne werden extrahiert. Nach Ablösen des Periosts im Bereich der Mukoperiostinzision wird der Knochen mit Hilfe einer oszillierenden Säge oder mit geeigneten Flachmeißeln ebenfalls weit im Gesunden durchtrennt und mit dem Tumor exstirpiert (Abb. 142a, b).

Kleinere Defekte lassen sich durch Naht der verbliebenen Mundvorhofschleimhaut mit dem Mukoperiost des Alveolarkamms beziehungsweise des harten Gaumens verschließen. Eine besondere Tamponade ist nicht erforderlich. Wurde die *Kieferhöhle bei der Tumorresektion mit eröffnet,* so ist es zweckmäßig, ein Fenster zum unteren Nasengang anzulegen (s. S. 50), durch das eine postoperative Kontrolle der Kieferhöhle mit Hilfe einer Winkeloptik oder mit einer dünnen flexiblen Optik gewährleistet ist, sofern der zur Kieferhöhle entstandene Defekt plastisch verschlossen wurde. Im Einzelfall muß man entscheiden, ob man zunächst eine Mundvorhofsfistel belassen will, oder ob man einen primären, gegebenenfalls plastischen Verschluß der Alveolarkammfistel (s. S. 75) vorzieht.

Ist im Bereich des harten Gaumens eine operationsbedingte *offene Verbindung zwischen Mundhöhle und Kieferhöhle* entstanden, so empfiehlt es sich, am Ende des operativen Eingriffs eine Mikulicz-Beuteltamponade in die Kieferhöhle einzulegen. Eine bis 2 Wochen später kann ein *vorläufiger Verschluß des Gaumendefekts* durch eine zahnärztlich angefertigte Obturatorprothese herbeigeführt werden. Der *endgültige plastische Verschluß* sollte erst nach einer rezidivfreien Beobachtungszeit von mindestens 1 bis 2 Jahren erfolgen. Je nach der Ausdehnung des Defekts können dafür entweder lokale Mukoperiostlappen Verwendung finden, oder es müssen Fernlappen herangeführt werden, die auch als myokutane Insellappen gestaltet werden können (s. Band V/3, S. 750 dieser Operationslehre).

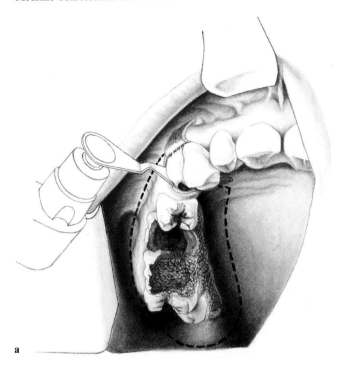

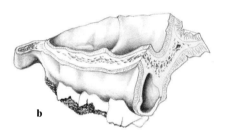

Abb. 142a, b. Marginale Teilresektion des Oberkiefers im Bereich des Alveolarkamms und des harten Gaumens. **a** Die *gestrichelte Linie* umgrenzt das Ausmaß der Resektion und zeigt die erforderliche Schleimhaut-Periost-Inzision an. Mit Hilfe einer oszillierenden Säge wird der Knochen des Alveolarkamms durchtrennt. Zuvor wurde hier ein Zahn extrahiert. Das gingivale Mukoperiost ist in diesem Bereich als gestielter Lappen nach kranial geschlagen. Er dient nach der Resektion zur Abdeckung der ausgeräumten Alveole. **b** Ausmaß des teilresezierten Oberkiefers

γ) *Mediane Teilresektion des Alveolarfortsatzes und des harten Gaumens*

Bei umschriebenen malignen Tumoren des medianen Alveolarfortsatzes, des harten Gaumens und des Nasenbodens mit strenger Begrenzung auf die untere Etage (s. S. 327) ist eine mediane Teilresektion indiziert. Der Eingriff wird über einen *transfazialen Zugang* durchgeführt. Dabei beginnt die *Inzision am lateralen Rand des Nasenflügels*. Sie wird um den Nasenflügel herum und *durch die Mitte der Oberlippe* geführt. Je nach der Ausdehnung des Tumors kann man sie auch beiderseitig anlegen (Abb. 140). Von dieser Inzision aus werden die *Weichteile türflügelartig aufgeklappt* und zur Peripherie hin etwas vom Knochen abgeschoben. Das Mukoperiost wird dann in ausreichend weitem Abstand vom Tumor inzidiert und der Knochen des Oberkiefers im Bereich der Mukoperiostinzision mit einer oszillierenden Säge oder mit geeigneten Meißeln durchtrennt. Die Knochenschnitte enden im Bereich der Apertura piriformis und können den knöchernen Nasenboden in seinem anterioren Anteil ebenso umfassen wie die anterioren Anteile des knöchernen harten Gaumens. Die in dem umschnittenen Bezirk noch vorhandenen Zähne werden entfernt.

Bei *kleineren Defekten* kann die Deckung durch das abgelöste Mukoperiost des harten Gaumens und die verbliebene Mundvorhofschleimhaut beziehungsweise die Oberlippenschleimhaut erfolgen. Abschließend werden die Zugangsinzisionen mit atraumatischen Nähten verschlossen. Eine besondere Tamponade ist nicht erforderlich. Während der ersten postoperativen Tage sollte eine Flüssignahrung mit Hilfe von Strohhalm oder Schnabeltasse zugeführt werden.

Ist ein *größerer Defekt mit offener Verbindung zwischen Mund- und Nasenhöhle* entstanden, so empfiehlt es sich, zunächst eine Mikulicz-Beuteltamponade einzubringen und nach 1 bis 2 Wochen eine zahnärztlich angefertigte Obturatorprothese einzusetzen. Die plastisch-chirurgische Versorgung des Defekts (s. S. 360) sollte erst nach einer rezidivfreien Beobachtungszeit von mindestens 1 bis 2 Jahren erfolgen.

δ) Teilresektion des Kieferhöhlenbodens und der lateralen Nasenwand

aa) Allgemeine Vorbemerkung

Umschriebene maligne Tumoren der mittleren Etage (s. S. 327), die auf den Kieferhöhlenboden oder auf die kaudale laterale Nasenwand beschränkt sind, können durch Teilresektion über einen *peroralen Zugang im Sinne der Kieferhöhlenoperation nach* DENKER (s. S. 56) entfernt werden. Stellt sich die Tumorausdehnung jedoch größer dar, so hat nötigenfalls der *Übergang zu einem geeigneten transfazialen Vorgehen* (s. S. 332) unverzüglich zu erfolgen, damit die Ausräumung des Tumors im Gesunden gewährleistet ist. In entsprechend gelagerten Fällen kann auch die degloving Technik (s. S. 331) zur Anwendung gelangen.

bb) Perorales Vorgehen

Der Eingriff entspricht zunächst der Kieferhöhlenoperation nach DENKER (s. S. 56). Nach Anlegen eines Fensters zur Kieferhöhle in der Fossa canina wird der kaudale Abschnitt des Processus frontalis des Oberkiefers im Bereich der Apertura piriformis entfernt. Auf diese Weise erhält man einen übersichtlichen Zugang zur Kieferhöhle. Anschließend wird die *kaudale laterale Nasenwand in Höhe des Ansatzes der unteren Muschel reseziert*. Das Resektat enthält das Mukoperiost von medialer Kieferhöhlenwand und lateraler Nasenwand sowie die gesamte untere Muschel. Bei umschriebenen malignen Tumoren ist die Erhaltung des Tränennasengangs nur dann möglich, wenn das Gangsystem mit Sicherheit frei von Tumor ist.

Erstreckt sich der Tumor auf die Schleimhaut des Kieferhöhlenbodens, dann ist damit zu rechnen, daß auch das darunterliegende Periost und meistens auch der Knochen vom Tumor befallen sind. In diesen Fällen muß das *Os palatinum der betroffenen Seite mit dem knöchernen Alveolarkamm weit im Gesunden entfernt* werden. Die Resektion sollte bis zum Septum nasi erfolgen. Da im Bereich der Kieferhöhlenhinterwand Lymphgefäße vom Kieferhöhlenboden zur Flügelgaumengrube ziehen, ist auch die *Kieferhöhlenhinterwand in ihrem kaudalen Anteil zu resezieren*. Abschließend werden vorstehende Knochenkanten mit der Knochenzange bis unter das entsprechende Weichteilniveau abgetragen, damit die Resektionsränder des Knochens ausreichend gedeckt sind.

Konnte das Mukoperiost des harten Gaumens weitgehend erhalten werden, so ist ein *Verschluß* zwischen Mundvorhof und Nasenhöhle beziehungsweise Kieferhöhle *durch die Naht der Mundvorhofsinzision* möglich. Die Operationshöhle wird dann mit einer Mikulicz-Beuteltamponade versorgt, die über den Defekt in der lateralen Nasenwand zur Nasenhöhle herausgeleitet wird. Liegt nach der Resektion des Tumors ein zu großer Schleimhautdefekt vor, dann wird die Mikulicz-Beuteltamponade über den Mundvorhof eingebracht und zur besseren Nachbeobachtung über längere Zeit eine *Mundvorhof-Kieferhöhlen-Fistel belassen*. Anschließend wird eine *Obturatorprothese* für die Übergangszeit angefertigt. Bei Rezidivfreiheit kann man nach mindestens 1 bis 2 Jahren einen *plastischen Verschluß der Fistel* (s. S. 360) durchführen.

cc) *Transfaziales Vorgehen*

Das transfaziale Vorgehen ist bei malignen Tumoren, die im Bereich des Kieferhöhlenbodens und der lateralen Nasenwand lokalisiert sind, besser geeignet als das perorale. Das gilt besonders für die Tumoren, deren Begrenzung sich präoperativ nicht sicher bestimmen läßt. Von einer *paranasalen translabialen Inzision* (Abb. 140) werden die Weichteile mit dem Periost im Bereich von Apertura piriformis, Fossa canina und Processus frontalis vom Knochen abgelöst. Der N. infraorbitalis wird dabei geschont. Mit einer oszillierenden Säge oder mit geeigneten Meißeln durchtrennt man dann den Knochen im Bereich des Processus frontalis, der Fossa canina und des Alveolarkamms lateral vom Tumorbereich. Canalis infraorbitalis und Infraorbitalspange werden dabei geschont. Die mediale Knocheninzision verläuft durch die Apertura piriformis. Nach *Abtragen des umschnittenen Knochenbezirks* ist der Zugang zu Kieferhöhle, lateraler Nasenwand und hartem Gaumen frei. Die erforderliche *Resektion im Bereich der lateralen Nasenwand und des Kieferhöhlenbodens* mit den betroffenen Abschnitten des harten Gaumens kann nun unter guter Sicht erfolgen.

Bei *kleineren Defekten* im Bereich des Alveolarkamms und des harten Gaumens ist eine primäre Deckung durch das verbliebene Mukoperiost im Bereich von hartem Gaumen und Mundvorhof möglich. Die Operationshöhle wird dann durch eine Mikulicz-Beuteltamponade versorgt, die zur Nasenhöhle herausgeleitet wird. Bei *größeren Defekten des harten Gaumens zu Nasenhöhle und Kieferhöhle hin* empfiehlt sich ein Offenhalten des Defekts durch Einbringen einer Mikulicz-Beuteltamponade vom Mund beziehungsweise vom Mundvorhof aus. Später kann der Defekt durch eine Obturatorprothese versorgt werden.

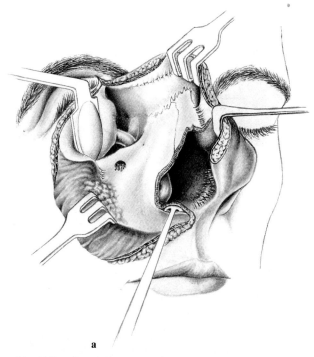

Abb. 143a–c. Oberkieferteilresektion bei umschriebenen maxillo-ethmoidalen Tumoren und bei Tumoren der Nasenhaupthöhle. **a** Transfazialer Zugang mit paranasaler Inzision. Apertura piriformis, Processus frontalis, Os nasale und faziale Kieferhöhlenwand sind freigelegt. Der N. infraorbitalis ist durchtrennt. Der Tränensack ist aus der Fossa lacrimalis ausgelöst, der Bulbus mit der Periorbita von der medialen knöchernen Orbitawand abgedrängt. Das Mukoperiost am Nasenboden wird vom Knochen abgelöst

ε) Teilresektion bei umschriebenen maxilloethmoidalen Tumoren und bei Tumoren der Nasenhaupthöhle

Umschriebene maligne Tumoren, die auf die mittlere Etage der Nasennebenhöhlen im Bereich der Maxillo-Ethmoidal-Region, die laterale Nasenwand und/oder die Nasenhaupthöhle begrenzt sind, können durch eine Oberkieferteilresektion mit entsprechender Erweiterung von einem transfazialen Zugang ausgeräumt werden.

Von einer *paranasalen Inzision* werden die Weichteile und das Periost von der Apertura piriformis aus über die Fossa canina nach lateral und bis zum Processus frontalis des Oberkiefers sowie bis zum Os nasale abgelöst (Abb. 143a). Ob der N. infraorbitalis bei entsprechend umschriebenem Tumorbefall dabei zu erhalten ist oder nicht, muß im einzelnen Fall entschieden werden. Der Tränensack wird mit der Periorbita abgelöst, der Tränennasenkanal muß gegebenenfalls durchtrennt werden. Falls es die Tumorsituation erlaubt, kann man die Mündung des Ductus nasolacrimalis mit etwas Schleimhaut der lateralen Nasenwand umschneiden und am Ende des Eingriffs den Ductus mit der erweiterten Mündung in die Wangenschleimhaut einnähen (DRAF 1980). Danach wird der *Oberkiefer* im Bereich der geplanten Resektionslinie *mit Säge und Meißel durchtrennt* und dieser *Block nach Möglichkeit im Zusammenhang entfernt* (Abb. 143b). Kieferhöhlenboden und harter Gaumen bleiben

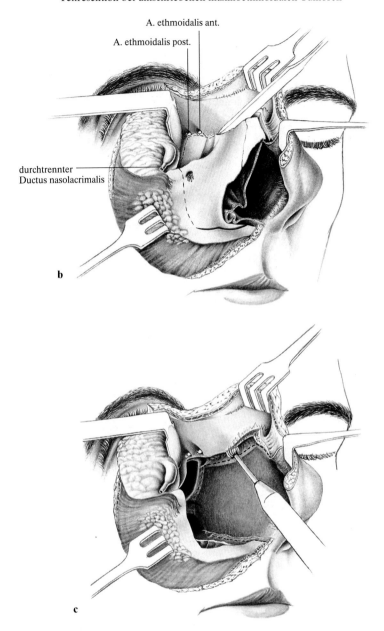

Abb. 143. b Im Bereich des Os nasale und in Höhe des Kieferhöhlenbodens ist der Knochen durchtrennt. Der Processus frontalis des Oberkiefers wird mit dem Meißel durchtrennt. Die *gestrichelte Linie* zeigt das Ausmaß der Knochenresektion an. Das teilweise abgelöste Mukoperiost der lateralen Nasenwand und des Nasenbodens kann je nach Tumorausdehnung erhalten oder muß mit in die Resektion einbezogen werden. Der Ductus nasolacrimalis ist durchtrennt. **c** Zustand nach Teilresektion des rechten Oberkiefers mit Entfernung der lateralen Nasenwand, Ausräumung des Siebbeins und der Keilbeinhöhle. Nasen- und Kieferhöhlenboden sind erhalten. Die Schädelbasis im Bereich des Siebbeindaches wird mit der Fräse geglättet. Die *gestrichelte Linie* zeigt die bei entsprechendem Tumorbefall mögliche Resektion des Septums an

erhalten, ebenso das Os zygomaticum mit der lateralen Kieferhöhlenwand. Mediale Anteile des Orbitabodens und der Infraorbitalspange müssen gegebenenfalls in die Resektion mit einbezogen werden.

Sind *auch Siebbein und Keilbeinhöhle vom Tumor betroffen,* so müssen sie ausgeräumt werden. Nach weitgehender Abtragung des Processus frontalis und nach Wegnahme der gesamten lateralen Nasenwand einschließlich der Lamina orbitalis sive papyracea ist ein übersichtlicher Zugang zu Siebbein, Keilbeinhöhle und Nasenhaupthöhle geschaffen (Abb. 143c). Danach kann der Tumor ausgeräumt werden, wobei gegebenenfalls Anteile der *knöchernen Schädelbasis* mitentfernt werden müssen. Die gesunde Dura sollte intakt bleiben. Sind *Einrisse in der Dura* entstanden, so müssen sie sofort plastisch versorgt werden (s. S. 272). – Nach vollständiger Tumorausräumung wird die Operationshöhle mit einer gesalbten Mikulicz-Beuteltamponade ausgelegt. Die Tamponade wird durch die Nase herausgeleitet und die paranasale Inzision durch Naht verschlossen.

Ist die *Dura im Bereich von Nasen- und Siebbeindach* vom Tumor mitergriffen, so ist zu entscheiden, ob der Tumor noch von unten über die Nasen- und Nebenhöhlen umfaßt werden kann, oder ob besser der transfaziale Eingriff mit einem neurochirurgischen transfrontalen Vorgehen zu kombinieren ist.

b) Totale Resektion des Oberkiefers

Maligne Tumoren, die große Anteile der Kieferhöhle und/oder des Alveolarkamms sowie des harten Gaumens ergriffen haben oder in die Wangenweichteile beziehungsweise in das Jochbein eingebrochen sind, machen die *totale Oberkieferresektion* erforderlich. Bei malignen Tumoren, die in die Fossa pterygopalatina und/oder in die Fossa infratemporalis beziehungsweise von der mittleren Etage aus (s. S. 328) in die Orbita eingewachsen sind, muß eine *erweiterte totale Oberkieferresektion* vorgenommen werden.

Das Operationsprinzip der totalen Oberkieferresektion ist ein sog. *tumorumfassender Eingriff*. Dabei wird der gesamte Oberkiefer-Jochbein-Gaumen-Alveolarkamm-Block ausgelöst und entfernt. Auch der knöcherne Orbitaboden wird in der Regel ganz oder teilweise reseziert. Der weiche Gaumen sollte aus funktionellen Gründen nach Möglichkeit erhalten bleiben. Eine plastisch-rekonstruktive Stabilisierung der vom Knochen entblößten orbitalen, lateralen und fazialen Wandung der Operationshöhle wird zum Abschluß der Operation durch das Einbringen von frei transplantierten Spalthautlappen oder mit Hilfe von Silikonfolien (s. S. 352) angestrebt. Wegen der besseren Übersicht sollte stets ein *transfazialer Zugang* (s. S. 332) gewählt werden, wobei die *paranasale translabiale Inzision mit endobukkaler Erweiterungsinzision* nach Neel et al. (s. S. 335) oder mit *subziliarer Erweiterungsinzision* geeignet sind.

Zunächst werden der gesamte Oberkieferknochen von der Spina nasalis anterior bis zum Tuber maxillae und das Jochbein freigelegt. Die knöcherne Infraorbitalspange sowie der Processus frontalis des Oberkiefers mit der Crista piriformis werden dargestellt (Abb. 144a). Dann hebt man die Periorbita von der knöchernen lateralen Nasenwand und vom Dach der Kieferhöhle ab. Dabei wird der Tränensack aus der Fossa sacci lacrimalis herausgelöst und der Ductus nasolacrimalis durchtrennt.

Auf diese Weise können *Tränensack und Ductus nasolacrimalis* mit der Periorbita vom Knochen abgedrängt und für die spätere Reposition erhalten werden. Die *Knocheninzisionen*, die mit Hilfe einer geeigneten Säge oder eines Meißels ausgeführt werden, beginnen mit einer lateralen Rhinotomie (s. Band V/1, S. 203 dieser Operationslehre). Es folgt eine horizontale Inzision durch den Processus frontalis des Oberkiefers. Dann drängt man die vom Dach der Kieferhöhle abgelöste Periorbita und den Bulbus oculi mit Hilfe eines Duraschützers zurück und kann nun die Knocheninzision durch den Orbitaboden dorsal der Infraorbitalspange führen. Die Lage dieser Inzision richtet sich nach der Tumorausdehnung. Je weiter ventralwärts man sie legen kann, um so bessere Voraussetzungen ergeben sich für die Abstützung des Orbitainhalts. Vom lateralen Rand der Orbita verläuft die Knocheninzision horizontal durch den Processus temporalis sowie kaudalwärts durch das Os zygomaticum (Abb. 144a). Dann werden Schleimhaut und Periost am Alveolarkamm und am harten Gaumen nahe der Mittellinie durchtrennt und für die Knocheninzision etwas vom Knochen abgeschoben (Abb. 144b).

Wenn es die Tumorausdehnung erlaubt, kann man versuchen, größere Anteile des Mukoperiosts am harten Gaumen der betroffenen Seite zu erhalten, um den verbleibenden Schleimhautdefekt entsprechend zu verkleinern. Die Mukoperiostinzision am harten Gaumen wird dann nicht in der Mittellinie, sondern entsprechend weiter lateral geführt. Die Knocheninzision durch den Alveolarkamm und den harten Gaumen verläuft etwa in der Mittellinie und sollte diese aus funktionellen Gründen nach Möglichkeit nicht wesentlich überschreiten (Abb. 144b). Der *weiche Gaumen ist möglichst zu schonen*, da man sonst mit erheblichen Funktionsstörungen rechnen muß.

Nun ist der Oberkiefer nur noch mit dem *Processus pterygoideus des Keilbeins* verbunden. Hier wird die Abtrennung mit einem breiten Flachmeißel vollzogen, der von lateral zwischen Maxilla und Processus pterygoideus angesetzt wird. Danach ist der *gesamte Oberkieferblock beweglich* und kann mit einer Faßzange durch hebelnde und drehende Bewegungen *in toto exstirpiert* werden. Die noch anhängenden Mm. pterygoidei werden mit einer kräftigen Tonsillenschere vom Oberkieferknochen abgetrennt (Abb. 144c). Dabei kann es zu einer *Blutung aus der A. maxillaris* kommen. Nach vorübergehender Kompression kann die Blutungsstelle identifiziert und die Arterie ligiert werden. Kleinere blutende Gefäße werden mittels bipolarer Koagulation versorgt. Durch die vor der Oberkieferresektion durchgeführte Unterbindung der zuführenden arteriellen Gefäße am Hals und die anschließende intraarterielle Injektion eines schnellklebenden Fibrinklebers distal von der Unterbindungsstelle (s. S. 341) hält sich die Blutung in der Regel in Grenzen. – Der resezierte Knochenblock enthält auch die gesamte untere laterale Nasenwand mit der unteren Muschel. *Tränensack und Ductus nasolacrimalis*, die zu Beginn des Eingriffs herausgelöst und mit den Orbitaweichteilen beiseitegehalten wurden, münden nun unmittelbar in die Operationshöhle (Abb. 144b).

Es erfolgt eine *sorgfältige Kontrolle der Resektionsränder auf eventuelle Tumorausläufer*, insbesondere zum Siebbein hin. Eine histologische Schnellschnittuntersuchung der kritischen Randbezirke ist sehr hilfreich. Ist das Siebbein vom Tumorwachstum nicht betroffen, so kann die mittlere Muschel erhalten und gegebenenfalls zur Abstützung des Orbitabodens mit herangezogen werden. Ist der *Tumor jedoch in den maxilloethmoidalen Winkel eingewachsen*, was häufig der Fall ist, muß eine *er-*

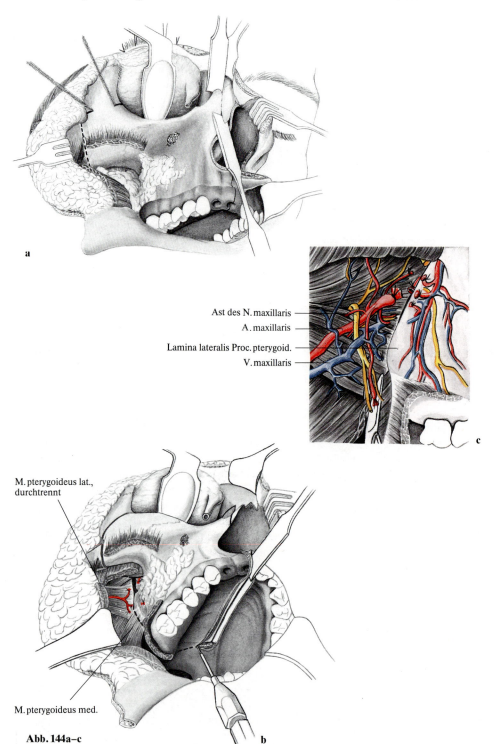

Abb. 144a–c

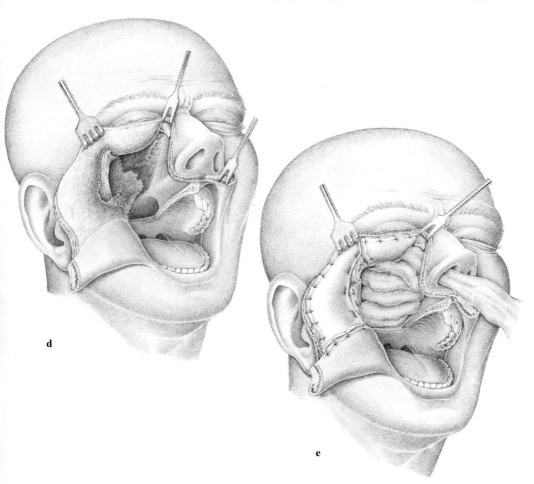

Abb. 144a–e. Totale Oberkieferresektion. **a** Die paranasale-translabiale Inzision mit endobukkaler Erweiterungsinzision ist ausgeführt. Der gesamte Oberkieferknochen und das Jochbein sowie die Apertura piriformis und das Os nasale sind freigelegt. Der Ductus nasolacrimalis ist durchtrennt. Der Saccus lacrimalis ist von der medialen knöchernen Orbitabegrenzung und vom Orbitaboden teilweise abgelöst. Knocheninzisionen werden mit dem Meißel im Bereich des Os nasale und des processus frontalis durchgeführt. Der Processus temporalis wird mit einer Gigli-Säge horizontal durchtrennt. Die *gestrichelte Linie* zeigt die vorgesehene Durchtrennung des Processus temporalis des Jochbeins an. Im Bereich der *ausgezogenen Linie* wird der Oberkiefer im Bereich der Spina nasalis anterior, dem Alveolarkamm und dem harten Gaumen durchtrennt. **b** Mit dem Meißel wird der Oberkiefer im Bereich des Alveolarfortsatzes und des harten Gaumens durchtrennt. Im Bereich der *gestrichelten Linie* wird das Mukoperiost vor dem Übergang zum weichen Gaumen mit dem Elektrokauter durchtrennt. Der M. pterygoideus lateralis ist an seinem Ansatz an der Lamina lateralis des Processus pterygoideus durchtrennt. Im Bereich der gestrichelten Linie wird der M. pterygoideus medialis abgetrennt. Äste der A. maxillaris sind unterbunden. **c** Nebenskizze. Die Mm. pterygoidei werden mit einer Schere von ihrem Ansatz an der Lamina lateralis des Processus pterygoideus durchtrennt. Äste der hier lateral vom M. pterygoideus lateralis verlaufenden A. maxillaris sind ligiert. **d** Operationsdefekt nach totaler Oberkieferresektion mit Ausräumung des Siebbeins. **e** Auf die Wundflächen der lateralen und fazialen Weichteile sowie im Bereich des Orbitabodendefekts sind Spalthauttransplantate oder Silikonfolie aufgelegt. Die Operationshöhle ist mit einer Mikulicz-Beuteltamponade, die zur Nase herausgeleitet wird, ausgelegt

weiterte totale Oberkieferresektion (s. S. 352) durchgeführt werden, bei der auch das Siebbein und gegebenenfalls die Keilbeinhöhle ausgeräumt werden (Abb. 144d). Die mittlere Muschel ist dann ebenfalls nicht zu erhalten.

Nach Glätten der knöchernen Exzisionsränder und sorgfältiger Blutstillung in der gesamten Operationshöhle wird ein *freies Spalthauttransplantat* vom Oberschenkel oder vom Unterbauch gewonnen und auf die Wundflächen der lateralen und fazialen Weichteile aufgelegt (Abb. 144e). Statt des Spalthauttransplantats kann man auch eine *dünne Silikonfolie* auf die Wundfläche aufbringen. Das Spalthauttransplantat beziehungsweise die Silikonfolie werden mit einigen Situationsnähten an den dorsalen Wundrand am harten Gaumen und an den Wundrändern der Mundvorhofinzision sowie der paranasalen und gegebenenfalls auch der subziliaren Inzision angeheftet und zusätzlich mit Fibrinkleber fixiert. Die Weichteilabdeckung mit dem Spalthautlappen oder der Silikonfolie soll in erster Linie eine *Narbenkontraktur im Bereich der Wange verhüten helfen*. Wurde auch der knöcherne Boden der Orbita weitgehend reseziert, so kann auch er durch das Einheilen eines Spalthautlappens eine Stabilisierung erfahren. Weitere, *den Orbitainhalt abstützende Maßnahmen* (s. S. 362) sind zusätzlich zu empfehlen, wenn größere Partien des knöchernen Orbitabodens abgetragen werden mußten.

Wangenweichteile und Oberlippe werden zurückverlagert und die Zugangsinzisionen durch Naht verschlossen. Abschließend wird eine Mikulicz-Beuteltamponade durch den verbleibenden Gaumendefekt in die Operationshöhle eingelegt und eventuell durch die Nase herausgeführt. Zwei bis 3 Wochen später kann eine zahnärztlich oder kieferorthopädisch angefertigte *Oberkiefer-Obturatorprothese* eingesetzt werden. Eine endgültige *plastisch-chirurgische Versorgung des Oberkieferdefekts* sollte erst nach einer rezidivfreien Beobachtungszeit von mindestens 2 Jahren vorgesehen werden.

c) Erweiterte totale Oberkieferresektionen

α) *Erweiterte totale Oberkieferresektion mit Ausräumung des Siebbeins, der Keilbeinhöhle und der Stirnhöhle*

Hat ein maligner Tumor der unteren und der mittleren Etage (s. S. 327) die obere Etage im Bereich des Siebbeins, der Keilbeinhöhle und/oder der Stirnhöhle erreicht, so muß die totale Oberkieferresektion entsprechend erweitert werden. Im Anschluß an die in oben beschriebener Weise durchgeführte *totale Oberkieferresektion* (s. S. 348) wird der restliche Anteil des Processus frontalis des Oberkiefers abgetragen. Das weitere Vorgehen entspricht der *Siebbein-Keilbeinhöhlen-Operation von außen* (s. S. 99). Bei der *Siebbeinausräumung* muß man die Lamina papyracea allerdings total entfernen, um einen Tumordurchbruch zur Orbita auszuschließen. Dabei sollten die Aa. ethmoidales anterior und posterior nach Möglichkeit unterbunden (s. Band V/1, S. 194 dieser Operationslehre) beziehungsweise durch bipolare Koagulation versorgt werden. Anschließend wird die *knöcherne Schädelbasis am Siebbeindach* unter dem Operationsmikroskop oder lupenchirurgisch *auf Tumorbefall* kontrolliert. Bei Verdacht auf tumoröse Veränderungen des Knochens wird der verdächtige Bezirk abgetragen und die Dura freigelegt. Ist auch die Dura vom Tumor ergriffen, so ist ein

Neurochirurg zuzuziehen und eine Entscheidung darüber zu treffen, ob der Tumor auf dem zusätzlichen transfrontalen intraduralen Zugangsweg (s. S. 244) ausreichend radikal entfernt werden kann oder nicht.

Nach Ausräumung des Siebbeins wird die *Keilbeinhöhle auf transethmoidalem Weg eröffnet und ausgeräumt* (s. S. 170). Dabei muß das Mukoperiost total entfernt und auf Tumorbefall untersucht werden. Danach kann man die *knöchernen Keilbeinhöhlenwände kontrollieren*. Sind auch diese vom Tumor befallen, so ist man in der Regel gezwungen, den Eingriff abzubrechen. Konnte die Tumorausdehnung auf die knöchernen Wände der Keilbeinhöhle bereits ante operationem festgestellt werden, dann ist durch den Neurochirurgen zu entscheiden, ob ein kombiniertes transfaziales transfrontales Vorgehen (s. S. 365) noch sinnvoll ist.

Wenn der Tumor aus Siebbein und Keilbeinhöhle entfernt ist, erfolgt das *Abdekken der Wundflächen mit Spalthautlappen* beziehungsweise mit *Silikonfolie* (s. S. 352) sowie die übrige Versorgung der Operationshöhle und der Inzisionen in der für die totale Oberkieferresektion beschriebenen Weise (s. S. 348).

Ist auch die *Stirnhöhle vom Tumor befallen,* muß die paranasale translabiale Inzision durch eine supraorbitale und/oder eine vertikale Erweiterungsinzision (Abb. 140) ergänzt werden. Nach breiter Freilegung der Stirnhöhlenvorderwand und des Orbitadaches wird die *Stirnhöhle vom vorher ausgeräumten Siebbein aus am Boden eröffnet.* Der Tumor und das Mukoperiost werden vollständig aus der Stirnhöhle entfernt und die knöchernen Stirnhöhlenwände kontrolliert. Ist der Knochen frei von Tumor, erfolgt die *Verödung der Stirnhöhle* nach RIEDEL-KUHNT (s. S. 137). Besteht aber Verdacht auf eine Tumorbeteiligung des Knochens der Stirnhöhlenhinterwand, so muß der erkrankte Bezirk abgetragen und in diesem Bereich auch die *Dura freigelegt und kontrolliert* werden (s. S. 242). Bei der Abtragung des erkrankten Knochens im Bereich der Stirnhöhlenvorderwand und des angrenzenden Stirnbeins ist zu bedenken, daß *der Tumor in den Diploevenen eine wenig Widerstand bietende Wegleitung findet* und sich Tumorzapfen hier weit vorschieben können. Um Randrezidive zu vermeiden, ist der Knochen deshalb in diesem Bereich ausreichend weit zu resezieren. Ist die Dura ebenfalls vom Tumor ergriffen, was häufig der Fall ist, kann man sich bei der Knochenresektion nicht nach der erkrankten Durafläche richten, sondern muß den Knochen weit darüber hinaus abtragen.

Bei Befall der Dura sollte ein Neurochirurg zugezogen und gemeinsam mit ihm entschieden werden, ob durch ein kombiniertes rhinochirurgisch-neurochirurgisches Vorgehen (s. S. 365) eine radikale Tumorresektion noch möglich ist.

β) *Erweiterte totale Oberkieferresektion mit Exenteratio orbitae*

Alle malignen Tumoren der mittleren und der oberen Etage (s. S. 328) haben die Tendenz, in die Orbita einzuwachsen. Bei infiltrierendem Tumoreinbruch durch die Periorbita muß *zusätzlich zur totalen Oberkieferresektion eine Exenteratio orbitae* erfolgen. Die Exerteratio wird am besten vor der Oberkieferresektion durchgeführt. Zunächst sollte der Lidspalt durch 2 bis 3 durch die Lidkanten gelegte Nähte verschlossen werden (Abb. 145b). Dann beginnt man den Eingriff mit der *Hautinzision im Bereich der Lidkanten* des Ober- und des Unterlids, die in der medialen und in der lateralen Lidkommissur münden (Abb. 145a). Wenn man die Inzision von der lateralen Lidkommissur aus noch etwas über den lateralen knöchernen Orbitarand hinaus

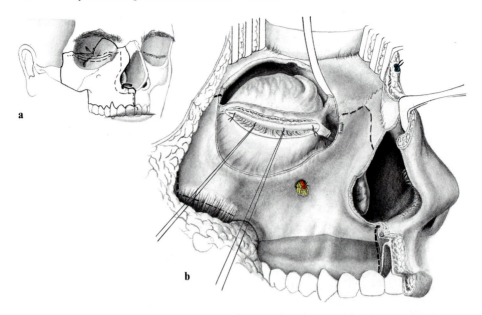

Abb. 145 a–d. Erweiterte totale Oberkieferresektion mit Exenteratio orbitae. **a** Die *gestrichelte Linie* entspricht der paranasalen translabialen Inzision sowie den zusätzlichen Lidrandinzisionen, die längs der punktierten Linie nach lateral erweitert werden können. Die *ausgezogene Linie* beschreibt das Ausmaß der Knochenresektion bei der erweiterten totalen Oberkieferresektion. **b** Der gesamte Oberkieferknochen und die Apertura piriformis sind freigelegt. Die Haut von Oberlid und Unterlid ist nach kranial beziehungsweise kaudal abpräpariert. Der Lidspalt ist durch vier durch die Lidkanten gelegte Nähte verschlossen. N. und A. infraorbitalis sowie das Ligamentum palpebrale mediale sind durchtrennt. Das Ligamentum palpebrale laterale soll später durchschnitten werden. Die Periorbita wird mit einem Raspatorium von der knöchernen Begrenzung der Orbita gelöst. Die *gestrichelten Linien* zeigen die Knocheninzisionen für die Oberkieferresektion an

nach lateral verlängert, kann man den Zugang zur Orbita übersichtlicher gestalten. Danach führt man die *paranasale translabiale Inzision* (s. S. 334) aus, in die die beiden Lidrandinzisionen im Bereich der medialen Lidkommissur einmünden.

Weichteile und Periost werden vom Oberkiefer und die Haut des Unterlids von der Konjunktiva abgelöst. Anschließend wird auch die Haut des Oberlids von der Konjunktiva abpräpariert und der knöcherne Rand des Orbitadaches freigelegt. Die Ligamenta palpebrale mediale und laterale werden durchtrennt. Danach wird die Periorbita mit einem geeigneten Raspatorium vom Knochen gelöst (Abb. 145b). Man beginnt damit am Dach der Orbita und präpariert bis in den Apex orbitae. Dann wird die Periorbita unter Mitnahme des Tränensackes auch von der medialen und der lateralen knöchernen Orbitawand gelöst. Zuvor wird der Tränensack vom Ductus lacrimalis abgetrennt.

Wenn die *Orbitaweichteile einschließlich der Periorbita* allseits aus der knöchernen Orbita ausgelöst sind, hängt das Präparat noch an dem *Gefäß-Nerven-Muskel-Stiel* im Bereich der Apex orbitae. Es ist zweckmäßig, diesen Stiel mit einer gebogenen Gefäßklemme zu fassen und mit einer gebogenen, am Ende abgerundeten Schere zu durchtrennen (Abb. 145c). Anschließend wird die mit der Klemme gefaßte *A. ophthalmica* unterbunden. Sollte das nicht gelingen, so kann man den Gefäßstumpf kurz-

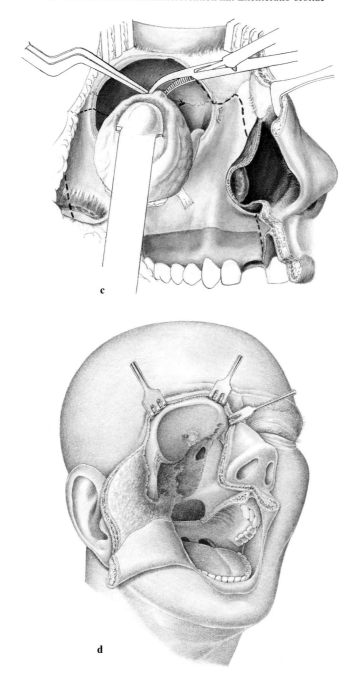

Abb. 145. c Der Orbitainhalt ist mit der Periorbita allseits von der knöchernen Orbitabegrenzung abgelöst und der Tränensack aus der Fossa lacrimalis herausluxiert. Der Gefäß-Nerven-Muskel-Stiel in der Apex orbitae wird mit einer Klemme gefaßt. Nach Unterbindung oder bipolarer Koagulation wird er hier durchtrennt. **d** Zustand nach erweiterter totaler Oberkieferresektion mit Exenteratio orbitae. Siebbein und Keilbeinhöhle sind mit ausgeräumt

fristig abtamponieren und die Blutstillung dann mit Hilfe der bipolaren Koagulation vornehmen.

An die Exenteratio orbitae schließt sich die *totale Oberkieferresektion* (s. S. 348) an (Abb. 145d). Nach Versorgung der entstandenen Wundflächen mit Spalthautlappen oder Silikonfolie erfolgt die Rückverlagerung der abgelösten Weichteile im Bereich von Stirn, Wange und Oberlippe. Die nicht mit resezierte Haut von Ober- und Unterlid wird zur Epithelisierung in die Operationshöhle eingeschlagen. Die Naht der Zugangsinzisionen und die übrige Versorgung des Operationsgebiets wird in der für die totale Oberkieferresektion beschriebenen Weise vorgenommen (s. S. 348ff.).

Ist es aufgrund der vorausgegangenen ophthalmologischen Untersuchung möglich, den *Konjunktivalsack bei der Exenteration orbitae zu erhalten,* wird dieser zu Beginn des Eingriffs von der Hautinzision im Bereich der Lidkanten aus vom Bulbus abpräpariert. Er kann dann im Rahmen der Orbitarekonstruktion für die Aufnahme einer Augenprothese benutzt werden (s. S. 365). Auch die Augenlider werden in diesen Fällen erhalten. Die Exenteratio orbitae und die Oberkieferresektion erfolgen in oben beschriebener Weise.

In den seltenen Fällen, in denen ein *isoliert in der Stirnhöhle wachsender maligner Tumor in die Orbita eingewachsen* ist, kann auf die gleichzeitige totale Oberkieferresektion verzichtet werden. Ist ein solcher Tumor noch nicht durch die Periorbita durchgebrochen, kann man ihn unter lupenchirurgischen Bedingungen oder unter dem Operationsmikroskop mit der Periorbita resezieren. Der entstandene Defekt in der Periorbita wird dann durch den Spalthautlappen oder die Silikonfolie gedeckt, mit denen auch die übrige Operationshöhle versorgt wird. – Besteht bereits präoperativ der Verdacht, daß der Tumor in die Orbita eingebrochen ist, sollte der Operateur vor dem Eingriff die Einwilligung des Patienten für eine eventuelle Exenteration orbitae einholen.

*γ) Erweiterte totale Oberkieferresektion mit Ausräumung
von Fossa pterygopalatina und Fossa infratemporalis*

Besteht aufgrund der Voruntersuchungen der dringende Verdacht, daß der Tumor in die Fossa pterygopalatina und/oder in die Fossa infratemporalis eingewachsen ist, so ist die totale Oberkieferresektion mit anschließender operativer Ausräumung dieser Regionen angezeigt.

aa) Transfazialer Zugang zur Fossa pterygopalatina

Bei der dem Eingriff vorauszuschickenden Neck dissection mit Unterbindung der zuführenden Gefäße (s. S. 329) empfiehlt es sich, die *A. carotis interna* im Halsbereich bis zur Apertura externa des Canalis caroticus freizupräparieren, um das Gefäß bei der Tumorresektion aus der Fossa pterygopalatina und der Fossa infratemporalis identifizieren zu können und seine Verletzung zu vermeiden. Im Anschluß an die Neck dissection wird die *totale Resektion des Oberkiefers* über den transfazialen Zugang (s. S. 348) von einer paranasalen translabialen Inzision mit endobukkaler oder subziliarer Erweiterungsinzision (s. S. 332 u. S. 335) durchgeführt. Danach ist die *Fossa pterygopalatina eröffnet.* Nach dorsal wird sie vom *Processus pterygoideus des Keilbeins* begrenzt (Abb. 146). Trennt man die Ansätze der Mm. pterygoidei und des M. trensor veli palatini scharf vom Processus pterygoideus ab, so liegt dieser frei,

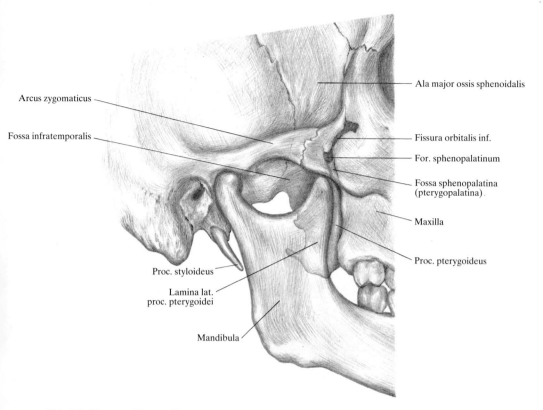

Abb. 146. Topographie von Fossa pterygopalatina und Fossa infratemporalis. Ansicht von lateral. Die Fossa pterygopalatina ist auf das Jochbein, der Processus pterygoideus mit der Lamina lateralis auf den aufsteigenden Ast des Unterkiefers projiziert. (Aus KRMPOTIC 1985)

und man kann ihn mit einem flachen Meißel entlang der Schädelbasis abtragen. Nach dorsal und lateral muß man dabei auf die Nn. mandibularis und lingualis achten, die zwischen dem M. pterygoideus medialis und dem M. pterygoideus lateralis hindurchtreten (s. Band V/1, Abb. 150a–c dieser Operationslehre). *Der Tumor kann nun aus der Fossa pterygopalatina ausgeräumt werden.* Dabei sollte man darauf achten, ob er *in die Mm. pterygoidei eingewachsen* ist. Sind die Muskeln vom Tumor befallen, dann müssen sie vollständig mitentfernt werden, damit sich keine Tumorausläufer mit verbleibenden Muskelanteilen in die Tiefe zurückziehen können. – Mit einer *stärkeren Blutung aus dem venösen Plexus pterygoideus* ist zu rechnen. Sie kann meistens mittels bipolarer Koagulation gestillt werden. Auch eventuelle Blutungen aus Ästen der A. maxillaris müssen entsprechend versorgt werden.

Im Weichteilbereich der Kaumuskulatur und zur Schädelbasis hin kann zusätzlich eine *elektrochirurgische Nachresektion* vorgenommen werden. Dabei ist darauf zu achten, daß man der A. meningea media und auch der A. carotis interna nicht zu nahe kommt. Eine intraoperative histologische Schnellschnittkontrolle beziehungsweise eine entsprechende Markierung des entfernten Gewebes für die histologische

Untersuchung sind zu empfehlen. – Der Eingriff wird wie die totale Oberkieferresektion mit dem Einbringen von Spalthautlappen oder von Silikonfolien und einer Mikulicz-Beuteltamponade abgeschlossen (s. S. 352).

bb) Laterale Zugangswege zu Fossa infratemporalis und Fossa pterygopalatina
Der laterale Zugang zu Fossa pterygopalatina und Fossa infratemporalis ist nicht als eigentlicher Operationsweg zur Entfernung maligner Nasennebenhöhlentumoren aufzufassen. Er ist vielmehr eine *zusätzliche Maßnahme, die in Verbindung mit der totalen Oberkieferresektion* (s. S. 348) bei Tumoren durchgeführt wird, die die Grenze der betroffenen Sinūs zum lateralen Bereich der mittleren Schädelbasis hin überschritten haben und in den retromaxillären und infratemporalen Raum eingebrochen sind.

Ein *laterales operatives Vorgehen* kann entweder *über den transpterygoidalen, den transzygomatikalen oder den infratemporalen Zugang* erfolgen. Die schwierigen anatomischen Verhältnisse in dieser Region, besonders die arterielle Versorgung über die A. maxillaris mit ihren 14 bis 15 Ästen und der venöse Plexus pterygoideus, erfordern die besondere Beachtung des Operateurs (s. Band V/1, S. 261 dieser Operationslehre). Im allgemeinen wird man auf den aufwendigen transpterygoidalen sowie auf den transzygomatikalen Zugang verzichten können und bei guter Ausleuchtung des Operationsgebiets unter lupenchirurgischem Vorgehen mit dem *infratemporalen Zugang* (DENECKE) auskommen. Dieser Zugang (s. Band V/1, S. 263 dieser Operationslehre) hat gegenüber den beiden anderen (s. Band V/1, S. 261 dieser Operationslehre) den Vorteil, daß weder Unterkiefer noch Jochbogen durchtrennt werden müssen und auch die Fazialisäste unberührt bleiben. Zweckmäßigerweise wird dabei *zunächst die totale Oberkieferresektion* in typischer Weise vorgenommen (s. S. 348) und der restliche Tumor *anschließend über den infratemporalen Zugang* aus der Fossa infratemporalis und der Fossa pterygopalatina ausgeräumt. Die nach der Tumorausräumung ungedeckt zurückbleibenden Weichteile im Bereich der Wange und zur Periorbita können mit *freien Spalthauttransplantaten* oder mit *Silikonfolie* gedeckt werden (s. S. 352). Eine Mikulicz-Beuteltamponade wird in die Operationshöhle eingelegt. Der laterale Zugangsweg muß gegebenenfalls durch Reposition und *Drahtosteosynthese* des Jochbogens oder auch mit *Osteosyntheseplatten* versorgt werden (s. S. 224).

cc) Erweiterter lateraler Zugang zur Ausräumung von Fossa infratemporalis und Fossa pterygopalatina
Der erweiterte laterale Zugang zu Fossa infratemporalis und Fossa pterygopalatina kann dann indiziert sein, wenn der Tumor von der Kieferhöhle aus in beide Fossae eingewachsen ist und die Ausräumung des Tumors mit Kontrolle der mittleren Schädelbasis und gleichzeitiger totaler Oberkieferresektion vorgenommen werden soll. Die erforderliche Inzision und die Ausdehnung der knöchernen Resektion (ATTENBOROUGH) sind aus Abb. 147a–c zu entnehmen. Bei diesem Vorgehen ist der N. facialis immer gefährdet. Die Rami temporales, zygomatici und zum Teil auch die Rami buccales sind in der Regel nicht zu erhalten.

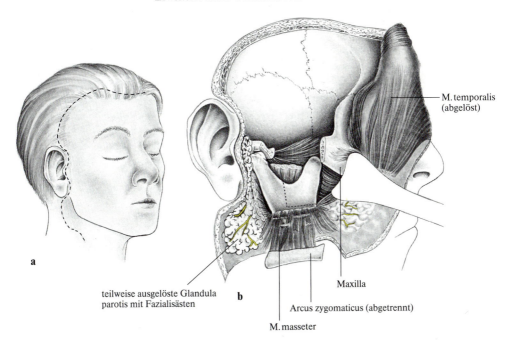
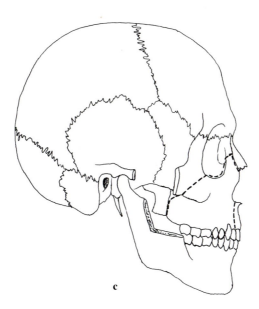

Abb. 147a–c. Erweiterter lateraler Zugang zu Fossa infratemporalis und Fossa pterygopalatina mit gleichzeitiger Oberkieferresektion (ATTENBOROUGH). **a** Die *gestrichelte Linie* zeigt die erforderliche Hautinzision an. **b** Der Jochbogen ist medial und lateral durchtrennt und nach kaudal verlagert. Der aufsteigende Unterkieferast muß längs der *punktierten Linie* reseziert werden. **c** Jochbogen und Processus muscularis des Unterkiefers sind reseziert. Die *gestrichelten Linien* zeigen die Resektionsgrenzen im Oberkiefer an

δ) Erweiterte totale Oberkieferresektion bei Tumordurchbruch in die Wangenweichteile

Ist ein maligner Nasennebenhöhlentumor der unteren oder der mittleren Etage (s. S. 327) in die Wangenweichteile durchgebrochen, so ist in den meisten Fällen die *totale Oberkieferresektion* erforderlich. Während des operativen Eingriffs ist dann durch entsprechende histologische Schnellschnittuntersuchungen zu entscheiden, ob bei der Entfernung der tumorbefallenen Wangenweichteile noch eine deckende Haut-Subkutis-Schicht erhalten werden kann, oder ob mit einem *durchgehenden Haut-Weichteil-Defekt* gerechnet werden muß. Der Patient sollte ante operationem über diese Situation aufgeklärt werden, damit dem Operateur die intraoperative Entscheidung überlassen bleibt und keine medikolegalen Folgen resultieren.

Der Eingriff wird über den *transfazialen Zugang* (s. S. 332) von einer paranasalen translabialen Inzision mit subziliarer und/oder endobukkaler Erweiterungsinzision (s. S. 332 u. S. 335) vorgenommen. Beim *Aufklappen der Wangenweichteile* sollte man die Haut unter lupenchirurgischen Bedingungen oder mit Hilfe des Operationsmikroskops sorgfältig in einer sicher tumorfreien subkutanen Schicht von den darunterliegenden, den Tumoreinbruch enthaltenden Wangenweichteilen abpräparieren beziehungsweise den vom Tumor befallenen Hautbezirk entsprechend *weit im Gesunden umschneiden*. Danach wird der Knochen des Oberkiefer-Jochbein-Gaumen-Blocks freigelegt und die *totale Oberkieferresektion* (s. S. 348) *unter Einschluß der vom Tumor befallenen Wangenregion* durchgeführt. Der Eingriff wird wie die totale Oberkieferresektion nach Einbringen eines Spalthautlappens oder von Silikonfolie und nach der Naht der Inzisionsränder mit einer Mikulicz-Beuteltamponade abgeschlossen. – Wenn es wegen der Tumorausdehnung erforderlich ist, kann der Eingriff durch eine Exenteratio orbitae (s. S. 353) und/oder die Ausräumung des Siebbeins und der Keilbeinhöhle (s. S. 99) sowie die Ausräumung der Stirnhöhle (s. S. 137) eine *zusätzliche Erweiterung* erfahren.

Mußten größere Anteile der Haut im Bereich der Wange geopfert werden, kommen *rekonstruktive Maßnahmen*, wie z. B. durch Verwendung eines gestielten myokutanen Lappens (s. Band V/3, S. 751 dieser Operationslehre) oder freie mikrovaskulär anastomosierte Gewebsverpflanzungen, wie der myokutane M. latissimus dorsi-Lappen, in Betracht. Die Rekonstruktion kann entweder unmittelbar an die Tumorentfernung angeschlossen oder zu einem späteren Zeitpunkt durchgeführt werden. In der Zwischenzeit kann der postoperative Defekt mit einer geeigneten Tamponade beziehungsweise mit einer Immediatprothese abgedeckt werden.

ε) Erweiterte totale Oberkieferresektion bei Tumorausdehnung auf die kontralaterale Seite

Bei Ausdehnung eines malignen Nasennebenhöhlentumors auf die kontralaterale Seite kann man versuchen, die radikale Tumorresektion durch eine entsprechende Erweiterung des operativen Zugangsweges herbeizuführen. Man muß allerdings berücksichtigen, daß es sich in diesen Fällen meistens um einen *verstümmelnden Eingriff im Bereich des Gesichtsschädels* handelt, so daß einerseits eine strenge Indikationsstellung und andererseits eine weitestgehende Aufklärung des Patienten zu fordern ist.

Bei Nasennebenhöhlentumoren, die ihren Ausgang von der unteren und mittleren Etage (s. S. 327) nehmen, wird in der Regel eine *totale Oberkieferresektion* (s. S. 348) auf der hauptsächlich befallenen Seite erforderlich. Der Eingriff wird über den transfazialen Zugang (s. S. 332) von einer paranasalen translabialen Inzision mit endobukkaler oder subziliarer Erweiterungsinzision (s. S. 335) durchgeführt. Je nach der Tumorausdehnung auf der kontralateralen Seite kann der transfaziale Zugang durch eine *paranasale Inzision auf der Gegenseite* erweitert werden, die entweder nur um den Nasenflügel herumgeführt oder bis in den Nasen-Augen-Winkel hochgezogen wird. Nach *Aufklappen der Wangenweichteile* ist es dann möglich, zunächst auf der stärker befallenen Seite die *totale Oberkieferresektion* (s. S. 348) durchzuführen und im Anschluß daran die *Teilresektion des Oberkiefers* (s. S. 342) *auf der kontralateralen Seite* vorzunehmen.

Bei der erforderlichen Resektion am harten Gaumen sollte man so viel Gaumenschleimhaut wie möglich erhalten, um den entstehenden Gaumendefekt klein zu halten und auf diese Weise eine spätere prothetische Versorgung zu gewährleisten. In der Regel kann der *weiche Gaumen erhalten* bleiben. Muß er wegen der Tumorausdehnung doch einmal reseziert werden, dann ist die Schluckfunktion auf Dauer erheblich gestört oder sogar unmöglich. Müssen Anteile besonders des *kaudalen Nasenseptums mitreseziert* werden, sollte man präoperativ Überlegungen anstellen, ob eine Rekonstruktion möglich ist oder nicht, da auch dieses Problem bei der Patientenaufklärung Berücksichtigung finden muß.

Am Ende des Eingriffs werden die Weichteilwundflächen mit *Spalthauttransplantaten* oder mit Silikonfolie abgedeckt (s. S. 352), um bessere Voraussetzungen für eine Epithelisierung des ausgedehnten Defektbereichs und damit auch für die *postoperative prothetische Versorgung* zu schaffen. Die Zugangsinzisionen werden vernäht und die gesamte Operationshöhle beider Seiten mit einer Mikulicz-Beuteltamponade ausgefüllt. Bei weniger ausgedehnter Resektion auf der kontralateralen Seite kann man auch zwei getrennte Beuteltamponaden einbringen. Wenn es wegen der Tumorausdehnung erforderlich ist, kann der Eingriff durch eine *einseitige Exernteratio orbitae* erweitert werden (s. S. 353). Auch die zusätzliche Ausräumung des Siebbeins und der Keilbeinhöhle (s. S. 99) sowie der Stirnhöhle (s. S. 137) einer oder beider Seiten ist möglich. Der transfaziale Zugang muß dann durch die entsprechenden Erweiterungsinzisionen (s. S. 336) ergänzt werden.

Bei diesen sehr ausgedehnten Eingriffen ist es ratsam, eine *präliminare Tracheotomie unter Anlage eines plastisch versorgten, epithelisierten Tracheostomas* (s. Band V/1, S. 427 dieser Operationslehre) durchzuführen. Das plastisch versorgte Tracheostoma eröffnet die Möglichkeit, einen intratrachealen Verband (s. Band V/3, S. 430 dieser Operationslehre) einzulegen, durch den das Abfließen von Blut, Wundsekret, Speichel und Speisen in die unteren Luftwege zuverlässig verhindert und die Gefahr der Aspirationspneumonie gebannt wird.

Ist mit einer relativ raschen Rehabilitation des Schluckaktes zu rechnen, kann man für eine kürzere Zeitspanne auch mit einer Trachealkanüle mit sog. high volume-low pressure cuff zurechtkommen. Das Tracheostoma sollte jedoch epithelisiert sein.

d) Maßnahmen zur Abstützung des Orbitabodens

α) Allgemeine Vorbemerkung

Mußten bei der Oberkieferresektion größere Anteile der knöchernen Orbita besonders am Boden und an den seitlichen Wänden entfernt werden, so ergeben sich im Hinblick auf die Stützung des Bulbus erhebliche Schwierigkeiten. Wurde der Orbitaboden um mehr als ⅔ reseziert, so ist für eine ausreichende Abstützung des Orbitainhalts zu sorgen.

Es sind in der Literatur zahlreiche Techniken angegeben worden, die jedoch in der Mehrzahl mit der Verwendung von alloplastischem Material verknüpft sind, das besonders wegen der in diesen Fällen in der Regel erforderlichen Strahlentherapie zu Abstoßungsreaktionen und zu entzündlichen Vorgängen in der Operationshöhle Anlaß geben kann. Besteht die Möglichkeit, autogenes Gewebe zu verwenden, so sollte man diesem den Vorzug geben.

β) Raffnähte der Periorbita

Bei diesem Vorgehen wird der nach Abtragung des knöchernen Orbitabodens schlaff durchhängende Orbitainhalt durch sog. *Raffnähte* in die ursprüngliche Lage zurückgedrängt. Die Nähte werden quer zur Orbitaachse *durch die Periorbita* geführt, wobei die Stellung des Bulbus etwas überkorrigiert wird. Die sich später ausbildenden Narben fixieren den Bulbus dann in der richtigen Position.

γ) Abstützung mittels eines Muschellappens

War es tumorchirurgisch möglich, die *mittlere Muschel* zu erhalten, so kann man sie vorsichtig an ihrem posterioren Ansatz abtrennen und zur Abstützung des Orbitabodens um ihren anterioren Ansatz lateralwärts schwenken. Der anteriore Muschelansatz bildet dabei die Basis dieses *Muschellappens*. Durch eine Beuteltamponade der Operationshöhle wird er gegen die Periorbita fixiert.

δ) Abstützung mittels eines M.-temporalis-Lappens

Bei diesem Vorgehen ist es erforderlich, die subziliare Inzision nach lateral zu erweitern. Nach totaler Oberkieferresektion (s. S. 348) ist der Jochbogen durchtrennt. Man kann jetzt die Sehne des M. temporalis mit dem Periost am Processus coronoideus des Unterkiefers ablösen und *aus der Pars zygomaticomandibularis des Muskels einen Schwenklappen bilden*. Die mit dem Muskel abgelöste Sehne wird am Stumpf des medialen Lidbändchens oder subkutan im Bereich der paranasalen Inzision durch Naht fixiert (Abb. 148). Ist der Muskellappen zu kurz, kann er durch einen streifenförmigen Lappen aus der Fascia temporalis verlängert werden, die kaudal mit dem Muskel in Kontakt bleibt. – Bei der Präparation des Muskels sollten die Rami temporales und zygomatici des N. facialis nach Möglichkeit geschont werden.

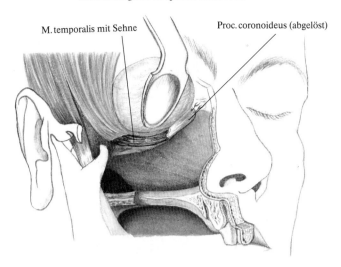

Abb. 148. Abstützung des Orbitabodens mittels eines M.-temporalis-Lappens

ε) *Abstützung mit alloplastischem Material*

Konnte lateral und medial im Bereich der Infraorbitalspange beziehungweise am knöchernen Orbitaboden noch eine Stütze erhalten werden, so kann man hier eine *Kunststoffplatte* einpassen. Eine besondere Fixierung ist meistens nicht erforderlich. Über dieser Abstützplatte bildet sich Narbengewebe.

Einen ähnlichen Zweck verfolgt die Abstützung des Orbitabodens mit Hilfe einer *Drahtschlinge,* über die ein Silikonröhrchen gezogen ist. Über je ein Bohrloch am Jochbeinkörper beziehungsweise am Jochbogen und am Rest des Processus frontalis des Oberkiefers oder am Septum nasi kann die Drahtschlinge befestigt werden. Anstelle des Silikonröhrchens kann man auch eine Silikonplatte an den Drähten befestigen. – Bei Verwendung von alloplastischem Material kann es jedoch zu *Abstoßungsreaktionen* kommen; insbesondere ist es nicht geeignet, wenn noch eine postoperative Radiatio durchgeführt werden soll.

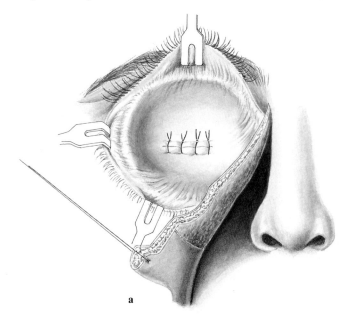
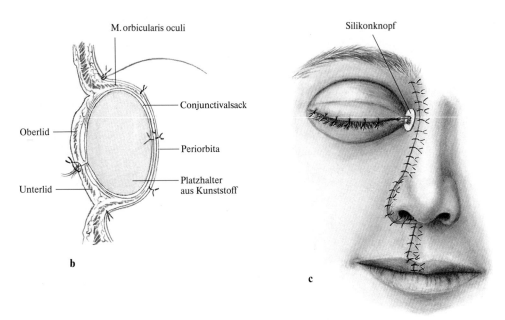

Abb. 149 a–c. Rekonstruktion der Orbita. **a** Zustand nach Oberkieferresektion mit Exenteratio orbitae. Ober- und Unterlid sind erhalten. Die Konjunktivainzision ist vernäht. **b** Sagittalschnitt durch die rekonstruierte Orbita. Zwischen Konjunktivalsack und den durch Naht vereinigten Augenlidern ist ein Platzhalter aus Kunststoff eingelegt. **c** Zustand bei Abschluß des operativen Eingriffs. Die Augenlider sind vernäht. Der mediale Lidwinkel ist nach Anlegen von Bohrlöchern in der Knochenkante des Processus frontalis beziehungsweise des Os nasale über einen Silikonknopf durch Naht fixiert. Die paranasale translabiale Inzision ist vernäht

e) Rekonstruktion der Orbita

Nach der im Zusammenhang mit der Oberkieferresektion durchgeführten Exenteratio orbitae (s. S. 353) kann man aus ästhetischen Gründen eine Rekonstruktion der Orbita mit Einbringen einer Bulbusprothese anstreben.

Bei einigen Patienten kann diese *Rekonstruktion primär* unmittelbar im Zusammenhang mit der Oberkieferresektion und der Exenteratio vorgenommen werden (Abb. 149a–c). Voraussetzung ist der Nachweis, daß Konjunktiva, Augenlider und M. orbibularis oculi tumorfrei sind. Eine durchgeführte präoperative oder eine geplante postoperative Strahlentherapie stellen jedoch eine Kontraindikation dar.

Ist wegen der Tumorausdehnung oder der erforderlichen Strahlentherapie eine primäre Rekonstruktion nicht möglich, so kann man nach einem rezidivfreien Intervall von mindestens 2 Jahren eine *sekundäre Orbitarekonstruktion* durchführen. Dabei werden regionale Hautlappen oder auch Fernlappen benutzt, die als Rundstiellappen oder als gefäßgestielte myokutane Lappen (s. Band V/3, S. 745 dieser Operationslehre) angelegt sind. Die freie mikrovaskulär anastomosierte Gewebeverpflanzung kommt ebenfalls in Betracht.

f) Kombiniertes transfaziales transfrontales Vorgehen bei der Resektion von Tumoren der Nasennebenhöhlen und der angrenzenden Schädelbasis

Ist die angrenzende Schädelbasis bei malignen Nasennebenhöhlentumoren beteiligt, dann handelt es sich in der Regel um ausgedehnte Tumoren der mittleren und oberen Etage (s. S. 328). Häufig ist auch die Orbita betroffen. Ein kombiniertes transfaziales transfrontales Vorgehen ist in solchen Fällen angezeigt und mit dem Neurochirurgen abzusprechen. Bei sehr ausgedehnten Tumoren ist die *präliminäre Tracheotomie unter Anlage eines plastisch versorgten, epithelisierten Tracheostomas* (s. Band V/3, S. 427 dieser Operationslehre) zu empfehlen. Nach Möglichkeit sollte der Rhinochirurg mit dem transfazialen Teil des operativen Eingriffs beginnen, um die Zeit zu verkürzen, in der das Endokranium bis zum plastischen Wiederverschluß offen ist.

Das transfaziale Vorgehen beginnt mit der paranasalen translabialen Inzision (s. S. 334). Falls auch eine Exenteratio orbitae der betroffenen Seite erfolgen muß, werden die entsprechenden zusätzlichen Inzisionen gelegt (s. S. 353). Dann wird die *erweiterte totale Oberkieferresektion mit Ausräumung von Siebbein und Keilbeinhöhle* (s. S. 352) durchgeführt und gegebenenfalls eine *Exenteratio orbitae* damit kombiniert (s. S. 353). Nach Möglichkeit sollte die Operationshöhle mit Spalthauttransplantaten oder mit Silikonfolie ausgekleidet werden. Mit einer Mikulicz-Beuteltamponade und der Naht der Zugangsinzisionen wird der transfaziale Eingriff beendet.

Es wird nun der *neurochirurgische transfrontale Teil des operativen Eingriffs* angeschlossen. Über die *bitemporale koronare Inzision* (s. S. 150) erfolgt nach Ablösen des Skalplappens die *bifrontale Kraniotomie* (s. S. 243) mit anschließendem *intraduralen Vorgehen* (s. S. 244). Nach Abdrängen des vorderen Stirnhirnpols auf der betroffenen Seite können Stirnhöhlenhinterwand, Nasen- und Siebbeindach sowie das Dach der Orbita mit der sie bedeckenden Dura dargestellt und auf Tumorbefall kontrol-

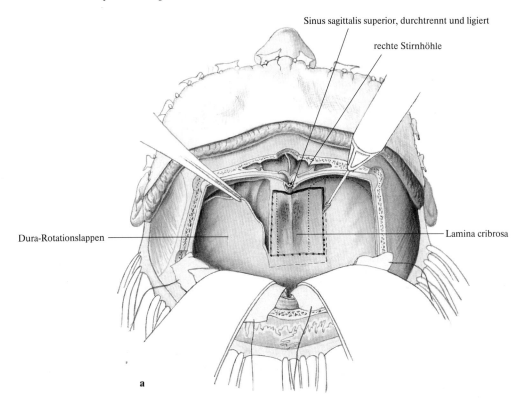

Abb. 150a–c. Transfrontales Vorgehen bei der Resektion von Tumoren der Nasennebenhöhlen und der angrenzenden Schädelbasis. **a** Von einer bitemporalen koronaren Inzision ist die bifrontale Kraniotomie durchgeführt. Die Dura ist inzidiert. Die Stirnhirnpole werden beiderseits mit Spateln zurückgedrängt. Die Stirnhöhle ist eröffnet. Der Sinus sagittalis ist unterbunden und durchtrennt. Auf der linken Seite ist die Dura über dem Orbitadach abgelöst. Die *gestrichelte Linie* zeigt die noch vorzunehmende Durainzision an. Die *ausgezogene Linie* und die *dick punktierte Linie* umgrenzen die Knocheninzision an der Schädelbasis bei malignen Tumoren. Die *dünn punktierte Linie* kann für die Knocheninzision bei benignen Tumoren gewählt werden

liert werden. Dabei empfiehlt sich lupenchirurgisches Vorgehen oder die Verwendung des Operationsmikroskops. Die *Dura* wird *in ausreichend großem Sicherheitsabstand um den Tumorbezirk herum inzidiert* und der dazugehörige *Knochen der Schädelbasis* mit Hilfe von Fräsen und Diamantbohrern, zum Teil auch unter Verwendung geeigneter Flachmeißel, umschnitten und nach Möglichkeit *in einem Block mit der Dura reseziert* (Abb. 150a). Die Ausdehnung der Resektion ist abhängig vom Tumorbefall. Es können einerseits *umschriebene Dura-Knochen-Bezirke* z. B. an der Stirnhöhlenhinterwand, am Orbitadach oder auch am Siebbeindach auf diesem Wege abgetragen werden. Anschließend ist die Stirnhöhle zu veröden (s. S. 137) oder gegebenenfalls eine Obliteration der Stirnhöhle vorzunehmen (s. S. 153). Andererseits läßt sich über diesen kombinierten Zugang auch ein *ausgedehnter Dura-Knochen-Block* resezieren, der die gesamte Stirnhöhle mit Siebbeindach und Orbitadach enthält und gegebenenfalls auch Teile der kontralateralen anterioren Schädelbasis mit Crista galli und Lamina cribrosa beiderseits umfaßt. Eine *Resektionsgrenze* ist im Be-

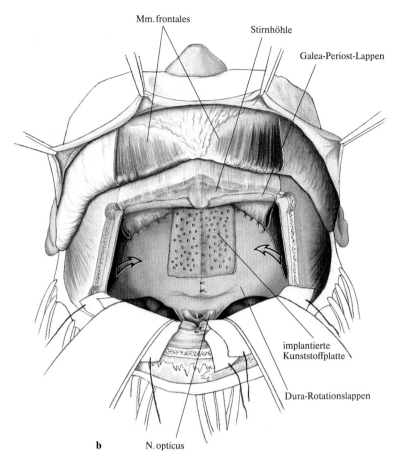

Abb. 150. b Nach Resektion von Siebbein- und Nasendach sowie von Teilen des Orbitadaches wird der Defekt dreischichtig verschlossen: Zwei im Bereich der Schädelbasis ausgebildete Durarotationslappen sind nach medial geschlagen *(Pfeile)* und in der Mitte durch Naht vereinigt. Auf diese Duralappen ist ein mit Bohrlöchern versehenes Implantat aufgelegt. Zwei Galea-Periostlappen sind ausgebildet und mit den Duralappen auf der Schädelbasis vernäht. Sie werden später über das Implantat geschlagen

reich der Keilbeinhöhle durch die topographisch-anatomische Lage von A. carotis interna, Sinus cavernosus und N. opticus gegeben.

Nach der Tumorresektion erfolgt die *Rekonstruktion der betroffenen Schädelbasis* beziehungsweise die *Abdichtung des Endokraniums* durch eine geeignete Duraplastik. Ist nur ein *relativ kleiner Defekt der Dura und der anterioren knöchernen Schädelbasis* entstanden, so reicht in der Regel das Auffüllen des Knochendefekts mit einem frei transplantierten autogenen Muskelstück aus, das mit Hilfe einer Gelfoam-Platte und mit Fibrinkleber fixiert wird. Die Duraplastik erfolgt anschließend unter Verwendung eines Periost- oder Galea-Periost-Lappens (s. S. 368). Den abgedrängten Stirnhirnpol läßt man in seine ursprüngliche Lage zurückgleiten und schließt den Eingriff auf der auf S. 249 beschriebenen Weise ab.

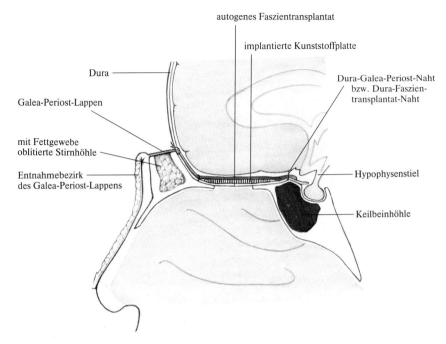

Abb. 150. c Die drei Schichten zur Abdeckung des entstandenen Schädelbasisdefekts sind dargestellt. Die Stirnhöhle ist obliteriert

Sind *größere Dura- und Knochendefekte im Bereich der anterioren Schädelbasis* entstanden, so muß eine zusätzliche Stabilisierung im Defektbereich erfolgen, um einen Hirnprolaps in die Nasenhaupt- beziehungsweise in die Nasennebenhöhlen oder auch in die Orbita zu verhindern. In Betracht kommt die Transplantation von autogenem Rippenknorpel oder -knochen oder auch von Beckenkammknochen.

Es kann aber auch alloplastisches Material, z. B. der gewebefreundliche, formbare Knochenzement aus Methylmetacrylat beziehungsweise Glasionomer (s. S. 143), Verwendung finden. *Der Defekt wird dreischichtig verschlossen.* Kaudal wird er extradural mit einem frei transplantierten autogenen Faszientransplantat so abgedeckt, daß dieses die Knochenränder möglichst allseits überragt. Es kann mit Fibrinkleber fixiert werden. Dann erfolgt die extradurale Stabilisierung des Defektbereichs durch Implantation eines entsprechend geformten Knorpel- oder Knochentransplantats beziehungsweise durch das Einbringen eines Knochenzementimplantats. Zuletzt bildet man die endokranielle Innenschicht aus zwei basal gestielten Periost- oder Galea-Periost-Lappen (s. Abb. 117a–d). – Anstatt des freien Faszientransplantats kann man auch zwei Durarotationslappen benutzen, die auf der Schädelbasis ausgebildet und miteinander über dem Knochendefekt vernäht werden. Das Knorpel-, Knochen- oder Knochenzement-Implantat wird dann intradural eingebracht (Abb. 150b, c). – Die bei der bifrontalen Kraniotomie eröffneten Stirnhöhlen müssen zuvor obliteriert oder verödet werden (s. S. 153 u. S. 137). Bei Tumorbefall sind sie jedoch total in den Resektionsbereich einzubeziehen. Abschließend läßt man die zurückgedrängten Stirnhirnpole in ihre ursprüngliche Lage zurückgleiten und beendet den Eingriff in der auf S. 275 beschriebenen Weise.

G. Operationen an den Tränenwegen

I. Anatomisch-topographische und allgemeine Vorbemerkungen

Zu den abführenden Tränenwegen gehören in erster Linie der Tränensack, Saccus lacrimalis, und der Tränen-Nasengang, Ductus nasolacrimalis. Die beiden Tränenkanälchen, Canaliculi lacrimales inferior und superior, nehmen über das Tränenpünktchen, Punctum lacrimale, auf der Papilla lacrimalis die Tränenflüssigkeit aus dem Konjunktivalraum auf und führen sie über ein gemeinsames Zwischenstück, den Canaliculus communis, in den Tränensack und den Tränen-Nasengang ab. Es ist dies ein physiologisch aktiver Vorgang im Sinne eines Pump-Saug-Mechanismus, wobei kleine Muskelfasern des M. orbicularis oculi wirksam werden. Beim Lidschlag kommt eine Kompression der Canaliculi zustande, der eine aktive Dilatation zwischen den Lidschlägen folgt. Da der Saccus sich in seinem kaudalen Anteil verengt und unter Bildung einer Schleimhautfalte in den Tränen-Nasengang übergeht, wird wahrscheinlich durch den entstehenden Unterdruck die Tränenflüssigkeit in den Saccus gepumpt (Royer et al. 1982).

Vor allem der Tränensack und der Tränen-Nasengang stehen in enger anatomisch-topographischer nachbarlicher Beziehung zur Nase und zu den Nasennebenhöhlen (Abb. 151). Der *Tränensack* liegt, eng mit dem Periost der Orbita verbunden, in der Fossa sacci lacrimalis, die durch das Os lacrimale und den Processus frontalis maxillae gebildet und nach ventral und kaudal durch die Crista lacrimalis scharfkantig begrenzt wird. Der Saccus liegt über das Tränenbein eng dem vorderen Siebbein an. Der *Tränen-Nasengang* ist die Fortsetzung des Saccus nach kaudal. Er weist in seinem Verlauf Engstellen auf und mündet in einer flachen Öffnung an der lateralen Nasenwand im vorderen Drittel des unteren Nasengangs unterhalb des Ansatzes der unteren Muschel.

Er grenzt lateral an die Kieferhöhle, in die er sich mit dem Torus lacrimalis etwas vorwölbt, wodurch eine prälakrimale Bucht in der Kieferhöhle entsteht. Wegen der engen anatomisch-topographischen Beziehungen der abführenden Tränenwege zu der Nasenhaupt- und den Nasennebenhöhlen sollte der Rhinochirurg präzise anatomische Vorstellungen wie auch Kenntnisse in der Prüfung der Funktion der abführenden Tränenwege und von deren wesentlichen Erkrankungen und Verletzungsfolgen haben (Walser 1956; Busse u. Hollwich 1978; Busse 1981; Hanselmayer 1981).

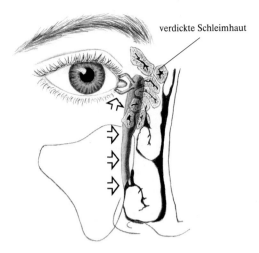

Abb. 151. Topographisch-anatomische Beziehungen der Tränenwege zu Nase und Nasennebenhöhlen. Die Möglichkeiten der Lokalisation von Tränenwegstenosen in den verschiedenen Abschnitten sind durch *Pfeile* markiert. Die verdickte Schleimhaut im angrenzenden Nasen- und Siebbeinbereich ist entzündlich verändert

Das Instrumentarium zum Sondieren und Spülen der Tränenwege sollte dem Hals-Nasen-Ohren-Arzt zur Verfügung stehen.

Das *Hauptsymptom* einer Behinderung oder Verlegung der abführenden Tränenwege ist das *Tränenträufeln*, die Epiphora. Für den Rhinochirurgen sind als Ursache für Tränenwegsverlegungen die rhinogenen Entzündungen, Frakturen des Mittelgesichts und Tumoren der Nasenhaupt- und Nasennebenhöhlen von Bedeutung. Für die *Diagnostik* und Unterscheidung, ob die Behinderung des Tränenabflusses außerhalb oder innerhalb der abführenden Tränenwege liegt, stehen *Funktionsprüfungen* und *radiologische Untersuchungen* zur Verfügung.

1. Sondierung und Spülung der Tränenwege

Die Sondierung und Spülung der Tränenwege kann sowohl als diagnostische wie auch als therapeutische Maßnahme angezeigt sein. Mitunter genügt die Sondierung und Spülung vom unteren Tränenpünktchen aus, um eine Behinderung des Tränenabflusses zu beseitigen.

Es empfiehlt sich, für die Sondierung und Spülung der Tränenwege eine Lupenbrille oder das Untersuchungsmikroskop zu benutzen. Für die einfache Spülung genügt die Oberflächenanaesthesie der Konjunktiva durch Einträufelung eines entsprechenden Oberflächenanaesthetikums in die Lidspalte. Eine konische Sonde wird zunächst zur Aufdehnung des Tränenpünktchens benutzt. Die Sondierung nimmt man mit Knopfsonden verschiedenen Kalibers vor. Nach Einführung der Sondenspitze wird diese zunächst in einem flachen Winkel zum Unterlid nach kaudal und medial gerichtet. Erreicht man den Knochenkontakt in der Fossa lacrimalis, wird die Sondenspitze in einem nahezu senkrechten Winkel nach unten geführt. Danach kann über das Tränenpünktchen eine Spülkanüle mit abgerundeter Spitze (BANGERTER 1953) bei gleichzeitiger Fixierung des Unterlids mit dem Daumen oder Zeigefinger eingeführt werden. Durch Injektion von Spülflüssigkeit kann man Rückschlüsse auf die Höhe eines eventuellen Stops ziehen. Bei der Beurteilung ist auch der Druck, mit dem die Spülflüssigkeit aus einer 2 ml-Spritze eingegeben werden muß, zu berücksichtigen. Kommt bei Spülung über das untere Tränenkanälchen Flüssigkeit aus dem oberen Tränenpünktchen, muß die Passage bis zur Kommissur der Canaliculi frei sein. Die Stenose ist dann weiter distal zu suchen. Mit Hilfe der *Nasenendoskopie* läßt sich bei gleichzeitigem Einträufeln einer *Fluoresceinlösung* (s. S. 267) in den Conjunctivalsack der Abfluß über die nasale Mündung des Ductus nasolacrimalis im unteren Nasengang nachweisen beziehungsweise die operativ geschaffene Öffnung beurteilen. Vor allem nach einer Tränensackoperation ist diese Untersuchung von Bedeutung.

2. Mikrokatheterdakryozystographie

Die Indikation für eine Tränensackoperation ist nicht nur vom klinischen Befund, sondern auch vom Ergebnis der *radiologischen Darstellung der abführenden Tränenwege mit Kontrastmittel* abhängig zu machen. Dazu hat sich die *Mikrokatheterdakryozystographie* nach GULOTTA und v. DENFFER (1980) bewährt. Dabei wird über sehr dünne Katheter, die gleichzeitig in das obere und untere Tränenpünktchen eingeführt sind, simultan öliges Kontrastmittel eingegeben. Durch Serienaufnahmen mit der 35 mm-Röntgen-Kinematographie-Kamera kann der Abfluß des Kontrastmittels und damit der Funktionsablauf der Tränenwege zuverlässig beurteilt werden.

Nach Einbringen eines Röntgen-Kontrastmittels über das untere Tränenkanälchen läßt sich eine Tränensackstenose bzw. Atresie auch mit Hilfe einer einfachen Röntgenaufnahme der Nasennebenhöhlen im okzipito-dentalen Strahlengang darstellen.

II. Rhinochirurgische Eingriffe an den Tränenwegen

1. Allgemeine Vorbemerkung

Ist die konservative Behandlung einer stenosierenden Erkrankung der abführenden Tränenwege ohne Erfolg geblieben, so kann ein operativer Eingriff mit *Anlegen eines Kurzschlusses zwischen Tränensack und Nasenhöhle* zur Ableitung der Tränenflüssigkeit oberhalb der Stenose in die Nase indiziert sein. Die Diagnosestellung sollte präoperativ durch die Mikrokatheterdakryozystographie (GULOTTA u. v. DENFFER 1980) gesichert sein.

Der operative Eingriff läßt sich *sowohl von außen* (TOTI 1904; FALK 1961) *als auch von der Nasenhöhle aus* durchführen (HALLE 1911; POLYAK 1911; WEST 1911; RITTER 1913; VEIS 1921; CLAUS 1928; GÜTTICH 1937). Bei starker Vernarbung des Tränensackes und bei gleichzeitiger Stenose des Tränenkanälchens kommen zusätzliche Maßnahmen in Betracht, bei denen entweder mit Hilfe einer Trichterprothese aus alloplastischem Material oder durch chirurgisch-plastische Maßnahmen im Sinne einer Konjunktivorhinostomie ein Tränenabfluß hergestellt wird. Vor einem Eingriff am Tränensack ist zu klären, inwieweit eine Nasenscheidenwandverbiegung, die Hyperplasie von Nasenmuscheln oder chronische Entzündungen der Nasennebenhöhlen für die Stenose der abführenden Tränenwege mitverantwortlich sind. Solche Veränderungen sind ggf. in gleicher Sitzung mit der Tränenwegsoperation zu korrigieren.

2. Mikrochirurgische endonasale Tränensackoperation

In Anlehnung an das 1911 von HALLE, POLYAK und von WEST angegebene intranasale Vorgehen sollte man heute die endonasale Tränensackoperation ausschließlich mit Hilfe der mikrochirurgischen Techniken ausführen. Das gilt auch für die Modifikation, wie sie von RITTER, CLAUS, VEIS und von GÜTTICH beschrieben wurde. Man benutzt dazu immer das Operationsmikroskop mit einer Brennweite von 250 mm.

Bei ausreichender Sedierung ist die mikrochirurgische endonasale Tränensackoperation in Lokalanaesthesie durchführbar. Zunächst erfolgt die Schleimhautoberflächenanaesthesie mit gleichzeitiger Anwendung eines abschwellenden Vasokonstringens. Zusätzlich setzt man eine Infiltrationsanaesthesie im Bereich des Agger nasi und des Nasenseptums. Der Eingriff kann auch in Allgemeinanaesthesie mit orotrachealer Intubation und Hypopharynxtamponade (s. S. 14) durchgeführt werden. Lokale Schleimhautabschwellung und Infiltrationsanaesthesie am Agger nasi werden dann zusätzlich zur Verminderung der Blutung vorgenommen. Sowohl bei dem endonasalen als auch beim Vorgehen von außen sollte durch lokale Infiltrationsanaesthesie im Bereich des Processus frontalis ossis maxillae und des medialen Augenwinkels das Operationsgebiet schmerzfrei und blutungsarm gemacht werden.

Bei dem endonasalen Vorgehen werden zweckmäßigerweise die vorderen und mittleren *Siebbeinzellen miteröffnet* (s. S. 89), um am Tränensack selbst bessere Bewegungsfreiheit zu haben und um auf Dauer günstige Voraussetzungen für die direkte Abflußmöglichkeit vom Tränensack in die Nasenhöhle zu schaffen. Liegt eine behindernde *Septumdeviation* vor, so wird sie nach den Techniken der *plastischen Septumchirurgie* (s. Band V/1, S. 141 dieser Operationslehre) beseitigt.

Zunächst wird am Agger nasi die Schleimhaut-Periost-Bedeckung in einem Bereich von 1 cm vor dem Beginn der vorderen Siebbeinzellen über dem Os lacrimale umschnitten (Abb. 152a). Die horizontale Schleimhaut-Periost-Inzision liegt unmittelbar unter dem Nasenrücken, die beiden vertikalen Inzisionen vor dem Ansatz der unteren beziehungsweise der mittleren Muschel. Der umschnittete Schleimhaut-Periost-Lappen wird abgelöst und nach dorso-kaudal abgezogen und ein Teil abgetrennt (Abb. 152c). Eine Verbesserung des Zugangs wird durch Resektion des Kopfes der mittleren Muschel und durch Ausräumung der vorderen und mittleren Siebbeinzellen erreicht.

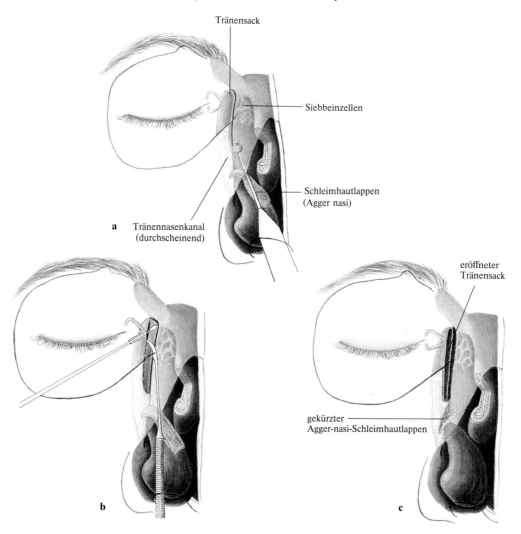

Abb. 152a–c. Endonasale Tränensackoperation. **a** Nach Bildung eines kaudal gestielten Agger-nasi-Schleimhautlappens wird die mediale knöcherne Wand des Tränensackes mit der Diamantfräse entfernt. Der Kopf der mittleren Muschel ist reseziert, die vorderen Siebbeinzellen sind eröffnet. **b** Türflügelartige kaudal gestielte Inzision der medialen Tränensackwand und deren Wegnahme. **c** Es erfolgt die Adaptation des gekürzten Agger-nasi-Schleimhautlappens an den eröffneten Tränensack

Man kann jetzt die rundliche Vorwölbung des knöchernen Tränen-Nasen-Kanals an der vorderen Siebbeinbegrenzung erkennen. Mit einer Diamantfräse (Abb. 152a) oder mit dem Knochenmeißel und mit Mikrostanzen wird die nasale *knöcherne Wand des Tränensacks* und des Tränennasenkanals möglichst weitgehend *entfernt*. Es ist wichtig, dabei ausreichend nach oben bis in die Höhe des Tränensackfundus zu gehen. Durch Sondierung über das untere Tränenpünktchen wird die nasale Wand des Tränensacks von einer Hilfsperson vorgewölbt. Der *Tränensack wird* dann *über der*

Sonde mit dem Sichelmesser *eröffnet* und die mediale Saccuswand abgetragen (Abb. 152b, c). Damit ist ein dauerhaftes Offenhalten des Tränenwegabflusses gewährleistet. Durch Spülung wird die Durchgängigkeit der kranial der Tränensacköffnung gelegenen Tränenwege nochmals überprüft. Wurde der Kopf der mittleren Muschel reseziert, legt man zur Vermeidung einer Nachblutung 1 oder 2 schaumstoffgefüllte Gummifingerlingtamponaden. Sie werden durch Seidenfadenzügel mit Pflaster am Nasenrücken fixiert, damit sie nicht aspiriert werden können. Am nächsten Tag werden sie entfernt.

3. Modifikation der endonasalen Tränensackoperation

Dieser Zugang ist bei enger Nase und vor allem bei Kindern von Vorteil (ZANGE 1950). Man erreicht eine bessere Übersicht und leichtere Eröffnung des Tränensacks mehr von vorne.

Der Eingriff kann in *Lokalanaesthesie oder* in *Allgemeinanaesthesie* mit orotrachealer Intubation vorgenommen werden. Es ist empfehlenswert, vom Nasenvestibulum aus die Infiltrationsanaesthesie im Bereich der Aperatura piriformis sowohl medial vom Knochen des Processus frontalis des Oberkiefers als auch auf seiner Außenseite vorzunehmen. Stets sollte unter Anwendung des Operationsmikroskops (250 mm Brennweite) mikrochirurgisch präpariert werden.

Die Resektion des Kopfes der mittleren Muschel ist besonders bei engen Nasen nützlich. Nach Ablösung des Schleimhautperiostlappens wird die anteriore Kante der Apertura piriformis dargestellt. Dann werden über die äußere Fläche des frontalen Oberkieferfortsatzes die Weichteile subperiostal bis zur Crista lacrimalis abgehoben. Nun stellt man sich die Crista piriformis zwischen den beiden Branchen eines KILLIAN-Nasenspekulums ein. Mit einem Osteotom oder besser mit der Diamantfräse entfernt man eine etwa 1,5 cm breite Knochenlamelle aus dem Processus frontalis des Oberkiefers in Richtung Tränensack. Dadurch werden die vordere und mediale Tränensackbegrenzung freigelegt. Nach Bilden eines Tränensackfensters durch Wegnahme seiner medialen Wand (s. Abb. 152b, c) ist der Eingriff abgeschlossen. Die endonasale Tränensackoperation ist besonders auch *für die Behandlung des akuten Tränensackempyems* der Dakryocystorhinostomia externa überlegen, da die sofortige Entlastung des Empyems mit der definitiven Beseitigung des Abflußhindernisses durch die unmittelbar anzuschließende Tränensackoperation in einem Eingriff zu kombinieren ist.

4. Trichterprothese nach endonasaler Tränensackoperation mit Stenose des horizontalen Tränenkanälchens

a) Vorbemerkung

Für Fälle, bei denen nicht nur eine Stenose des Ductus nasolacrimalis und des unteren Tränensacks besteht, sondern der gesamte Tränensack verwachsen ist und zusätzlich die horizontalen Tränenkanälchen stenosiert sind, haben J. HEERMANN (1924), H. HEERMANN (1958) und J. HEERMANN JUN. (1966) die Operation nach WEST erweitert, indem sie zusätzlich über das untere Tränenkanälchen eine Prothese (früher aus Glas, später aus Polyäthylen oder Silikon) im Sinne einer Bougierung in den Tränensack bzw. in die Nase eingeführt haben. Ein ähnlicher Eingriff wurde 1962 als Conjunctivo-Dacryo-Cysto-Rhinostomie mit einem Pyrex-Glasröhrchen von JONES im angelsächsischen Schrifttum angegeben (JONES und WOBIG 1976). Erprobt werden zu diesem Zweck auch hydrophile Prothesen.

b) Operative Technik

Nach Aufbougierung des unteren horizontalen Tränenkanälchens wird ein im Handel erhältlicher Polyäthylen- oder Silikonschlauch vom unteren Tränenpünktchen aus eingeführt. Der Außendurchmesser der Prothese beträgt zwischen 1 und 1,2 mm. Die Polyäthylenprothese ist wandstarr und wird in einem Winkel von etwa 100° nach unten gebogen. Mit der konischen Sonde kann sie über einer Flamme an dem Ende, welches in das Tränenpünktchen zu liegen kommen soll, trichterförmig erweitert werden. Das distale in der Nase gelegene Ende wird zunächst lang gelassen, damit das Röhrchen nicht durch die postoperative Borkenbildung im Tränensackbereich verstopft wird. Später kann es gekürzt werden, so daß es nur noch wenige Millimeter lang ist. Fertige Röhrchen dieser Art sind kommerziell zu haben. Die trichterartige Formung des zum Konjunktivalsack gelegenen Endes dient dazu, daß es nicht in Richtung Nase abgleiten kann. Dieser Trichter kommt nicht im Punctum lacrimale zu liegen, sondern wird etwas weiter nach medial bis kurz vor die Stenose gezogen. Da die meisten Stenosen der Tränenkanälchen in Tränensacknähe liegen, wird das Röhrchen durch den Lidschlag kaum hin- und herbewegt. Das Punctum lacrimale und die Konjunktiva bleiben reizlos. Nach Einlegen der Prothese werden für einige Tage antibiotische Augentropfen verabreicht. In den ersten Wochen sind regelmäßige Spülungen erforderlich. Sobald die Patienten beim Valsalva-Versuch Luft durch das Röhrchen blasen können, sind Spülungen überflüssig. Es ist zu betonen, daß diese Trichterprothese nur als Ultima ratio indiziert ist, da sie lediglich eine Drainage des Konjunktivalsacks, nicht aber eine Wiederherstellung des physiologischen Tränenflüssigkeitstransports ermöglicht. In Fällen starker Narben- und Schwartenbildung am inneren Orificium des horizontalen Tränenkanälchens sollte vor der Indikationsstellung zur Einlage einer solchen Prothese eine Nachoperation mit Schwartenabtragung über der liegenden Bowman-Sonde und die Langzeitschienung der Tränenkanälchen versucht werden.

5. Extranasale Tränensackoperation

a) Vorbemerkung

Die extranasale Tränensackoperation, die sog. Dakryozystorhinostomie von außen, geht auf den italienischen Rhinologen TOTI (1904) zurück. Sie soll allerdings schon im 18. Jahrhundert von dem Ophthalmologen LOBSTEIN in Straßburg durchgeführt worden sein (BUSSE 1981). Von den über 50 Modifikationen bedeutete die *Bildung von zwei vorderen und hinteren Türflügeln aus Nasen- und Saccusschleimhaut mit Nahtadaptation* (Abb. 153a, b) einen wesentlichen Fortschritt (OHM 1921; DUPUY-DUTEMPS u. BOURGUET 1921). Darauf aufbauend hat FALK 1961 eine Technik der äußeren Tränensackoperation angegeben (Abb. 154a–c), wobei der Saccus lacrimalis als sackförmiges Gebilde aufgegeben wird. Die *aufgeklappte Tränensackwand wird* zu einem *Teil der lateralen Nasenwand*. De facto entsteht eine direkte Verbindung der Tränenkanälchen zur Nase. Der Eingriff ist auch nach mehrfacher erfolgloser Toti-Operation mit guten Erfolgschancen durchzuführen.

Bei entsprechender Sedierung läßt sich die Operation mit dem Vorteil eines blutarmen Operationsfeldes in *Lokalanaesthesie* durchführen (s. S. 372). Erfolgt der Eingriff in *Allgemeinanaesthesie mit orotrachealer Intubation,* sollte zur Verringerung

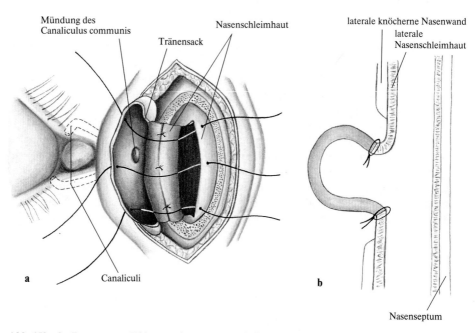

Abb. 153a, b. Dacryocysto-Rhinostomia externa nach OHM und DUPUY-DUTEMPS. **a** Blick von vorn auf den Operationssitus. Präparation eines vorderen und hinteren Lappens aus Nasen- und Saccusschleimhaut. Der hintere Tränensackschnittrand ist mit dem hinteren Nasenschleimhautblatt vernäht. Die Nähte zwischen vorderem Tränensackrand und Nasenschleimhaut sind gelegt. **b** Horizontalschnitt

der Blutung sowohl eine zusätzliche Abschwellung der Nasenschleimhaut, vor allem im Bereich der lateralen Nasenwand und am Agger nasi, als auch die Infiltration eines Lokalanaesthetikums mit Vasokonstringenszusatz an den äußeren Nasenweichteilen und in der Fossa lacrimalis vorgenommen werden.

b) Operative Technik

Vor Beginn der extranasalen Tränensackoperation in der Modifikation nach FALK wird eine Spülung des Tränensacks mit Kochsalzlösung oder antibiotikahaltiger Flüssigkeit durchgeführt. Der äußere Weichteilschnitt entspricht dem bei der Siebbeinoperation von außen (Abb. 50a–c). Nach Abschieben der Weichteile und des Periosts mit Auslösen des Tränensacks wird der größte Teil der lateralen knöchernen Nasenwand unter Belassung einer Spange im Bereich der Apertura piriformis und unter Schonung sowie schrittweiser Auslösung des nasalen Periosts entfernt (Abb. 154a). Es ist darauf zu achten, daß der zwischen medialer Tränensackwand und Nase gelegene Knochen vollständig abgetragen wird. Zusätzlich befreit man am kaudalen Ende des Tränensacks den Tränennasenkanal mit Meißel oder besser mit der Diamantfräse noch bis zum Ansatz der unteren Muschel aus seinem knöchernen Kanal. Die *Schnittführung zur Spaltung des Tränensacks* geht aus Abb. 154a hervor. Zunächst wird durch den oberen Teil des Tränennasenkanals kurz vor seinem Abgang aus dem Tränensack ein horizontaler Schnitt gelegt, durch welchen man von unten her eine Sonde in den Tränensack einführt (Abb. 154b). Dadurch kann dieser in seiner Ausdehnung ausgetastet und durch Anspannung seiner Wand die weitere Schnittführung erleichtert werden. Läßt sich, vor allem nach Voroperationen oder Verletzungen, auf diese Weise der Tränensack nicht identifizieren, kann die Sondierung auch vom unteren Tränenpünktchen aus erfolgen. Jetzt wird die Längsspaltung des Tränensacks am Übergang seiner medialen Wand in die dorsale Wand, also möglichst weit hinten, unmittelbar auf der durch die Knochenwegnahme entstandenen hinteren Knochenleiste vorgenommen (Abb. 154b). Nach oben reicht dieser Schnitt bis in den Fundus des Tränensacks, nach unten bis in den zuvor angelegten horizontalen Schnitt in den Ductus nasolacrimalis. Bei sehr weitem Fundus wird auch kranial ein horizontaler Hilfsschnitt gelegt. Nach den Inzisionen am Tränensack erfolgt die *Lappenbildung am nasalen Mukoperiost* (Abb. 154b). Das Ziel ist ein türflügelartiger Lappen, dessen Basis unter dem Nasenrücken liegt. Die kaudo-dorsale Inzision des Lappens verläuft etwa parallel zur Tränensackinzision. Zwei kranial und kaudal rechtwinklig dazu geführte Inzisionen lassen den Mukoperiostlappen gut mobilisieren. Danach wird der nasale Mukoperiostlappen mit dem durch die beschriebenen Inzisionen aufgeklappten Tränensackanteil durch Katgutnähte vereinigt. Damit ist der gesamte Tränensack in die laterale Nasenwand einbezogen (Abb. 154c). Bei exakter Schnittführung ist eine Naht zwischen hinterer Nasenschleimhautkante und Hinterwand des Saccus lacrimalis nicht erforderlich, ja sogar abzulehnen, da sie die Ursache von Granulationsbildungen sein kann.

Der Vorteil der Methode liegt darin, daß übersichtliche Verhältnisse während der Operation entstehen und spezielle Erfahrung in der endonasalen Chirurgie nicht erforderlich ist. Der Nachteil gegenüber den endonasalen Eingriffen ist eine mehr oder weniger auffällige äußere Narbe.

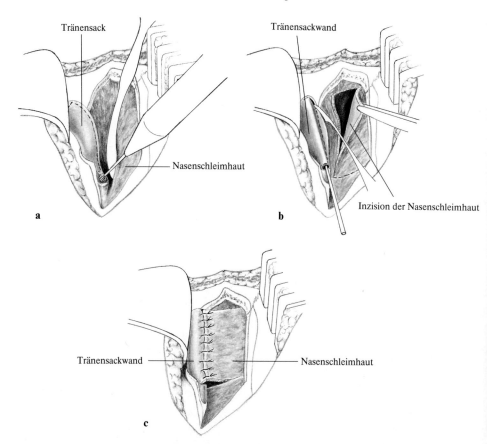

Abb. 154a–c. Extranasale Tränensackoperation in der Modifikation nach FALK. **a** Die Periorbita ist ausgelöst und der Tränensack dargestellt. Das Knochenfenster in der seitlichen Nasen- bzw. Siebbeinwand ist angelegt. Wegnahme der knöchernen Begrenzung des Tränensacks und des Ductus nasolacrimalis am unteren Tränensackende mit der Diamantfräse. Die Schnittführung im Tränensack ist *gestrichelt* dargestellt. **b** Türflügelartige Inzision in der Tränensackwand. Die Schnittlinie *(gestrichelt)* liegt relativ weit dorsal, so daß ein langer ventraler Lappen aus der vorderen und medialen Tränensackwand entsteht. Ebenso türflügelartige Umschneidung der Nasenschleimhaut. Die Basis liegt am Nasenrücken. Der Ductus nasolacrimalis ist durchtrennt. Eine Sonde ist in den Tränensack eingeführt. **c** Vereinigung der seitlichen Tränensackwand mit dem vorderen Nasenschleimhautlappen. Der mediale Tränensackanteil und der hintere Nasenschleimhautschnittrand werden im Gegensatz dazu *nicht* vernäht

6. Konjunktivorhinostomie mit einem gestielten Septummukoperiost-Knorpel-Lappen

a) Vorbemerkung

Bei Stenosen im Bereich der horizontalen Tränenkanälchen und des oberen Anteils des Tränensacks, die mit der Prothesenbehandlung nach HEERMANN (s. S. 375) beziehungsweise nach JONES nicht zu bessern sind, vor allem aber nach schweren traumatischen Zerstörungen des medialen Lidwinkels oder nach Tumoroperationen ist eine physiologische Rekonstruktion des Tränenwegssystems kaum möglich. Versuche mit Venentransplantaten oder ähnlichem schlagen häufig fehl. Zur Schaffung einer stabilen, kanalartigen Verbindung vom Bindehautsack in die Nase hat WALTER (1976, 1980) eine Technik angegeben, bei der ein gestielter, zusammengesetzter Mukoperiost-Knorpel-Lappen aus dem Nasenseptum benutzt wird. Die Knorpelstabilisierung verringert die Gefahr der postoperativen Schrumpfung.

Die Operation kann in *Lokalanaesthesie* oder in *Allgemeinanaesthesie mit orotrachealer Intubation*, verbunden mit Lokalanaesthesie, vorgenommen werden.

b) Operative Technik

Zunächst wird endonasal ein Septum-Mukoperiost-Knorpel-Lappen auf der erkrankten Seite gebildet (Abb. 155b). Er ist etwa 7 mm breit und kranio-dorsal im Bereich der Lamina perpendicularis gestielt. Seine Spitze besteht aus einer etwa 2 mm langen Mukoperiostlefze. Der dazu benötigte distale Schnitt im Septum liegt 4 bis 5 mm hinter der kaudalen Septumkante. Die zur Abhebung des Septumlappens erforderlichen seitlichen Mukoperiostschnitte werden in kaudo-kranialer, schräg verlaufender Richtung im Septum geführt. Die Gesamtlänge beträgt 3–4 cm. Sie muß so gewählt werden, daß der Lappen spannungsfrei in den medialen Lidwinkel und in den Bindehautsack eingenäht werden kann. Nach Ablösen der distalen, etwa 2 mm langen Mukoperiostlefze vom Septumknorpel wird dieser quadratisch in einem Bereich von 1×0.7 cm umschnitten und vom Perichondriumblatt der Gegenseite abgelöst. Während der restliche Mukoperiostlappen nach dorsal oben vom Septumknorpel und von der Lamina perpendicularis abgelöst wird, beläßt man das umschnittene Knorpelquadrat am Mukoperichondrium des Lappens.

Ist der Lappen präpariert, wird die Passage zum Bindehautsack hergestellt. Für das endonasale Vorgehen benutzt man das Operationsmikroskop bei einer Brennweite von 250 mm. Der Kopf der mittleren Muschel wird reseziert. Anschließend werden die vorderen und mittleren Siebbeinzellen ausgeräumt. Die Lamina papyracea und die laterale knöcherne Nasenwand bleiben vorerst intakt.

Im nächsten Operationsschritt wird im Konjunktivalsack des medialen Lidwinkels 2 mm dorsal des Übergangs der Konjunktivalschleimhaut in die äußere Haut vertikal vom oberen bis zum unteren Tränenpünktchen eine Inzision vorgenommen (Abb. 155a). Nach einer zusätzlichen paranasalen Inzision im Augen-Nasenwinkel (Abb. 155a) präpariert man den Bindehautsack und das darunterliegende Gewebe mit der medialen Periorbita vom Knochen ab und schafft ein etwa $1{,}5 \times 1{,}5$ cm großes Knochenfenster zur Nase. Der Konjunktivalsack wird inzidiert und der Septum-

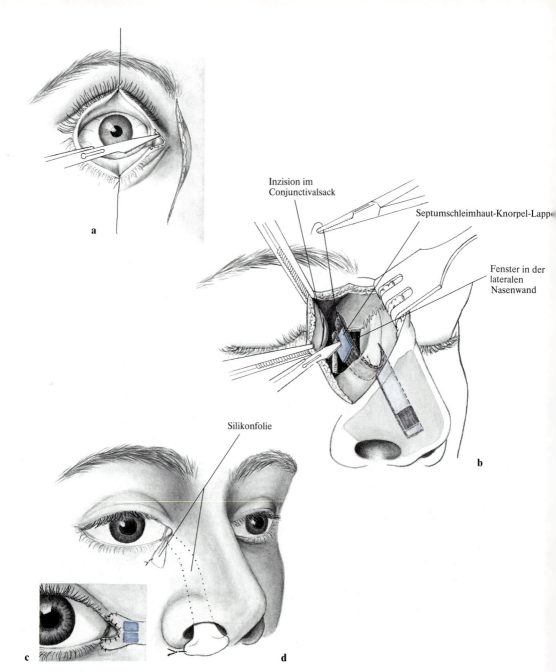

Abb. 155 a–d. Konjunktivo-Rhinostomie mit einem gestielten Septumschleimhautknorpellappen (C. Walter). **a** Inzision im Konjunktivalsack des medialen Lidwinkels *(gestrichelte Linie)* vom oberen bis zum unteren Tränenpünktchen. **b** Der Mukoperiost-Knorpel-Lappen aus dem Septum nasi ist abgehoben und durch ein Knochenfenster in der lateralen Nasenwand gezogen. Der Knorpel wird inzidiert. Die Inzision im Konjunktivalsack ist angelegt. **c** Der Lappen ist in der hinteren Zirkumferenz der Konjunktivalinzision eingenäht, so daß der stabilisierende Knorpel ventral und die Schleimhaut dorsal zu liegen kommt. Die Hautbedeckung von Knorpel und Lappenstiel ist nicht eingezeichnet. **d** Abschließend wird für 6 Wochen eine Silikonfolie als Platzhalter und Epithelisierungsschiene eingelegt. Die Naht der paranasalen Inzision (s. Abb. 155 a) ist zur besseren Übersicht weggelassen

lappen wird möglichst tief und weit medial in den Konjunktivalsack eingenäht, damit eine trichterförmige Einsenkung zum Auffangen der Tränenflüssigkeit entsteht. Dabei wird er so fixiert, daß die Septumschleimhaut die Vorderfläche und einen Teil der Seiten der neuen Verbindung zwischen Bindehautsack und Nase bildet (Abb. 155c). Durch Längsspaltung des Knorpels wird aus dem Septum-Mukoperiost-Knorpellappen, ohne die Schleimhaut zu verletzen, ein halbröhrenförmiges Gebilde modelliert, das sich in die Bindehautsackinzision mit 7 × 0 langsam resorbierbarem Nahtmaterial einnähen läßt. Dabei empfiehlt es sich, zunächst alle Nähte anzulegen und sie erst am Schluß zu knüpfen. In den so geschaffenen halbröhrenförmigen, nach hinten offenen Konjunktivalsack-Nasenkanal wird eine etwa 1 cm breite, dünne Silikonfolie, wie sie auch in der Mittelohrchirurgie verwandt wird, eingezogen. Um ein Hindurchgleiten durch die Anastomosestelle zu verhindern, wird sie an beiden Enden keulenförmig verbreitert zugeschnitten und durch eine feine Naht an der Haut im Bereich des medialen Lidwinkels einerseits und im Vestibulum nasi andererseits an der lateralen Nasenwand fixiert (Abb. 155d). Nach Möglichkeit sollte diese Folie, die als Leitschiene für die Epithelisierung der rückwärtigen Begrenzung des neu geschaffenen Kanals dient, 4 bis 6 Wochen belassen werden. Nach Prüfung der Durchgängigkeit zur Nase durch eine stumpfe Spülung kann man sie dann entfernen. Eine Durchtrennung des Septumlappenstiels ist im allgemeinen nicht erforderlich, da er den Patienten keine Beschwerden macht. Die Entnahmestelle am Septum wird am Ende des Eingriffs durch Aufnähen einer Silikonfolie mit Matratzennaht abgedeckt. Zusätzlich erfolgt eine Nasentamponade. Die Reepithelisierung des Septums erfolgt von den Schleimhautschnitträndern her. Nach Entfernung der Nasentamponade etwa am dritten postoperativen Tag wird eine je nach Lokalbefund unterschiedlich lange Spülbehandlung angeschlossen. Falls erforderlich, kann diese Operation nach 4–6 Monaten auch auf der anderen Seite vorgenommen werden (PTOK u. DRAF 1986). Die Septumknorpelentnahme muß dann entsprechend versetzt erfolgen.

III. Versorgung frischer Verletzungen der Tränenkanälchen

1. Vorbemerkungen

Bei Verletzungen des Unter- und Oberlids sowie bei zentralen Mittelgesichtsfrakturen mit Knochenverschiebungen in den Siebbeinzellbereich ist an eine Verletzung der abführenden Tränenwege zu denken. Deshalb sollte vor oder während der *Primärversorgung* deren Funktionsfähigkeit durch Sondierung und Spülung gegebenenfalls mit Fluoresceinfarbstoff und Nasenendoskopie (s. S. 267) überprüft werden. Vor allem bei Verletzungen der Tränenkanälchen ist unbedingt eine sachgemäße Sofortversorgung vorzunehmen. Dabei kommt dem unteren Tränenkanälchen eine funktionell ungleich größere Bedeutung zu als dem oberen. Bei exakter Primärversorgung besteht gute Aussicht wieder einen zufriedenstellenden Abtransport der Tränenflüssigkeit zu erreichen. Plastische Sekundärkorrekturen sind schwierig und bringen oft nicht den gewünschten Erfolg. Da dem Hals-Nasen-Ohrenchirurgen nicht immer ein Ophthalmologe hilfreich zur Seite stehen kann, wird hier auf die Primärversorgung verletzter Tränenkanälchen eingegangen.

Bei der Suche der proximalen Verletzungsstelle eines Tränenkanälchens beziehungsweise des Canaliculus communis, der durch die Vereinigung des oberen und unteren Tränenkanälchens kurz vor dem Saccus lacrimalis entsteht (Abb. 151), sollte die Lupenbrille, besser noch das Operationsmikroskop, benutzt werden. Zur Readaptation der Tränenkanälchen gibt es verschiedene Techniken. Die Retrogradsondierung nach KELLNAR (1960) oder die Sondierung mit der sog. Pigtailsonde nach WORST (1962) sind bewährt. Die Pigtailsonde wurde von SCHMIDT-MARTENS et al. (1973, 1980) sowie von DRAF und HAAG (1980, 1983) und PTOK und DRAF (1987), modifiziert (Abb. 156a–f). Es gibt allerdings auch Autoren, die die Schienung verletzter Tränenkanälchen ohne die Zuhilfenahme dieser Sonden bevorzugen (ROYER et al. 1982).

2. Operative Technik der retrograden Sondierung mit der Pigtailsonde

Das Prinzip besteht darin, die Tränenkanälchen jeweils vom Tränenpünktchen her mit einer schweineschwanzartigen Sonde, sogenannte Pigtailsonde, möglichst atraumatisch aufzufädeln und beide Tränenkanälchen mit einem Kunststoffkatheter zu schienen (Abb. 156a–f). SCHMIDT-MARTENS hat zu diesem Zweck die Spitze der Pigtailsonde konisch zugeschliffen und steckt nach Auffädelung der Tränenkanälchen eine Kunststoffkapillare auf, so daß sie retrograd durchgezogen werden kann. Durch eine gewisse Stufenbildung zwischen der aufgesteckten Kapillare und der Sonde besteht die Gefahr der Epithelverletzung. Außerdem kann der Katheter abrutschen. Die von DRAF und HAAG konstruierte Pigtailsonde weist eine auf einen hochelastischen Stahldraht aufgeschweißte, konische, abgerundete Spitze auf, die nach Auffädeln des Tränenkanälchens herausgenommen werden kann (Abb. 156b, c). Durch die hohle Sonde wird anschließend der zur Schienung dienende Kunststoffkatheter

---

Abb. 156a–f. Schienung der Tränenkanälchen mit der modifizierten Pigtailsonde bei frischer Unterlidverletzung (DRAF und HAAG). **a** Die Pigtailsonde ist über das obere Tränenpünktchen bis zur Verletzungsstelle im Unterlid eingeführt. Der Schienungskatheter ist bereits von hinten oben in die Pigtail-Hohlsonde eingeführt. Bevor er ganz durchgeschoben wird, muß die Olive an der Spitze der Pigtailsonde im Bereich der Verletzungsstelle entfernt werden. **b** und **c** Funktion der Pigtailsonde als Leitschiene für den Schienungskatheter. Nach Einführen des Schienungskatheters ist die Olive mit Drahtführung von der Sonde abgezogen worden. **d** Nach vollständigem Durchschieben des Schienungskatheters wird die Sonde aus dem Tränenkanälchen durch Drehen in *Pfeilrichtung* zurückgezogen. Die Olive mit Drahtführung ist entfernt. **e** Die Sonde ist erneut, jetzt über das untere Tränenpünktchen, bis in die Verletzungsstelle eingeführt. Nach Entfernen der Olive kann der Schienungskatheter in die Sonde eingebracht und dann die Sonde durch Drehen in *Pfeilrichtung* entfernt werden. **f** Danach werden die Enden des Schienungskatheters durch Naht vereinigt. Zustand nach Nahtadaptation der Wundränder

Operative Technik der retrograden Sondierung mit der Pigtailsonde

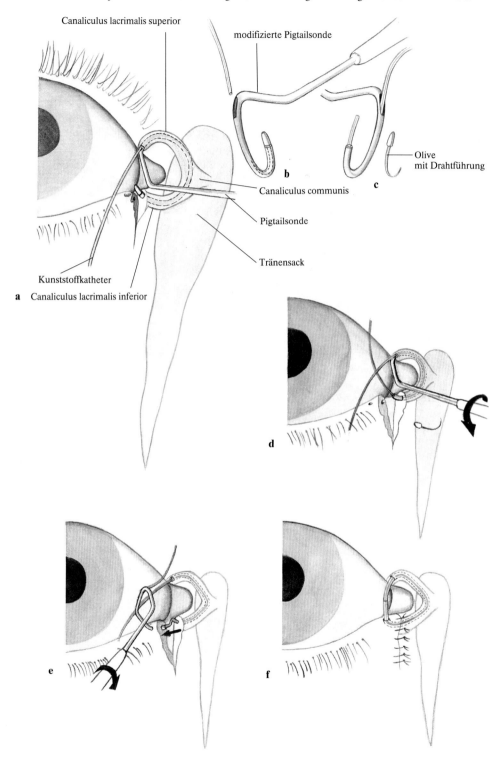

eingeschoben. Die Pigtailsonde kann danach über diesen Katheter zurückgezogen werden, ohne daß die Gefahr einer Traumatisierung am Tränenkanälchen durch eine Stufenbildung gegeben ist (Abb. 156a, d). Anschließend wird vom unteren Tränenpünktchen sondiert und in gleicher Weise der im zuerst geschienten Tränenkanälchen liegende Silikonschlauch retrograd durchgeschoben (Abb. 156e). Nach der Schienung kann man zusätzlich mikrochirurgisch mit 8×0 monophilem, nicht resorbierbarem Nahtmaterial durch parakanalikulär gelegte Nähte die Stümpfe des Tränenkanälchens adaptieren. Anschließend folgt der exakte, schichtweise Wundverschluß der Lidverletzung, insbesondere auch der Lidkante, damit es nicht zu einer narbig bedingten Verlagerung des Tränenpünktchens mit Funktionsstörung kommt (Abb. 156f.).

Ist bei einer Mittelgesichtsfraktur das *mediale Lidbändchen abgerissen,* muß dieses zuvor durch *Drahtnähte und Osteosynthese* refixiert werden. Nur dann ist es möglich, die Anatomie des medialen Lidwinkels mit der für den Pump-Saug-Mechanismus des Tränenflüssigkeitsabtransports wichtigen Muskulatur (ROYER et al. 1982) korrekt aufzubauen.

Liegt eine *Durchtrennung des Canaliculus communis* am Saccus lacrimalis vor, kann versucht werden, mit Hilfe von Mikroskop und Pigtailsonde über das untere Tränenpünktchen sowie den proximalen und distalen Stumpf des Canaliculus communis eine Kunststoffsonde in den Saccus lacrimalis einzuführen. Diese wird dann über den Ductus nasolacrimalis und dessen Mündung im unteren Nasengang nach außen geleitet. Das Auffinden der farblosen Sonde in der Nase wird durch Abschwellen der unteren Nasenmuscheln und Zuhilfenahme des Nasenendoskops erleichtert. Die zur Nase herausgeleitete Sonde verknotet man mit dem aus dem unteren Tränenpünktchen kommenden Ende und fixiert sie am Nasenrücken. Die Sonde sollte möglichst einige Monate belassen werden, um eine sekundäre narbige Struktur zu verhindern.

War bei Verletzungen der Tränenkanälchen, des Canaliculus communis und des Saccus lacrimalis eine primäre Rekonstruktion nicht möglich oder *mußte* dieser *Bereich der abführenden Tränenwege* bei einer Tumoroperation *geopfert werden,* kann man der Tränenflüssigkeit in Form der *Konjunktivorhinostomie* zum Beispiel mit Hilfe eines Septummukoperiostknorpellappens (WALTER 1976, 1980) zur Nase hin Abfluß verschaffen (s. S. 379). Eine Wiederherstellung des physiologischen Pump-Saug-Mechanismus ist dann allerdings nicht möglich.

Literatur

Abelló P (1958) Zit. nach Akuamoa-Boateng E (1958)
Abelló P (1960) Modificaciones técniacas en la cirugiá del seno maxilar. Acta Otorinolaringol Ib Am 11:341–348
Abelló P (1967) Permanencia de la contra-abertura nasal con las técnicas funcion de cirugiá maxilar. Acta Otorinolaryngol Ib Am 18:66–72
Adson AW, Hempstedt BE (1937) Osteomyelitis of the frontal bone resulting from extension of suppuration of frontal sinus. Surg Treat Arch Otol 25:363
Akuamoa-Boateng E (1958) La trépanation en opercule du sinus maxillaire. Rev Laryngol Otol Rhinol (Bord) 79:747
Akuamoa-Boateng E, Niederdellmann H, Fabinger A (1979) Reconstruction of the facial fenestration in the Caldwell-Luc maxillary sinus operation. Rhinology 17:237–243
Albrecht R (1950) Cavernosusthrombosen und Orbitalphlegmonen; Änderung der chirurgischen Indikationen durch die neuzeitliche Chemotherapie. Laryngol Rhinol Otol (Stuttg) 29:512–532
Allen GW, Siegel GJ (1981) The sublabial approach for extensive nasal and sinus resection. Laryngoscope 91:1634–1640
Anthony DH (1952) Symposium of Facial injuries – diagnosis and surgical treatment of fractures of the orbit. Tans Am Acad Ophthalmol Otolaryngol 56:580
Archer WH (1975) Oral and maxillofacial surgery, vol 2, 5th edn. Saunders, Philadelphia
Ariyan S, Spencer D, Buckwalter J (1985) Pectoralis major myocutaneus reconstruction of the anterior skull base. Laryngoscope 95:162–166
Attenborough NR (1980) Maxillectomy via a temporal approach. J Laryngol Otol 94:149–162
Axhausen GA (1929) Operation von Kieferhöhlenfisteln. Chirug 1:1139
Babcock WW (1912) Zit. nach Walker AE (1951)
Barbosa JF (1961) Surgery of extensive Carcinoma of paranasal sinuses. Arch Otolaryngol 73:129–138
Barbosa JF (1974) Surgical treatment of head and neck tumors. Grune & Stratton, New York San Francisco London
Barth (1898) Arch Klin Chir 57:756. Zit. nach Boenninghaus G (1923), S 217
Bartholomé W, Meißner R (1981) Die untere und mittlere Meatotomie – eine Methode zur endonasalen-endosinusalen Mikrochirurgie der Kieferhöhle. Laryngol Rhinol Otol (Stuttg) 60:434–436
Bayer HGA (1941) Die Osteomyelitis des Stirnbeins I–III. Z HNO Heilk 47:202–332
Beck K (1933) Über die Behandlung von Stirnhöhlenentzündungen durch Drainage von außen. Laryngol Rhinol Otol (Leipz) 24:369–373
Beickert P (1961) Die osteoplastische Operation der Stirnhöhle unter Erhaltung der Schleimhaut. Laryngol Rhinol Otol (Stuttg) 40:760–771
Beilharz (1938) Die zufällige Eröffnung der Kieferhöhle bei Zahnextraktionen. Dtsch Zahnärztl Wochenschr 1090
Berendes J (1956) Doppelter autoplastischer Verschluß größerer Duradefekte in der Nähe der Mittellinie bei Liquorrhoea nasalis. HNO 6:220
Bergara AR, Bergara C (1935) Chronic fronto-ethmoidal sinusitis: Osteoplastic method according to author's technic. Ann Otorinolaryngol Urug 5:192–200
Bergara AR, Itoiz AO (1955) Present state of the surgical treatment of chronic frontal sinusitis. Arch Otolaryngol 61:616–628

Blevins C, Gross BD (1979) A method of fixation of the unstable zygomatic arch fracture. J Oral Surg 5:602–603

Boenninghaus G (1923a) Die Operationen an den Nebenhöhlen der Nase. In: Katz L, Blumenfeld F (Hrsg) Handbuch der speziellen Chirurgie des Ohres und der oberen Luftwege, Bd III, 3. Aufl. Kabitzsch, Leipzig, S 91–286

Boenninghaus G (1923b) Arch Klin Chir 50:217

Boenninghaus G (1923c) Münch Med Wochenschr 1443

Boenninghaus G (1897) Die Resektion der fazialen und der nasalen Wand der Kieferhöhle mit Einstülpen der Nasenschleimhaut in die letztere zur Heilung hartnäckiger Kieferempyeme. Arch Laryngol Rhinol 6:213

Boenninghaus HG (1960) Die Behandlung der Schädelbasisbrüche. Thieme, Stuttgart

Boenninghaus HG (1969) „Blow out-fracture" des Orbitadaches. Laryngol Rhinol 48:395–398

Boenninghaus HG (1974a) Rhinochirurgische Aufgaben bei der Chirurgie des an die Schädelbasis angrenzenden Gesichtsschädels. Arch Otolaryngol 20:1–285

Boenninghaus HG (1974b) Traumatologie der Rhinobasis und endokranielle Komplikationen. In: Naumann HH (Hrsg) Kopf- und Hals-Chirurgie, Bd 2/2. Thieme, Stuttgart, S 533–578

Boenninghaus HG (1980) Hals-Nasen-Ohrenheilkunde für Medizinstudenten. Heidelberger Taschenbücher, Bd 76, 5. Aufl. Springer, Berlin Heidelberg New York

Boenninghaus HG (1983) Hals-Nasen-Ohrenheilkunde für Medizinstudenten. Heidelberger Taschenbücher, Bd 76, 6. Aufl. Springer Berlin Heidelberg New York Tokyo

Borges AF (1973) Elective incisions and scar revision. Little, Brown & Co., Boston

Borges AF, Alexander CE (1962) Relaxed skin tension lines, Z-plastics on scars and fusiform excision of lesions. Br J Plast Surg 15:242

Bosworth FH (1884/85) Zentralbl Laryngol (New York), S 340. Zit. nach Boenninghaus G (1923a), S 244

Boyden GL (1952) Surgical treatment of chronic frontal sinusitis. Ann of Otol 61:558–566. Ref Zentralbl HNO 48:43 (1953/54)

Boyden GL (1957) Chronic frontal sinusitis: end results of surgical treatment. Trans Am Acad Ophthalmol Otolaryngol 61:588–591

Braeucker: Zit. nach Guleke (1950)

Braun HFW (1911) Über die Lokalanästhesie bei Operationen im Trigeminusgebiet. Dtsch Z Chir 111:321

Braus H (1954) Anatomie des Menschen. Fortgef. von Elze C, Bd I, 3. Aufl. Springer, Berlin, Göttingen Heidelberg, S 668

Brieger (1894) Arch Ohrenheilkd V, XXXIX, S 213. Zit. nach Hoffman R (1904)

Brihaye J (1981) Transcranial decompression of optic nerve after trauma. In: Samii M, Janetta PJ (eds) The cranial nerves. Springer, Berlin Heidelberg New York, p 116

Brüggemann A (1926) Die entzündlichen Erkrankungen der Stirnhöhle. In: Denker A, Kahler O (Hrsg) Handbuch der Hals-Nasen-Ohrenheilkunde, Bd II/2. Springer, Berlin, und Bergmann, München

Brusis T (1979) Wie können neuralgische Beschwerden nach Kieferhöhlenoperationen vermieden werden? Laryngol Rhinol Otol 58:54–65

Buiter CT (1976) Endoscopy of the upper airways. Excerpta Medica, American. Elsevier, Amsterdam New York

Buiter CT, Straatman NJA (1981) Endoscopic antrostomy in the nasal fontanelle. Rhinology 19:17

Burmeister H (1962a) Zur Frage des intra- oder extraduralen Duraverschlusses bei frontobasalen Schädelverletzungen. Zentralbl Chir 87:297

Burmeister H (1962b) Erfahrungen mit lyophilisierter Dura mater. Zentralbl Neurochir 22:209

Busse H (1981) Ergebnisse der Dakryozystorhinostomie und Behandlung der intra- und postoperativen Komplikationen. In: Hanselmayer H (Hrsg) Neue Erkenntnisse über Erkrankungen der Tränenwege. Enke, Stuttgart, S 75

Busse H, Hollwich F (1978) Erkrankungen der ableitenden Tränenwege und ihre Behandlung. Enke, Stuttgart

Cairns H (1937 Injuries of the frontal and ethmoidal sinuses with special reference to cerebrospinal rhinorrhoea and aeroceles. J Laryngol 52:589

Calcaterra MC (1985) Diagnosis and management of ethmoid cerebrospinal rhinorrhoe. Otolaryngol Clin North Am 18:99–105

Caldwell GW (1893) Diseases of the accessory sinuses of the nose and an improved method of treatment for suppuration of the maxillary antrum. NY State J Med 58:526
Canfield KB (1911) Die submuköse Resektion der lateralen Nasenwand. Zentralbl Laryngol Rhinol 27:10. Zit. nach Lange G (1977)
Casson PR, Bonnano PC, Converse JM (1974) The midfacial degloving procedure. Plat Reconstr Surg 53:102–103
Chaput (1905) Zit. nach Kressner A (1950)
Claoué R (1902/1904) Zit. nach Denecke HJ (1953)
Claoué R (1904) Traitement des Suppurations chroniques du Sinus maxillaire par la résection large de la partie inferieure de la paroi nasale du sinus. Resultats. Société francaise de laryngologie, octobre 1903. Ann Mal Oreil Larynx 30:211
Claoué R (1912) Dix ans de practique de "l'operation de Claoué" pour le traitment de la sinusite maxillaire chronique. Arch Int Laryngol Otol Rhinol 33:355–361
Claus H (1928) Wie wird die endonasale Tränensackdrainage (Dakryocystorhinostomie) ein technisch einfacher Eingriff? Beitr Anat etc Ohr 26:121
Conley J, Baker DC (1979) Management of the eye socket in cancer of the paranasal sinuses. Arch Otolaryngol 105:702–705
Conley J, Price JC (1979) Sublabial approach to the nasal and nasopharyngeal cavities. Am J Surg 38:615–618
Converse JM (1954) Techniques of bonegrafting for contour restoration of the face. Plast Reconstr Surg 14:332
Converse JM (1964) Reconstructive plastic surgery, vols II u. III. The head and neck. Saunders, Philadelphia
Converse JM, Smith B (1957) Enophthalmus and diplopia in fractures of the orbital floor. Brit J Plast Surg 9:265
Converse JM, Smith B (1967) Orbital blow out-fractures: A ten year study. Plast Reconstr Surg 39:20
Converse JM, Firmin F, Wood-Smith D, Friedland JA (1973) The conjunctival approach in orbital fractures. Plast Reconstr Surg 52:656
Converse JM, Smith B, Wood-Smith D (1977) Orbital and nasoorbital fractures. In: Converse JM (ed) Reconstructive plastic surgery, 2nd edn. Saunders, Philadelphia London Toronto, p 748
Crawdord MJ (1943) Appliances and attachments for treatment of upper jaw fractures. US Nav Med Bull 41:1151
Crawford H (1957) Dura replacement. An experimental study of dermal autografts and preserved dura homograft. Plast Reconstr Surg 19:299
Czerny (1895) Zit. nach Boenninghaus G (1923b)
Dandy WE (1926) Pneumocephalus (intracranial pneumatocele or aerocele). Arch Surg 12:949
Davison FW (1967) Intranasal surgery. Trans Pac Coast Otoophthalmol Soc 51:273–284
Denecke HJ (1953) Die oto-rhino-laryngologischen Operationen. In: Allgemeine und spezielle chirurgische Operationslehre, begr. von M. Kirschner, Bd V, 2. Aufl. Springer, Berlin Göttingen Heidelberg
Denecke HJ (1954) Erfahrungen bei der permaxillären Entfernung von retrobulbär gelegenen Orbitalcavernomen und -cysten. Arch Ohren-Hals-Kehlkopfheilk 164:416
Denecke HJ (1954) Carotis-interna-Verletzung mit unstillbarem Nasenbluten, geheilt durch intraarterielle Thrombininjektion. Zusammen mit H. Hartert. Chirurg 25:470
Denecke HJ (1956) Die Beseitigung des Doppelsehens nach Eingriffen an der Stirnhöhle. HNO 6: 20–22
Denecke HJ (1957) Zur Diagnose und operativen Behandlung von Liquorfisteln im Bereich von Keilbeinhöhle und Hypophyse mit permanenter Liquorrhoe nach percutaner transethmoidaler Hypophysenausschaltung. HNO 6:151
Denecke HJ (1961) Beobachtungen bei der intraarteriellen Thrombininjektion bei Operationen im HNO-Bereich. Med Bild-Dienst 4:19
Denecke HJ (1968) Unfallchirurgie des Gesichtes und Halses. Arch Otorhinolaryngol (NY) 191: 217–404 (Kongreßbericht)
Denecke HJ (1970) Der infratemporale Zugangsweg zur Orbita und zur Fossa pterygoidea. In: Schuchardt K (Hrsg) Fortschritte Kiefer- und Gesichtschirurgie, Bd XIV. Thieme, Stuttgart, S 241–242

Denecke HJ (1974) Der seitliche Zugangsweg zur Fossa infratemporalis. Arch Klin Exp Ohren-Nasen-Kehlkopfheilk 207:507

Denecke HJ (1980) Die oto-rhino-laryngologischen Operationen im Mund- und Halsbereich. In: Allgemeine und spezielle Operationslehre, begr. von M. Kirschner, Bd. V/3. Springer, Berlin Heidelberg New York Tokyo

Denecke HJ, Ey W (1984) Die Operationen an der Nase und im Nasopharynx. In: Allgemeine und spezielle Operationslehre, begr. von M. Kirschner, Bd V/1. Springer, Berlin Heidelberg New York Tokyo

Denecke HJ, Meyer R (1964) Plastische Operationen an Kopf und Hals, Bd I: Korrigierende und rekonstruktive Nasenplastik. Springer, Berlin Göttingen Heidelberg

Denker A (1905) Zur Radikaloperation des chronischen Kieferhöhlenempyems. Arch Laryngol Rhinol 17:221–232

Derome P (1972) Les tumoeurs sphéno-ethmoidales. Neurochirurgie 18: Suppl 1

Desault (1789) Zit. nach Boenninghaus G (1923a), S 146

Dieffenbach JF (1845) Die operative Chirurgie, 1. Bd. Brockhaus FA, Leipzig, S 290

Dieffenbach JF (1848) Die operative Chirurgie, 2. Bd. Brockhaus FA, Leipzig, S 29–33

Dietz H (1970) Die frontobasale Schädelhirnverletzung. Springer, Berlin Heidelberg New York

Donald PJ (1982) Frontal sinus ablation by cranialization. Report of 21 cases. Arch Otolaryngol 108:142–146

Donald PJ (1982) Frontal sinus ablation by cranialization. Arch Otolaryngol 108:142

Draf W (1974) Klinisch-experimentelle Untersuchungen zur Pathogenese, Diagnostik und Therapie der chronisch entzündlichen Kieferhöhlenerkrankungen unter Verwendung der direkten Beobachtung durch Sinuskopie. Habilitationsschrift, Mainz

Draf W (1975) Die Endoskopie der Nasennebenhöhlen. Diagnostische und therapeutische Möglichkeiten. Laryngol Rhinol Otol (Stuttg) 54:209–215

Draf W (1978) Endoskopie der Nasennebenhöhlen. Springer, Berlin Heidelberg New York

Draf W (1978) Therapeutic endoscopy of the paranasal sinuses. Endoscopy 10:247–254

Draf W (1980a) Der Gesichtsschmerz nach Caldwell-Luc-Operation. Prophylaxe und Therapie. Laryngol Rhinol Otol (Stuttg) 59:308–311

Draf W (1980b) Erfahrungen mit der Technik der Fibrinklebung in der Hals-Nasen-Ohren-Chirurgie. Laryngol Rhinol Otol (Stuttg) 59:99–107

Draf W (1982) Die chirurgische Behandlung entzündlicher Erkrankungen der Nasennebenhöhlen. Arch Otorhinolaryngol 235:133–305 (Kongreßbericht)

Draf W, Samii M (1977) Otorhinolaryngologisch-neurochirurgische Probleme an der Schädelbasis. Laryngol Rhinol 56:1007–1020

Draf W, Samii M (1983) Fronto-basal injuries – principles in diagnosis and treatment. In: Samii M, Brihaye J (eds) Traumatology of the skull base. Springer, Berlin Heidelberg New York Tokyo, pp 61–69

Draf W, Haag D (1983) Chirurgische Möglichkeiten nach Verletzungen der Tränenwege. Vortrag Versamml. der Südwestdeutschen HNO-Ärzte, Bamberg

Draf W, Samii M (1986) Malignant tumors of the paranasal sinuses. In: Scheunemann H, Schürmann K, Helms I (Hrsg) Tumors of the skull base. de Gruyter, Berlin New York

Draf W, Samii M (1989) Surgery of the skull base. An interdisciplinary approach. Springer, Berlin Heidelberg New York, Tokyo, pp 114–230

Dupuy-Dutemps L, Bourguet J (1921) Procede plastique de Dacryocysto-Rhinostomie. Ann Oculist 158:241

Duvall AJ, Porto DP, Lyons D, Boies LR (1987) Frontal sinus fractures. Analysis of treatment results. Arch Otolaryngol 113:933

Eckel W (1964a) Die operative Behandlung der Nasen- und Nasennebenhöhlenentzündungen. In: Berendes J, Link R, Zöllner F (Hrsg) Hals-Nasen-Ohren-Heilkunde, Bd I. Thieme, Stuttgart, S 276–322

Eckel W (1964b) Rhinochirurgisch wichtige Erkrankungen und Traumen der Tränenwege und ihre operative Behandlung. In: Berendes J, Link R, Zöllner F (Hrsg) Hals-Nasen-Ohren-Heilkunde, Bd I. Thieme, Stuttgart, S 327–337

Eckel W (1977) Rhinochirurgisch wichtige Krankheiten und Traumen der Tränenwege sowie ihre operative Behandlung. In: Berendes J, Link R, Zöllner F (Hrsg) Hals-Nasen-Ohren-Heilkunde in Praxis und Klinik, Bd 2/II, 2. Aufl. Thieme, Stuttgart, S 24.1–24.11

Eichel BS (1972) The intranasal ethmoidectomy procedure: historical, technical and clinical considerations. Laryngoscope 82:1806–1821
Elies W (1979a) Die basale Spanverriegelungs-Plastik bei Defekten der Rhinobasis. HNO 27:214
Elies W (1979b) Rhinoneurochirurgische Aspekte der Nebenhöhlen- und Rhinobasistraumatologie. Arch Otorhinolaryngol 223:455
Elies W (1982) Zum gegenwärtigen Stand der Rhinobasischirurgie. Laryngol Rhinol Otol 61:42–47
Escher F (1973) Das Schädelbasistrauma in oto-rhinologischer Sicht. HNO 21:129–144
Ey W (1970) Maxillary sinus approach for blow-out fractures. In: Bleeker GM, Lyle TK (eds) Fractures of the orbit. Excerpta Medica, Amsterdam, pp 227–228
Ey W (1981) Mitbeteiligung der Orbita bei frontobasalen Tumoren. Laryngol Rhinol Otol 60:162–167
Falk P (1961) Verbindung der Tränenkanälchen mit dem Naseninnern durch vollständige Ausbreitung und Einpflanzung der Tränensackschleimhaut. Laryngol Rhinol 40:265–276
Feldmann H (1978) Osteoplastische Kieferhöhlenoperation. Laryngol Rhinol Otol (Stuttg) 57:373–378
Fenner T (1984) Technik der endonasalen endoskopisch kontrollierten Ethmoidektomie. J Otorhinolaryngol Relat Spec 7:190–197
Fischer-Brandies E, Dielert E (1984) Treatment of isolated lateral midface fractures. J Maxillofac Surg 12:103–106
Fleischer K (1961) Operation des Stirnhöhlenosteoms. Film Jahrestagung der Dtsch Ges HNO Heilk, Freiburg
Fleischer K (1965) Osteoplastische Stirnhöhlenoperationen. HNO 13:118–119
Fleischer K (1965) Zur Entstehung und Behandlung der Stirnhöhlenpneumocele. Arch Ohr-Nasen-Kehlkopfheilk 185:737–742
Freedman HM, Kern EB (1979) Complications of intranasal ethmoidectimy: a review of 1000 consecutive operations. Laryngoscope 89:421–434
Friedrich (1902) Zit. nach Boenninghaus G (1923a), S 163; (1923c), S 1443
Fries R (1986) Zur Chirurgie der Kieferhöhlenmalignome. Österr. Z Stomatol 83:81–98
Fukado Y (1981) Microsurgical transethmoidal optic nerve decompression: Experience in 700 cases. In: Samii M, Janetta PJ (eds) The cranial nerves. Springer, Berlin Heidelberg New York, p 125
Ganz H (1977) Komplikationen der unspezifischen Nasen- und Nebenhöhlenentzündungen. In: Berendes J, Link R, Zöllner F (Hrsg) Hals-Nasen-Ohren-Heilkunde in Praxis und Klinik, Bd 1/I, 2. Aufl. Thieme, Stuttgart, S 14.1.–14.37
Gerber P (1904) Zit. nach Denecke HJ (1953), S 218
Gerber P (1918) Weitere Beiträge zur Antritis dilatans. Z Laryngol Rhinol Otol 8:405–417
Gibson TH, Walker FM (1951) Large osteoma of the frontal sinus. A method of removal to minimize scarring and prevent deformity. Br J Plast Surg 4:210–217
Gillies HD, Kilner TP, Stone D (1927) Fractures of the malarzygomatic compound, with a description of new X-ray position. Brit J Surg 14:651–656
Goldthwaite RH (1924) Plastic repair of depressed fracture of lower orbital rim. JAMA 82:628
Golowin (1897) Intern Med Kongr, Moskau. Ref Zentralbl Laryngol (1899), S 554. Zit. nach Boenninghaus G (1923a), S 217
Golowin (1898) Operative Behandlung der Stirnhöhlenerkrankungen. Chir Ref Int Centralbl Laryngol Rhinol 15:354 (1899)
Gooch (um 1780) Zit. nach Grünwald L (1893), S 88 u. nach Boenninghaus G (1923a)
Goodale RL (1957) Trends in radical frontal sinus surgery. Ann Otol Rhinol Laryngol 66:369–379
Goodale RL, Montgomery WW (1961) Anterior osteoplastic frontal sinus operation. Five years' experience. Ann Otol Rhinol Laryngol 70:860–880
Grant FC (1923) Intracranial aerocele following a fracture of the skull. (Report of a case with review of the literature) Surg Gynecol Obstet 36:251
Grünwald L (1893) Die Lehre von den Naseneiterungen mit besonderer Rücksicht auf die Erkrankungen des Sieb- und Keilbeins und deren chirurgische Behandlung. Lehmann, München Leipzig
Grünwald L (1925) Deskriptive und topographische Anatomie der Nase und ihrer Nebenhöhlen. In: Denker A, Kahler O (Hrsg) Handbuch der Hals-Nasen-Ohrenheilkunde, Bd I. Bergmann, München, und Springer, Berlin, S 87

Guleke N (1950) Die Eingriffe am Gehirnschädel, Gehirn, an der Wirbelsäule und am Rückenmark. In: Allgemeine und spezielle chirurgische Operationslehre, begr. von M. Kirschner, Bd II, 2. Aufl. Springer, Berlin Göttingen Heidelberg
Gullotta U, Denffer H v (1980) Dacrocystography. Thieme, Stuttgart New York
Güttich A (1937) Zur Technik der endonasalen Tränensackoperation. Arch Ohren-Nasen-Kehlkopfheilk 143:233
Hadjianghelou O, Obwegeser HL (1986) Temporaler Zugang zum retromaxillären infracraniellen Raum und zur Orbita in der Tumorchirurgie. Laryngol Rhinol Otol 65:46–56
Hafferl A (1969) Lehrbuch der topographischen Anatomie. Neu bearbeitet von Thiel W, 3. Aufl. Springer, Berlin Heidelberg New York
Hajek M (1899) Pathologie und Therapie der entzündlichen Erkrankungen der Nebenhöhlen der Nase, 1. Aufl. Deuticke, Leipzig Wien, S 224
Hajek M (1904) Zur Diagnose und intranasalen chirurgischen Behandlung der Eiterungen der Keilbeinhöhle etc. Arch Laryngol 16:105. Zit. nach Boenninghaus G (1923a), S 254
Hajek M (1908) Über Indikationen zur operativen Behandlung bei der chronischen Stirnhöhlenentzündung. Wien Med Wochenschr 58:1466–1467
Hajek M (1915) Pathologie und Therapie der entzündlichen Erkrankungen der Nebenhöhlen der Nase, 4. Aufl. Deuticke, Leipzig Wien
Hajek M (1926) Nebenhöhlen der Nase, 5. Aufl. Deuticke, Leipzig Wien
Hajek M (1926) Siebbeinzellen und Keilbeinhöhle. In: Denker A, Kahler O (Hrsg) Handbuch der Hals-Nasen-Ohrenheilkunde, Bd II/2. Springer, Berlin, und Bergmann, München, S 846–893
Halle M (1906) Externe oder interne Operation der Nebenhöhleneiterungen. Berl Klin Wochenschr 43:1369–1372, 1404–1407
Halle M (1911) Dakryocystitis beiderseits mit Vereiterung der Siebbeinhöhlen von der Nase aus operiert. Verh Laryngol-Ges zu Berlin, 12.5.1911
Halle M (1912) Modifikation der Westschen Operation. Verh Laryngol-Ges zu Berlin, 26.1.1912
Halle M (1915) Die intranasalen Operationen bei eitrigen Erkrankungen der Nebenhöhlen der Nase. Arch Laryngol Rhinol 29:73–112
Haller A v (1769) Elementa physiologiae corporis humani. Tomus quintus. Sensūs externi interni. Sumptibus Francisci Grasset & Soc
Hallermann O (1932) Intranasale Meningozelen und ihre klinische Diagnose. Zeitschr HNO Heilk 30:413
Hamberger CA, Hammer G (1964) Der transnasale Weg der Hypophysektomie. In: Berendes J, Link R, Zöllner F (Hrsg) Hals-Nasen-Ohrenheilkunde, Bd I. Thieme, Stuttgart, S 801–816
Hanabury MR, Cole TB, Clark CE, Chandler AC (1984) Surgical treatment for malignant exophthalmos of endocrine origin. Laryngoscope 94:1193–1197
Hanselmayer H (1981) Neue Erkenntnisse über Erkrankungen der Tränenwege. Enke, Stuttgart
Hardy JM, Montgomery WW (1976) Osteoplastic frontal sinusotomy. An analysis of 250 operations. Ann Otol 85:523
Härle F (1973) Pers. Mitt., zit. nach Lange (1977), S 13.8
Härle F, Rudert H, Ewers R (1984) Die Miniplattenosteosynthese von Jochbein, Orbita und Stirnbein. In: Jungbluth KH, Mommsen U (Hrsg) Plastische und wiederherstellende Maßnahmen bei Unfallverletzungen. Springer, Berlin Heidelberg New York Tokyo
Hartmann H (1883) Zit. nach Denecke HJ (1953), S 209
Heermann H (1958) Über endonasale Chirurgie unter Verwendung des binokularen Mikroskopes. Arch Ohren-Nasen-Kehlkopfheilk 171:295–297
Heermann J (1924) Über Herstellung einer Dauerverbindung zwischen Bindehautsack und Nase bei mißglückter Tränensackexstirpation, mißglückter Totischer und Westscher Operation, Tränensacktuberkulose. Klin Monatsbl Augenheilk 74:192–195
Heermann J jr (1966) Trichter-Polyäthylen-Prothese nach endonasaler Tränensackoperation mit Stenose des horizontalen Kanälchens. Laryngol Rhinol 45:842–847
Heermann J jr (1974) Endonasale mikrochirurgische Resektion der Mukosa des Sinus maxillaris. Laryngol Rhinol Otol (Stuttg) 53:938–942
Heimer L (1983) The human brain and spinal cord. Springer, Berlin Heidelberg New York
Hellmich S, Herberhold C (1971) Technische Verbesserungen der Kieferhöhlen-Endoskopie. Arch Ohren-Nasen-Kehlkopfheilk 199:678–682

Herberhold C (1982) Physiologie und Pathophysiologie der Nasennebenhöhlen. Arch Otorhinolaryngol 235:1–40 (Kongreßbericht)
Herrmann A (1968) Gefahren bei Operationen an Hals, Ohr und Gesicht und die Korrektur fehlerhafter Eingriffe. Springer, Berlin Heidelberg New York
Herrmann R (1958) Die rhinogenen Erkrankungen der Orbita und der Lider. Thieme, Stuttgart
Hesse W (1952) Die verschiedenen Methoden der Stirnhöhlenoperation. HNO 3:251
Hilding AC (1941) Experimental sinus surgery: effects of operative windows on normal sinuses. Ann Otol Rhinol Laryngol 50:379–392
Hirsch C (1925) Lehrbuch der Lokalanästhesie des Ohres und der oberen Luft- und Speisewege. Enke, Stuttgart
Hirsch O (1950) Chirurgische Entlastung bei malignem Exophthalmus. Arch Otolaryngol 51:325
Hirsch O (1952) Successful closure of cerebrospinal rhinorrhea by endonasal surgery. Arch Otolaryngol 56:1–12
Hirsch O (1955) Verschluß einer traumatischen nasalen Liquorrhoe auf endonasalem Weg. Monatsschr Ohrenheilk 89:265
Hirsch O, Urbanek (1929) Behandlung eines exzessiven Exophthalmus (Basedow) durch Entfernung von Orbitalfett von der Kieferhöhle aus. Wien Laryngol Rhinol Ges vom 5.11.1929
Hirsch O, Urbanek (1930) Behandlung eines exzessiven Exophthalmus (Basedow) durch Entfernung von Orbitalfett von der Kieferhöhle aus. Monatsschr Ohrenheilk 64:212. Ref Zentralbl 16:59 (1931)
Hirschmann A (1902) Entgegnung zu Reichert. Berl Klin Wochenschr Nr. 20
Hirschmann A (1903) Über Endoskopie der Nase und deren Nebenhöhlen. Eine neue Untersuchungsmethode. Arch Laryngol Rhinol (Berl) 14:195
Hoffmann R (1904) Osteoplastic operations on the frontal sinuses for chronic suppuration. Ann Otol Rhinol Laryngol 13:598–608
Hoffmann R (1904) 72. Jahresbericht der Schlesischen Gesellschaft für Vaterländische Kultur 1894, S 91
Hollwich F (1978) In: Busse H, Hollwich F (Hrsg) Erkrankungen der ableitenden Tränenwege und ihre Behandlung, 74. Beih Klin Monatsbl Augenheilk. Enke, Stuttgart
Holmes (1925) Zit. nach Grünwald (1925)
Horowitz MS (1967) Functional approach to surgery of the maxillary and ethmoidal sinuses. Rhinology 5:175–180
Hötte HH (1970) An attempt to evaluate the transethmoidal approach for decompression of the optic nerve. In: Bleeker GM, Lyle TK (eds) Fractures of the orbit. Excerpta Medica, Amsterdam, pp 161–164
Howarth WG (1921) Operations on the frontal sinus. J Laryngol Otol 36:417–421
Hyrtl J (1882) Handbuch der topographischen Anatomie, Bd 1, 7. Aufl. Braumüller, Wien
Ingals EF (1905) New operation and instruments for draining the frontal sinus. Ann Otol Rhinol Laryngol 14:513–519
Ingals EF (1906) Jahresversammlung der amerikan. Laryngol Gesellsch. Ref Zentralbl Laryngol 22:113
Jackson IT, Marsh WR, Hide TAH (1984) Treatment of tumors involving the anterior cranial fossa. Head Neck Surg 6:901–913
Jacoby CG, Dolan KD (1980) Fragment analysis in maxillofacial injuries. The tripod fracture. J Trauma 20:292–296
Janke K, Aulhorn E (1983) Funktionsverbesserung der Sehnerven nach Eingriffen an der Rhinobasis. Arch Otorhinolaryngol Suppl 2:25–26
Jansen A (1894) Zur Eröffnung der Nebenhöhlen der Nase bei chronischer Eiterung. Arch Laryngol Rhinol (Berl) 1:135–157
Jansen A (1897) 12. Intern Med Kongr Moskau, Bd 6, S 154. Zit. nach Boenninghaus G (1923a), S 263
Jansen A (1902) Verh Dtsch Otol Ges 1902, S 128. Zit. nach Boenninghaus G (1923a), S 217
Jones BR (1970) Surgical approaches to the orbit. Trans Ophthalmol Soc UK 90:269–308
Jones LT (1962) The cure of epiphora due to canalicular disorders, trauma and surgical failures on the lacrimal passages. Trans Am Acad Ophthalmol Otolaryngol 66:506
Jones LT, Wobig JL (1976) Surgery of the eyelids and lacrimal system. Aesculapius, Birmingham, Alabama

Jonnides CH, Freihofer HPM, Bruaset J (1984) Trauma of the upper third of the face. J Maxillofac Surg 12:255–261
Jourdain (1761) Zit. nach Denecke HJ (1953), S 209
Jurasz (1887) Berl Klin Wochenschr, S 34. Zit. nach Boenninghaus G (1923a), S 171
Kainz J, Stammberger H (1990) Der N. opticus und die A. carotis int. in ihrem Verlauf an der hinteren Rhinobasis: Gefahrenstellen in der endonasalen Chirurgie. Arch Otorhinolaryngol Suppl 2: 92
Kaspariantz (1900) 13. Congrès intern de med sect de Rhinol, Paris, S 90. Zit. nach Boenninghaus G (1923a), S 135
Kastenbauer E (1986) Anatomische Varianten im Nasennebenhöhlensystem. 3. Herbsttagung der Oro-laryngologischen Gesellschaft Berlin. Zentralbl HNO Heilk 133:183
Kazanjian VH, Converse JM (1974) Surgical treatment of facial injuries, vol 1, 3rd edn. Williams & Wilkins, Baltimore
Keen WW (ed) (1909) Surgery, its principles and practice. Saunders, Philadelphia
Kellnar W (1960) Die Versorgung von Verletzungen der Tränenröhrchen mit Hilfe der Retrogradsonde. Klin Monatsbl Augenheilk 137:93
Kempe LG (1968) Operative Neurosurgery, vol 1. Springer, Berlin Heidelberg New York
Keros P (1962) Über die praktische Bedeutung der Niveauunterschiede der Lamina cribrosa des Ethmoids. Z Laryngol Rhinol Otol 41:808–813
Kessler L (1983) Die Verletzungen des Gesichtsschädels und der Rhinobasis. Thieme, Leipzig
Ketcham AS, Wilkins RH, Van Buren JM, Smith RR (1963) A combined intracranial facial approach to the paranasal sinuses. Am J Surg 106:699
Ketcham AS, Hoye RC, Van Buren JM, Johnson RH, Smith RR (1966) Complications of intracranial facial resections for tumors of the paranasal sinuses. Am J Surg 112:591
Ketcham AS, Hammond WG, Chretien P, Van Buren JM (1969) Treatment of advanced cancer of the ethmoid sinuses. Nobel Symposium 10. Almquist & Wiksell, Stockholm
Kidder TM, Toohill RJ, Unger JD, Lehmann RH (1974) Ethmoid sinus surgery. Laryngoscope 84: 1525–1534
Killian G (1894) Zit. nach Boenninghaus G (1923a), S 178
Killian G (1900a) In: Heymanns Handbuch der Laryngol, Bd 2, S 1062, 1150. Zit. nach Boenninghaus G (1912a), S 178
Killian G (1900b) Verh Dtsch Otol Ges 1900, S 8. Zit. nach Boenninghaus G (1923a), S 254
Killian G (1903) Die Killiansche Radicaloperation chronischer Stirnhöhleneiterungen. II. Weiteres kasuistisches Material und Zusammenfassung. Arch Laryngol Rhinol 13:59–88
Killian G (1903) Die Nebenhöhlen der Nase in ihren Lagebeziehungen zu den Nachbarorganen. Fischer, Jena
Kirschner FR, Proud GO (1960) Method for the identification and localization of cerebrospinal fluid, rhinorrhoea and otorrhoea. Laryngoscope 70:921
Kirschner M (1909a) Zur Frage des plastischen Ersatzes der Dura mater. Langenbecks Arch Klin Chir 91:541
Kirschner M (1909b) Über die freie Sehnen- und Faszien-Transplantation. Bruns' Beitr Klin Chir 65:472
Kisselbach G (1986) Pulsierender Nasenrachentumor. Fallbeispiel einer spheno-pharyngealen Cepalocele. HNO 34:310–312
Kley W (1967) Diagnostik und operative Versorgung von Keilbeinhöhlenfrakturen. Laryngol Rhinol 46:469
Kley W (1968) Die Unfallchirurgie der Schädelbasis und der pneumatischen Räume. Arch Ohren-Nasen-Kehlkopfheilk 191:1–21
Kley W (1973) Faszienplastiken im Bereich der vorderen und mittleren Schädelbasis und im Bereich der Nasennebenhöhlen. Laryngol Rhinol 52:255–264
Kley W (1974) Diskussionsbemerkung zu Scheunemann. In: Naumann HH, Kastenbauer ER (Hrsg) Plastisch-chirurgische Maßnahmen nach frischen Verletzungen. Thieme, Stuttgart, S 81
Knight JS, North JF (1961) The classification of molar fractures. An analysis of displacement as a guide to treatment. Br J Plast Surg 13:325–339
Koblin J, Schettler D (1973) Die Oberkieferosteomyelitis im Säuglings- und Kleinkindesalter. Kinderärztl Praxis 41:229–235

Kocher (1897) Chirurgische Operationslehre, Jena, 3. Aufl., S 65. Zit. nach Boenninghaus G (1923a), S 217
König F (1902) Der knöcherne Ersatz großer Schädeldefekte. Zentralbl Chir 17:467
Krausen AS, Samuel M (1979) Pediatric jaw fractures. Indications for open reduction. Otolaryngol Head Neck Surg 87:318–322
Kressner A (1950) Die Indikation zur Median- und Kontralateraldrainage der Stirnhöhle und deren Durchführung. Arch Ohren-Nasen-Kehlkopfheilk 157:28
Krmpotić-Nemanić J (1977) Entwicklungsgeschichte und Anatomie der Nase und der Nasennebenhöhlen. In: Berendes J, Link R, Zöllner F (Hrsg) Hals-Nasen-Ohrenheilkunde in Praxis und Klinik, Bd 1/I. Thieme, Stuttgart, S 1.32–1.34
Krmpotić-Nemanić J, Draf W, Helms J (1985) Chirurgische Anatomie des Kopf-Hals-Bereiches. Springer, Berlin Heidelberg New York Tokyo
Krönlein RU (1888) Zur Pathologie und operativen Behandlung der Dermoidcysten der Orbita. Beitr Klin Chir 4:149–163
Kubo (1912) Arch Laryngol Rhinol 26:351. Zit. nach Boenninghaus G (1923a), S 117
Kuhnt H (1895) Über die entzündlichen Erkrankungen der Stirnhöhlen und ihre Folgezustände. Bergmann, Wiesbaden
Küster E (1889) Über die Grundsätze der Behandlung von Eiterungen in starrwandigen Höhlen mit besonderer Berücksichtigung des Empyems der Pleura. Dtsch Med Wochenschr 15:233–236
Lamorier (1743) Zit. nach Grünwald L (1893) S 89 u. nach Boenninghaus G (1923a), S 146
Lang J (1981a) Neuroanatomie der Nn. opticus, trigeminus, facialis, glossopharyngeus, vagus, accessorius und hypoglossus. Arch Otorhinolaryngol (NY) 231:1–69
Lang J (1981b) Klinische Anatomie des Kopfes. Neurokranium, Orbita, Kraniozervikaler Übergang. Springer, Berlin Heidelberg New York
Lang J (1988) Über die Cellulae ethmoidales posteriores und ihre Beziehung zum Canalis opticus. HNO 36:49–53
Lang J (1988) Klinische Anatomie der Nase und Nasennebenhöhlen. Thieme, Stuttgart
Lang W (1889) Traumatic enophthalmus with retention of perfect acuity of vision. Ophthalmol Soc UK 9:41–45
Lange G (1977) Operative Behandlung der entzündlichen Nasennebenhöhlenkrankheiten. In: Berendes J, Link R, Zöllner F (Hrsg) Hals-Nasen-Ohren-Heilkunde in Klinik und Praxis, Bd 1/I, 2. Aufl. Thieme, Stuttgart, S 13.1–13.37
Lanz T, Wachsmuth W (1979) Praktische Anatomie. Fortgef. u. herausgeg. von Lang J, Wachsmuth W, Bd I/1, Teil B: Kopf, Gehirn- und Augenschädel. Springer, Berlin Heidelberg New York Tokyo
Lanz T, Wachsmuth W (1985) Praktische Anatomie. Fortgef. u. herausgeg. von Lang J, Wachsmuth W, Bd I/1, Teil A: Kopf. Übergeordnete Systeme. Springer, Berlin Heidelberg New York Tokyo
Laurens (1907) Procédé operatoire pour les sinusites frontales bilaterales. Arch Internat Lar Otol, Tome I. Zit. nach Hajek M (1915)
Laurent (1889) Zit. nach Lima E de (1936)
Lautenschläger A (1934) Chirurgische Eingriffe an der Nase und ihren Anhangsgebilden. In: Kirschner M (Hrsg) Allgemeine und spezielle Operationslehre, Bd III/2, 1. Aufl. Springer, Berlin, S 76–148
Lautenschläger A (1936) Die Eingriffe am Ohr und an der Nase, im Rachen und Kehlkopf, in der Luftröhre und in den Bronchen. In: Kirschner M (Hrsg) Allgemeine und spezielle chirurgische Operationslehre, Bd III/2, 1. Aufl. Springer, Berlin
Lavelle RJ, Harrison MS (1971) Infection of the maxillary sinus: The case for the middle meatal antrostomy. Laryngoscope 81:90–106
Lawson W (1991) Frontal sinus. In: Blitzer A, Lawson W, Friedman WH (eds) Surgery of the paranasal sinuses, 2. edn. WB Saunders Comp, Philadelphia London Montreal Sydney Tokyo Toronto
Le Fort R (1900) Fractures à la mâchoire supérieure. Cong Int Med Chir (Paris) Sect Chir Gén, pp 275–278
Le Fort R (1901) Etude expérimentale sur les fractures de la mâchoire supérieure. Rev Chir Paris 23:208, 360, 479
Legler U (1964) Technik und Ergebnisse der Unterfütterung von Stirnbeindefekten, insbesondere nach verödenden Stirnhöhlenoperationen, mit gewürfeltem konservierten Leichenknorpel. Arch Ohren-Nasen-Kehlkopfheilk 183:380–382

Lehnhardt E (1973) Die Dekompression des N. opticus bei Fraktur der Rhinobasis. HNO 21:158–160
Leithäuser D, Fleischer K, Mühlendyck H (1978) Kombinationsverletzungen der Orbita. Diagnostik und Indikation für das operative Vorgehen. Arch Otorhinolaryngol 219:342
Lenz H, Sedee GA (1971) Chirurgie der Nase und der Nasennebenhöhlen unter Durchleuchtungskontrolle. HNO 19:217–218
Lexer E (1912) Freie Fett- und Knochentransplantation in einem Schädel-Dura-Hirndefekt. Münch Med Wochenschr 1686
Lexer E (1919) Fettgewebsverpflanzung. In: Lexer E (Hrsg) Die freien Transplantationen, I. Teil. Neue deutsche Chirurgie, Bd 26a. Enke, Stuttgart
Lexer E (1924) Die Verpflanzung von Knochen, Periost und Mark. In: Lexer E (Hrsg) Die freien Transplantationen, II. Teil. Neue deutsche Chirurgie, Bd 26b. Enke, Stuttgart
Lichtwitz (1890) Bull Méd Übers. In: Prag Med Wochenschr (1893), S 284. Zit. nach Boenninghaus G (1923a), S 118
Lima E de (1936) IIe Semaine Otorhinolaryngol São Paulo 1936. Zit. nach Rauch (1956)
Lima E de, Mauro P (1936) Transmaxilläre Siebbein-Keilbein-Ausschneidung. Anatomisch-klinische Betrachtungen. Rev Oto-laringol São Paulo 1936 4:965–993. Zit. nach Zentralbl HNO 31:318
Limberg AA jr (1961) The use of diced cartilage by injection with a needle. Part 2. Morphologie changes in the diced human cartilage after auto- and homoplasty. Plast Reconstr Surg 28:649–655
Lindorf HH (1974) Knochendeckelverschluß nach oraler Kieferhöhleneröffnung. Dtsch Zahnärztl Z 29:587–590
Lindorf HH (1980) Wiederauskleidung der nach Caldwell-Luc voroperierten Kieferhöhlen mit Spaltschleimhaut oder Duratransplantaten. Dtsch Z Mund-Kiefer-Gesichts-Chir 4:151–154
Lindorf HH (1980) Neue Möglichkeiten der chirurgischen Therapie der dentogen erkrankten Kieferhöhle. Experimentelle und klinische Untersuchungen. Habilitationsschrift, Friedrich-Alexander-Universität, Erlangen Nürnberg
Lindorf HH (1984) Frei implantierter Knochendeckel bei der osteoplastischen Stirnhöhlenoperation. Dtsch Z Mund-Kiefer-Gesichts-Chir 8:374–379
Lindorf HH (1986) Die osteoplastische Kieferhöhlenoperation. Technik und Erfahrungen mit der Knochendeckelmethode. In: Waczek G, Matejka K (Hrsg) Erkrankungen der Kieferhöhle. Springer, Wien New York
Lindt: Zit. nach Denecke HJ (1953), S 218
Loew F, Pertuiset B, Chaumier EE, Jaksche H (1984) Postoperative CSF rhinorrhea. In: Symon L (ed) Advances and technical standards in neurosurgery, vol. 11. Springer, Wien New York, pp 169–207
Longacre JJ, Converse JM (1977) Deformities of the forehead, scalp and calvarium. In: Converse JM (ed) Reconstructive plastic surgery, vol 2, 2nd edn. Saunders, Philadelphia London Toronto, pp 822–857
Longacre JJ, Converse JM, Knize DM (1977) Transplantation of bone. In: Converse JM (ed) Reconstructive plastic surgery, vol 1, 2nd edn. Saunders, Philadelphia London Toronto, pp 313–339
Loré JM (1973) An atlas of head and neck surgery, vol 1, 2nd edn. The sinuses and maxilla. Saunders, Philadelphia London Toronto, pp 69–124
Lothrop HA (1897) Empyema of the antrum of Highmore. A new operation for the cure of obstinate cases. Boston Med Surg J 136:455–462
Lothrop HA (1906) Fractures of the superior maxillary bone, caused by direct blows over the malar bone. A method for the treatment of such fractures. Boston Med Surg J 154:8–11
Lothrop HA (1914) Frontal sinus suppuration. Ann Surg 59:937–957
Luc H (1897) Une nouvelle méthode opératoire pour la cure radicale et rapide de l'empyme chronique du sinus maxillaire. Arch Laryngol (Paris) 10:273–285
Lynch RC (1921) The technique of a radical frontal sinus operation which has given me the best results. Laryngoscope 31:1–5
Macbeth R (1954) The osteoplastic operation for chronic infection of the frontal sinus. J Laryngol Otol 68:465–477
Macbeth R (1968) Caldwell-Lucoperation 1952–1966. Arch Otolaryngol 87:630–636
Makowski HV, Reuther J (1977) Anästhesie in der Zahnmedizin. Uni-Taschenbücher. Hüthig, Heidelberg

Mann W (1982) Diagnostik entzündlicher Nasennebenhöhlenerkrankungen. Arch Otorhinolaryngol 235:41–67 (Kongreßbericht)
Mann W, Beck C (1978) Inferior meatal antrostomy in chronic maxillary sinusitis. Arch Otorhinolaryngol 221:289–295
Mann W, Schuler-Voith C (1983) Tumors of the paranasal sinuses and the nose. A retrospective study in 136 patients. Rhinology 21:173–177
Marchac D (1974) Zit. nach Longacre JJ u. Converse JM (1977), S 822–857
Martin H (1957) Surgery of head and neck tumors. Casell, London
Marx G (1910) Fettransplantation nach Stirnhöhlenoperation. Z Ohrenheilk Luftwege 61:7–9
Marx G (1926) Die orbitalen Komplikationen bei Nebenhöhlenentzündungen. In: Denker A, Kahler O (Hrsg) Handbuch der Hals-Nasen-Ohrenheilkunde, Bd II/2. Springer, Berlin, und Bergmann JF, München, S 950–982
Marx H (1949) Die Nasenheilkunde. Fischer, Jena
Marx H (1950) Über Fehler und Gefahren bei Nasen- und Ohrenoperationen. Arch Ohren-Nasen-Kehlkopfheilk 158:1ff
Matas R (1990) The growing importance and value of local and regional anaesthesia in minor and major surgery. Transact Louisiana State Med Soc 329
Matzker J (1961) Beitrag zur kosmetisch befriedigenden operativen Versorgung von schweren Zertrümmerungsfrakturen der Stirnhöhlenvorderwand. Monatsschr Ohrenheilk 95:242
Matzker J (1964) Die sofortige Rekonstruktion der Stirnhöhlenvorderwand nach frontobasalen Zertrümmerungsfrakturen. Laryngol Rhinol Otol (Stuttg) 43:439–448
Mazars G (1980) Die klassische indische Medizin. In: Surnia JP, Poulet J, Martini M (Hrsg) Illustrierte Geschichte der Medizin. Andreas u. Andreas, Salzburg
Mayer O (1940) Über die Herstellung einer breiten Verbindung mit der Nase bei der wegen chronischer Entzündung vorgenommenen radikalen Stirnhöhlenoperation. Arch Ohren-Nasen-Kehlkopfheilk 148:282–290
McCoy FJ, Chandler RA, Magnat CG, Moore JF, Siemens G (1962) Analysis of facial fractures and their complications. Plast Reconstr Surg 29:381
McNaught RC (1936) A refinement of the external frontoethmosphenoid operation. Arch Otolaryngol 23:544–548
Mennig H (1956) Skistockverletzungen. Arch Ohren-Nasen-Kehlkopfheilk 170:60
Mennig H (1970) Geschwülste der Augenhöhle und ihre operative Behandlung. Thieme, Leipzig
Mennig H (1971) Rhinochirurgische Aufgaben bei Erkrankungen der Augenhöhle. HNO 19:257–270
Mertz JS, Pearson WB, Kern EB (1983) Lateral rhinostomy, indications technique and review of 226 patients. Arch Otolaryngol 198:235–239
Messerklinger W (1972) Technik und Möglichkeiten der Nasenendoskopie. HNO 20:133–135
Messerklinger W (1972) Nasenendoskopie: Der mittlere Nasengang und seine unspezifischen Entzündungen. HNO 20:212–215
Messerklinger W (1972) Nasenendoskopie: Nachweis, Lokalisation und Differentialdiagnose der nasalen Liquorrhoe. HNO 20:268
Messerklinger W (1978) Endoscopy of the nose. Urban & Schwarzenberg, Baltimore München
Messerklinger W (1978) Zur Endoskopietechnik des mittleren Nasenganges. Arch Otorhinolaryngol 221:297–305
Messerklinger W (1979) Das Infundibulum ethmoidale und seine entzündlichen Erkrankungen. Arch Otorhinolaryngol 222:11–22
Messerklinger W (1980) Schwierigkeiten bei der Kieferhöhlenspülung. Diagnostische und therapeutische Konsequenzen. Laryngol Rhinol Otol 59:22–29
Messerklinger W (1981) Endoskopie der Nase bei Erkrankungen der Tränenwege. In: Hanselmayer H (Hrsg) Neue Erkenntnisse über Erkrankungen der Tränenwege. Enke, Stuttgart
Messerklinger W (1982) Über den Recessus frontalis und seine Klinik. Laryngol Rhinol Otol 61:217–223
Mikulicz J (1886) Zur operativen Behandlung des Empyems der Highmorshöhle. Prager Z Heilkd 7:257
Minnigerode B (1967) Zur Technik der extraduralen rhinochirurgischen Deckung von Liquorfisteln nach frontonasalen Schädelverletzungen. Monatsschr Ohrenheilk 101:441

Mohr RM, Nelson LR (1982) Frontal sinus ablation for frontal osteomyelitis. Laryngoscope 92:1006–1015
Montgomery WW (1964) The fate of adipose implants in a bony cavity. Laryngoscope 74:816–827
Montgomery WW (1966) Surgery for cerebrospinal fluid Rhinorrhea and otorrhea. Arch Otolaryngol 84:538–550
Montgomery WW (1979) Surgery of the upper respiratory system, vol 1, 2nd edn. Lea & Febiger, Philadelphia
Montgomery WW, Pierce DL (1963) Anterior osteoplastic fat obliteration for frontal sinus: clinical experience and animal studies. Trans Am Acad Ophthalmol Otolaryngol 67:46–57
Mosher HP (1912) The applied anatomy and the intranasal surgery of the ethmoid labyrinth. Trans Am Laryngeal Assoc 34:25–45
Moure P (1902) Zit. nach Zange J (1950)
Mozolewski E, Kościuczyk A, Marzymaska B, Ziętek E (1979) Osteoplastic opening of frontal sinuses by an improved technique. Otolaryngol Pol 33:289–298. Zit. nach Zentgralbl HNO 123:156
Müller W (1890) Zur Frage der temporären Schädelresektion an Stelle der Trepanation. Zentralbl Chir 17:65
Müsebeck K (1966) Richtlinien zur Behandlung zentraler und lateraler Orbitafrakturen. HNO 14:360
Mygind SH (1938) Herunterklappen des Skalps bei Ostitis frontis. Acta Otolaryngol (Stockh) 26:537
Nadell J, Kline DG (1974) Primary reconstruction of depressed frontal skull fractures including those involving the sinus, orbit and cribriform plate. J Neurosurg 41:200
Nagel F (1974) Der vorgefertigte Knorpelspan zum Ausgleich von Defekten der Gesichtskontur. Arch Ohren-Nasen-Kehlkopfheilk 207:454
Nager GT (1987) Cephaloceles Laryngoscope 97:77–84
Naumann HH (1961) Gedanken zum gegenwärtigen Stand der Stirnhöhlen-Chirurgie. Laryngol Rhinol Otol (Stuttg) 40:733–749
Naumann HH (1965) Pathologische Anatomie der chronischen Rhinitis und Sinusitis. Proceedings VIII International Congress of Oto-Rhino-Laryngology, Tokyo 1965. Internat Congress Series Nr. 113. Excerpta Medica, Amsterdam New York
Naumann HH (1974) Chirurgie der Malignome in Nebenhöhlenbereich. In: Naumann HH (Hrsg) Kopf- und Halschirurgie, Bd 2/1. Thieme, Stuttgart
Naumann HH (1974) Chirurgie der Nasennebenhöhlen. In: Naumann HH (Hrsg) Kopf- und Hals-Chirurgie, Bd 2/1. Thieme, Stuttgart, S 411–531
Naumann HH, Naumann WH (1977) Kurze Pathophysiologie der Nase und ihrer Nebenhöhlen (unter Ausschluß des Riechorgans). In: Berendes J, Link R, Zöllner F (Hrsg) Hals-Nasen-Ohren-Heilkunde in Praxis und Klinik, Bd 1/I, 2. Aufl. Thieme, Stuttgart, S 10.1–10.55
Neubauer H (1974) Wichtige Eingriffe im Bereich der Augenlider, am Tränenapparat und in der Orbita. In: Naumann HH (Hrsg) Kopf- und Halschirurgie, Bd 2/1. Thieme, Stuttgart S 134–185
Nühsmann T (1926) Die entzündlichen Erkrankungen der Kieferhöhle. In: Denker A, Kahler O (Hrsg) Handbuch der Hals-Nasen-Ohrenheilkunde, Bd 2/2. Springer, Berlin, und Bergmann JF, München, S 673–731
Obwegeser HL (1974) Kieferchirurgische Aufgaben im Bereich des Mittelgesichts (Kongreßbericht 1974). Arch Otorhinolaryngol 207:229–252
O'Connor GB, Pierce GW (1938) Refrigerated cartilage isografts. Surg Gynecol Obstet 67:796
Oeken FW, Kessler L (1978) Fehler und Gefahren bei Routineeingriffen im HNO-Fachgebiet. Thieme, Leipzig
Ogino A (1957) A new method of osteoplastic operation of the frontal sinus. Otol Fukuoka 3:1–10
Ogston A (1884/85) Trephining the frontal sinuses for catarrhal diseases. Med Chron 1:235–238
Ogura JH, Lucente FE (1974) Surgical results of orbital decompression for malignant exophthalmos. Laryngoscope 84:637–644
Ogura JH, Watson RK, Jurema AA (1960) Frontal sinus surgery. The use of mucoperiosteal flap for reconstruction of a nasofrontal duct. Laryngoscope 70:1229–1243
Ohm J (1921) Bericht über 70 totische Operationen. Z Augenheilk 46:37
Onodi A (1922) Topographische Anatomie der Nasenhöhle und ihrer Nebenhöhlen. In: Katz L, Blumenfeld F (Hrsg) Handbuch der speziellen Chirurgie des Ohres und der oberen Luftwege, Bd I/1. Hälfte. Kabitzsch, Leipzig, S 61–134

Paavolainen M, Malberg H (1986) Sublabial approach to the nasal and paranasal cavities using nasal pyramid osteotomy and septal transection. Laryngoscope 96:106–108
Panis R, Thumfart W, Wigand ME (1979) Die endonasale Kieferhöhlenoperation mit endoskopischer Kontrolle als Therapie der chronisch rezidivierenden Sinusitis im Kindesalter. HNO 27: 256–259
Passow A (1920) Anleitungen zu den Operationen am Gehörorgan, an den Tonsillen und in der Nase. Ambrosius Barth, Leipzig
Patterson RW, McCoy, Benedict WH (1967) The use of processed bone in orbital floor fractures. Arch Ophthalmol 78:360–364
Payr E (1904) Über neuere Methoden zur Behandlung der Geschwülste des Nasenrachenraums, mit besonderer Berücksichtigung der Kocherschen osteoplastischen Resektion beider Oberkiefer. Arch Klin Chir 72
Peet MM (1928) Symptoms, diagnosis and treatment of acute cranial and intracranial injuries. NY State J Med 28:55
Peter K (1925) Vergleichende Anatomie und Entwicklungsgeschichte der Nase. In: Denker A, Kahler O (Hrsg) Handbuch der Hals-Nasen-Ohrenheilkunde, Bd I/1. Springer, Berlin, und Bergmann, München
Pfalz CR (1969) Zur operativen Behandlung der Rhinoliquorrhoe. HNO 17:178–181
Pfalz CR (1985) Die Therapie der chronischen Sinusitis. Rundtischgespräch. Laryngol Rhinol Otol 64:449–454
Pfeifer G (1973) Über Ursachen von neuralgiformen Schmerzen nach Kieferhöhlenoperationen und Möglichkeiten der chirurgischen Behandlung. Dtsch Zahn-Mund-Kieferheilk 60:201–213
Pfeiffer RL (1943) Traumatic enophthalmos. Arch Ophthalmol 30:718–726
Pialoux P, Soudant J (1983) Geschichte der Hals-Nasen-Ohrenheilkunde. In: Sournia JL, Poulet J, Martiny M (Hrsg) Illustrierte Geschichte der Medizin. Titel der Originalausgabe: Histoire de la Médicine, de la Pharmacie, de l'Art Dentaire et de l'Art de Vétérinaire, deutsche Bearb. von Toellner R. Andreas u. Andreas, Salzburg
Pietrantoni L (1935) Le sinusiti croniche etmoido-mascellari Rilievi anatomici clinici e chirurgici. Otorinolaringol Ital 1:457–482
Pirsig W, Treeck HH (1977) Rhinochirurgische Behandlung von rhinobasalen Liquorfisteln. In: Berendes J, Link R, Zöllner F (Hrsg) Hals-Nasen-Ohrenheilkunde in Klinik und Praxis, Bd 1/I/9, 2. Aufl. Thieme, Stuttgart
Platz H (1974) Über eine neue Methode des primären Verschlusses von Mund-Antrum-Verbindungen. Öster Z Stomat 71:20–29
Polyák (1912) Die rhinologische Behandlung von Erkrankungen des Tränenapparates. Sammelref Zentralbl Laryngol 461
Polyák (1913) Die Technik der intranasalen Dakryocystotomie. Arch Laryngol Rhinol 27:H3
Pope TH jr, Thompson WR jr (1976) Treatment of chronic unilateral frontal sinusitis by removal of the interfrontal septum. South Med J 69:755–756
Portmann G (1956) Zit. nach Rauch S (1956)
Prades J (1975) Abord endonasal su sinus maxillaire. Acta Otorhinolaryngol Belg 29:1078–1084
Prades J (1980) Microcirugia endonasal del seno frontal. Acta Otorinolaringol Esp 31:237–240
Price JC (1986) The midfacial degloving approach to the central skull base. Ear Nose Throat J 65: 46–53
Probst C (1971) Frontobasale Verletzungen. Pathogenetische, diagnostische und therapeutische Probleme aus neurochirurgischer Sicht. Huber, Bern Stuttgart Wien
Psillakis JM, Nocchi, VLB, Zanini SA (1979) Repair of large defect of frontal bone with free graft of outer table of parietal bones. Plast Reconstr Surg 64:827–830
Ptok A, Draf W (1987) Die operative Behandlung der Tränenwege – Technik und Ergebnisse. HNO 35:188–194
Rankow RM (1968) An atlas of surgery of the face, mouth and neck. Saunders, Philadelphia London Toronto
Rauch S (1956) Zur Nebenhöhlenradikaloperation nach De Lima. Arch Ohren-Nasen-Kehlkopfheilk 168:279–294
Rehn E (1924) Die freie Faszienverpflanzung. In: Lexer E (1924) Die freien Transplantationen. Neue deutsche Chirurgie, II. Teil, Bd 26b. Enke, Stuttgart
Rehrmann A (1936) Eine Methode zur Schließung von Kieferhöhlenperforationen. Dtsch Zahnärztl Wochenschr 48:1136

Rehrmann A (1954) Reposition des Bulbus oculi nach Resektion des Oberkiefers und Orbitabodens bei der operativen Entfernung bösartiger Tumoren. Z Stomatol 51:485

Reichert M (1902) Über eine neue Untersuchungsmethode der Oberkieferhöhle mittels des Antroskops. Berl Klin Wochenschr, S 401, 478

Réthi (1901) Wien Med Wochenschr. Zit. nach Boenninghaus G (1923a)

Reynolds WV (1974) Microsurgery of the maxillary antrum. Int Surg 59:359–361

Reynolds WV, Brandow EC jr (1975) Recent advances in microsurgery of the maxillary antrum. Acta Otolaryngol (Stockh) 80:161–166

Riberi (1838) Giornale delle scienze med di Torino 1838. Ref. bei Berger und Tyrman (1886). Die Krankheiten der Keilbeinhöhle und des Siebbein-Labyrinths. Zit. nach Grünwald L (1888), S 106

Richter W, Wullstein HL, Baumann R (1976) Die chronische Stirnhöhlen-Siebbeinentzündung osteoplastisch aufgedeckt. Arch Otolaryngol 213:453–454

Richter WCH, Kley W, Buschmann W (1984) Ethmoidektomie und Orbitadekompression bei endokriner Ophthalmopathie. Laryngol Rhinol Otol 63:356–360

Riechert T (1957) Die posttraumatische nasale Liquorrhoe. Münch Med Wochenschr 99:654

Riedel: Zit. bei Schenke H (1898)

Ristow W (1967) Über die indirekten Frakturen des Orbitabodens. „Blow-out"-Frakturen. Laryngol Rhinol 46:116–126

Ritter FN (1978) The paranasal sinuses – Anatomy and surgical technique, 2nd edn. Mosby, St Louis

Ritter G (1906) II. Eine neue Methode zur Erhaltung der vorderen Stirnhöhlenwand bei Radikaloperationen chronischer Stirnhöhleneiterungen. Dtsch Med Wochenschr 32:1294–1296

Ritter G (1913) Z Laryngol 5:30. Zit. nach Boenninghaus G (1923a), S 227

Ritter R (1956) Die Eingriffe an den Zähnen, Kiefern, Lippen und am Gaumen mit den dazu notwendigen prothetisch-orthopädischen Maßnahmen. In: Allgemeine und spezielle chirurgische Operationslehre, begr. von M. Kirschner, Bd IV. Springer, Berlin Göttingen Heidelberg

Rodegra H, Pirsig W (1980) Zur Geschichte der Versorgung von Mittelgesichtsverletzungen. Laryngol Rhinol 59:412–417

Rommel T, Menzel J, Lemperle G (1984) Chirurgische Behandlung von nasoethmoidalen Enzephalozelen. Z Kinderchir 39:352–354

Roos EL (1959) Neue Methode einer Schleimhautlappenplastik bei Stirnhöhlenoperationen. HNO 7:277

Rougier J, Freidel C, Freidel M (1970) Fractures of the orbital roof and of the ethmoid region. In: Bleeker GM, Lyle TK (eds) Fractures of the orbit. Excerpta Medica, Amsterdam, pp 139–148

Royer J, Adenis JP, Bernard JA, Metaireau JP, Reny A (1982) L'appareil lacrymal. Masson, Paris New York Barcelona Milan Mexico Rio de Janeiro

Rudakow WO (1935) Mein Verfahren der Operation an der Highmorshöhle. Z HNO Heilk 39:92

Rudez V (1966) Practical importance of lateral displacement of the medial wall of the maxillary sinus. Rad Med Fak Jagrebu 14:21. Zit. nach Terrahe K u. Mündnich K (1974)

Sachs E (1925) Zit. nach Riechert T (1957)

Samii M, Draf W (1978) Indikation und Versorgung der frontobasalen Liquorfistel aus HNO-chirurgischer und neurochirurgischer Sicht. Laryngol Rhinol 57:689–697

Sanborn GE, Kivlin JD, Stevens M (1984) Optic neuritis secondary to sinus disease. Arch Otolaryngol (Chicago) 110:816–819

Sasaki M (1952) Über 2 Fälle der alveolären Kieferhöhlen-Mund-Fistel. Jap J Otol (Tokyo, Jap) 55:542. Nach einem Vortrag gehalten am 19.12.1950

Schäffer (1885) Chirurgische Erfahrungen in der Rhinologie und Laryngologie, Wiesbaden, S 3 u. 10. Zit. nach Boenninghaus G (1923a), S 243

Schedler MGJ, Federspil P, Schätzle W, Ey W (1992) Minimal trauma in endonasal and osteoplastic paranasal sinus surgery. Vortrag 1. Internat. skull base congress; 14.–20.6.1992, Hannover

Schenke H (1898) Über die Stirnhöhlen und ihre Erkrankungen. Die Radikal-Operation nach Riedel. Inaug Diss, Jena, 1898. Zit. nach Zange J (1950)

Scheunemann H (1974) Prinzipien der Behandlung von offenen Frakturen des Kiefer-Gesichtsschädels. In: Naumann HH, Kastenbauer ER (Hrsg) Plastisch-chirurgische Maßnahmen nach frischen Verletzungen. Thieme, Stuttgart, S 65

Schlöndorff G (1968) Unsere Erfahrungen bei der Behandlung der Orbitabodenfrakturen. Laryngol Rhinol 47:296–300

Schlöndorff G, Mösgen R, Meyer-Ebrecht D, Crybus W, Adams L (1989) CAS (computer assisted surgery). Ein neuartiges Verfahren in der Kopf- und Hals-Chirurgie. HNO 37:187–190
Schmaltz B, Schürmann K (1971) Traumatische Opticusschäden. Probleme der Ätiologie und der operativen Behandlung. Klin Monatsbl Augenheilk 159:33
Schmidseder R, Esswein W (1976) Narbenbildung und Lidödem nach operativer Behandlung von Orbitabodenfrakturen. In: Düben W, Kley W, Pfeiffer G, Schmid E (Hrsg) Fehler und Gefahren in der Plastischen Chirurgie. 14. Jahrestagung Dtsch Ges für Plastische und Wiederherstellungschirurgie Hannover, November 1976. Thieme, Stuttgart 1978
Schmidt M (1888) Zit. nach Denecke HJ (1953), S 207
Schmidt W, Lehnhardt E (1979) Berührungspunkte zwischen Hals-Nasen-Ohrenheilkunde und Augenheilkunde. HNO 27:86–90
Schmidt-Martens F, Reim M (1973) Die chirurgische Versorgung verletzter Tränenkanälchen mit Hilfe einer modifizierten konischen Pigtail-Sonde und einer weichen Polyäthylen-Kapillare. Klin Monatsbl Augenheilk 162:531–535
Schmidt-Martens FW, Reim M, Dutesch M (1980) Rekonstruktion der Tränenkanälchen mit Hilfe einer Polyäthylen-Kapillare. In: Jaeger W (Hrsg) Chirurgie der Lider und Tränenwege. Ber Dtsch Ophthalmol Ges 77. Bergmann, München
Schmöger E, Gerhardt HJ, Burgold R (1983) Zur operativen Opticusdekompression bei Marmorknochenkrankheit (Albers-Schönbergsche Krankheit) Klin Monatsbl Augenheilk 183:273–277
Schönborn bei Wittkop (1894) Diss., Würzburg, S 36. Zit. nach Boenninghaus G (1923a)
Schramm VL jr (1984) Craniofacial resection. In: Sasaki CT, McCabe BF, Kirchner JA (eds) Surgery of the skull base. Lippincott, Philadelphia, pp 43–62
Schreiner L, Herrmann A (1967) Die operative Behandlung der nasalen Liquorrhoe mit der Septum- und Muschelschleimhautplastik. Arch Ohren-Nasen-Kehlkopfheilk 188:418
Schroeder HG, Welge-Lüssen L, Glanz H (1980) Okuläre Motilitätsstörungen nach Stirnhöhlenoperationen. Arch Otorhinolaryngol (NY) 223:454–455
Schroeder HG, Welge-Lüssen L, Glanz H (1981) Bewegungsstörung des Augapfels nach Stirnhöhlenoperationen (Formen, Vermeidung, Therapie). Laryngol Rhinol Otol (Stuttg) 60:113–116
Schroeder HG, Glanz H, Kleinsasser O (1982) Klassifikation und „Grading" von Gesichtsschädelfrakturen. HNO 30:174–179
Schuchardt K, Pfeifer G (1964) Beobachtungen bei Fällen odontogener Kieferhöhlenentzündungen. Fortschr Kiefer Gesichtschir 9:120–137
Schwenzer N (1977) Grundlagen der Kieferbruchbehandlung. Dtsch Ärzte-Verlag, Fach-Taschenbuch Nr. 20, Köln-Lövenich
Schwenzer N (1982) Die odontogenen Erkrankungen der Kieferhöhle. Arch Otorhinolaryngol 235: 307–328 (Kongreßbericht)
Schwenzer N, Steinhilber W (1974) Traumatologie des Gesichtsschädels. Banaschewski, München
Seeger W (1983) Microsurgery of the cranial base. Springer, Wien New York
Seiffert A (1924) Epitheleinlagen bei Stirnhöhlenoperationen. Zentralbl HNO 5:270
Seiffert A (1926) Zur operativen Behandlung retrobulbärer Eiterungen von der Kieferhöhle aus. Passow-Schaefers Beitr 23:112
Seiffert A (1928) Unterbindung der A. maxillaris interna. Z HNO Heilk 22:323
Seiffert A (1930) Zwei Fälle von retrobulbärer Eiterung, geheilt durch endonasale Eröffnung der Orbita durch das Siebbein hindurch. Zentralbl HNO Heilk 15:106 (Sitzungsbericht)
Seiffert A (1953) Die Operationen an Nase, Mund und Hals, 4. Aufl. Barth, Leipzig
Seiferth LB (1954) Unfallverletzungen der Nase, der Nebenhöhlen und der Basis der vorderen Schädelgrube. Arch Otorhinolaryngol 165:1
Seiferth LB, Wustrow F (1977) Verletzungen im Bereich der Nase, des Mittelgesichts und seiner Nebenhöhlen sowie frontobasale Verletzungen. In: Berendes J, Link R, Zöllner F (Hrsg) Hals-Nasen-Ohrenheilkunde in Klinik und Praxis, Bd 1/I/8, 2. Aufl. Thieme, Stuttgart
Sertl GO, Skondia V et al (1990) Biocompatible orthopedic polymer: use in orthopedics and neurosurgery. Hospimedica VIII (3):41–52
Sewall EC (1935) The operative treatment of nasal sinus disease. Ann Otol Rhinol Laryngol 44: 307–316
Sewall EC (1936) Operative control of progressive exophthalmos. Arch Otolaryngol 24:621–624
Shah JP, Galicich JG (1977) Craniofacial resection for malignant tumors of ethmoid and anterior skull base. Arch Otolaryngol 103:514–517

Siebenmann F (1899) Verh d Vereines Südd Laryngol 1899, S 343. Zit. nach Boenninghaus G (1923a), S 117
Siegl H (1985) Zur Dekompression des N. opticus. Laryngol Rhinol Otol 64:118–120
Simon H (1985) Neue therapeutische Konzepte bei Frakturen der knöchernen Orbita und des Jochbeins. Laryngol Rhinol Otol 64:93–97
Smith F (1934) Management of chronic sinus disease. Arch Otolaryngol 19:157–171
Souttar HS (1926) Discussion on cerebral tumors. Br Med J II:628
Spenkuch ECH (1980) Die Orbitabodenfraktur. Diagnostik und Behandlung. Eine katamnestische Studie am Krankengut der Universitäts-Hals-, Nasen- und Ohrenklinik und der Universitäts-Augenklinik Mainz von 1967–1977. Inauguraldissertation, Mainz 1980
Stammberger H (1984) Endoskopisch-chirurgische Behandlung von Mykosen der Nasennebenhöhlen. Laryngol Rhinol Otol 63:48–55
Stammberger H (1985) Unsere endoskopische Operationstechnik der lateralen Nasenwand – ein endoskopisch-chirurgisches Konzept zur Behandlung entzündlicher Nasennebenhöhlenerkrankungen. Laryngol Rhinol Otol 64:559–566
Stammberger H (1985) Endoscopic surgery for mycotic and chronic recurring sinusitis. Ann Otol Rhinol Laryngol 94 (Suppl 119):1–11
Stammberger H, Posawetz W (1990) Functional endoscopic sinus surgery. Concept, indications and results of the Messerklinger technique. Arch Otorhinolaryngol 247:63–76
Stanley RB (1984) Reconstruction of the midfacial vertical dimensions following Le Fort fractures. Arch Otolaryngol 110:571–575
Steiner W (1982) Endoskopische Diagnostik der entzündlichen Erkrankungen der Nasennebenhöhlen. Arch Otorhinolaryngol 235:69–131 (Kongreßbericht)
Steinhäuser EW (1968) Freie Schleimhautverpflanzung in der Mundhöhle – eine Maßnahme zur Verbesserung des Prothesenhaltes. Schweiz Monatsschr Zahnheilk 78:1046–1058
Stoll W, Busse H, Kroll P (1983) Transkonjunktivale Revision von Orbitaboden- und Jochbeinimpressionsfrakturen. Arch Otorhinolaryngol (Suppl 2):23–25
Stupka W (1938) Die Mißbildungen und Anomalien der Nase und des Nasenrachenraumes. Springer, Wien
Sturmann D (1910) Erfahrungen mit meiner intranasalen Freilegung der Oberkieferhöhle. Arch Laryngol Rhinol 23:143
Sugita S, Sugita Y, Yamada K, Kawabe Y (1965) Die Sehstörungen nach Schädeltraumen und ihre operative Behandlung. Klin Monatsbl Augenheilk 147:720–730
Tamura H (1955) Über die permaxilläre Sphenoidsinuseröffnung. Arch Ohren-Nasen-Kehlkopfheilk 166:5:355–368
Tandler J (1923) Lehrbuch der systematischen Anatomie, Bd II. FCW Vogel, Leipzig (Abb. stammt aus Hafferl, 1969, S 151)
Tato JM (1942) Chirurgische Behandlung der doppelseitigen chronischen Stirnhöhlenentzündungen. Einseitiges Angehen von außen mit ausschließlicher maximaler Fronto-Naso-Ethmoidal-Dränage in der Medianlinie. Die benutzte Technik. Der Hals-Nasen- und Ohrenarzt, 1. Teil. 33:76–87
Tato JM, Bergaglio OE (1949) Cirurgia del frontal Injerto de grosa. Nueva tecnica (Surgery of frontal Sinus. Fat grafts; new technique). Otolaringologica, Oct 1949. Zit. nach Tato et al (1954)
Tato JM, Sibbald DW, Bergaglio OE (1954) Surgical treatment of the frontal sinus by the external route. Laryngoscope 64:504–521
Teed RW (1938) Meningitis from sphenoid sinus. Arch Otolaryngol 28:589
Tenzel RR, Miller GR (1971) Orbital fracture repair, conjunctival approach. Am J Ophthalmol 71:1141
Terrahe K, Mündnich K (1974) Gefahren und Komplikationen der transmaxillären Siebbein-Keilbeinhöhlenoperation. Laryngol Rhinol Otol (Stuttg) 53:311–320
Terrier G (1978) L'endoscopie rhinosinusale moderne. Morell Officina grafica, Osagno (Co)
Tessier P (1973) The conjunctival approach to the orbital floor and maxilla in congenital malformation and trauma. J Maxillofac Surg 1:3
Theissing G, Theissing J (1971) Kurze HNO-Operationslehre für Ärzte und Studierende, Bd 1. Operative Eingriffe am Nasen- und Mundrachen, Hypopharynx Kehlkopf und äußerem Hals. Thieme, Stuttgart

Thering HR, Bogart JN (1979) Blow-out-fracture of the medial orbital wall, with entrapment of the medial rectus muscle. Plast Reconstr Surg 63:848–852

Toti E (1904) Dacryocystorhinostomia. Clin Med Firenze 33

Trauner R (1972) Zahnärztliche Chirurgie. In: Pichler H, Trauner R (Hrsg) Kiefer- und Gesichtschirurgie, Bd 1, 5. Aufl. Urban & Schwarzenberg, München Berlin Wien

Uffenorde W (1907) Erkrankungen des Siebbeins. Jena S 151. Zit. nach Boenninghaus G (1923), S 244

Uffenorde W (1914) Die verschiedenen Entzündungsformen der Nasennebenhöhlenschleimhaut und ihre Behandlung. Z Ohrenheilk 72:133–159, 192–218

Uffenorde W (1923) Orbitale Stirnhöhlenoperation. Z HNO Heilk 6:117

Uffenorde W (1928) Pathologie und Therapie der serösen Nebenhöhlenentzündung. Verh Südwestdtsch Hals-Nasen-Ohrenarzt 10:5–43

Uffenorde W (1942) Anzeige und Ausführung der Eingriffe an Ohr, Nase und Hals. Barth, Leipzig, S 317

Uffenorde H (1952) Anzeige und Ausführung der Eingriffe an Ohr, Nase und Hals. Thieme, Stuttgart

Uhlenbrock D, Fischer HJ (1985) Computertomographie bei endokriner Ophthalmopathie mit malignem Exophthalmus. Dtsch Med Wochenschr 110:495–499

Ungerecht K (1966) Klinik und Therapie der Tumoren des Gesichtsschädels. Arch Ohren-Nasen-Kehlkopfheilk 187:1 (Kongreßbericht)

Ungerecht K (1972) Intrakranielle Komplikationen der Stirnbeinosteomyelitis im Zeitalter der Antibiotika. Arch Ohren-Nasen-Kehlkopfheilk 202:592–597

Unterberger S (1953) Kosmetische Schnittführung bei doppelseitigen Stirnhöhlenradikaloperation. Monatsschr Ohrenheilk 87:304

Unterberger S (1958) Zur Versorgung frontobasaler Verletzungen. Arch Ohren-Nasen-Kehlkopfheilk 172:463

Van Der Werf AJM (1970) Fractures of the optic foramen. In: Bleeker GM, Lyle TK (eds) Fractures of the orbit. Excerpta Medica, Amsterdam, pp 153–156

Vespi HH (1985) Vorteile der Stirnfüllplastik mit Acrylharzimplantaten. ORL (Bern) 8:118–124

Voltolini (1888) Die Krankheiten der Nase, S 344. Zit. nach Kuhnt H (1895)

Voss O (1936) Die Chirurgie der Schädelbasisfrakturen auf Grund 25-jähriger Erfahrungen. Barth, Leipzig

Walser E (1956) Eingriffe an den Augenlidern, an den Tränenorganen am Auge und im Bereich der Augenhöhle. In: Allgemeine und spezielle chirurgische Operationslehre, begr. von M. Kirschner, Bd IV, 2. Aufl. Springer, Berlin Göttingen Heidelberg, S 454

Walsh TE, Ogura JH (1957) Transantral orbital decompression for malignant exophthalmos. Laryngoscope 67:544–568

Walter C (1976) Problems in the reconstruction of the inner canthus and lacrimal duct. J Maxillofac Surg 4:34–39

Walter C (1980) Reconstruction of the tear duct system. Arch Otolaryngol 106:118–119

Wassmund M (1939) Lehrbuch der praktischen Chirurgie des Mundes und der Kiefer, Bd 1 u. 2. Barth, Leipzig

Wassmund M (1956) Verletzungen der Weichteile, der Nebenhöhlen und der Orbita bei Brüchen des Gesichtsskeletts. In: Schuchardt K, Wassmund M † (Hrsg) Fortschritte Kiefer- und Gesichtschirurgie, Bd II. Thieme, Stuttgart

Weber R, Draf W (1990) Die endonasale mikroendoskopische Pansinus-Operation bei chronischer Sinusitis. Arch Ohren-, Nasen- und Kehlkopf-Heilkunde Supplement II:92

Weerda H, Niederdellmann H, Ewers R (1979) Erfahrungen mit der stabilen Plattenosteosynthese im Gesichtsschädelbereich. HNO 27:318–321

Weidauer H, Alexandritis E (1985) Zur Diagnostik und Therapie der medialen Blow-out-Fraktur. Laryngol Rhinol Otol 64:567–570

Weir RF (1897) On the replacement of a depressed fracture of the molar bone. Med Record 51:335

West IM (1911) Fensterresektion des Ductus nasolacrimalis. Arch f Laryng 24

Whyte DK (1970) The pathogenesis of blow-out fractures of the orbital floor. In: Bleeker GM, Lyle TK (eds) Fractures of the orbit. Excerpta Medica, Amsterdam, pp 115–127

Wiesemann HG, Stephan U (1982) Erkrankungen der Nasennebenhöhlen und ihre Beziehung zu den Erkrankungen der Luftwege. Arch Otorhinolaryngol 235:329–347 (Kongreßbericht)

Wigand ME (1981) Ein Spül-Saug-Endoskop für die transnasale Chirurgie der Nasennebenhöhlen und der Schädelbasis. HNO 29:102–103

Wigand ME (1981) Transnasal ethmoidectomy under endoscopical control. Rhinology 19:7–15

Wigand ME (1981) Transnasale, endoskopische Chirurgie der Nasennebenhöhlen bei chronischer Sinusitis. I. Ein bio-mechanisches Konzept der Schleimhautchirurgie. HNO 29:215–221

Wigand ME (1981) Transnasale, endoskopische Chirurgie der Nasennebenhöhlen bei chronischer Sinusitis. II. Die endonasale Kieferhöhlen-Operation. HNO 29:263–269

Wigand ME (1981) Transnasale, endoskopische Chirurgie der Nasennebenhöhlen bei chronischer Sinusitis. III. Die endonasale Siebbeinausräumung. HNO 29:287–293

Wigand ME, Steiner W (1977) Endonasale Kieferhöhlenoperation mit endoskopischer Kontrolle. Laryngol Rhinol Otol 56:421–425

Wild K v, Samii M, Hoffmann K, Osterwald L (1981) Follow up of visual defects after optic nerve decompression. In: Samii M, Janetta PJ (eds) The cranial nerves. Springer, Berlin Heidelberg NewYork, p 181

Wilson ISP, Westbury G (1973) Combined craniofacial resection for tumour involving the orbital walls. Br J Plast Surg 26:44–56

Winckler (1897) Verh Dtsch Otol Ges 1897, S 161. Arch Laryngol 7:1898. Verh Ver Südd Laryngol 1899, S 347. Zit. nach Boenninghaus G (1923a), S 217

Winckler (1904) Beitrag zur osteoplastischen Freilegung des Sinus frontalis. Deutsche otologische Gesellschaft Verhandl (Jena) 26:128–133

Wodarz R, Ratzka M, Najmi M (1982) Zur Sicherheit der CT-Diagnose bei cerebralen Sinusthrombosen. Radiologie 22:383–388

Woods RR (1951) Operative treatment of chronic frontal sinusitis. Proceedings of the 4. International congress of ORL, vol 749, London, pp 109–115

Worst JGF (1962) Method for reconstructing torn lacrimal canaliculus. Am J Ophthalmol 53:520

Wullstein HL (1953) Plastischer Verschluß ausgedehnter Duraverletzungen, insbesondere an der Schädelbasis. Z Laryngol Rhinol 32:617

Wullstein HL (1972) Hat Terminologie zur Definition unseres Faches eine praktische Bedeutung? HNO 20:259–261

Wullstein HL (1984) Die operativen Aufgaben an der Basis Kranii für die HNO-Heilkunde. HNO 32:401–412

Wüst K (1949) Behandlung der drohenden Opticusatrophie infolge retrobulbärer Hämatome und die chirurgischen Zugänge zum retrobulbären Raum unter besonderer Berücksichtigung des permaxillären Weges. Klin Monatsbl Augenheilk 114:140

Wustrow F (1965) Die Tumoren des Gesichtsschädels. Urban & Schwarzenberg, München Berlin

Wustrow F (1977) Bösartige Tumoren der Nase und ihre Nebenhöhlen. In: Berendes J, Link R, Zöllner F (Hrsg) Hals-Nasen-Ohrenheilkunde in Praxis und Klinik, Bd 2/II. Thieme, Stuttgart, S 21.1–21.61

Yassin A (1965) A study of oromaxillary fistulae with a new method of repair. Ann Otol 74:350

Zange J (1950) Operationen im Bereich der Nase und ihre Nebenhöhlen. In: Thiel R (Hrsg) Ophthalmologische Operationslehre. Thieme, Leipzig, S 1091–1246

Zange J (1954/55) Verschlußplastik bei Kieferhöhlen-Alveolar-Mundfisteln. HNO 4:323

Zange J, Schuchardt K (1950) Rhinologische und plastische Operationen auf Grenzgebieten mit der Ophthalmologie und Chirurgie. In: Thiel R (Hrsg) Ophthalmologische Operationslehre. Thieme, Leipzig, S 1143–1144

Zehm S (1970) Der retromaxilläre Raum. Thieme, Stuttgart

Zippel R (1978) Eingriffe bei entzündlichen Nasennebenhöhlenerkrankungen. In: Oeken FW, Kessler L (Hrsg) Fehler und Gefahren bei Routineeingriffen im HNO-Fachgebiet. Thieme, Leipzig, S 72–84

Zöllner F (1956) Der Lidrandschnitt nach Zange. Acta Otolaryngol (Stockh) 46:462

Zuckerkandl E (1892) Normale und pathologische Anatomie der Nasenhöhle und ihrer pneumatischen Anhänge, Bd II. Braumüller, Wien Leipzig

Sachverzeichnis

A. carotis int., anatomische Lage zur Keilbeinhöhle 158
–, Verletzung in der Keilbeinhöhle 164
A. maxillaris, transantrale Ligatur 52
A. ophthalmica, Anatomie 292
Abriß des Mittelgesichtsschädels von der Schädelbasis 233
Allgemeinanaesthesie bei Nasennebenhöhlenoperationen 14
Ameloblastome, odontogene, des Oberkiefers 341
Anaesthesie bei der Chirurgie der Nasennebenhöhlentumoren 329
Anaesthesie bei Nasennebenhöhlenoperationen 14
Anatomie, Nasennebenhöhlen 7
Antroskopie 32
–, Instrumentarium 33
– vom unteren Nasengang aus 36
– von der Fossa canina aus 35
Antrostomie 37
–, infraturbinale 38
–, supraturbinale 42
Arterielle Versorgung, Nasennebenhöhlen 7

Bifrontale Kraniotomie 246
Bifrontaler Skalplappen, Anlage 245
Bitemporale coronare Incision 150, 245
Blow-out Fraktur
– der medialen Orbitawand 315
– des Orbitabodens, Diagnostik 308
– des Orbitabodens, orbitaler Zugang 310
– des Orbitabodens, transantraler Zugang 313
– des Orbitadaches 315
–, Verletzungsmechanismus 307
Breschet-Venen 9
–, Bedeutung bei Stirnbeinosteomyelitis 204
Brillenschnitt 141, 148
Bulla ethmoidalis, Anatomie 13, 78

Caldwell-Luc, Kieferhöhlenoperation 44
Canaliculi lacrimales inferior et superior, Anatomie 369

Canalis opticus, Anatomie 294
–, Verletzungen 294, 320
CAS – computer assisted surgery 116
Cavernosusthrombose s. Kavernosusthrombose
Cephalocelen s. Zephalozelen
Chondrome der Nasennebenhöhlen 340
Coronare Incision s. bitemporale Inzision
Craniotomie s. Kraniotomie
Crista olphactoria, Verletzung bei Stirnhöhlenchirurgie 109
Cysten s. Zysten

Dakryozystographie 371
Dekompression der Orbita
– bei endokriner Ophthalmopathie 297
–, transantrales Vorgehen 298
–, transfrontales Vorgehen 302
Denker, Kieferhöhlenoperation 56
Dentogene Entzündungen der Kieferhöhle 177
Dish face 231
Doppelsehen nach Stirnhöhlenoperation 129
–, Korrektur 156
Ductus nasofrontalis
–, Anatomie 14
–, anatomische Variationen 119
Ductus nasolacrimalis, Anatomie 22, 369
Duraplastik am Nasendach, intranasale Abstützung 282
Duraverletzungen
– am Siebbeindach 272
– an Nasendach und Lamina cribrosa 274
– bei frontobasalen Frakturen, Diagnostik 264
– im Bereich der Keilbeinhöhle 273

Empyem
–, Keilbeinhöhle 184
–, Kieferhöhle 174
–, Nasennebenhöhlen 172
–, Siebbein 178
–, Stirnhöhle 182
–, subdurales 191

Endokranielle Komplikationen bei Nasennebenhöhlenentzündungen 188
Endonasale Ausräumung des Siebbeins 88
Endonasale Eröffnung der Kieferhöhle
  s. Antrostomie
– der Stirnhöhle 116
Endonasale Nasennebenhöhlenchirurgie,
  Instrumentarium 86
Endonasale paraseptale Eröffnung und Ausräumung der Keilbeinhöhle 164, 166
Endonasale transseptale Eröffnung der Keilbeinhöhle 168
Endonasales Vorgehen bei Frakturen des
  Siebbeindaches und der Keilbeinhöhle 259
Endoskopie
–, Keilbeinhöhle 162
–, Kieferhöhle s. Antroskopie
–, mittlerer Nasengang 83
–, Stirnhöhle 114
Entwicklung, Nasennebenhöhlen 7
Entzündliche Erkrankungen der Nasennebenhöhlen 172
Entzündungen
–, chronische und rezidivierende der Kieferhöhle 175
–, chronische und rezidivierende der Stirnhöhle 183
–, chronische und rezidivierende des Siebbeins 179
–, retrobulbäre, transantrales Vorgehen 307
Enukleation odontogener Oberkieferzysten 66
Exenteratio orbitae bei Nasennebenhöhlentumoren 336
Extraduralabszeß, rhinogener 190

Fensterung der Kieferhöhle s. Antrostomie
Fila olfactoria
–, Abriß bei frontobasalen Frakturen 234
–, Anatomie 91
Fisteln
–, Kieferhöhlen-Mund-Fisteln, plastischer Verschluß 69
– nach Stirnhöhlenoperationen, operativer Verschluß 146
–, palatinale Oberkiefer-Mund-Fisteln, plastischer Verschluß 75
Fokus, Nasennebenhöhlenentzündungen 173
Fontanellen, Anatomie 14, 22
Foramen infraorbitale, Anatomie 22
Foramina ethmoidalia, Anatomie 21, 287
Fossa canina, Anatomie 22
Fossa infratemporalis, laterale Zugangswege 336
–, Übergreifen von Entzündungen der Kieferhöhle 198
Fossa olfactoria, Rechts-links-Unterschied 107

Fossa pterygopalatina, Fremdkörper 199
–, laterale Zugangswege 336
–, Übergreifen von Entzündungen der Kieferhöhle 198
Fossa sacci lacrimalis, Anatomie 287
Frakturen
–, infrazygomatische, des Oberkiefers 229
–, isolierte, des Jochbogens 226
–, Kieferhöhle 217
–, Lamina papyracea 319
–, latero-orbitale frontobasale 261, 319
–, Mittelgesicht, Einteilung nach Le Fort 217
–, Mittelgesicht, Einteilung nach McIndoe, Rowe, Killey 218
–, Mittelgesichtsschädel 217
–, Mittelgesichtsschädel, Orbitabeteiligung 317
–, Nasengerüst 229
–, Nasennebenhöhlen und angrenzende Schädelbasis 238, 240
–, Oberkiefer, Jochbein 220
–, Orbitadach 319
–, Siebbein- und Nasenbeindach sowie Keilbeinhöhle 256
–, Stirnhöhlenvorderwand 251
–, zentrale, des Mittelgesichtsschädels 231
–, zentro-laterale, des Mittelgesichtsschädels 229, 232
Frakturen, frontobasale 234
–, –, Blutungen bei 238
–, –, Duraverletzungen und Liquorfisteln 264
–, –, Einteilung nach Escher 235
–, –, fronto-orbitaler Zugang 241
–, –, Mitbeteiligung der Orbita 317
–, –, Nasendach 260
–, –, Rhinoliquorrhoe bei 238
–, –, Siebbeindach und Keilbeinhöhle 257
–, –, transfrontaler extraduraler Zugang 242
–, –, transfrontaler intraduraler Zugang 244
Frakturlinien, typische 217
Frontobasale Schädelhirnverletzung mit Orbitabeteiligung 324
Fronto-orbitales Vorgehen
– bei Frakturen des Nasendaches 260
– bei Frakturen des Siebbeindaches und der Keilbeinhöhle 257
– bei latero-orbitalen frontobasalen Frakturen 262
– bei Stirnhöhlenimpressionsfrakturen 251

Ganglion pterygopalatinum, Anatomie 9
Gefäßversorgung, Nasennebenhöhlen 7
Geschichte, Nasennebenhöhlenchirurgie 1

Haller-Zelle, Anatomie 24, 81, 292
–, transantrale Siebbeinchirurgie 103, 107

Hämangiome der Schädelknochen 341
Hämatome, retrobulbäre, transantrales Vorgehen 307
Hiatus semilunaris, Anatomie 13
Hirnabszeß, rhinogener 191
Hypopharynxtamponade bei Allgemeinanaesthesie 14

Impressionsfraktur, isolierte, der Stirnhöhlenvorderwand 236
Impressionsfrakturen der Stirnhöhlenvorderwand 251
Infundibulum ethmoidale
−, Anatomie 14, 22, 79
−, Bedeutung bei Nasennebenhöhlenentzündungen 173
−, endonasale Ausräumung 84
Instrumentarium, endonasale Nasennebenhöhlenchirurgie 86

Jansen-Ritter, Stirnhöhlenoperation 123
Jochbeinfrakturen 220
−, isolierte 226
Jochbeinreposition
−, transantrale 222
−, transkutane 221
−, von außen 224

Kavernosusthrombose 209
Keilbeinhöhle
−, Anatomie 158
−, Duraverletzungen und Liquorfisteln 273
−, endonasale paraseptale Eröffnung und Ausräumung 164
−, endonasale transseptale Eröffnung und Ausräumung 166
−, Endoskopie 162
−, Empyem 184
−, Entzündungen, orbitale Komplikationen 198
−, Frakturen 256
−, Muko- und Pyozelen 185
−, Sondierung und Spülung 159
−, transantrale transethmoidale Eröffnung und Ausräumung 171
−, transethmoidale Eröffnung und Ausräumung von außen 170
Kieferhöhle
−, Anatomie 22
−, chronische und rezidivierende Entzündungen 175
−, dentogene Entzündungen 177
−, Frakturen 217
−, Punktion und Spülung 28, 30
−, Schleimhautzysten, Mukozelen, Pyozelen 176
−, Sondierung und Spülung 25

Kieferhöhlenchirurgie, Geschichte 2
Kieferhöhlenempyem 174
Kieferhöhlenendoskopie s. Antroskopie
Kieferhöhlenentzündungen, orbitale Komplikationen 195
Kieferhöhleneröffnung, Trap-door-Technik 53
Kieferhöhlenfensterung s. Antrostomie
Kieferhöhlenhinterwand, iatrogene Perforation 198
Kieferhöhlen-Mund-Fisteln, plastischer Verschluß 69
Kieferhöhlenoperation
− nach Caldwell-Luc 44
− nach Denker 56
− nach Sturmann-Canfield 59
−, postoperativer Fensterverschluß 64
−, postoperatives Schmerzsyndrom 61
− vom Mundvorhof aus 43
Kieferhöhlenrecessūs, Anatomie 24
Kieferhöhlensepten, Anatomie 25
Kieferhöhlenspülung, Komplikationen 27, 29, 31
Konjunktivorhinostomie mit gestieltem Septum-Mukoperiost-Knorpel-Lappen 379
Korrektur des Stirnprofils nach Verödung der Stirnhöhlen 140
Kraniotomie, bifrontale 246

Lamina cribrosa
−, Anatomie 81, 91
−, Duraverletzungen und Liquorfisteln 274
−, Verletzungen bei Siebbeinchirurgie 107
Lamina papyracea, Anatomie 81
Lamina perpendicularis, Anatomie 81
Latero-orbitale frontobasale Frakturen 261
Leitungsanaesthesie bei Nasennebenhöhlenoperationen 10, 15
Liquorfisteln
− am Siebbeindach 272
− an Nasendach und Lamina cribrosa 274
− bei frontobasalen Frakturen 234, 264
− im Bereich der Keilbeinhöhle 273
Lokalanaesthesie bei Nasennebenhöhlenoperationen 15
Lymphbahnen, Nasennebenhöhlen 9
Lymphknotenmetastasen bei malignen Nasennebenhöhlentumoren 328

Marsupialisation odontogener Oberkieferzysten 67
Meningitis, rhinogene 189
Midfacial degloving technique 331
Mikrokatheterdakryozystographie 371
Mittelgesichtsschädel
−, Abriß von der Schädelbasis 233
−, Frakturen 217

Mittelgesichtsschädelfrakturen
—, Mitbeteiligung der Orbita 317
—, zentrale 229, 231
—, zentro-laterale 232
Mukozelen
—, Keilbeinhöhle 185
—, Kieferhöhle 176
—, Siebbein 181
—, Stirnhöhle 184

N. infraorbitalis, Anatomie 10
N. maxillaris, Anatomie 9
N. nasociliaris, Anatomie 10
N. ophthalmicus, Anatomie 10
N. opticus
—, Anatomie 292
—, Dekompression, endonasales Vorgehen 321
—, —, fronto-orbitales Vorgehen 321
—, —, transfrontales Vorgehen 321
—, Kompressionsmöglichkeiten im knöchernen Kanal 320
N. pterygopalatinus, Anatomie 9
Nasendach
—, Duraplastik, intranasale Abstützung 282
—, Duraverletzungen und Liquorfisteln 256, 264
Nasendachfrakturen 256
Nasengang
—, mittlerer, Endoskopie 83
—, unterer, mittlerer, oberer, Anatomie 11
Nasengerüst, Frakturen 229
Nasennebenhöhlen
—, Anatomie 7
—, benigne Tumoren 338
—, endonasale Chirurgie, Instrumentarium 86
—, Entwicklung 7
—, entzündliche Erkrankungen 172
—, Geschichte der Chirurgie 1
—, maligne Tumoren 342
—, Verletzungen 215
Nasennebenhöhlenchirurgie und Zephalozelen 210
Nasennebenhöhlenentzündungen
— als Fokus 173
—, Bedeutung des Infundibulum ethmoidale 173
—, Diagnose 173
—, endokranielle Komplikationen 188
—, orbitale Komplikationen 194
—, Übergreifen auf Fossa pterygopalatina und Fossa infratemporalis 198
Nasennebenhöhlenfrakturen mit Schädelbasisfrakturen 238, 240
Nasennebenhöhlenoperationen, Anaesthesie 14
Nasennebenhöhlentumoren
—, Anaesthesie bei der Chirurgie 329

—, Einbruch in die vordere Schädelbasis 337
—, maligne, in Schädelbasis eingewachsen, kombiniertes transfaziales transfrontales Vorgehen 365
—, Operationsplanung 329
—, Pathologie und Diagnostik 327
—, peroraler Zugang 331
—, transfaziale Zugangsinzisionen 335
—, transfazialer Zugang 332
—, transfazialer Zugang mit Exenteratio orbitae 336
Nasenwand, laterale Anatomie 11
Nebenhöhlen s. Nasennebenhöhlen
Nervale Versorgung, Nasennebenhöhlen 9

Oberkieferdislokation bei zentralen Mittelgesichtsschädelfrakturen 231
Oberkieferfrakturen 220
—, infrazygomatische 229
—, Reposition von außen 224
Oberkieferosteomyelitis 201
Oberkieferostitis 199
Oberkieferresektion
—, Abstützung des Orbitabodens 362
—, erweiterte, totale, bei Ausdehnung des Tumors auf kontralaterale Seite 360
—, erweiterte, totale, bei Tumordurchbruch in Wangenweichteile 360
—, erweiterte, totale, mit Ausräumung von Siebbein, Keilbeinhöhle und Stirnhöhle 352
—, erweiterte, totale, mit Ausräumung von Fossa pterygopalatina und Fossa infratemporalis 356
—, erweiterte, totale, mit Exenteratio orbitae 353
—, Orbitarekonstruktion nach 365
—, totale 348
Oberkieferteilresektion 342
Oberkieferzysten, odontogene 65
Obliteration der Stirnhöhle 153
Odontogene Zysten des Oberkiefers 65
Onodi-Zelle, Anatomie 81
Ophthalmopathie, endokrine, Dekompression der Orbita 297
Orbita
—, Bulbusprothese 365
—, Dekompression bei endokriner Ophthalmopathie 297
—, Entdachungsoperation nach Naffziger 302
—, Exenteratio, bei Nasennebenhöhlentumoren 336
—, knöcherne, Anatomie 287
—, Mitbeteiligung bei Frakturen des Mittelgesichtsschädels 317
—, Mitbeteiligung bei frontobasalen Frakturen 317

−, rhinochirurgische Zugangswege 295
−, transfaziale Zugangsinzisionen für Tumorchirurgie 335
Orbitaboden, Abstützung nach Oberkieferresektion 362
−, Frakturen 308
Orbitadach, Anatomie 287
Orbitadachfrakturen 319
Orbitadekompression, transantrales Vorgehen 298
−, transfrontales Vorgehen 302
Orbitagefäße, Anatomie 289
Orbitahaematom, transethmoidale Entlastung 105
Orbitale Komplikationen
− bei Keilbeinhöhlenentzündungen 198
− bei Kieferhöhlenentzündungen 195
− bei Nasennebenhöhlenentzündungen 194
− bei Siebbeinentzündungen 196
− bei Stirnhöhlenentzündungen 197
Orbitamuskeln, Anatomie 289
Orbitanerven, Anatomie 289
Orbitarekonstruktion nach Oberkieferresektion 365
Orbitawand, laterale, Anatomie 288
−, mediale, Anatomie 287
Orbito-frontobasale Verletzung, perforierende 324
Osteome der Stirnhöhle 339
Osteomyelitis des Oberkiefers 201
− des Stirnbeins 203
Osteoplastische Stirnhöhlenoperationen 147
Osteosynthese bei Oberkiefer-Jochbein-Frakturen 224
Ostitis
− des Oberkiefers 199
− des Stirnbeins 202
Ostium frontale, Anatomie 14
Ostium maxillare, Anatomie 14, 22

Palatinale Oberkiefer-Mund-Fisteln, plastischer Verschluß 75
Pansinusoperation 175, 187
Pansinustitis, chronische 186
Papillome, invertierte, der Nasennebenhöhlen 341
Perisinuöse Naht nach Revenstorf 207
Plastische Verfahren am Stirnhöhlen-Nasen-Zugang 129
Processus uncinatus, Anatomie 13
Protrusio bulbi bei endokriner Ophthalmopathie 297
Punctum lacrimale, Anatomie 369
Punktion der Kieferhöhle 28, 30
Pyozelen
− der Keilbeinhöhle 185
− der Kieferhöhle 176

− der Stirnhöhle 184
− des Siebbeins 181

Recessus frontalis
−, Anatomie 14
−, Ausräumung bei Siebbeinoperationen 94
−, endonasale Ausräumung 84
Recessūs
− der Kieferhöhle, Anatomie 24
−, supraorbitale, Anatomie 79
−, supraorbitale, bei Siebbeinchirurgie 107
Relative Operationsindikation bei Schädelhirntrauma 239
Retrobulbäre Hämatome, transantrales Vorgehen 307
Retrobulbäre Tumoren, transantrales Vorgehen 307
Rhinogene Meningitis 189
Rhinogener Extraduralabszeß 190
Rhinogener Hirnabszeß 191
Rhinogener Subduralabszeß s. subdurales Empyem
Rhinoliquorrhoe bei frontobasalen Frakturen, Diagnostik 264

Saccus lacrimalis, Anatomie 287, 369
Schädelbasis
−, angrenzende, bei Nasennebenhöhlentumoren 329
−, transfaziale Zugangsinzisionen für Tumorchirurgie 335
−, Verletzungen 215
−, vordere, Duraverletzungen und Liquorfisteln bei Frakturen 267
Schädelbasisbeteiligung bei malignen Nasennebenhöhlentumoren 365
Schädelbasisfrakturen im Nasennebenhöhlenbereich 238, 240
Schädelhirnverletzungen
−, direkt offene 236
−, indirekt offene 236
−, offene 236, 239
Schleimhautauskleidung, Nasennebenhöhlen 7
Schleimhautzysten der Kieferhöhle 176
Schmerzsyndrom, postoperatives, nach Kieferhöhlenoperation 61
Septen der Kieferhöhle, Anatomie 25
Septum interfrontale, Deviation 109
Siebbein
−, Anatomie 78
−, chronische und rezidivierende Entzündungen 179
−, Empyem 178
−, endonasale Chirurgie 88
−, Muko- und Pyozelen 181
−, operative Ausräumung von außen 96
−, transantrale Chirurgie 101

Siebbeinchirurgie
—, anatomische Besonderheiten 103
—, Dehiszenzen an der Schädelbasis 104
—, Geschichte 2
—, Komplikationsmöglichkeiten 104
—, Zephalozelen 92
Siebbeindach, Duraverletzungen und Liquorfisteln 272
Siebbeindachfrakturen 256
Siebbeinentzündungen, orbitale Komplikationen 196
Siebbeinoperationen, osteoplastische 99
Sinus cavernosus, s. auch Kavernosus
—, Thrombophlebitis 209
Sinus sagittalis superior, Thrombophlebitis 206
Skalplappen, bifrontaler, Anlage 245
Sondierung
—, Keilbeinhöhle 159
—, Kieferhöhle 25
—, Stirnhöhle 110
—, Tränenwege 370
Spülung
—, Keilbeinhöhle 159
—, Kieferhöhle 25, 28, 30
—, Stirnhöhle 110
—, Tränenwege 370
Squama frontalis, Trümmerfrakturen 253
Stirnbein, sog. gefährliches 109, 139
Stirnbeinosteomyelitis 203
Stirnbeinostitis 202
Stirnbereich, Korrektur nach Verödung 141
Stirnhöhle
—, Anatomie 108
—, chronische und rezidivierende Entzündungen 183
—, endonasale Eröffnung 116
—, Endoskopie 114
—, Kranialisation 250
—, Muko- und Pyozelen 184
—, operative Verödung beider 141
—, Probepunktion von außen 111
—, Sondierung und Spülung 110
—, supraorbitale Recessūs des Siebbeins 79, 138
—, Verödung auf transfrontalem Weg 254
—, — nach Riedel-Kuhnt 137
Stirnhöhlen-Nasen-Zugang, Revision bei Wiederverschluß nach Stirnhöhlenoperation 155
Stirnhöhlenausführungsgang, anatomische Variationen 119
Stirnhöhlenchirurgie, Geschichte 3
Stirnhöhlenempyem 182
Stirnhöhlenentzündungen, orbitale Komplikationen 197
Stirnhöhlenhinterwand, Duraverletzungen und Liquorfisteln 269

Stirnhöhlenimpressionsfrakturen 251
Stirnhöhlenobliteration 153
Stirnhöhlenoperation
— nach Jansen-Ritter 123
—, —, Komplikationsmöglichkeiten 128
—, —, Median- und Kontralateraldrainage 137
—, —, Plastiken am Stirnhöhlen-Nasen-Zugang 129
— nach Riedel-Kuhnt 137
—, —, Komplikationsmöglichkeiten 140
—, Korrektur des postoperativen Doppelsehens 156
—, osteoplastische 147
—, Revision des Stirnhöhlen-Nasen-Zugangs bei Wiederverschluß 155
—, Verschluß von Fisteln nach 146
— von außen 122
Stirnhöhlenosteom 339
Stirnhöhlenvorderwand, isolierte Impressionsfraktur 236
Sturmann-Canfield, Kieferhöhlenoperation 59
Subduralabszeß, rhinogener 191

Teilresektion des Oberkiefers 342
Thrombophlebitis
— des Sinus cavernosus 209
— des Sinus sagittalis superior 206
Totale Oberkieferresektion 348
Tränenkanälchen
—, horizontales, Stenose 379
—, —, Trichterprothese 375
—, retrograde Sondierung mit der Pigtailsonde 382
—, Versorgung frischer Verletzungen 381
Tränensack, Stenose des oberen Anteils 379
Tränensackoperation
—, endonasale nach West, Halle, Polyak, Ritter, Veis, Claus, Güttich 372, 374
—, extranasale nach Toti, Falk 376, 377
Tränenwege
—, Anatomie 369
—, Sondierung und Spülung 370
Transantrale Ligatur der A. maxillaris 52
Transantrale transethmoidale Eröffnung und Ausräumung der Keilbeinhöhle 171
Transethmoidale Eröffnung und Ausräumung der Keilbeinhöhle von außen 170
Transfrontaler extraduraler Zugang bei frontobasalen Frakturen 242
Transfrontaler intraduraler Zugang bei frontobasalen Frakturen 244
Transfrontales extradurales Vorgehen bei latero-orbitalen frontobasalen Frakturen 263
Transfrontales extradurales Vorgehen bei Stirnhöhlenimpressionsfrakturen 251

Transfrontales intradurales Vorgehen bei
  Frakturen des Nasendaches 259
Traumatologie, Nasennebenhöhlen, Geschichte
  4
Trichterprothese bei Stenose des horizontalen
  Tränenkanälchens 375
Trochlea
–, Anatomie 287
–, Korrektur nach Stirnhöhlenoperation 156
–, Verschiebung nach Stirnhöhlenoperation
  129
Tumorchirurgie, Nasennebenhöhlen
–, –, Geschichte 5
–, –, transfaziale Zugangsinzisionen 335
Tumoren
–, benigne retrobulbäre, transantrales Vorgehen 304
– der Nasennebenhöhlen und der Schädelbasis,
  kombiniertes transfaziales transfrontales
  Vorgehen 365
Tumoren der Nasennebenhöhlen
–, benigne, der Nasennebenhöhlen 338
–, maligne, der Nasennebenhöhlen 342
–, Pathologie und Diagnostik 327
–, operative Zugangswege 330
–, peroraler Zugang 331
–, transfazialer Zugang 332

Verletzungen
– der Nasennebenhöhlen 215
–, der Schädelbasis 215
–, frische, des Tränenkanälchens 381
–, orbito-frontobasale perforierende 324
Verödung
– beider Stirnhöhlen 141
– der Stirnhöhle auf transfrontalem Zugang
  254
– – durch Kranialisation 250
– – nach Riedel-Kuhnt 137
Venöser Abfluß, Nasennebenhöhlen 9
Vestibulum-Antrum-Fisteln, plastischer Verschluß 71

Zahnkeime, Lage zur Kieferhöhle 24
Zephalozelen
–, direkte Kommunikation mit
  Nasenhaupt- oder Nasennebenhöhlen
  213
– und Nasennebenhöhlenchirurgie 210
– und Siebbeinchirurgie 92, 107
Zystektomie, transantrale bei odontogenen
  Oberkieferzysten 67
Zysten, odontogene, des Oberkiefers 65

Weitere Bände der Kirschnerschen Operationslehre:

Band V, Teil 1:
H. J. Denecke, W. Ey

Die Operationen an der Nase und im Nasopharynx

mit Berücksichtigung der transsphenoidalen Operationen an der Hypophyse und der Eingriffe am vegetativen Nervensystem des Kopfes

Unter Mitarbeit von M. U. Denecke
3., völlig neubearb. Aufl. 1984. XIII, 320 S. 153 überw. farb. Abb.
Geb. DM 450,- **Subskriptionspreis: Geb. DM 360,-**
ISBN 3-540-12946-4

Inhaltsübersicht: Chirurgie der äußeren Nase. - Operationen an der inneren Nase. - Eingriffe bei Verletzungen der Nase. - Eingriffe bei Mißbildungen der Nase. - Transsphenoidale Eingriffe an der Hypophyse. - Chirurgie des Nasopharynx. - Operative Eingriffe am N. petrosus major, am N. Vidianus und Ganglion pterygopalatinum. - Literatur. - Sachverzeichnis.

Der klar und übersichtlich geordnete Text wird durch zahlreiche, größtenteils farbige Abbildungen ergänzt, die die wesentlichen Operationsverfahren veranschaulichen.
Die korrigierende und rekonstruktive Rhinoplastik wird dem modernsten Stand entsprechend ausführlich dargestellt, ebenso die Kapitel über Nasenseptum und Nasenmuscheln. Dabei wird die Septumplastik ausführlich in Wort und Bild abgehandelt. Auch die operativen Möglichkeiten bei verschiedenen anderen Erkrankungen der Nasenhöhle wie Synechien, Tumoren, Rhinolithen und Ozaena werden berücksichtigt. Breiter Raum ist dem Vorgehen beim Nasenbluten, seinen Ursachen sowie dem Aufsuchen und Versorgen der Blutungsquelle gewidmet. Traumatologie und Mißbildungschirurgie der Nase finden entsprechende Würdigung. Ergänzt wird der Teil über die Chirurgie der Nase durch eine ausführliche Darstellung der transsphenoidalen Eingriffe an der Hypophyse.
Chirurgische Eingriffe bei den Tumoren, den nasopharyngealen Stenosen und den velopharyngealen Insuffizienzen werden ausführlich beschrieben. Mit dem Kapitel über Eingriffe am vegetativen Nervensystem des Kopfes wird dieser Band abgeschlossen.

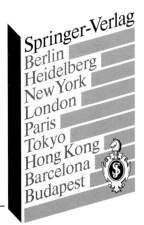

Springer-Verlag
Berlin
Heidelberg
New York
London
Paris
Tokyo
Hong Kong
Barcelona
Budapest

Band V, Teil 3:
H. J. Denecke

Die oto-rhino-laryngologischen Operationen im Mund- und Halsbereich

Unter Mitarbeit von M. U. Denecke

3., völlig neubearbeitete Aufl. 1980. XVII, 805 S. 473 überw. farb. Abb. in 833 Teilbildern. Geb. DM 940,–
Subskriptionspreis DM 752,–
ISBN 3-540-09572-1

Aus den Besprechungen:
„Das Werk bedarf keiner Empfehlung, es gereicht seinen Schöpfern zur Ehre. Es ist unentbehrlich für Fachärzte aller Disziplinen, die sich mit der Chirurgie des Kopfes und des Halses befassen."
Laryngologie-Rhinologie-Otologie

„... Kaum ein anderer als der Autor kann mit einem so profunden Wissen aufwarten. ... Man kann dem gelungenen Werk nur die weite Verbreitung wünschen, die ihm gebührt."
Zentralblatt für Hals-, Nasen- und Ohrenheilkunde

Band V, Teil 4:
K. Schwemmle

Die allgemein-chirurgischen Operationen am Halse

Unter Mitarbeit von V. Schlosser, W. Wolfart

3., völlig neubearbeitete Aufl. 1980. XIV, 386 S. 160 überw. farb. Abb. in 179 Teilbildern. Geb. DM 390,–
Subskriptionspreis DM 312,–
ISBN 3-540-09573-X

Aus den Besprechungen:
„Das Buch ist mit exzellenten, vorwiegend farbigen Abbildungen versehen. Weder in den anatomischen Einzelheiten noch in der textlichen und pädagogischen Gestaltung ebenso wenig in der Erörterung der Indikationen zu den hier dargestellten Halsoperationen kann man einen Ansatz zur Kritik finden. Vielmehr als dies: diese Darstellung ist für jeden Halsoperateur durch seine Qualität unentbehrlich und uneingeschränkt zu empfehlen."
Zeitschrift für Laryngologie, Rhinologie, Otologie

„Dieses Buch empfielt sich als Grundlektüre für chirurgische Assistenten und HNO-Ärzte."
Hamburger Ärzteblatt

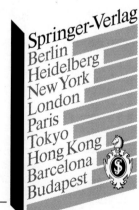

Springer-Verlag
Berlin
Heidelberg
New York
London
Paris
Tokyo
Hong Kong
Barcelona
Budapest

Preisänderungen vorbehalten.